AF750003

Epidemiología aplicada

Jokin de Irala
Miguel Ángel Martínez-González y María Seguí-Gómez

Epidemiología aplicada

Ariel Ciencias Médicas

Primera edición: enero de 2004
Segunda edición actualizada: septiembre de 2008
Sexta impresión: diciembre de 2019

© Jokin de Irala, Miguel Ángel Martínez-González, María Seguí-Gómez,
Cristina López del Burgo y Silvia Carlos Chillerón

Derechos exclusivos de edición
reservados para todo el mundo:
© 2004, 2008 y 2019: Editorial Planeta, S. A.
Avda. Diagonal, 662-664 - 08034 Barcelona
Editorial Ariel es un sello editorial de Planeta, S. A.
www.ariel.es

ISBN 978-84-344-3725-8

Depósito legal: B. 26.256 - 2011

Impreso en España por
Book Print Digital

El papel utilizado para la impresión de este libro
es cien por cien libre de cloro
y está calificado como **papel ecológico**.

No se permite la reproducción total o parcial de este libro, ni su incorporación a un sistema informático, ni su transmisión en cualquier forma o por cualquier medio, sea éste electrónico, mecánico, por fotocopia, por grabación u otros métodos, sin el permiso previo y por escrito del editor. La infracción de los derechos mencionados puede ser constitutiva de delito contra la propiedad intelectual (Art. 270 y siguientes del Código Penal).
Diríjase a CEDRO (Centro Español de Derechos Reprográficos) si necesita fotocopiar o escanear algún fragmento de esta obra.
Puede contactar con CEDRO a través de la web www.conlicencia.com o por teléfono en el 91 702 19 70 / 93 272 04 47

JOKIN DE IRALA

A Beatriz.
A Begoña, Leire, Jokin, Pablo Mikel y Javier.

MIGUEL ÁNGEL MARTÍNEZ-GONZÁLEZ

A todos los alumnos y alumnas que en estos años han pasado por las aulas de la facultad de medicina de la Universidad de Navarra.

MARÍA SEGUÍ-GÓMEZ

A mis padres, quienes me hicieron apreciar que se aprende enseñando.

ÍNDICE GENERAL

ÍNDICE DE TABLAS

ÍNDICE DE FIGURAS

EL LIBRO

La Epidemiología es una disciplina científica independiente, actualmente en pleno desarrollo, que utiliza la investigación sobre grupos poblacionales para plantear y valorar hipótesis de investigación sobre los problemas de salud en la comunidad. Es «un método, una forma de obtener conocimientos y resolver problemas sanitarios». En la práctica, la epidemiología permite:

— Describir fenómenos biológicos.
— Plantear hipótesis sobre factores que pueden determinar la aparición o desaparición de dichos fenómenos biológicos.
— Elaborar los estudios adecuados para poder llegar a conclusiones que aclaran, aunque sea parcialmente, dichas hipótesis.
— Valorar críticamente la validez y la efectividad de procedimientos médicos y servicios de salud.

El método epidemiológico se aplica en todas las áreas de las ciencias biomédicas, incluyendo la evaluación de tratamientos e intervenciones preventivas y la planificación y provisión de servicios sanitarios. Garantiza, de esta manera, el nivel científico necesario para el trabajo del profesional sanitario en sus decisiones y prácticas terapéuticas y desempeña un papel importante en la calidad global de los servicios sanitarios.

Este libro nace con el objetivo de hacer más asequible la epidemiología. Es un manual que pone un especial énfasis en el aprendizaje a través del estudio de ejemplos tomados de publicaciones reales. En cada capítulo se incluyen abundantes ejercicios resueltos y preguntas de respuesta múltiple que permiten que el lector aplique y autoevalúe, paso a paso, los conceptos teóricos que va adquiriendo.

En esta segunda edición, hemos introducido un par de novedades. En primer lugar, se han separado los conceptos teóricos y prácticos básicos de los que son más avanzados para que quienes solamente necesiten tener un conocimiento general de la epidemiología puedan leer el libro con más fluidez. Sin embargo, pensamos que al mantener también los conceptos más avanzados se garantiza mejor el rigor científico sobre algunas cuestiones que realmente no son sencillas y quedarían desvirtuadas si son excesivamente simplificadas. En segundo lugar, se ha añadido al final de cada capítulo un resumen conceptual para facilitar al alumno la identificación de las ideas más importantes del capítulo.

Queremos mantener con nuestros lectores una comunicación directa a través de la dirección web siguiente: http://www.unav.es/preventiva (apartado de publicaciones). De existir erratas o conceptos que necesiten ser matizados a lo largo del tiempo, éstos estarán a disposición de los lectores en dicha web.

AGRADECIMIENTOS

El libro de *Epidemiología Aplicada* se dirige especialmente a alumnos que «se encuentran» con la epidemiología por primera vez y a profesionales que, habiendo estudiado ya la materia en el pasado, precisan recordarla con cierta rapidez, por ejemplo al encontrarse ante la preparación de oposiciones. Por estas razones, la ayuda y constantes comentarios de los alumnos de Medicina de la Universidad de Navarra han sido fundamentales para la elaboración de la primera edición del libro y mejora de la segunda. Nuestros alumnos han sido siempre, y siguen siendo, un constante estímulo para mejorar y explicar mejor las cosas.

A todos ellos, muchas gracias.

JOKIN DE IRALA
jdeirala@unav.es

Pamplona, septiembre de 2008

EDITORES

JOKIN DE IRALA

Profesor Titular de Universidad de Medicina Preventiva y Salud Pública.

Doctor en Medicina por la Universidad de Navarra.

Doctor en Salud Pública por la Universidad de Massachusetts.

Subdirector del Departamento de Medicina Preventiva y Salud Pública y del Instituto de Ciencias para la Familia de la Universidad de Navarra.

Profesor responsable de la asignatura de Epidemiología General y Profesor Coordinador del Módulo Conceptos Básicos en la Investigación del curso de posgrado Metodología de la Investigación Médica de la Facultad de Medicina de la Universidad de Navarra.

MIGUEL A. MARTÍNEZ-GÓNZALEZ

Catedrático de Medicina Preventiva y Salud Pública. Es el investigador principal del Proyecto SUN y coordinador de la red temática: Alimentación saludable en la prevención primaria de enfermedades crónicas. Desde 1995 es Director del Dpto. de Medicina Preventiva y Salud Pública de la Universidad de Navarra, donde imparte las asignaturas de Bioestadística y Medicina Preventiva en la licenciatura de Medicina desde 1996.

MARÍA SEGUI-GÓMEZ

Licenciada en Medicina y Máster en Salud Pública por la Universidad de Barcelona, Máster en Ciencias Políticas y Doctora en Salud Pública por la Universidad de Harvard (EE. UU).

Actualmente es Profesora Titular de Medicina Preventiva y Salud Pública en la Universidad de Navarra y Profesora Visitante de la Universidad de John Hopkins.

Imparte las asignaturas de Bioestadistica y Medicina Preventiva y Salud Pública en la Licenciatura de Medicina y cursos de master y doctorado sobre metodología de la investigación y epidemiología y prevención de lesiones por causas externas.

COAUTORES

ÁLVARO ALONSO

Doctor en Medicina por la Universidad de Navarra.
Assistant Professor. División de Epidemiología y Salud Comunitaria.
Escuela de Salud Pública. Universidad de Minnesota.

FRANCISCO JAVIER BASTERRA-GORTARI

Licenciado en Medicina por la Universidad de Navarra.
Especialista en Endocrinología y Nutrición. Hospital de Navarra.

SILVIA CARLOS CHILLERÓN

Licenciada en Farmacia por la Universidad de Navarra.
Doctora en Farmacia por la Universidad de Navarra.
Especialista en Microbiología y Parasitología Clínica.
Profesora Ayudante de Medicina Preventina y Salud Pública. Universidad de Navarra.

ADOLFO FIGUEIRAS GUZMÁN

Profesor Titular de Medicina Preventiva y Salud Pública.
Universidad de Santiago de Compostela.

JOSÉ JUAN JIMÉNEZ MOLEÓN

Profesor Titular de Universidad de Medicina Preventina y Salud Pública,
Universidad de Granada
CIBER de Epidemiología y Salud Pública (CIBERESP).

CRISTINA LÓPEZ DEL BURGO

Doctora en Medicina por la Universidad de Navarra.
Especialista en Medicina Familiar y Comunitaria.
Profesora Ayudante de Medicina Preventiva y Salud Pública. Universidad de Navarra.

JAVIER LLORCA

Doctor en Medicina.
Licenciado en Matemáticas.
Profesor Titular de Medicina Preventiva y Salud Pública, Universidad de Cantabria.
CIBER de Epidemiología y Salud Pública (CIBERESP).

ALMUDENA SÁNCHEZ VILLEGAS
Doctora en Farmacia por la Universidad de Navarra.
Profesora Titular de Universidad de Medicina Preventiva y Salud Pública. Universidad de Las Palmas de Gran Canaria.

ESTEFANÍA A. TOLEDO ATUCHA
Licenciada en Medicina por la Universidad de Navarra.
Médico Interno Residente (MIR) de Medicina Preventiva y Salud Pública en la Unidad Docente de Navarra. Hospital Virgen del Camino.

CAPÍTULO 1

INTRODUCCIÓN

JOKIN DE IRALA
CRISTINA LÓPEZ DEL BURGO
SILVIA CARLOS CHILLERÓN

1.1. Medicina Clínica y Medicina Comunitaria

Los conocimientos sobre la salud y la enfermedad son el resultado de la contribución de un amplio número de disciplinas científicas (Anatomía, Microbiología, Medicina Clínica, Demografía, etc.; la lista es larga). Estas disciplinas pueden clasificarse según la metodología que emplean y los conceptos que abarcan. Siguiendo esta clasificación podemos identificar tres categorías: las ciencias básicas (Bioquímica, Fisiología, etc.), la Medicina Clínica (Neonatología, Medicina Interna, etc.), y en tercer lugar, la Medicina Comunitaria (J. S. Mausner *et al.*, 1985). La Medicina Clínica concentra sus esfuerzos en el cuidado médico de personas individuales, ya sean personas enfermas o sanas (prevención). Por el contrario, la Medicina Comunitaria se ocupa de la salud y enfermedad de una población determinada. La Epidemiología es el método fundamental utilizado por los especialistas en Medicina Preventiva y Salud Pública y por otros profesionales que trabajan en Salud Comunitaria.

La buena coordinación de estas tres áreas es imprescindible para llegar a una sanidad de calidad. La interrelación de estas áreas es evidente (figura 1.1). El médico llega a un

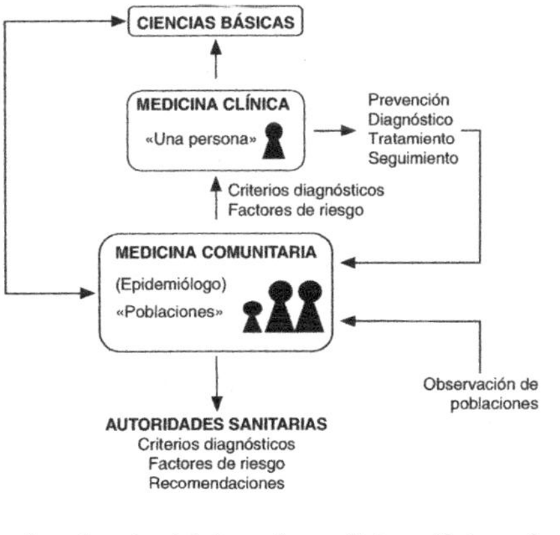

FIG. 1.1. *Relación entre las ciencias básicas, la medicina clínica y la medicina comunitaria.*

diagnóstico correcto para su paciente, no solamente gracias a la historia clínica, la exploración física y los hallazgos de laboratorio, sino también con la ayuda de sus conocimientos sobre los factores de riesgo, la edad, el sexo, el grupo étnico o el nivel económico del paciente. Por ejemplo, el cáncer de páncreas puede ser un diagnóstico clínico difícil pero es más probable en un adulto fumador que en un adolescente. El conocimiento de los atributos del paciente nos puede ayudar en el diagnóstico (J. S. Mausner *et al.,* 1985). Evidentemente, las observaciones del médico son, a su vez, imprescindibles para el epidemiólogo que trabaja en Medicina Comunitaria; piénsese en la detección de una epidemia gracias a la información obtenida de médicos localizados en diferentes centros de salud. Las epidemias también pueden identificarse a través de la observación de grupos poblacionales. Además, la observación clínica permite el establecimiento de criterios diagnósticos, la determinación de «valores normales de laboratorio» o la identificación de factores de riesgo para una enfermedad.

1.2. **Salud Pública y Salud Comunitaria**

En 1920, Winslow define la Salud Pública como la ciencia y el arte de impedir las enfermedades, prolongar la vida, fomentar la salud y la eficiencia física y mental, mediante el esfuerzo organizado de la comunidad para (CEA Winslow, 1923):

— El saneamiento del medio.
— El control de las enfermedades transmisibles.
— La educación sanitaria.
— La organización de los servicios médicos y de enfermería.
— El desarrollo de los mecanismos sociales que aseguren al individuo y a la comunidad un nivel de vida adecuado para la conservación de su salud.

Dicha definición habla tanto de la *protección* de la salud (actuando sobre el medio ambiente) como de la *promoción* de la salud y la *prevención* de la enfermedad (actuando sobre la persona) pero no se ocupa específicamente de la *restauración* de la salud. En la actualidad la definición de la Salud Pública sí incluye este aspecto:

> «Esfuerzo organizado de la comunidad dirigido a proteger, fomentar y promocionar el bienestar de la población cuando está sana, y a restaurar y restablecer su salud cuando ésta se pierde y, en caso de necesidad, rehabilitar y reinsertar al enfermo, integrándolo de nuevo en su medio social, laboral y cultural» (G. Piédrola, 2001).

De esta definición se desprende que las acciones de la Salud Pública incluyen la *protección* de la salud (control del medio ambiente y sus agentes biológicos, físicos y químicos), la *prevención* de la enfermedad (medidas individuales o colectivas de prevención primaria y secundaria), la *promoción* (educación sanitaria) y la *restauración* de la salud (tratamiento, rehabilitación y reinserción).

El concepto de Salud Comunitaria es un paso más en la evolución de la Salud Pública. Introduce un componente claramente participativo de la comunidad en la planificación, administración, gestión y control de las acciones conducentes a obtener el óptimo estado de salud de sus integrantes. La medicina primaria (equipos de asistencia primaria y hospitales de primer nivel) desempeña un papel fundamental en la Medicina Comunitaria.

Se suele afirmar que la Salud Pública es más bien un cometido de los gobiernos. Por el contrario, se utiliza la terminología de Salud Comunitaria cuando dichas actividades son organizadas directamente por una comunidad determinada (G. Piédrola, 2001). Sin embargo, estas diferencias terminológicas son más bien semánticas, sobre todo si consideramos que, en las democracias, los gobiernos no son más que los representantes de las comunidades que los han elegido.

1.3. Epidemiología

1.3.1. Definición

La epidemiología es una disciplina científica independiente que, mediante la observación de grupos de individuos, plantea y valora diferentes hipótesis de investigación sobre los problemas de salud en la comunidad para resolverlos. La vigilancia de los patrones de enfermedad, la investigación etiológica que identifica factores de riesgo modificables para prevenir enfermedades y la evaluación de procedimientos e intervenciones médicas y sanitarias son ejemplos de actividades típicas relacionadas con la epidemiología.

Se han utilizado varias definiciones de epidemiología (tabla 1.1). En sus inicios la epidemiología era «la doctrina de las epidemias», pero esta definición es claramente insuficiente en la actualidad. Con el tiempo, la definición de la Epidemiología se ha visto enriquecida por conceptos más propios de la sociología, la demografía y la estadística. La palabra «epidemiología» viene de las palabras griegas «epi» (sobre), «demos» (la población, gente) y «logos» (estudio de, doctrina). Como tal, la palabra fue usada por primera vez en 1598 por un español en su estudio sobre la *Peste Negra en España* (Nájera, 1988).

La definición siguiente es oficial de la Asociación Epidemiológica Internacional:

> «La epidemiología es el estudio de los *factores* que determinan la *frecuencia* y *distribución* de enfermedades en *poblaciones humanas*» (Asociación Epidemiológica Internacional, 1974; J. M. Last, 1995).

Esta definición se extiende a todo proceso (accidentes o enfermedad), sea agudo o crónico, físico o mental, transmisible o no, que afecte a poblaciones. Finalmente proponemos trabajar con la definición de Delgado-Rodríguez por integrar todos los conceptos que hemos examinado anteriormente (G. Piédrola, 2001):

> «Un método de razonamiento que estudia, en las poblaciones humanas, la dinámica de la salud-enfermedad, los factores que influyen en ella, así como los métodos de intervención diagnóstico-terapéuticos.»

Cuando la epidemiología se utiliza en el ámbito de la práctica clínica se habla frecuentemente de «epidemiología clínica» dando a veces la impresión de que estamos ante una nueva y diferente disciplina. Sin embargo, es preciso no perder de vista que, en realidad, se trata de la aplicación de una disciplina, la epidemiología, en diferentes ámbitos.

1.3.2. Notas históricas

De la observación de la tabla 1.1, puede deducirse que la epidemiología ha evolucionado pasando por tres eras, desde su origen en los conceptos de «estadísticas sanitarias y miasmas» se da una transición a la era de las enfermedades infecciosas y orgánicas (era de la teoría microbiológica), hasta llegar a una metodología que permite la investigación del conjunto de problemas de salud y enfermedad que afectan a las poblaciones (era de la epidemiología de enfermedades crónicas y fenómenos de salud) (M. Susser; E. Susser, 1997).

TABLA 1.1. *Resumen de algunas definiciones históricas de la epidemiología*

Año	*Autor*	*Definición*
1883	Hirsch	Una descripción de la ocurrencia, distribución y tipos de enfermedad que afectan al hombre en distintas épocas del tiempo y en diferentes puntos de la superficie terrestre.
1927	Frost	Ciencia de las enfermedades infecciosas, en tanto que son un fenómeno de masas o de grupo, consagrada al estudio de su historia natural y su propagación en el marco de una cierta filosofía.
1931	Stallybrass	La ciencia de las enfermedades infecciosas, sus causas principales, propagación y prevención.
1938	Paul	Sobre las circunstancias [...] donde la enfermedad tiene más probabilidad de producirse.
1958	Lilienfeld	El estudio de la distribución de las enfermedades en poblaciones o de los factores que determinan esta distribución.
1974	Mausner	El estudio de la distribución y de los determinantes de la enfermedad y accidentes en poblaciones humanas.
1978	Lilienfeld	Es una metodología de razonamiento sobre la enfermedad, que utiliza inferencias biológicas derivadas de la observación de enfermedades en grupos poblacionales.
1982	Jenicek	Un razonamiento y un método de trabajo objetivo, propuesto en medicina y en otras ciencias de la salud, aplicado a la descripción de los fenómenos de salud, a la explicación de su etiología y a la investigación de los métodos de intervención más eficaces.
1995	Last	El estudio de la distribución y los determinantes de estados relacionados con la salud o de sucesos en poblaciones y la aplicación de este estudio para controlar los problemas de salud.
2001	Delgado-Rodríguez	Un método de razonamiento que estudia en las poblaciones humanas la dinámica de la salud-enfermedad, los factores que influyen en ella, así como los métodos de intervención diagnóstico-terapéuticos.

El avance de la epidemiología se ha fundamentado en el desarrollo de los siguientes hechos (G. Piédrola, 2001; A. M. Lilienfeld *et al.*, 1980):

Evidencia de la relación entre la salud-enfermedad y el medio ambiente

En su trabajo *Sobre aires, aguas y lugares,* Hipócrates ya se refería a las «condiciones de vida» que podían promover la salud de la colectividad (F. Adams, 1939).

Necesidad de cuantificar los fenómenos biológicos

La necesidad de cuantificar y medir los sucesos relacionados con la salud y la enfermedad, conduce a los comienzos de la epidemiología. John Graunt publicó sus *Observaciones naturales y políticas sobre las cuentas de mortalidad* en 1662 (J. Graunt, 1662). Graunt fue pionero al utilizar registros de mortalidad, llevados por las parroquias de Londres y Hampshire desde 1603, para calcular las primeras inferencias sobre la mortalidad y la fertilidad en poblaciones humanas. Encontró un exceso de natalidad de varones, una mortalidad infantil alta y una variación de la mortalidad con las estaciones del año. John Graunt es considerado como un precursor principal de la epidemiología.

Realización de experimentos en seres humanos

El 20 de mayo de 1747 James Lind realiza el primer experimento humano publicado. A bordo del barco *Salisbury,* escoge a 12 marineros con síntomas graves de escorbuto. Los separa en 6 pares, y cada pareja recibe un tipo de dieta diferente. Observa cómo las dos personas a quienes les fueron asignados dos naranjas y un limón al día, mejoran drásticamente (J. Lind, 1753).

Utilización de experimentos naturales en la investigación de las causas de la enfermedad

El ejemplo clásico de experimento natural es la epidemia de cólera acontecida en Londres en agosto de 1832 (J. Snow, 1936). John Snow siguió el método epidemiológico para esclarecer las causas de la enfermedad y prevenir más sucesos en el futuro (G. Piédrola, 2001). Brevemente, su investigación consistió en:

— *Diagnóstico de epidemia:* nota un aumento de casos concentrados en un área de Londres.
— *Distribución cronológica de los casos:* establece que la epidemia comenzó entre el 30 y el 31 de agosto.
— *Distribución espacial:* los casos se concentran alrededor de un pozo de agua en Broad Street.
— *Encuesta y análisis de datos.*
— *Establecimiento de la causa:* el pozo se abastece de agua cerca de la desembocadura del alcantarillado en el Támesis: hay «contaminación». Notemos que este hallazgo sucede unos 30 años antes de la identificación del agente del cólera. Snow llegó a demostrar que no es necesario conocer la causa real, por ejemplo microbiológica o molecular, de un fenómeno para poder actuar y evitar problemas de Salud Pública. Posteriormente, se han realizado actuaciones semejantes en otros campos, por ejemplo en el caso del tabaquismo, del sida, o el Síndrome Respiratorio Agudo, donde las recomendaciones preventivas específicas han precedido al conocimiento detallado de la cadena causal entre exposición y desenlace.
— *Recomendaciones:* el 8 de septiembre se prohíbe la utilización del pozo y desaparece la epidemia.
— *Presentación de un informe con sus conclusiones.*

1.4. Ámbito y fines de la epidemiología: el método epidemiológico

En la práctica, la epidemiología permite:

— Describir fenómenos sanitarios y establecer su magnitud. Esta descripción es la herramienta que fundamenta los demás fines de la epidemiología.
— Plantear hipótesis de estudios para encontrar factores que determinen la aparición o desaparición de dichos fenómenos de salud.
— Elaborar los estudios más adecuados para poder llegar a conclusiones que respondan, aunque sea parcialmente, a dichas preguntas científicas. En este caso, el método epidemiológico permite valorar los resultados, de manera crítica, teniendo en cuenta

las ventajas y desventajas de las alternativas de diseños existentes y los posibles sesgos que deben evitarse en el diseño o eliminarse en el análisis de los datos. Los estudios epidemiológicos permiten, además del establecimiento de relaciones causales, describir mejor la historia natural de enfermedades ya conocidas.
— Valorar la validez y el funcionamiento de procedimientos médicos (diagnósticos y terapéuticos) y de los servicios de salud. La epidemiología es una herramienta esencial en la planificación sanitaria.

Por estas razones, autores como Jenicek la consideran como «un método», una forma de obtener conocimientos y resolver problemas sanitarios (M. Jenicek *et al.,* 1982). Se habla, por lo tanto, del «método epidemiológico». Su correcta aplicación es importante porque de ella dependerá el grado de validez (ausencia de sesgos) de nuestras conclusiones. Dado que se fundamenta en el estudio de grupos poblacionales, permite trabajar con una visión más global sobre los problemas que afectan a la población.

En la actualidad, el método epidemiológico se aplica en todas las áreas de la medicina, incluyendo la evaluación de tratamientos e intervenciones preventivas. Garantiza, de esta manera, el nivel científico necesario para el trabajo del médico, en sus decisiones y prácticas terapéuticas; y desempeña un papel importante en la calidad global de las funciones ejercidas por los servicios sanitarios. En un análisis realizado en 1990 sobre una muestra de los artículos originales publicados por una revista general de medicina, como el *British Medical Journal,* se encontró que el 32 % eran epidemiológicos y otro 28 % incorporaban procedimientos relacionados con la epidemiología (G. Rose,1990). Algo similar sucedía con el *New England Journal of Medicine* (J. P. Vandenbroucke, 1989). Esta necesidad no sólo de entender la literatura sino también de llevar a cabo personalmente la investigación clínica usando, entre otros, procedimientos y modos de razonar propios del método epidemiológico ha motivado que se intente promocionar cada vez más, proporcionando a los futuros profesionales las herramientas necesarias. La epidemiología, como método de la Medicina Preventiva y Salud Pública y la Medicina Comunitaria, es una de estas necesidades básicas para preparar personal capaz de investigar, y puede y debe ser integrada dentro de un esquema de investigación de los problemas de salud junto con otras disciplinas.

Resumen

- La Medicina Clínica concentra sus esfuerzos en el cuidado médico de *personas individuales*, enfermas o sanas (prevención).
- La Medicina Preventiva y la Salud Pública se ocupan de la salud y enfermedad de una *población determinada*. Sus actividades incluyen: la *protección* de la salud (actuando sobre el medio ambiente), la *prevención* de la enfermedad (medidas individuales o colectivas de prevención primaria y secundaria), la *promoción* (educación sanitaria) y la *restauración* de la salud (tratamiento, rehabilitación y reinserción).
- La Epidemiología es «un método de razonamiento que estudia, en la poblaciones humanas, la dinámica de la salud-enfermedad, los factores que influyen en ella, así como los métodos de intervención diagnóstico-terapétucios». En la práctica permite: *describir* fenómenos sanitarios, *plantear hipótesis* de estudios, *elaborar los estudios* más adecuados y valorar críticamente sus resultados y *analizar la validez y el funcionamiento* de procedimientos médicos.

1.5. Problemas

1.5.1. Problemas sobre John Snow y la epidemia de cólera

Cuando existen diferentes valoraciones o interpretaciones sobre la posible asociación causal entre una variable y un desenlace determinado, no es fácil distinguir entre las que son válidas y las que son especulaciones. Es preciso examinar todos los argumentos existentes y estudiarlos a la luz de la información aportada por estudios anteriores con el fin de llegar así a conclusiones válidas.

Un modelo adecuado en este sentido es el análisis epidemiológico que hizo John Snow sobre la epidemia del cólera en Londres en septiembre de 1832. El estudio del problema le llevó a la conclusión de que la causa de la enfermedad era un microorganismo parásito que muchos años más tarde se llegó a identificar como el *Vibrio cholerae* (J. Snow, 1936).[1]

1. *Relato de John Snow sobre el cólera en Londres*

Lea el relato de John Snow sobre la epidemia de cólera en Londres y conteste las siguientes preguntas:

a) ¿Qué características presentaba la enfermedad? (duración, mortalidad, secuelas, inmunidad posterior, etc.).
b) ¿Qué modos de transmisión (reales o no) son sugeridos en este relato?

> «John Barnes, de 39 años, era un agricultor que enfermó gravemente el 28 de diciembre de 1832; presentaba diarrea y dolores abdominales los dos días anteriores. El Dr. George Hopps le visitó y viéndolo tan mal, quiso consultar con su hermano, el Sr. J. Hopps de York. Este médico con experiencia había visto un caso de cólera asiático y, habiendo estudiado dicho caso detalladamente, preguntó enseguida si existían indicios de contagio pero no pudieron identificarlos. Al día siguiente, el paciente había muerto. La señora Barnes (su mujer), Matthew Metcalf, y Benjamin Muscroft, dos personas que visitaron a Barnes el día anterior, estaban todos enfermos pero acabaron curándose. John Foster, Ann Dunn y la viuda Creyke habían estado con los pacientes descritos anteriormente y estaban indispuestos; sin embargo, también se curaron. Mientras que los médicos trabajaban en desenmascarar el origen de la enfermedad, el misterio se terminó con la llegada del hijo de John Barnes al pueblo. Este joven era aprendiz de zapatero con su tío en Leeds. Informaba al médico que la mujer de su tío (la hermana de su padre) había muerto de cólera quince días antes y que como no tenía hijos, se había mandado su ropa a Montkon (nombre del pueblo donde vivía John Barnes) utilizando un transporte comercial. La ropa no había sido limpiada y Barnes había abierto la caja la noche anterior a enfermar.»
>
> «Durante la enfermedad de la Sra. Barnes, su madre, que vivía en Tockwith, un pueblo a cinco millas de Montkon, fue llamada para que la atendiese. La madre se desplazó al pueblo y se quedó con su hija durante dos días. Retornó a su pueblo, aparentemente en buen estado de salud, después de lavarle la ropa. Mientras andaba hacia su pueblo, la madre de la Sra. Barnes enfermó y se desmayó en la carretera. La llevaron a su casa y la encamaron con su marido quien, a causa de otra enfermedad, debía guardar reposo absoluto. El marido y la hija de ambos enfermaron a los pocos días. Los tres murieron y solamente un caso adicional ocurrió en Tockwith, y no murió...»

2. *Los datos de la epidemia en Broad Street*

a) ¿Cuál de las dos últimas columnas de la tabla de la página siguiente (señaladas con «?») corresponden al número de casos diagnosticados cada día y al número de muertes respectivamente? Explique su respuesta.
b) Dibuje un diagrama poniendo los días (30 de agosto al 15 de septiembre) en el eje de las abscisas y los números de casos y de muertes en el eje de las ordenadas. Confirme las respuestas anteriores. Tendrá que ignorar los 45 pacientes sin fecha exacta de diagnóstico.
c) Se mandó cerrar la fuente de agua el día 8 de septiembre. ¿Qué explicaciones son posibles, para

1. Toda la información sobre el trabajo de Snow está disponible en una página web: http://www.ph.ucla.edu/epi/snow.html.

Epidemia de cólera de Broad Street (personas infectadas y mortalidad)

Fecha	*?*	*?*	*Fecha*	*?*	*?*
19 de agosto	1	1	10 de septiembre	5	18
20 de agosto	1	0	11 de septiembre	5	15
21 de agosto	1	2	12 de septiembre	1	6
22 de agosto	0	0	13 de septiembre	3	13
23 de agosto	1	0	14 de septiembre	0	6
24 de agosto	1	2	15 de septiembre	1	8
25 de agosto	0	0	16 de septiembre	4	6
26 de agosto	1	0	17 de septiembre	2	5
27 de agosto	1	1	18 de septiembre	3	2
28 de agosto	1	0	19 de septiembre	0	3
29 de agosto	1	1	20 de septiembre	0	0
30 de agosto	8	2	21 de septiembre	2	0
31 de agosto	56	3	22 de septiembre	1	2
1 de septiembre	143	70	23 de septiembre	1	3
2 de septiembre	116	127	24 de septiembre	1	0
3 de septiembre	54	76	25 de septiembre	1	0
4 de septiembre	46	71	26 de septiembre	1	2
5 de septiembre	36	45	27 de septiembre	1	0
6 de septiembre	20	37	28 de septiembre	0	2
7 de septiembre	28	32	29 de septiembre	0	1
8 de septiembre	12	30	30 de septiembre	0	0
9 de septiembre	11	24	Fecha desconocida	45	—
			TOTALES	616	616

justificar el hecho de que el número de casos ya comenzó a disminuir drásticamente antes de dicha fecha? (ver tabla de la página siguiente o gráfica diseñada a partir de la misma).

d) ¿Cuáles serían las posibles razones para que los totales de ambas columnas no coincidiesen en un mismo valor al hacer un estudio como éste? ¿Qué valor es previsiblemente más correcto, más real; el de muertes o el de número de casos? Explique su respuesta.

e) Existen 45 pacientes en los que no fue posible delimitar exactamente el comienzo de los síntomas. Estos pacientes murieron a primeros de septiembre. Explique usted la razón por la cual coincide que estos pacientes con fecha de diagnóstico incierto mueren más bien al principio de la epidemia y no aleatoriamente en cualquier momento de la epidemia o más bien al final de la misma.

3. *Mapa de Londres con los datos de la epidemia*

Observe el esquema del mapa de Londres en la figura de la página siguiente. Cada raya en el mapa indica una muerte. La gran mayoría de los casos fallecidos se localizan alrededor de la fuente de *Broad Street,* dicha fuente estaba abastecida por la compañía de aguas *Southwark* y *Vauxhall.* Suponiendo que dicha fuente fuera la causante de la epidemia:

a) ¿Cuáles son las explicaciones posibles de la existencia de algunos casos cerca de otras fuentes, o en otros lugares de la ciudad?

b) En el mapa de la figura de la página siguiente podemos observar una cárcel («Work House»; [A]), en la calle Poland, cerca de la fuente de Broad Street. Es evidente que han ocurrido más muertes muy cerca de la fuente y que el número de muertes disminuye al alejarnos de ella. Según las muertes indicadas en el mapa, ¿dónde habría mayor riesgo de morir: en la esquina de Poland con Great Marlborough Street (B), o en la cárcel (A)?

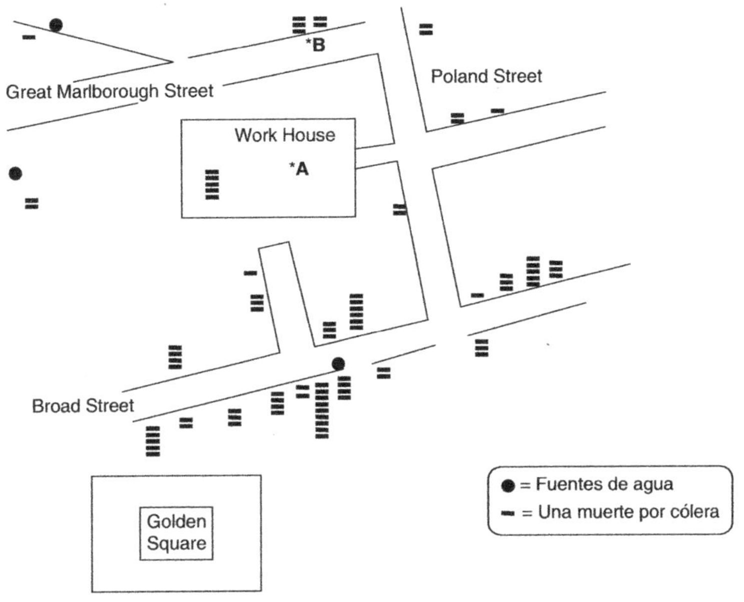

A: «Work House» (cárcel).
B: Bloque de casas de la esquina de las calles «Great Marlborough» y «Poland».

Esquema parcial del mapa de Londres (modificado de J. Snow, 1936).

4. *Las compañías de agua en Londres*

La explicación más importante de la epidemia de Londres y del hecho de que algunos barrios estuvieron más afectados que otros fue que existían diferentes compañías abastecedoras de agua haciéndose la competencia. La calidad del agua había sido igualmente mala durante años en todas ellas, porque recogían el agua del Támesis, donde también se vertían las cloacas de Londres. No realizaban depuraciones ni filtraciones antes de distribuir el agua a sus respectivas fuentes. Sin embargo, en 1853 la compañía Lambeth cambió de lugar de captura de sus aguas, obteniendo así un agua libre de contaminación fecal y determinando que sus clientes sufrieran menos cólera que los clientes de la competencia (Southwark y Vauxhall). En la tabla 1.3 vemos el resultado de este cambio y la distribución diferencial de los casos de cólera según el abastecimiento de agua.

a) Calcule los datos que faltan en la tabla (señalados por ??) y confirme que los cambios fueron relevantes.

Distribución de los casos de cólera según el abastecimiento de agua

Compañía de aguas	*Número de casas*	*Muertes por cólera*	*Muertes por cólera por 10.000 casas*
Southwark Vauxhall	40.046	1.263	??
Lambeth	26.107	98	??
Resto de Londres	256.423	1.422	??

1.5.2. Soluciones de los problemas sobre John Snow y la epidemia de cólera

1. *Relato de John Snow sobre el cólera en Londres*

En el esquema siguiente se resumen los diferentes contactos descritos en el relato. Las letras «E» y «M» indican quiénes han enfermado y muerto respectivamente.

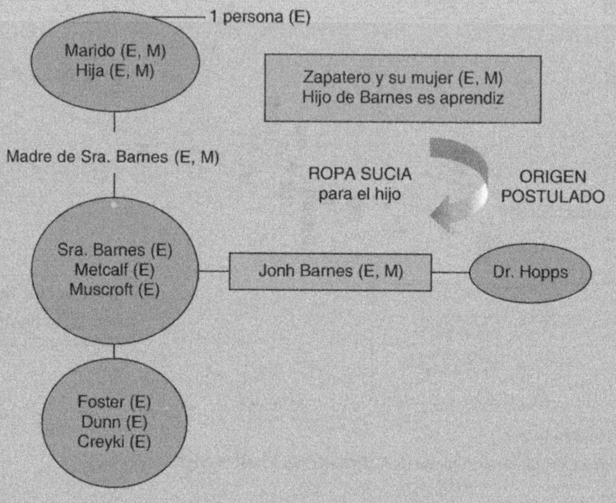

Fig. 1.3.

a) Características de la enfermedad:
 — La enfermedad presenta la siguiente sintomatología y en diferentes grados: Diarreas con dolores abdominales y desmayos, que pueden evolucionar hacia un estado de mayor gravedad y conducir a la muerte. No es una enfermedad necesariamente mortal.

b) Modos de transmisión (reales o no) sugeridos en el relato:
 — Hay indicios de contagio de tipo persona-persona (contactos de diferentes grados): todos los que enferman salvo el Sr. Barnes. No es necesario un contacto íntimo como en el caso del marido de la madre de la Sra. Barnes.
 — Hay indicios de contagio por fómites (objetos): El Sr. Barnes y la ropa sucia que recibe en una caja. Sería un ejemplo de contagio «a larga distancia».
 — Hay indicios de no contagio a pesar de contactos de tipo persona-persona: Dr. Hopps, hijo de Barnes y zapatero.

2. *Los datos de la epidemia en Broad Street*

a) La primera columna corresponde a los casos diagnosticados porque son las primeras cifras que aumentan. Los fallecimientos van ocurriendo cierto tiempo después de aparecer los casos.

b) La respuesta anterior se confirma en la figura. Hay un desfase típico entre la curva de casos diagnosticados y la de muertes que se ve desplazada hacia la derecha del eje del tiempo.

Es una imagen típica de epidemia que comienza en un punto determinado: dicho punto puede ser una persona (enfermedad muy contagiosa) o un lugar, como un restaurante (intoxicación alimentaria). Suele verse una subida muy rápida del número de casos y en pocos días cae paulatinamente la incidencia de enfermedad (hay pocos casos secundarios, es decir, casos que no se infectan de la fuente de infección inicial. La mayoría se infectan desde el mismo punto inicial, en este caso era la fuente de abastecimiento de agua de *Broad Street).*

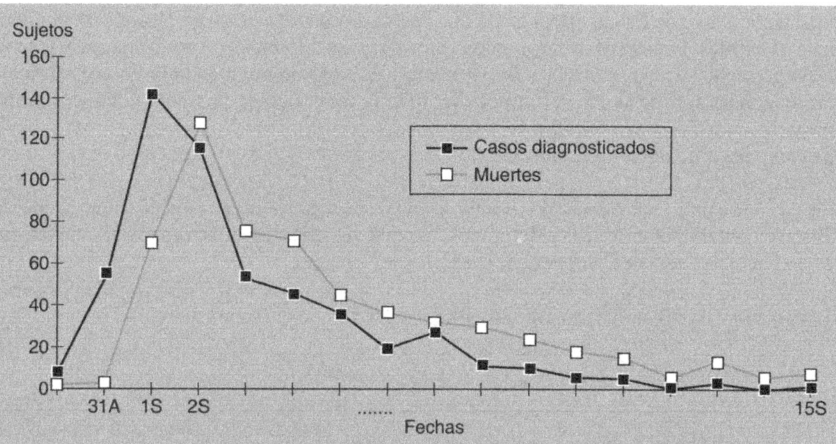

c) Se mandó cerrar la fuente de agua el día 8 de septiembre. Las posibles explicaciones del descenso del número de casos antes del cierre de la fuente son:
- — Que la fuente no fuera la causa real de la enfermedad.
- — Si bien la fuente era la causa de la epidemia, pudo estar libre de vibrión colérico los días anteriores al cierre de la misma.
- — La disminución del número de «personas susceptibles»:
  - Al enfermar o morir tanta gente, disminuye el número de personas sanas susceptibles de enfermar.
  - Ante la epidemia, muchas personas huyeron de esa parte de la ciudad.

d) Es más fácil que pase inadvertido un diagnóstico de cólera que una muerte por la misma causa. Por ejemplo, un caso leve se podría confundir con una gastroenteritis o un caso fulminante podría abocar a la muerte antes de diagnosticarse. Es factible que nos encontráramos con menos casos que los reales en la columna de «casos diagnosticados». Sin embargo, una muerte por cólera sería más difícil que pasase inadvertida y probablemente el número de muertes sea más acorde con la realidad que el número de casos diagnosticados. Por otra parte, tampoco todos los casos diagnosticados han muerto de cólera.

e) Los 45 pacientes en los que no fue posible delimitar exactamente el comienzo de los síntomas murieron al comienzo de la epidemia. Se puede deducir que el comienzo de su enfermedad fue anterior al comienzo de la epidemia. Al no tener conciencia de la existencia de un problema epidémico grave, en dicho momento, no se recogieron datos de los pacientes con la misma diligencia que cuando la epidemia estaba abiertamente declarada.

3. *Mapa de Londres con los datos de la epidemia*

a) Los casos de cólera existentes en lugares lejanos de la fuente supuestamente causante de la epidemia pueden deberse a diversas causas:
- — Existencia de brotes ocasionales (incidencia basal en ausencia de epidemia).
- — Consumo de agua y alimentos en lugares (restaurantes, bares) que se abastecen de la fuente de Broad Street.
- — Contagio a partir de personas que sí consumieron agua de la fuente de Broad Street.
- — Transeúntes que consumen agua de la fuente de Broad Street.

b) Se observan 5 muertes tanto en la cárcel como en la esquina de Poland con Great Marlborough. Sin embargo, son cifras absolutas que deberían valorarse teniendo en cuenta un denominador. Con los datos que usted dispone no es posible llegar a una conclusión correcta. De hecho, la cárcel tenía una población de 535 encarcelados y 5 muertes en dicha población correspondería a un riesgo mucho menor que el de la familia donde murieron 5 personas. La cárcel tenía su propia fuente en el interior y estaba abastecida por otra compañía de aguas. Se da la circunstancia de que cerca de la fuente de Broad Street había una destilería con más de 70 empleados (F. Guillén Grima *et al.*, 1997). Pocos enfermaron y los que enfermaron lo hicieron de forma leve. Cuando se investigó dicho suceso se observó que los empleados tenían por costumbre consumir más cerveza que agua porque se les permitía beber toda la cerveza que quisieran durante el trabajo...

4. *Las compañías de agua en Londres*

En 1853 la compañía *Lambeth* cambió de lugar de captura de sus aguas, obteniendo así un agua libre de contaminación fecal y determinando que sus clientes sufrieran menos cólera que los clientes de la competencia (*Southwark* y *Vauxhall*).

a) Muertes por 10.000 casas correspondientes a diferentes compañías de agua.

Distribución de los casos de cólera según el abastecimiento de agua

Compañía de aguas	*Número de casas*	*Muertes por cólera*	*Muertes por cólera por 10.000 casas*
Southwark Vauxhall	40.046	1.263	(1.263/40.046) × 10.000 = 315
Lambeth	26.107	98	37
Resto de Londres	256.423	1.422	55

1.5.3. Problema sobre búsqueda de evidencias científicas

A continuación, se describen una serie de recomendaciones de Salud Pública y de procedimientos diagnósticos o terapéuticos clínicos. En la columna correspondiente, señale usted su opinión sobre el grado de evidencia que cree que existe a favor de cada recomendación o procedimiento. Evidentemente, no se espera que usted conozca necesariamente las respuestas correctas. El objetivo es que usted conteste siguiendo «su intuición» o, en su caso, los conocimientos que pudiera tener sobre cada tema.

Código de Opiniones:

1. Hay evidencia *a favor* de la recomendación o procedimiento.
2. Hay evidencia *en contra* de la recomendación o procedimiento.
3. No hay evidencia *ni a favor ni en contra* de la recomendación o procedimiento.
4. No lo sé.

Recomendaciones y procedimientos diagnósticos o terapéuticos	*Código de opinión*
1. Es muy frecuente que se recomiende «evitar las corrientes de aire», aunque sean corrientes de aire templadas en temperaturas veraniegas. De hecho, muchos han experimentado «enfriarse» un día y despertarse con un catarro al día siguiente de haber estado expuestos a «una corriente de aire». Según esto, habría que recomendar evitar las corrientes de aire...	
2. Recomendación de que una embarazada se haga una ecografía de seguimiento cada mes durante su embarazo.	
3. Recomendación de consumir suplementos de beta-caroteno para prevenir el cáncer o enfermedades cardiovasculares.	
4. En muchos lugares, antes de operarse o de un parto, se recomienda el rasurado. Por ejemplo, se afeita una pierna antes de eliminar un tumor óseo. El argumento principal es que el rasurado evita las infecciones de la herida quirúrgica.	

Recomendaciones y procedimientos diagnósticos o terapéuticos	*Código de opinión*
5. Recomendación que la gente joven consuma alcohol de manera moderada (por ejemplo un vaso pequeño de vino con las comidas) para prevenir las enfermedades cardiovasculares.	
6. Recomendar, a las mujeres menopáusicas, la terapia hormonal sustitutiva (en forma de estrógenos y progesterona).	
7. Los *airbag* frontales son siempre útiles ante un choque frontal fuerte de automóvil.	
8. Los cinturones de seguridad deben usarse siempre.	
9. «Contra el sida presérvate»: los preservativos bien utilizados y durante todas las relaciones sexuales que tenga una persona evitarán totalmente el contagio de infecciones de transmisión sexual.	
10. Es importante que los conductores de automóviles utilicen dispositivos «manos libres» cuando hablan por teléfono mientras conducen su vehículo.	
11. Recomendación de la episiotomía (corte en el periné realizado por la persona que atiende el parto) de manera rutinaria para evitar el desgarro de la zona vaginal en el momento del parto.	
12. Recomendación de tomar Vitamina C (ácido ascórbico) para la prevención y tratamiento del resfriado común.	

1.5.4. Soluciones del problema sobre búsqueda de evidencias científicas

1. Hay evidencia *a favor* de la recomendación o procedimiento.
2. Hay evidencia *en contra* de la recomendación o procedimiento.
3. No hay evidencia *ni a favor ni en contra* de la recomendación o procedimiento.
4. No lo sé.

Nota: Tenga en cuenta que muchos de los conceptos tratados en este problema están siendo revisados constantemente. El objetivo de este ejercicio es dejar claro que, a veces, las decisiones que se toman en medicina tienen cierto grado de inseguridad y/o son provisionales. Las evidencias descritas a continuación provienen de una revisión realizada en abril de 2007.

Recomendaciones y procedimientos diagnósticos o terapéuticos	*Código de opinión*
1. Es muy frecuente que se recomiende «evitar las corrientes de aire», aunque sean corrientes de aire templadas en temperaturas veraniegas. De hecho, muchos han experimentado «enfriarse» un día y despertarse con un catarro al día siguiente de haber estado expuesto a «una corriente de aire». Según esto, habría que recomendar evitar las corrientes de aire...	2-3

Fundamento teórico: La razón por la cual esta creencia es tan prevalente es que cualquiera ha podido sentir alguna vez un escalofrío al encontrarse en una «corriente de aire». Al día siguiente, si apareciera una rinorrea y malestar general, uno llegaría a la conclusión «lógica» de haberse enfriado el día anterior.

Evidencia actual: Estaríamos en la mayoría de los casos ante un ejemplo de coincidencia (asociación), entre dos sucesos (corriente de aire y escalofríos) que en realidad no obedece a un fenómeno de tipo causa-efecto. Podemos contagiarnos del virus del catarro común en muchas circunstancias (contagio entre personas, contagio por aire en habitación poco ventilada, estornudos, etc.). Posteriormente el virus entra en fase de multiplicación y la enfermedad avanza a pesar de que no presentemos aun síntomas. Ante esta situación presintomática (ya estamos afectados) nos hacemos más sensibles a cambios de temperatura, reaccionamos, por ejemplo, con escalofríos ante una corriente de aire, o empieza ya, poco a poco, un proceso febril, y al aparecer los síntomas al día siguiente no dudamos en culpar a la «corriente de aire» de nuestro proceso catarral.

Recomendación: No hay ninguna evidencia de que las corrientes de aire a temperatura normal (no estamos hablando de temperaturas frías) produzcan un mayor riesgo de catarros.

Recomendaciones y procedimientos diagnósticos o terapéuticos	*Código de opinión*
2. Recomendación de que una embarazada se haga una ecografía de seguimiento cada mes durante su embarazo.	2-3

Fundamento teórico: Se realizan seguimientos de embarazos mediante ecografía para el cálculo exacto de la edad gestacional, la identificación precoz de embarazos múltiples, el diagnóstico de embarazos no viables y ciertas malformaciones fetales (durante el embarazo precoz), y factores que puedan suponer un riesgo para el feto o la madre, tales como el tamaño fetal, volumen insuficiente de líquido amniótico, alteraciones de la placenta, malformaciones fetales o mala presentación fetal (durante el embarazo tardío).

Evidencia actual: La ecografía en estadios precoces del embarazo permite una detección más temprana de embarazos múltiples y de malformaciones fetales (que algunos quieren derivar en abortos provocados). Sin embargo, el seguimiento ecográfico del embarazo, en cualquier estadio, no mejora significativamente otros aspectos, como la mortalidad perinatal. Actualmente no existen estudios que valoren los efectos a largo plazo (por ejemplo, el efecto sobre el desarrollo neurológico).

Neilson, J. P. (2001): «Ultrasound for fetal assessment in early pregnancy (Cochrane Review)»: en (The Cochrane Library, *Issue,* 2, 2001, Oxford, Update Software; Bricker, L.; Neilson, J. P., «Routine ultrasound in late pregnancy (after 24 weeks gestation) (Cochrane Review)», en: The Cochrane Library, *Issue,* 2, Oxford: Update Software.

Conclusión: Aunque la ecografía al principio del embarazo proporciona datos de interés, no existe evidencia científica de que la recomendación de un seguimiento ecográfico rutinario cada mes durante todo el embarazo tenga efectos beneficiosos, como la disminución de la mortalidad perinatal o alteraciones a largo plazo.

Recomendaciones y procedimientos diagnósticos o terapéuticos	*Código de opinión*
3. Recomendación de consumir suplementos de beta-caroteno para prevenir el cáncer o enfermedades cardiovasculares.	2

Fundamento teórico: Un radical libre es una molécula con un número impar de electrones, es decir, con un electrón desapareado en su orbital externo. En los seres humanos la producción de radicales libres es continua, principalmente a través del complejo de la citocromo-oxidasa (método por el que obtenemos ATP, fundamental fuente de energía). Así, por un proceso de 4 sucesivas reducciones, de una molécula de O_2 obtenemos un radical anión superóxido O_2^-, una molécula de peróxido de hidrógeno H_2O_2, un radical hidroxilo OH^- y dos moléculas de agua H_2O. El radical anión superóxido y sobre todo el hidroxilo son agentes oxidantes, normalmente utilizados o inactivados por antioxidantes en la célula, pero son también agentes potencialmente lesivos relacionándose con procesos degenerativos como el Alzheimer o procesos cancerígenos. El beta-caroteno, por su propiedad antioxidante podría prevenir diferentes cánceres y enfermedades cardiovasculares.

Evidencia actual: Se han realizado diversos ensayos que no han podido demostrar tal efecto protector. Es más, algunos han encontrado mayor riesgo al recibir el beta-caroteno.

Bjelakovic, G.; Nikolova, D.; Gluud, L. L.; Simonetti, R. G. y Gluud, C. (2007): «Mortality in randomized trials of antioxidant supplements for primary and secondary prevention: systematic review and meta-analysis», *JAMA*, 297 (8): 842-857.

Caraballoso, M.; Sacristán, M.; Serra, C. y Bonfill, X. (2003): «Drugs for preventing lung cancer in healthy people», *Cochrane Database Syst. Rev.*, 2003 (2): CD002141.

Lee, I. M.; Cook, N. R.; Manson, J. E. y Buring, J. E. (2002): «Randomized beta-carotene suplementation and incidence of cancer and cardiovascular disease in women: is the association modified by baseline plasma level?», *Br. J. Cancer,* 86: 698-701.

Omenn, G. S. (2007): «Chemoprevention of lung cancers: lessons from CARET, the beta-carotene and retinol efficacy trial, and prospects for the future», *Eur. J. Cancer Prev.*, 16 (3): 184-191.

Recomendación: No presentar el beta-caroteno como protector del cáncer o de la enfermedad cardiovascular.

Recomendaciones y procedimientos diagnósticos o terapéuticos	*Código de opinión*
4. En muchos lugares, antes de operarse o de un parto, se recomienda el rasurado. Por ejemplo, se afeita una pierna antes de eliminar un tumor óseo. El argumento principal es que el rasurado evita las infecciones de la herida quirúrgica.	2

Fundamento teórico: El vello, en el lugar de una herida, puede ser una importante fuente de infecciones, por lo que se recomienda el rasurado previo a una operación o un parto (en este caso por el riesgo de desgarro o por la episiotomía que se piensa realizar).

Evidencia actual: La fundación Cochrane ha revisado únicamente dos estudios sobre esta cuestión. En ambos la diferencia de frecuencia de aparición de cuadro febril no fue significativa entre las mujeres a las que se les practicaba el rasurado y las que no. Además, uno de los estudios mostró que, aunque no se desarrollara un cuadro febril, el riesgo de colonización por bacterias Gram negativas era significativamente mayor en las mujeres que sí habían sido rasuradas. Por otro lado, estos estudios apuntan que también hay que considerar los efectos secundarios del rasurado: incomodidad, irritación de la piel, heridas superficiales, etc. Sin embargo, dado el bajo número de estudios publicados sobre este tema, tampoco se puede afirmar rotundamente que los resultados sean concluyentes.

Basevi, V. y Lavender, T. (2001): «Routine perineal shaving on admission in labour (Cochrane Review)», en: The Cochrane Library, *Issue*, 2, Oxford, Update Software.

Kovavisarach, E. y Jirasettasiri, P. J. (2005): «Randomised controlled trial of perineal shaving versus hair cutting in parturients on admission in labor», *Med. Assoc. Thai.*, 88 (9): 1167-1171.

Recomendación: No existe evidencia científica que respalde el rasurado como medio para prevenir infecciones, aunque los dos estudios citados coinciden en recomendar el corte de los pelos más largos para facilitar el manejo del material o la posible reconstrucción del periné. En otras palabras, hay que distinguir entre el supuesto aumento del riesgo de infección y el objetivo de «facilitar» el trabajo del cirujano cuando se evalúen estos estudios.

Recomendaciones y procedimientos diagnósticos o terapéuticos	*Código de opinión*
5. Recomendación que la gente joven consuma alcohol de manera moderada (por ejemplo, un vaso pequeño de vino con las comidas) para prevenir las enfermedades cardiovasculares.	2

Fundamento teórico: El vino (y en general cualquier bebida alcohólica) en pequeñas dosis protegería de la enfermedad coronaria fundamentalmente a través del aumento de HDL, de la facilitación de la hipocoagulabilidad y de la disminución de la presión arterial y posiblemente también por el efecto antioxidante del vino.

Evidencia actual: Algunos estudios de cohortes han demostrado una reducción de la mortalidad sólo en mujeres mayores de sesenta años que consumían menos de 30 g de alcohol al día y que además presentaban algún factor de riesgo cardiovascular. En otro seguimiento de adultos se observó una disminución de la mortalidad, por causa coronaria, tanto en hombres como en mujeres con la ingesta de una cantidad «estándar» diaria de alcohol. Por otra parte, el riesgo de cáncer de mama y de otras localizaciones así como el de muerte violenta (por accidentes de tráfico y suicidio que suponen alrededor del 75 % de las causas de muerte en jóvenes) aumenta con un mayor consumo de alcohol también a dosis mínimas. También aumenta el riesgo de actividades peligrosas en relación con el alcohol, de accidentes cerebrovasculares hemorrágicos, de cáncer colo-rectal y de cirrosis hepática.

Andreasson, S.; Allebeck, P. y Romelsjo, A. (1998): «Alcohol and mortality among young men: longitudinal study of Swedish conscripts», *BMJ*, 296: 1.021-1.025.

Cho, E.; Smith-Warner, S. A.y Ritz, J. *et al.* (2004): «Alcohol intake and colorectal cancer: a pooled analysis of 8 cohort studies», *Ann. Intern. Med.*, 140: 603-613.

Kushi, L. H.; Byers, T.; Doyle, C.; Bandera, E. V.; McCullough, M. y McTiernan, A. *et al.* (2006): «American Cancer Society Guidelines on Nutrition and Physical Activity for cancer prevention: reducing the risk of cancer with healthy food choices and physical activity», *CA Cancer J. Clin.*, 56: 254-281.

Thun, M. J.; Peto, R. y López, A. D. *et al.* (1997): «Alcohol consumption and mortality among middle-aged and elderly U.S. adults», *N. Eng. J. Med.*, 337: 1.705-1.714.

Zhang, S. M.; Lee, I. M.; Manson, J. E.; Cook, N. R.; Willett, W. C.; Buring, J. E. (2007): «Alcohol consumption and breast cancer risk in the Women's Health Study», *Am. J. Epidemiol.*, 165: 667-676.

Recomendación: El consejo médico respecto al alcohol debe ser individualizado y nunca de tipo «poblacional y generalizado». A los menores de 40 años, se les debe dar el mensaje de que es mejor no consumir alcohol en absoluto porque el riesgo de consecuencias perjudiciales supera al posible beneficio en este grupo de edad (M. A. Martínez-González *et al.*, 2000). A los varones mayores de 40 años y a las mujeres algo más tarde, se les puede decir que un consumo pequeño de alcohol (1-2 bebidas al día) se asocia con cierta protección cardiovascular y especialmente en aquellas personas que ya presentan factores de riesgo cardiovascular. El médico debe asegurarse de que el paciente entiende bien la naturaleza «prudente» de su mensaje y recordar que hay otras medidas preventivas para disminuir el riesgo de enfermedades cardiovasculares.

Recomendaciones y procedimientos diagnósticos o terapéuticos	*Código de opinión*
6. Recomendar, a las mujeres menopáusicas, la terapia hormonal sustitutiva (en forma de estrógenos y progesterona).	1 (osteoporosis). 2 (cáncer de mama y enfermedad cardiovascular).

Fundamento teórico: El descenso en los niveles hormonales que sigue a la menopausia puede producir síntomas como sofocos, insomnio, pérdida de masa ósea, sudoración nocturna, cambios de humor y atrofia urogenital. La terapia hormonal sustitutiva (THS) se consideró en el pasado como un tratamiento efectivo para estos síntomas si bien había constancia también de posibles efectos adversos (cáncer de mama, cáncer de endometrio).

Evidencia actual: La evidencia disponible sobre los riesgos y beneficios de la THS ha ido modificándose mucho en los últimos años. Se ha dicho que la THS era beneficiosa para disminuir la osteoporosis (responsable de fracturas óseas) y para controlar algunos síntomas de la menopausia debida al bajo nivel de estrógenos. Se pensaba que podía existir cierto efecto protector frente a la enfermedad coronaria porque la THS reducía los niveles de colesterol LDL, elevando al mismo tiempo el colesterol HDL. En la actualidad, diferentes estudios experimentales han arrojado más luz sobre esta cuestión. La THS aumenta posiblemente el riesgo de cáncer de mama (sobre todo en exposiciones prolongadas), enfermedad coronaria, ictus de tipo tromboembólico, cáncer de endometrio (se elimina este riesgo con el uso combinado de progesterona cuando el útero está presente), y embolia pulmonar. Muchos de los resultados que se manejaban anteriormente se debían en realidad a sesgos mal controlados en estudios observacionales. Por otra parte parece que disminuye el riesgo de cáncer colo-rectal, y de fractura de cadera.

Gabriel, S. R.; Carmona, L.; Roque, M. Sánchez, G. L.; Bonfill, X. (2005): «Hormone replacement therapy for preventing cardiovascular disease in post-menopausal women», *Cochrane Database Syst. Rev.*, 2005: CD002229.
Lethaby, A.; Farquhar, C.; Sarkis, A.; Roberts, H.; Jepson, R. y Barlow, D. (2001): «Hormone replacement therapy in postmenopausal women: endometrial hyperplasia and irregular bleeding (Cochrane Review)», en: The Cochrane Library, *Issue*, 2, Oxford.
Nelson, H. D.; Humphrey, L. L. y Nygren, P. *et al.* (2002): «Postmenopausal hormone replacement therapy: scientific review», *JAMA*, 288: 872-881.
— (2002): «The Women's Health Initiative writing group. Riks and benefits of estrogen plus progestin in healthy postmenopausal women: principal results from the Women's Health Initiative randomized vcontrolled trial», *JAMA*, 288: 321-333.

Recomendación: A la vista de los últimos estudios, no debe recomendarse la terapia hormonal sustitutiva a las mujeres menopáusicas de manera rutinaria. La decisión se debe adecuar al perfil de riesgo y a las preferencias de cada mujer. La responsabilidad debe ser asumida por la mujer después de que sea informada de estas cuestiones.

Recomendaciones y procedimientos diagnósticos o terapéuticos	*Código de opinión*
7. Los *airbags* frontales son siempre útiles ante un choque frontal fuerte de automóvil.	1 (talla normal y con cinturón de seguridad). 2 (poca distancia del volante).

Fundamento teórico: Los *airbag* frontales están diseñados para mitigar las lesiones de cabeza y parte superior del tronco que pueden producirse un choque frontal de automóvil.

Evidencia actual: Los airbag pueden causar lesiones (fatales o no) en la cabeza, cuello, tórax y brazos del conductor, cuando la distancia entre el mismo y el airbag es baja, es decir, una distancia entre el centro del volante y el centro del pecho del conductor menor de 25 cm o cuando la talla del conductor sea igual o menor que 135 cm.

Francis, D. O.; Kaufman, R.; Yueh, B.; Mock, C. y Nathens, A. B. (2006): «Air bag-induced orbital blow-out fractures», *Laryngoscope*, 116: 1966-1972.
Thompson, K. M.; Segui-Gómez, M. y Graham, J. D. (2002): «Validating benefit and cost estimates: the case of airbag regulation», *Risk Anal.*, agosto, 22 (4): 803-811.

Recomendación: El efecto beneficioso, para la población general, de los *airbag* es incuestionable. Sin embargo, las personas que se encuentran en alguno de los grupos de riesgo antes descritos, estarían ante un mayor riesgo de lesiones graves ante un accidente y se beneficiarían de sentarse mejor y de poder desconectar el *airbag* cuando el cambio de posición sea imposible.

Recomendaciones y procedimientos diagnósticos o terapéuticos	*Código de opinión*
8. Los cinturones de seguridad deben recomendarse siempre.	1

Fundamento teórico: Los cinturones de seguridad prevendrían lesiones graves, fundamentalmente en cabeza y tronco, en accidentes de circulación que ocurren no solamente en carretera sino también en ciudad. Pese a ello, no es infrecuente que en la población general se difundan historias sobre personas que se vieron atrapadas en su automóvil en un accidente, etc. Algunos utilizan esto como motivo para no usarlos.

Evidencia actual: La evidencia sobre los beneficios de la utilización de los cinturones de seguridad es ya antigua, incluso en accidentes pequeños como los que ocurrirían en ciudad (protección de la cara).

Recomendación: Se debe recomendar su uso tanto en ciudad como en carretera y también para los pasajeros que se sientan en asientos traseros.

Evans, L. (1986): «The effectiveness of safety belts in preventing fatalities», *Accident Analysis and Prevention*, 18: 229-241.

Ichikawa, M.; Nakahara, S. y Wakai, S. (2002) «Mortality of front-seat occupants attributable to unbelted rear-seat passengers in car crashes», *Lancet*, 359: 43-44.

Recomendaciones y procedimientos diagnósticos o terapéuticos	*Código de opinión*
9. «Contra el SIDA preservate»: los preservativos bien utilizados y durante todas las relaciones sexuales que tenga una persona evitarán totalmente el contagio de infecciones de transmisión sexual.	1[a] 2[b]

a: Consejo individual a una persona a riesgo de infectarse, una vez explicada la recomendación triple del *«Consenso Lancet»* y dejando claro que no elimina TOTALMENTE la probabilidad de infección.

b: No dar este consejo de manera poblacional e indiscriminada porque hay riesgo de dar una idea de falsa seguridad. Decir que nunca se elimina TOTALMENTE la probabilidad de contagio.

Fundamento teórico: Ante la epidemia mundial de infecciones de transmisión sexual y embarazos no planificados, se plantean campañas de prevención primaria destinadas fundamentalmente a jóvenes y que abogan por la utilización «consistente» (utilización correcta y en todas las relaciones sexuales) de preservativos para evitar estos problemas. Los preservativos, métodos de barrera, impedirían el contacto semen-vagina y así tanto la transmisión de enfermedades como el incremento de embarazos no planificados.

Evidencia actual: Después de 25 años de epidemia, no hay a fecha de hoy ningún país que haya logrado frenar la epidemia de sida con políticas centradas en la promoción poblacional e indiscriminada del preservativo. Este tipo de campañas pueden provocar el fenómeno de «compensación de riesgo»: la sensación de estar totalmente protegidos por los preservativos puede incitar a muchos a tener relaciones sexuales en cualquier situación de edad y riesgo. Al final, el riesgo real supera el efecto beneficioso teóricamente asociado al preservativo, ya que el preservativo reduce pero nunca elimina la probabilidad de contagio. Una campaña de prevención puede hacer más daño que bien si hace que los jóvenes elijan tener relaciones sexuales en vez de no tenerlas porque los jóvenes pasarían de una situación de «evitación del riesgo» con riesgo cero, a una situación de «reducción del riesgo», donde el riesgo de contraer el sida es mayor. Países como Tailandia, Camboya, Uganda, Kenya o Zimbabwe, que han conseguido aumentar la edad de inicio de relaciones sexuales y la monogamia mutua (medidas de evitación del riesgo), sí han logrado frenar el sida. La evidencia científica demuestra que la reducción del número de parejas sexuales es crucial para luchar contra la epidemia. Además, existen evidencias de que los preservativos no protegen adecuadamente de las tres infecciones de transmisión sexual (ITS) más frecuentes y con consecuencias graves: Virus Herpes Simplex tipo 2, Clamidia y Virus del Papiloma humano (VPH). El VPH se transmite por contacto piel-piel y es causa de cáncer de cuello de útero.

Halperin, D.; Steiner, M.; Cassel, M.; Green, E.; Hearts, N. y Kirby, D. *et al.* (2004): «The time has come for common ground on preventing sexual transmission of HIV», *Lancet*, 364 (9449):1913-1915.

McIlhaney, J. S. (2000): «Sexually tranmsitted infection and teenage sexuality», *Am. J. Obstet. Gynecol.*, 83: 334-339.

Winer, R. L.; Hughes, J. P.; Feng, Q.; O'Reilly, S.; Kiviat, N. B.; Holmes, K. K. y Koutsky, L. A. (2006): «Condom use and the risk of genital human papillomavirus infection in young women», *N. Engl. J. Med.*, 354 (25): 2645-2654.

Shelton, J. D.; Halperin, D. T.; Nantulya, V.; Potts, M.; Gayle, H. D. y Holmes, K. K. (2004): «Partner reduction is crucial for balanced "ABC" approach to HIV prevention», *BMJ*, 328: 891-893.

Weller, S. y Davis, K. (2003): «Condom effectiveness in reducing heterosexual HIV transmission (Cochrane Review), en The Cochrane Library», *Issue, 4,* John Wiley & Sons, Ltd., Chichester, Reino Unido, CD003255.

Recomendación: Evitar campañas de educación sanitaria poblacionales indiscriminadas que den una falsa idea de eficacia del preservativo a los jóvenes. Decir la verdad a los jóvenes (criterios del *«Consenso Lancet»* (D. Halperin *et al.*, 2004)). Los preservativos solamente pueden disminuir el riesgo de contagio pero no lo eliminan.

Recomendaciones y procedimientos diagnósticos o terapéuticos	*Código de opinión*
10. Es importante que los conductores de automóviles utilicen dispositivos «manos libres» cuando hablan por teléfono mientras conducen su vehículo.	2

Fundamento teórico: El uso del teléfono móvil en el coche impide al conductor utilizar las dos manos para conducir, lo que supondría un aumento del riesgo de accidentes.

Evidencia actual: Según un estudio publicado en el *New England Journal of Medicine,* sí existe una asociación entre el uso del teléfono móvil durante la conducción y el riesgo de accidente (cuadruplica el riesgo), pero no existen diferencias significativas entre el uso del teléfono con o sin dispositivo «manos libres». Este hecho podría deberse a que lo que se ve afectado al utilizar el teléfono móvil es la capacidad de concentración del conductor, y no su destreza al volante al no poder utilizar ambas manos.

Redelmeier, D. A. y Tibshirani, R. J. (1997): «Association between cellular-telephone calls and motor vehicle collisions», *N. Eng. J. Med.*, 336: 453-458.

McCartt, A. T.; Hellinga, L. A. y Bratiman, K. A. (2006): «Cell phones and driving: review of research», *Traffic Inj. Prev.*, 7 (2): 89-106.

McEvoy, S. P.; Stevenson, M. R.; McCartt, A. T.; Woodward, M.; Haworth, C. y Palamara, P. *et al.* (2005): «Role of mobile phones in motor vehicle crashes resulting in hospital attendance: a case-crossover study», *BMJ*, 331 (7514): 428.

Conclusión: Se debe desaconsejar el uso del teléfono móvil en el automóvil, incluso con el dispositivo «manos libres». De hecho algunas leyes ya prohíben el uso de un móvil mientras se conduce.

Recomendaciones y procedimientos diagnósticos o terapéuticos	*Código de opinión*
11. Recomendación de la episiotomía (corte en el periné realizado por la persona que atiende el parto) de manera rutinaria para evitar el desgarro de la zona vaginal en el momento del parto.	1 (trauma perineal anterior). 2 (trauma vaginal o perineal severo).

Fundamento teórico: Se supone que la episiotomía reduce el riesgo de desgarro perineal, y además preserva la relajación muscular del suelo de la pelvis y del periné (lo que conservaría la función sexual y reduciría el riesgo de incontinencia fecal o urinaria). Por otra parte, es más fácil de suturar que un desgarro perineal y reduce el riesgo de asfixia, trauma craneal, hemorragia cerebral y retraso mental del feto que podría deberse a una duración excesiva de la segunda fase del parto.

Evidencia actual: La práctica restringida de la episiotomía (comparada con la rutinaria) reduce el riesgo de trauma perineal posterior, necesidad de sutura del trauma perineal y complicaciones en la cicatrización. No se han encontrado diferencias significativas en la incidencia de trauma vaginal o perineal severo, dolor, dispareunia o incontinencia urinaria entre ambas maneras de proceder. La única desventaja de la restricción de la episiotomía sería el aumento del riesgo de trauma perineal anterior. Por otro lado, la episiotomía central y lateral presentan características similares. Otra revisión más reciente también concluye que no hay evidencias para recomendar la episiotomía de manera rutinaria.

Carroli, G. y Belizan, J. (2001): «Episiotomy for vaginal birth (Cochrane Review)», en: The Cochrane Library, *Issue*, 2, Oxford, Update Software.

Hartmann, K.; Viswanathan, M.; Palmieri, R.; Gartlehner, G.; Thorp, J. Jr. y Lohr, K. N. (2005): «Outcomes of routine episiotomy: a systematic review», *JAMA*, 293: 2141-2148.

Conclusión: La recomendación del uso rutinario de la episiotomía no es necesaria. Sin embargo, no existe evidencia científica sobre qué técnica es más adecuada (central o lateral).

Recomendaciones y procedimientos diagnósticos o terapéuticos	*Código de opinión*
12. Recomendación de tomar Vitamina C (Ácido ascórbico) para la prevención y tratamiento del catarro común.	3

Fundamento teórico: El ácido ascórbico, como antioxidante, podría prevenir el catarro común y/o facilitar la curación de un proceso catarral vírico. Se ha especulado con que dosis altas (1 g/día) podrían ser beneficiosas en períodos invernales.

Evidencia actual: Según una revisión sistemática realizada en 2004, la Vitamina C en dosis tan altas como de un gramo diario no reduce la incidencia de catarros en la población general, aunque podría estar justificada en personas expuestas a periodos breves de actividad física intensa y/o ambientes fríos. Parece que puede disminuir ligerísimamente la duración y la severidad de los síntomas del catarro común. Un ensayo clínico posterior concluye que el consumo de 500 mg de vitamina C disminuye la incidencia del catarro común pero no su duración y/o severidad.

Douglas, R. M.; Hemilä, H.; Chalker, E.; D'Souza, R. R. D. y Treacy, B. (2004): «Vitamin C for preventing and treating the common cold», *Cochrane Database of Systematic Reviews, Issue,* 4, art. n.º: CD000980.
Sasazuki, S.; Sasaki, S.; Tsubono, Y.; Okubo, S.; Hayashi, M. y Tsugane, S. (2006): «Effect of vitamin C on common cold: randomized controlled trial», *Eur. J. Clin. Nutr.*, 60: 9-17.
Van Straten, M. y Josling, P. (2002): *Preventing the common cold with a vitamin C supplement: a double-blind, placebo-controlled survey, Adv. Ther.,* 19: 151-159.

Conclusión: No está demostrado que el consumo de vitamina C sea beneficioso como prevención del catarro común. La recomendación de su consumo rutinario no estaría justificada en la población general. Habrá que seguir valorando esta cuestión.

1.6. Preguntas de elección múltiple

1.6.1. Preguntas

Para cada pregunta, seleccione la respuesta más correcta. Se aconseja intentar responder primero a TODAS las preguntas antes de ir revisando las respuestas comentadas.

1. *¿Cuál de las siguientes actividades NO entra dentro del ámbito de la epidemiología?:*
(1) Estudio de los determinantes de la enfermedad.
(2) Estudio de la distribución de la enfermedad.
(3) Evaluación epidemiológica de los programas de salud.
(4) Estudio de la distribución de la salud.
(5) Evaluación de la respuesta individual de un paciente a un determinado tratamiento.

2. *La diferencia fundamental entre la Medicina Comunitaria y la Medicina Clínica es:*
(1) La Medicina Comunitaria no hace «medicina».
(2) La Medicina Clínica no se ocupa de prevención.
(3) La Medicina Comunitaria no trabaja con la información que producen los clínicos.
(4) La Medicina Clínica concentra sus esfuerzos en pacientes individuales.
(5) En realidad, no hay diferencias fundamentales entre ambos conceptos.

3. *Es cacterístico del trabajo habitual del médico en la llamada «Medicina Clínica» todo lo siguiente EXCEPTO:*
(1) La prevención.
(2) El diagnóstico.
(3) El tratamiento.
(4) El seguimiento de un paciente.
(5) La observación y estudio de poblaciones.

4. *La/s persona/s que suele/n tener los datos y la preparación adecuada para determinar y establecer qué factores, antes desconocidos como tales, deben considerarse como «factores de riesgo» son/es:*
(1) La que trabaja en clínica.
(2) La que trabaja en medicina general, o de familia.
(3) La que trabaja en Medicina Comunitaria.
(4) Las autoridades sanitarias.
(5) La que trabaja en ciencias básicas.

5. *¿Cuál de las siguientes actuaciones se realiza más bien sobre el medio ambiente?:*
(1) La protección de la salud.
(2) La promoción de la salud.
(3) La prevención de la enfermedad.
(4) La restauración de la salud.
(5) La educación sanitaria.

1.6.2. Respuestas comentadas de las preguntas

1.

Respuesta correcta: 5

La epidemiología permite:

— Describir fenómenos biológicos (respuestas 2 y 4).

— Plantear hipótesis de estudios para encontrar factores que determinen la aparición o desaparición de dichos fenómenos biológicos (respuesta 1).

— Elaborar estudios adecuados para poder llegar a conclusiones que respondan, aunque sea parcialmente, a dichas preguntas (respuesta 1).

— Valorar la validez y el funcionamiento de procedimientos médicos y servicios de salud (respuesta 3).

La evaluación de la respuesta individual de un paciente a un tratamiento determinado la realiza el «médico clínico», por ejemplo el médico de familia es el que valora si el tratamiento que ha iniciado un paciente hipertenso en su consulta está disminuyendo o no las cifras de tensión arterial.

2.

Respuesta correcta: 4

La Medicina Comunitaria es un tipo de «medicina», que trabaja también con datos obtenidos en la clínica y que se diferencia de la Medicina Clínica en que concentra sus esfuerzos en estudiar «poblaciones humanas», es decir «comunidades», en contraposición a la Medicina Clínica que trabaja más bien con pacientes individuales.

3.

Respuesta correcta: 5

La observación y estudio de poblaciones es más característico del epidemiólogo o de la persona que trabaja en Medicina Comunitaria.

Sin embargo, no cabe duda de que hay médicos clínicos que realizan estudios epidemiológicos en el sentido estricto.

4.

Respuesta correcta: 3

La decisión sobre si una nueva variable debe considerarse como «factor de riesgo» implica la planificación e implementación de estudios epidemiológicos con la necesaria recogida de datos poblacionales y su análisis. Posteriormente los resultados deben valorarse a la luz de los diferentes criterios de causalidad y de la información de estudios previos. Todo esto es el trabajo que típicamente (aunque no exclusivamente) se realiza desde la Medicina Comunitaria.

5.

Respuesta correcta: 1

Todas menos la protección de la salud se realizan sobre la persona. La educación sanitaria es uno de los procedimientos utilizados en promoción de la salud.

CAPÍTULO 2

CAUSALIDAD EN EPIDEMIOLOGÍA

JOKIN DE IRALA
ÁLVARO ALONSO
MIGUEL ÁNGEL MARTÍNEZ-GONZÁLEZ

CONCEPTOS BÁSICOS

2.1. Causalidad, asociación estadística y efecto

Es difícil encontrar las causas que producen un efecto. Con la ayuda de la epidemiología, buscamos la etiología de una enfermedad —o, de modo más general, las causas de los fenómenos de salud— a través del estudio de sus factores de riesgo o marcadores de riesgo. Hablar de *causa* es hacer una afirmación universal y determinista que puede resultar muchas veces excesiva. Por eso, hasta que no se reúna un volumen suficiente de conocimiento epidemiológico sobre un tema, es mejor hablar simplemente de *factores de riesgo,* que no necesariamente producen un efecto sino que aumentan la probabilidad de que el efecto se produzca. Esta relación no es determinante, no implica que cuando se dé el factor de riesgo, siempre se produzca la enfermedad, sino que las personas con dichos factores de riesgo tienen una mayor probabilidad de desarrollar la enfermedad en comparación con aquellos sin el factor de riesgo (R. Gálvez, 2001). El factor de riesgo se ha definido como (J. M. Last, 1995):

> «Un aspecto del comportamiento personal o del estilo de vida, una exposición ambiental, o una característica innata o heredada que, según la evidencia epidemiológica, se considera asociado con una(s) condición(es) relacionada(s) con la falta de salud y cuya prevención se considera importante.»

Algunos factores de riesgo son *modificables,* es decir, podemos intervenir para eliminalos (tabaquismo, falta de ejercicio, contaminación atmosférica). Otros no son modificables (edad, sexo, carga genética, historia familiar). El conocimiento de los factores de riesgo no modificables también es importante porque permite identificar cuáles son los grupos poblacionales que podrían enfermar con mayor probabilidad y poder así organizar una vigilancia más específica sobre ellos.

Hablamos de *marcador o indicador de riesgo* cuando un factor se asocia, con una mayor probabilidad, a la presencia de una enfermedad sin que exista, necesariamente, una relación causal. El marcador de riesgo se utiliza como un indicador indirecto del aumento de riesgo (J. M. Last, 1995).

En el estudio de la relación entre un factor de riesgo químico como una hormona, y un cáncer, podríamos identificar un marcador de riesgo (metabolito de la hormona en la orina) que nos ayudaría a encontrar las personas con mayor riesgo de cáncer. El metabolito urinario no sería la causa del cáncer sino un indicador de la presencia del agente causal en la sangre, la hormona.

2.1.1. El ciclo de los estudios epidemiológicos

Hoy la elaboración de las hipótesis científicas sigue un pluralismo metodológico mediante la utilización conjunta de la lógica deductiva (que va de lo general a lo particular) y del razonamiento inductivo (que va de lo particular a lo general). La generación de hipótesis y sus verificaciones subsiguientes siguen un ciclo a veces llamado el «ciclo de los estudios epidemiológicos». Este ciclo se resume en la figura 2.1.

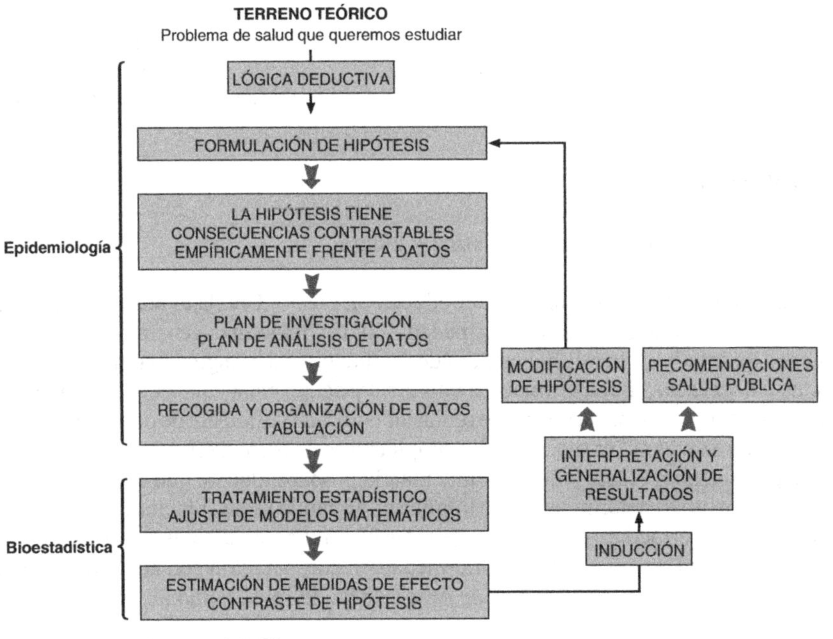

Adaptado de G. H. Guyatt *et al.*, 2000.

FIG. 2.1. *Etapas del método epidemiológico.*

El ciclo empieza de modo deductivo (basándose en conjeturas), planteando una hipótesis, cuando ocurre un problema o una pregunta, relacionados con la salud y que queremos resolver o aclarar. A continuación se transforma ésta en su negación o *hipótesis nula.* La hipótesis nula muchas veces corresponderá a la afirmación contraria de la que se pretende demostrar. Si la hipótesis nula fuese cierta se podrían contrastar sus consecuencias frente a unos datos recogidos de la observación de casos particulares.[1] Esto conduce a plantear un

1. Por «contraste de hipótesis» se entiende la decisión entre las dos hipótesis que valoramos cuando realizamos una prueba estadística. La hipótesis nula es aquella que niega el efecto que nos interesa encontrar (p. ej., «el tratamiento nuevo no tiene efecto») y la hipótesis alternativa, aquella que señala lo que nos interesa encontrar (p. ej., «el tratamiento nuevo es mejor que el convencional»). Con la prueba estadística pretendemos rechazar la hipótesis nula y por lo tanto aceptar la alternativa. El valor «*p*» de significación estadística de la prueba nos indica la probabilidad de encontrar resultados como los nuestros, o más extremos, si la hipótesis nula fuera cierta. Se ha hecho costumbre rechazar la hipótesis nula con valores menores o iguales a 0,05.

proyecto de investigación, con un plan detallado de selección de personas y recogida de variables.

Para refutar la hipótesis nula se debe enfrentar lo establecido teóricamente frente a unas consecuencias que se puedan verificar en la práctica. Sólo así los hechos corroborarán o desmentirán la hipótesis. En esto consiste la deducción de *consecuencias contrastables empíricamente frente a unos datos.* Esto conduce a la obtención de datos, que se deben organizar y analizar, construyendo tablas y aplicando procedimientos estadísticos. Este apartado corresponde en gran parte al terreno de la Bioestadística.

Los resultados del análisis estadístico hacen volver de nuevo al terreno de la epidemiología para emprender ahora el camino «hacia arriba» de la inducción y de la interpretación crítica de los resultados. Si se observan unos datos que, después del análisis estadístico, refutan la hipótesis nula, se podrá mantener (provisionalmente) la hipótesis de partida (hipótesis *alternativa*). Sólo los procesos inductivos permiten este paso desde datos particulares a conclusiones universales *(generalización).* Al proceso inductivo también se le conoce a veces como *inferencia.* También cabe la posibilidad de que los datos conduzcan a conclusiones distintas de las esperadas. Entonces se debe modificar la hipótesis y empezar de nuevo todo el ciclo. Pero también cuando los resultados coinciden con los esperados, es preciso reformular y refinar las hipótesis y poner de nuevo en marcha todo el proceso. Así va avanzando la ciencia. Por ello, se afirma que la elaboración de hipótesis se puede realizar mediante razonamientos inductivos y/o deductivos (Gálvez, 2001).

Si se ha hecho un estudio epidemiológico en Pamplona para valorar si el aceite de oliva protege frente al infarto de miocardio (E. Fernández-Jarne *et al.,* 2002), no sólo interesa saber si el aceite de oliva ha protegido de hecho a los que formaron parte del estudio y lo consumían, sino que se pretende ir más allá para obtener un conocimiento generalizable, válido universalmente por ejemplo también para los japoneses o los norteamericanos (si consumiesen aceite de oliva). En esto consiste la generalización, en llegar a la verdad científica, que debe ser necesariamente universal.

Pero tampoco basta con hacer ciencia, hay que aplicar esa ciencia a la mejora del nivel de salud de la población. El conocimiento epidemiológico debe ser la base de las acciones de Salud Pública (la política sanitaria) y debe traducirse en intervenciones que sean llevadas a la práctica.

2.1.2. Diferencia entre asociación epidemiológica y causalidad

Se habla de «asociación estadística» entre dos variables cuando se determina que existe una relación entre ellas, mayor que la que cabría esperar por el azar. También se dice que estas dos variables son «dependientes» porque el valor de una variable «depende» del valor de la otra variable.

Ejemplo: Podría decirse que hay una asociación entre el cáncer broncopulmonar y tener manchas amarillas en los dedos índice y medio, porque la presencia de estas manchas es más frecuente en pacientes con cáncer broncopulmonar que en pacientes sin dicho cáncer. Esta diferencia puede ser más o menos explicable por el azar. Cuando el análisis estadístico conduce a pensar que la probabilidad de que dicha diferencia sea explicada por el azar es pequeña (por ejemplo, mediante una prueba de Ji-cuadrado que proporciona un valor p de significación estadística muy bajo, digamos $p < 0{,}001$), se concluye que la proporción de pacientes con manchas amarillas es «significativamente» mayor en pacientes con cáncer broncopulmonar que en pacientes sin dicho cáncer. Con la afirmación «significativamente» se pretende introducir la noción de que la asociación encontrada es «mayor que la previsible por el azar».

Convencionalmente decimos que la probabilidad de encontrar una asociación como ésta, debida al azar, es muy pequeña cuando hallamos un nivel de significación estadística «*p*» menor que el valor del error α preestablecido por nosotros (habitualmente α = 0,05). Siguiendo las definiciones anteriores, las variables «mancha amarilla» y «cáncer» son «dependientes», ya que la probabilidad de que un paciente presente cáncer «dependerá» de la presencia o no de manchas amarillas en los dedos de una persona (el cáncer será más frecuente entre fumadores con manchas amarillas). Cuando no existe asociación estadística entre dos o más variables, decimos que no hay evidencia de que sean dependientes. Por esta razón algunas pruebas estadísticas también se llaman «tests de independencia».

Hay que tener presente que el límite de significación estadística α = 0,05 es arbitrario y es preciso no tener un concepto rígido y automático en su utilización o interpretación. En consecuencia, el valor «*p*» de un test que mide una diferencia entre uno o varios grupos, es la probabilidad de observar dichas diferencias, o diferencias aún más extremas, bajo el supuesto de que el mero azar lo explicase todo. En otras palabras, aquí la hipótesis nula sería que tener manchas amarillas en los dedos no tiene relación con el cáncer broncopulmonar (hipótesis nula: «no hay diferencias entre los grupos comparados»). El valor *p* es la probabilidad de hallar el resultado que hemos visto en la muestra (o uno más alejado de la hipótesis nula) si la hipótesis nula fuese cierta.

Pueden existir asociaciones estadísticas sin haber relación real de causa-efecto (la mancha amarilla no es la causa del cáncer broncopulmonar; M. A. Martínez-González; J. de Irala, 2002) y también es posible que relaciones causales no puedan medirse mediante pruebas estadísticas (falta de potencia estadística, enfermedades raras, etc.). Para establecer que una variable es la causa de un efecto es preciso, además de hallar una asociación estadística entre ambos, poder satisfacer diferentes criterios científicos de causalidad que veremos más adelante.

Los diferentes tipos de asociaciones se resumen en la figura 2.2.

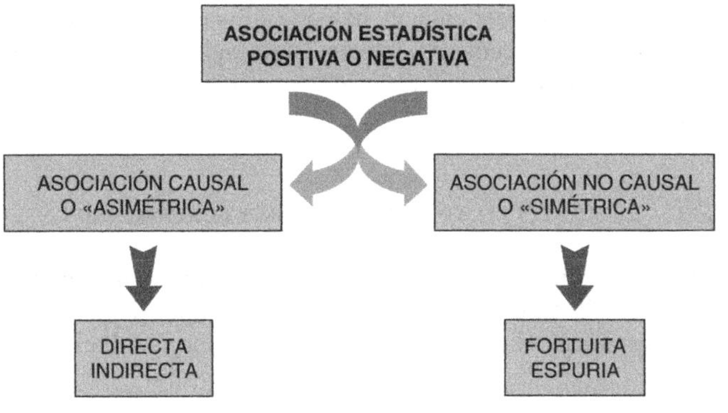

FIG. 2.2. *Diferentes tipos de asociaciones estadísticas entre variables.*

Las asociaciones pueden ser *positivas,* cuando la probabilidad de aparición de un fenómeno aumenta con la presencia de la otra variable; o *negativas,* cuando la probabilidad de aparición de un fenómeno disminuye con la presencia de la otra variable (haya causalidad o no).

Las asociaciones no causales o espurias (o «por error», «artificiales»), son aquéllas que aparecen como consecuencia de sesgos de selección de la muestra, por errores de información o por sesgos de confusión. Un ejemplo típico es el de las manchas amarillas en los dedos de los fumadores y su asociación no causal con el cáncer broncopulmonar. Las asociaciones no causales fortuitas son las debidas al azar (o a razones desconocidas por nosotros). Es previsible que una repetición múltiple de análisis exploratorios con cualquier base de datos («fishing expedition», comparar «todo con todo», etc.), pueda dar lugar a algunas asociaciones fortuitas que, a veces incluso, carecen de significado lógico para el investigador.

La asociación no causal se llama «simétrica» en recuerdo a las asociaciones de tipo ecuación matemática (p. ej., F (fuerza) = M (masa) × A (aceleración)). Donde se expresa la relación matemática, no causal, entre las propiedades físicas de la fuerza, la masa y la aceleración. Se dice que en esta relación hay simetría porque no hay una dirección, como en las asociaciones de tipo causa-efecto, entre las variables (J. M. Last, 1995).

Las asociaciones causales directas son aquéllas donde no hay variables intermedias entre la causa y el efecto (por ejemplo, aplicación del bisturí-sección de la piel). En las asociaciones causales indirectas pueden existir una o más variables intermedias (otras variables causales) entre una causa y el efecto estudiado (sedentarismo-aumento de LDL-infarto).

Hablamos de *causa necesaria* cuando siempre tiene que estar presente para producirse el efecto. Por el contrario, una *causa* es *suficiente* cuando su presencia inicia o produce un efecto sin que sea necesaria la presencia de otro factor etiológico (J. M. Last, 1995).

Otro concepto relacionado con el de asociación y causalidad es el de «efecto». En términos generales se entiende por «efecto» un desenlace de un mecanismo causal (por ejemplo, «ganancia de peso» o «hipertensión» en el estudio de las posibles consecuencias de la dieta). En un sentido más cuantitativo se le llama «efecto» al cambio de la frecuencia de un fenómeno (enfermedad, curación, etc.) *causado* por un factor determinado. Se reserva, por lo tanto, el término de «efecto» a los cambios de la frecuencia que solamente son causales y cuando estamos ante un cambio de frecuencia que no es estrictamente causal hablamos de «medida de asociación».

Si observamos una frecuencia menor de infarto de miocardio en personas que consumen aceite de oliva, en comparación con otro grupo de personas sin dicho consumo, las siguientes explicaciones serían compatibles con estos datos:

a) Efectivamente, toda la disminución del riesgo de infarto se debe al consumo de aceite de oliva y podríamos sostener que el «efecto» del consumo de aceite de oliva es la disminución de la frecuencia de infarto. Estaríamos ante una verdadera relación causa-efecto.

b) La menor frecuencia de infarto puede deberse a varias razones, entre las cuales podemos pensar en el mayor consumo de aceite de oliva pero por ejemplo, también en el menor tabaquismo de quienes consumen más aceite de oliva o en el hecho de que hay personas «más sanas en general» en el grupo de consumidores de aceite de oliva. En este caso deberíamos decir que el consumo de aceite de oliva «se asocia» a un menor riesgo de infarto pero entendemos que esta «asociación» no es necesaria o totalmente «causal». En este caso, la menor frecuencia de infarto se debe a dos situaciones, una de ellas es el mayor consumo de aceite de oliva y la otra puede ser el menor tabaquismo o un estilo de vida en general más sano en estas mismas personas. Esto último pondría a un grupo en desventaja a la hora de compararlo con el otro.

En la práctica, no es sencillo distinguir las situaciones *a)* y *b),* descritas anteriormente, y es la razón por la cual hablamos de «medidas de asociación», entendiendo que se deben analizar bien los datos y valorar el diseño del estudio para ir más allá y establecer en qué medida dicha asociación puede considerarse causal o no.

La única situación donde sería posible estar seguros de que la medida de asociación coincide con el efecto que nos interesa es aquella en la que comparáramos, en el mismo momento, al grupo de consumidores de aceite de oliva *con ellos mismos,* en el hipotético caso de que no consumieran dicho aceite. Solamente así sabríamos que cualquier cambio en la frecuencia de infarto se debe realmente al aceite de oliva. En este último caso, el consumo de aceite de oliva sería la única diferencia existente entre los grupos comparados.

Aunque este grupo hipotético de comparación es el ideal, no es factible y va en contra de los hechos en la realidad, porque una persona no puede, en un momento determinado, ser y a la vez no ser consumidor de aceite de oliva.

Esta definición teórica del efecto lleva, por ello, el nombre de «definición contrafáctica de efecto» (D. B. Rubin,1974; K. Rothman,1998). La definición contrafáctica del efecto es conceptualmente similar a la definición contrafáctica de causa propuesta por Hume (ver más adelante).

Como veremos posteriormente, gran parte del trabajo de la epidemiología es intentar acercarnos lo más posible al modelo contrafáctico cuando realizamos estudios para que nuestras medidas de asociación coincidan lo más posible con las medidas de efecto que nos interesan.

CONCEPTOS AVANZADOS

2.2. Epidemiología y filosofía de la ciencia

Se desarrollan a continuación algunos principios de filosofía de la ciencia, no sólo en el ámbito de la epidemiología, sino para la investigación científica en general. Se trata de comprender cómo hemos llegado a los criterios de causalidad vigentes en la actualidad. Históricamente, el razonamiento científico se ha basado en la alternancia de los principios de la inducción y de la deducción, aunque Aristóteles defendía el empleo conjunto de ambos (R. Gálvez, 2001).

2.2.1. Razonamiento deductivo e inductivo

El razonamiento deductivo procede de la lógica general y llega a lo particular. Los conocimientos científicos se obtienen a través de la razón y de la intuición y no de la observación empírica (experimental) de los hechos. Por ejemplo, se sabe que quienes acaban de padecer un infarto de miocardio tienen mayor riesgo de morir de una arritmia grave (taquicardia o fibrilación ventricular). Podría deducirse entonces que sería deseable tratarlos con antiarrítmicos para prevenir esta grave complicación. La deducción va de lo general a lo particular, como muestra la tabla 2.1.

TABLA 2.1. *Razonamiento lógico deductivo*

A)	Los pacientes con infarto de miocardio reciente tienen alto riesgo de padecer arritmias.
B)	Algunos fármacos (antiarrítmicos) son eficaces para tratar las arritmias.
C)	Por lo tanto, tratar con arrítmicos a los pacientes con infarto es beneficioso para ellos.

El razonamiento inductivo o experimental procede de la observación particular a la proposición general. De la observación repetida de un fenómeno, se pretende demostrar una verdad universal (tabla 2.2).

TABLA 2.2. *Razonamiento inductivo*

A)	Se asignaron al azar 11.712 pacientes con infarto de miocardio a recibir antiarrítmicos y otros 11.517 a un grupo control (no recibieron antiarrítmicos).
B)	Hubo 660 muertes entre los que fueron tratados con antiarrítmicos y sólo 571 muertes en el grupo control.
C)	Por lo tanto se concluye que el tratamiento rutinario con antiarrítmicos de pacientes con infarto es perjudicial para ellos.

Después de los resultados mencionados en la tabla 2.2, se dejaron de administrar, de manera rutinaria, esos fármacos antiarrítmicos, como se hacía antes, a los pacientes con infarto de miocardio. Se debe haber evitado y se deben estar evitando actualmente muchas muertes en pacientes con infarto gracias a haber usado un razonamiento no sólo deductivo, sino también inductivo. Éste es un buen ejemplo de que recoger y analizar datos usando el método epidemiológico contribuye a salvar vidas humanas.

Por lo tanto, no bastan las conjeturas, deducciones o razonamientos lógicos, hay que fundamentar el conocimiento en pruebas más sólidas, basadas en la observación e inferencia inductiva. Éste es uno de los principios básicos del movimiento conocido como *«medicina basada en pruebas»* o *«medicina basada en la evidencia»* (*«evidence»* en inglés significa prueba).

2.2.2. EL «PROBLEMA» DE HUME

Sin embargo, existe el llamado «problema de Hume». Hume afirmaba que nunca puede tenerse la seguridad de una relación causa-efecto a partir del razonamiento inductivo, ya que, aunque observemos miles de veces que existe una asociación, no se puede excluir nunca que esa asociación sea fruto de la mera coincidencia. Por ejemplo, la experiencia de esos dos grupos de más de 11.000 pacientes cada uno (tabla 2.2) no tiene por qué ser extrapolable a los pacientes que ahora, varias décadas después de esos ensayos, tengan un infarto. De modo general, Hume afirma que no se puede extender la experiencia obtenida más allá de los casos particulares que se han observado.

Hume introduce la *«definición contrafáctica de causa»* y fundamenta la clasificación de «causa», respecto al primero de una secuencia temporal de dos sucesos (causa-efecto). Se pregunta si el segundo suceso de dicha secuencia hubiese existido de no ocurrir previamente el primero (J. Pearl, 1995). Esta definición se llama contrafáctica porque plantea supuestos contrarios a los hechos, es decir que no son factibles porque, de hecho, el segundo suceso ha ocurrido mientras estamos suponiendo hipotéticamente lo contrario.

Además, el problema es que, sólo basándose en la observación e inducción, no se puede excluir la ocurrencia simplemente coincidente de dos sucesos, uno que precede a otro, pero sin que guarden relación causal. Por ejemplo, podría observarse que cuando un gallo cantaba, casi enseguida amanecía, pero esto no significa que el canto del gallo sea *la causa* del amanecer.

2.2.3. El refutacionismo de Popper

Karl Popper introduce el método hipotético-deductivo-experimental. En vez de intentar demostrar un fenómeno a través de observaciones múltiples, propone intentar su refutación o negación. Aunque por muchas observaciones que se posean, resulte imposible demostrar que el canto del gallo sea la *causa* del amanecer, podemos sedar al gallo y ver que sigue amaneciendo a pesar de que el gallo ya no cante y así demostrar que el canto del gallo *no* es la causa del amanecer. En esto no hay duda ni problema alguno. No es posible demostrar una hipótesis a base de observación e inducción, pero sí se pueden *refutar* otras hipótesis. Lo que se busca es refutar la hipótesis contraria a la que el investigador mantiene. A esta hipótesis contraria la llamamos hipótesis nula (H_0).

La epidemiología sigue un proceso que parte de principios generales para hacer conjeturas (lógica deductiva) sobre cuáles serían las consecuencias de la hipótesis que podrían enfrentarse a unos datos. Después se pasa al proceso inductivo: desde los datos empíricos se asciende hacia las conclusiones, y así se generaliza la hipótesis. De esta combinación de deducción e inducción surge el conocimiento.

La filosofía que subyace a la epidemiología y a la bioestadística le debe mucho a Karl Popper. Como hemos visto, este filósofo estableció que nunca se puede demostrar la verdad de una hipótesis. Popper mantenía que la única solución posible es refutar la hipótesis contraria y que, por tanto, todo conocimiento científico es efímero y provisional. Como no se pueden demostrar o verificar hipótesis, hay que formularlas en sentido negativo (en esto se basa el concepto de *hipótesis nula,* que se presentó anteriormente) y luego refutarlas con datos.

No se podría demostrar que el aceite de oliva protege frente al infarto de miocardio, pues siguiendo una línea de razonamiento directa nos encontraríamos con el «problema de Hume» y con la posibilidad de que simplemente se diese la coincidencia de que quienes tuvieron un infarto fuesen quienes menos aceite de oliva consumían. Lo que se hace es formular una hipótesis nula (el aceite de oliva *NO* protege) y luego se usan los datos para refutar esa hipótesis. Un estudio epidemiológico podría concluir diciendo que los datos *no* son compatibles con que el aceite de oliva *no* proteja. Dos negaciones afirman. Por lo tanto, se rechaza la hipótesis nula y se concluye *(provisionalmente)* que hay evidencias para afirmar que el aceite de oliva es protector (E. Fernández Jarne *et al.*, 2002). Hemos llegado a donde queríamos ir pero siguiendo un camino algo más tortuoso que necesariamente tiene que pasar por la hipótesis nula. El precio que hay que pagar es que, además, nuestra conclusión sería refutable por futuros datos, lo que hace que —según Popper— toda la ciencia tenga un cierto carácter *provisional.* Quizás quedará muy patente la provisionalidad del conocimiento epidemiológico cuando alguien dentro de 50 años mire la figura 2.4. de este libro (red multicausal de la enfermedad coronaria), y compruebe —desde su perspectiva— lo poco que a principios del siglo XXI sabíamos sobre este tema. La vida es así de complicada.

Según Popper todo conocimiento es provisional porque puede ser refutable por datos empíricos. Sin embargo, no se puede llevar al extremo este modo de ver las cosas. La moderación exige afirmar que sí hay hechos (aunque sean pocos) que ya están plenamente demostrados en ciencia: la sangre circula por las venas y arterias, la hemoglobina transporta oxígeno, fumar cigarrillos es causa de cáncer de pulmón, etc. No es necesario recurrir a una visión absolutizada del refutacionismo.

2.2.4. EL PENSAMIENTO BAYESIANO

El pensamiento Bayesiano es otra filosofía de inferencia que, como el refutacionismo de Popper, plantea que la objetividad es importante ante las verdades científicas y que existe cierta incertidumbre ante nuestro conocimiento científico. Pero al contrario que el refutacionismo, el planteamiento Bayesiano hace más hincapié en la evaluación de los conocimientos adquiridos, que en la búsqueda de la verdad *per se*. Para no adentrarnos demasiado en la teoría y fórmulas Bayesianas quedémonos con la idea de que el pensamiento Bayesiano consiste, en términos generales, en valorar un conocimiento científico a la luz de lo que ya sabemos de dicho fenómeno con anterioridad al dato concreto que estamos valorando. Se empieza estimando la probabilidad previa (llamada probabilidad *a priori)* de que suceda un fenómeno para, posteriormente, hallar una probabilidad determinada en un estudio concreto (llamada probabilidad *a posteriori)* y modificar la estimación inicial a la luz de los nuevos datos, con el fin de tomar decisiones concretas en el presente o de plantear futuras investigaciones. De manera informal, todo científico sigue el procedimiento Bayesiano, incluso sin saberlo, como lo describimos en los ejemplos siguientes (H. Motulsky, 1995).

Ante la valoración de un test de hipótesis donde se halla un valor de significación estadístico $p = 0{,}04$, sabemos que en 4 de cada 100 (o 1 de cada 25) estudios encontraríamos los resultados debido al azar. Este «riesgo» de hallazgo por azar está literalmente por debajo del riesgo de 0,05 (o 5 de cada 100 ó 1 de cada 20) normalmente usado en Epidemiología. En términos refutacionistas rechazaríamos la hipótesis nula. Sin embargo, el pensamiento Bayesiano nos llevaría a tener en cuenta lo que sabemos con anterioridad (probabilidad *a priori)* para valorar este dato actual (probabilidad *a posteriori).* En el caso de que la hipótesis alternativa sea claramente plausible y lógica, aceptaríamos de buen grado rechazar la hipótesis nula. Sin embargo, dado que el nivel de significación es bajo pero tampoco mucho más bajo que el nivel arbitrario de 0,05, si la hipótesis alternativa no tiene ningún sentido biológico y no ha sido evidenciada por estudios previos, sería aceptable que siguiéramos pensando que a lo mejor estos resultados son debidos al azar y que la hipótesis nula fuera cierta. Por otra parte, aunque la hipótesis alternativa tuviera poco sentido, si hallásemos un resultado muy significativo y de amplitud considerable y, si el estudio fuera bueno, bien diseñado, por investigadores prestigiosos y sin sesgos objetivables, podríamos aceptar la hipótesis alternativa, o por lo menos tener en cuenta seriamente el resultado. Véase el resumen de estos supuestos en la tabla 2.3.

TABLA 2.3. *Diferentes decisiones ante pruebas de hipótesis según los pensamientos refutacionistas y bayesianos*

Conocimiento previo	*Resultado estudio actual**	*Decisión refutacionistas*	*Decisión bayesianos*
La hipótesis alternativa es lógica. Otros estudios encuentran que es cierta.	$p = 0{,}04$ Magnitud alta de medida de asociación.	Aceptar hipótesis alternativa.	Aceptar hipótesis alternativa.
La hipótesis alternativa NO es lógica. Otros estudios NO encuentran que es cierta. ¿Problemas en el diseño?	$p = 0{,}04$ Magnitud baja de medida de asociación.	Aceptar hipótesis alternativa.	No aceptar hipótesis alternativa.
La hipótesis alternativa NO es lógica. Otros estudios NO encuentran que es cierta. Pero... El diseño es bueno. Los investigadores tienen prestigio. No se evidencian sesgos.	$p = 0{,}0001$ ¿Magnitud medida de asociación?	Aceptar hipótesis alternativa.	Tener en cuenta la hipótesis altenativa.

* El concepto de «magnitud» se explica en el apartado 2.5.1.

Lo primero que llama la atención de los datos de la tabla 2.3 es que los investigadores pueden llegar a diferentes conclusiones ante un mismo resultado. Se deduce también que la primera columna de la tabla será fundamental en la práctica a la hora de valorar cualquier resultado publicado en revistas científicas y que la metodología epidemiológica (conocimiento sobre diseños adecuados de estudios, control y ajuste de sesgos y errores, ventajas y desventajas de diferentes estrategias de análisis de datos) será crucial para llevar a cabo adecuadamente la valoración de cualquier información que podamos incluir en dicha columna, independientemente de cuales sean las conclusiones expresadas por los autores del trabajo presentado.

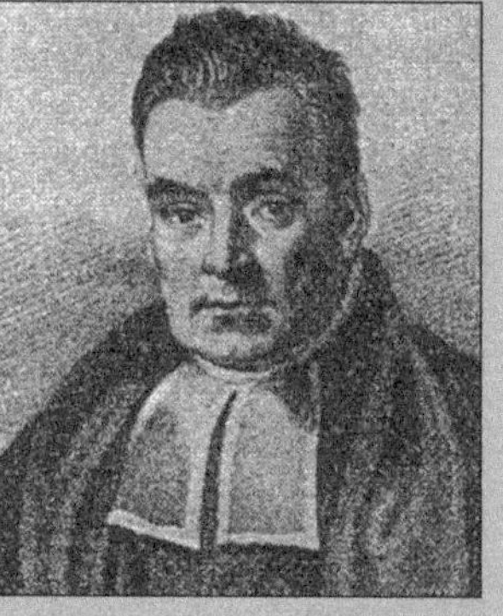

FIG. 2.3. *Imagen del Reverendo Thomas Bayes.*

2.2.5. ELABORACIÓN DE HIPÓTESIS POR MÉTODOS INDUCTIVOS

Método de las diferencias

Al comparar dos grupos, se pueden observar diferencias en la frecuencia de una enfermedad o condición. Se trata de identificar la existencia de un factor de riesgo que pueda explicar dicha diferencia. Por ejemplo, cuando se observó que el cáncer de cuello uterino era frecuente en prostitutas y raro en monjas, se pensó en que podría estar relacionado con una enfermedad de transmisión sexual. Después de varias décadas de investigación epidemiológica, hoy se sabe que el virus del papiloma humano (que se trasmite sexualmente) es responsable de más del 95 % de los casos de este cáncer.

Método de las concordancias

Ante la presencia de grupos poblacionales aparentemente diferentes, pero con una misma enfermedad o condición, debemos buscar la presencia de un factor común a todos. Por ejemplo, el sida se observó inicialmente en homosexuales, hemofílicos y heroinómanos. Todos debían tener algo en común. Se pensó que tendría que tratarse de un virus que se trasmitía como el de la hepatitis B: por vía parenteral y sexual.

Método de las variaciones concomitantes

La frecuencia de enfermedad varía con la «dosis» de factor de riesgo. Por ejemplo, la probabilidad de cáncer broncopulmonar varía en función del número de cigarrillos fumados.

2.2.6. Elaboración de hipótesis por métodos deductivos

Método de las analogías

Si dos enfermedades o condiciones son parecidas y solamente conocemos los factores de riesgo de una de ellas, podemos «deducir» que dichos factores de riesgo también serán importantes para la otra enfermedad o condición. Existen síndromes de inmunodeficiencias en animales con sintomatología parecida al sida. Cuando aparecieron los primeros pacientes con sida, sabíamos que el agente responsable de dichas inmunodeficiencias en animales era un retrovirus. Era lógico pensar que un retrovirus podía ser el agente responsable del sida. Tanto la cardiopatía isquémica (enfermedad coronaria: infarto de miocardio, angina de pecho, muerte súbita) como la enfermedad arterial periférica (isquemia en miembros inferiores, claudicación intermitente) están relacionadas con la arterioesclerosis. Cuando se encontró que algunos patrones dietéticos (alta ingesta de fibra, frutas y verduras) protegían frente a la cardiopatía isquémica, también se pensó que estos mismos alimentos podrían proteger frente a la enfermedad arterial periférica.

2.3. **Modelos de causalidad**

Existen tres modelos causales fundamentales: (Pese a que en los párrafos anteriores hemos utilizado el término «causa» numerosas veces, es importante distinguir diferentes interpretaciones existentes sobre este concepto)

— El modelo determinista.
— El modelo multicausal.
— El modelo determinista modificado de Rothman.

2.3.1. El modelo determinista

No está vigente en la actualidad. Establece la causalidad como una conexión perfecta, constante, única y recíproca entre dos variables: causa *(C)* y efecto *(E)*.

Dos criterios son necesarios en este modelo, de modo que cada efecto tenga una sola causa y que cada causa tenga un solo efecto (R. Gálvez, *et al.*, 2001):

— Especificidad de causa: *C* es la única causa de *E*.
— Especificidad de efecto: *E* es el único efecto de *C*.

Este modelo lleva implícito que *C* es una causa necesaria y suficiente de E. En consecuencia, la tabla tetracórica clásica de la relación entre un posible factor de riesgo y la enfermedad (tabla 2.4), no tendrá ninguna persona en las casillas c y b respectivamente.

El modelo determinista corresponde a los postulados de Koch:

a) El agente debe estar presente en todos los casos de la enfermedad (causa necesaria).
b) El agente no debe encontrarse en otra enfermedad (especificidad de efecto).
c) El agente siempre debe producir la enfermedad (causa suficiente) y solamente un agente debe ser aislado en cultivo puro (especificidad de causa).

TABLA 2.4. *El modelo determinista. Tabla tetracórica*

	Efecto E	
	Sí	*No*
Expuestos a C	a	b
No expuestos a C	c	d

	Efecto E	
	Sí	*No*
Expuestos a C	Todos enfermos	0
No expuestos a C	0	Todos sanos

El modelo determinista postula que una causa C es necesaria y suficiente para producir un efecto E. En este caso, las casillas b y c no tendrán ningún efectivo.

Esta tabla tetracórica, también llamada tabla 2×2 porque contiene dos columnas y dos filas, se compone de cuatro celdas llamadas a, b, c y d, las cuales representan el número de personas que poseen una combinación específica de factor de riesgo y desenlace o efecto. Las filas representan los dos niveles de factor de riesgo (presente o ausente) y las columnas representan los dos niveles de desenlace (por ejemplo, sano o enfermo):

a = número de personas expuestas al factor de riesgo que presentan el desenlace
b = número de personas expuestas al factor de riesgo que no presentan el desenlace
c = número de personas no expuestas al factor de riesgo que presentan el desenlace
d = número de personas no expuestas al factor de riesgo que tampoco presentan el desenlace

Los marginales de esta tabla representan los totales de cada fila y columna:

a + b = total de personas expuestas
c + d = total de personas no expuestas
a + c = total de personas con desenlace
b + d = total de personas sin desenlace

La suma de las cuatro celdas (a + b + c + d) es el total del tamaño de la muestra utilizada para el estudio.

Koch se desvió del determinismo puro al eliminar el tercer postulado interpretando la causa suficiente como «causa que por sí sola *puede* producir la enfermedad» (en vez de causa que siempre produce la enfermedad). Existen muchas situaciones en biología que demuestran la insuficiencia del modelo determinista. La tabla 2.5 resume las diferentes combinaciones que se presentan en la clínica según la presencia o no de los criterios de suficiencia y necesidad.

TABLA 2.5. *Clasificación de las causas de diferentes situaciones clínicas, en «necesarias» o «suficientes», según el modelo determinista*

Causa-efecto	*Causa necesaria*	*Causa suficiente*
Virus de la rabia-enfermedad	+	+
Estreptococo A-fiebre reumática	+	–
Radiación alta-daño genético	–	+
Diabetes-alteraciones cardiovasculares	–	–

Muchas enfermedades tienen varios factores causales (la inmunodeficiencia puede ser causada por radiaciones o por retrovirus). Ciertos factores de riesgo producen más de un efecto (el tabaquismo produce, entre otros, enfermedades pulmonares, cardiacas y cánceres). El modelo multicausal es el resultado directo de las deficiencias del modelo determinista.

2.3.2. EL MODELO MULTICAUSAL

Este modelo se origina por el hecho de que vivimos en un sistema ecológico donde existe una relación compleja entre factores intrínsecos al individuo y factores extrínsecos (tabla 2.6).

TABLA 2.6. *El sistema ecológico y las múltiples causas de enfermedad (modelo multicausal)*

Factores	*Descripción*	*Ejemplos de su relación con el enfermar*
Intrínsecos	*a*) Genoma	*a*) Mujeres con la mutación en el gen BRCA1 y 2 y mayor riesgo de cáncer de mama.
	b) Inmunidad específica	*b*) Inmunizaciones pasivas (al infectarse) o activas (vacunas).
	c) Personalidad	*c*) Personalidad neurótica y mayor riesgo de trastornos del comportamiento alimentario (M. A. Martínez-González *et al.*, 2003).
Extrínsecos		
Biológicos	*a*) Agentes infecciosos	*a*) Enfermedades bacterianas, parasitarias y víricas.
	b) Reservorios de infección	*b*) Contagio a partir de otras personas, de animales, o de fómites.
	c) Vectores	*c*) Transmisión de enfermedades por moscas, mosquitos.
	d) Plantas y animales	*d*) Aporte nutritivo, antibióticos.
Sociales	*a*) Políticos	*a*) Dictaduras y efectos de torturas o tormentos sobre la población; efectos físicos y psíquicos de los secuestros y atentados terroristas.
	b) Económicos	*b*) Pobreza y falta de salubridad, riqueza y sedentarismo, violencia doméstica.
	c) Culturales	*c*) Conducir habiendo bebido alcohol y accidentes; efecto del sistema de dotes en India y la pobreza, sobre el infanticidio de niñas.
	d) Interacción humana	*d*) Mayor mortalidad en viudos.
Químicos	*a*) Productos tóxicos	*a*) Envenenamientos, quemaduras.
	b) Agentes químicos	*b*) Plomo en pinturas y alteraciones del sistema nervioso en niños con pica.
Físicos	*a*) Factores climatológicos	*a*) Efecto de la humedad en ciertas alergias.
	b) Radiaciones	*b*) Desechos nucleares, leucemias, quemaduras.
	c) Ambiente de hábitat, trabajo	*c*) Ruido en el trabajo y sordera, falta de iluminación y rendimiento.
	d) Energía cinética	*d*) Traumatismos por accidentes de tráfico.

Adaptado de J. S. Mausner *et al.*, 1985.

En realidad, muchos de los factores de esta tabla no se pueden separar como si fueran independientes entre sí. Existe una gran cantidad de ejemplos que apuntan hacia la etiología multifactorial de las enfermedades y la compleja interconexión entre dichos factores de riesgo. En este modelo se describen dos hechos fundamentales: la pluralidad disyuntiva de causas y la pluralidad conjuntiva de causas.

Pluralidad disyuntiva de causas:

Varias causas pueden ser responsables de un mismo efecto, de manera independiente una de otra.

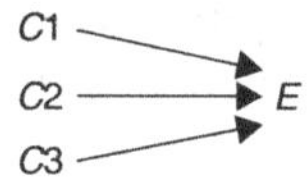

Pluralidad conjuntiva de causas:

Varias causas deben estar simultáneamente o sucesivamente presentes para que se produzca un efecto.

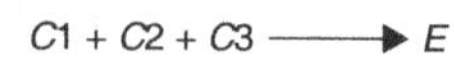

En ambos casos, cada causa puede producir una multiplicidad de efectos:

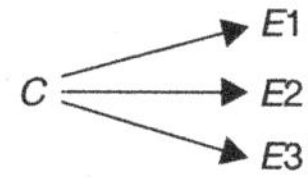

De todas estas posibilidades nace el concepto de «ruedas causales», «cadenas epidemiológicas» y obtenemos unas auténticas «marañas» o «redes causales» (B. MacMahon *et al.,* 1970). Un ejemplo de tantos en medicina se presenta en la figura 2.4 para la enfermedad coronaria y sus factores de riesgo y de prevención (incluyendo tratamientos preventivos con estatinas y con aspirina). Las complejas relaciones de los diversos factores causales o protectores con la ocurrencia de una enfermedad hacen más patente la necesidad real de conocer «toda la verdad» sobre las causas de la enfermedad. Esto sería lo deseable idealmente, pero desde un punto de vista pragmático, resulta evidente que se pueden erradicar muchas enfermedades al interrumpir cadenas causales mediante la eliminación de alguno de sus eslabones aunque, de hecho, se desconozca el resto de elementos de la red causal biológica.

Tanto en este sentido, como cuando se considera la pluralidad conjuntiva de causas, el modelo multicausal coincide esencialmente con el determinista modificado de Rothman.

2.3.3. El modelo determinista modificado de Rothman

Este modelo incorpora ideas de los dos modelos anteriores (determinista y multicausal) y facilita la explicación de ciertos fenómenos estudiados en epidemiología, como son la fuerza de la asociación causal, la interacción entre causas, la proporción de enfermedad atribuible a una causa específica y el periodo de inducción (K. J. Rothman, 1998).

El esquema de la figura 2.5 corresponde al modelo *determinista modificado de Rothman.* Se representa una enfermedad X que, en este ejemplo, está causada por 3 mecanismos distintos a los que llamamos *causas suficientes* I, II y III. Cada una de estas causas suficientes *requiere que se reúnan todos sus elementos para que ese mecanismo produzca la enfermedad.* Así, el mecanismo causal I (o causa suficiente I) sólo actuaría produciendo la enfermedad X cuando estén presentes 5 factores (o componentes o factores contribuyentes), que son A, B, C, D y E. El mecanismo causal II sólo actuará cuando concurran A, B, F, G y H y el III cuando estén presentes A, C, F, I y J. Si falta un solo elemento de un mecanismo, la enfermedad no se producirá por ese mecanismo.

Según este esquema, la causa *suficiente* sería el conjunto de sucesos o condiciones *mínimas* que inevitablemente producen la enfermedad X (causas suficientes I, II, y III en la figura 2.5). Por «mínimas» se entiende que ningún componente es superfluo. Siguiendo a Rothman,

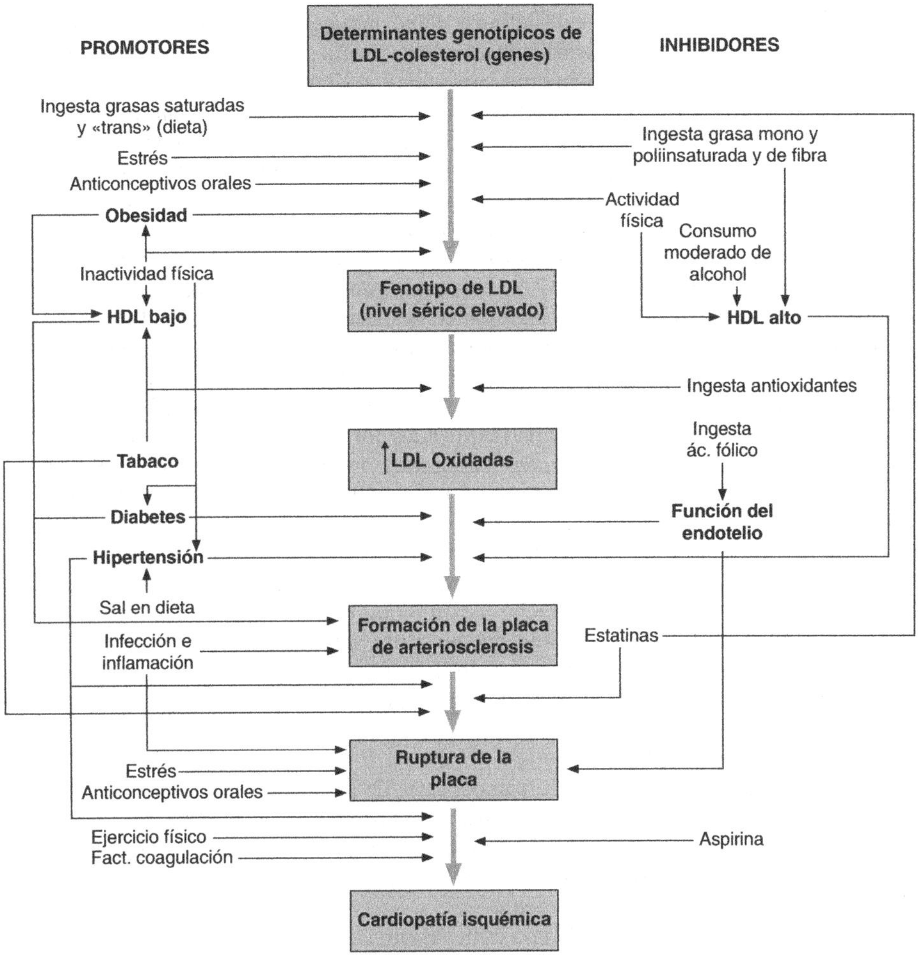

FIG. 2.4. *La red de causalidad en la enfermedad coronaria (cardiopatía isquémica).*

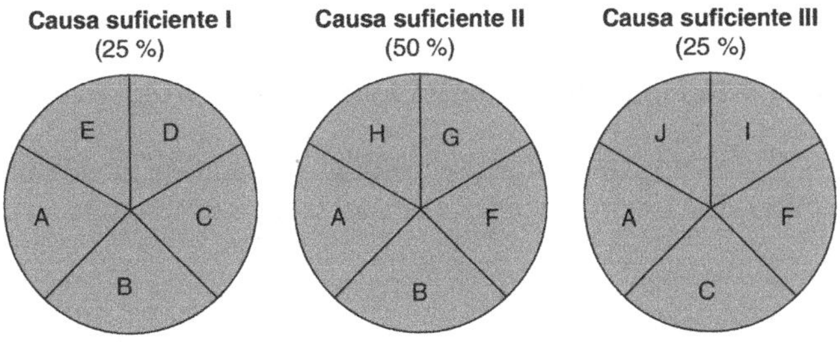

Adaptado de Rothman (K. J. Rothman, 1998).

FIG. 2.5. *Esquema conceptual de tres causas suficientes para una enfermedad (modelo determinista modificado de Rothman).*

una «causa» de una enfermedad puede definirse como un suceso, situación o característica que antecede a la ocurrencia de la enfermedad y que es necesaria para que ésta se produzca, siempre y cuando estén presentes también otras condiciones o elementos que se combinan con ella en ese mecanismo causal. Ésta sería la definición de causa *componente* o *contribuyente,* no de un mecanismo causal completo. Cada causa suficiente, representada por números romanos en la figura 2.5, estará constituida por causas contribuyentes o componentes. Las causas componentes se señalan con letras dentro de cada causa suficiente en la figura 2.5. Cada causa contribuyente es única y necesaria dentro de una misma causa suficiente porque los componentes no se repiten y están presentes todos los componentes necesarios para producir una enfermedad (ver letras en cada círculo de la figura 2.5). Una causa contribuyente o componente se llamará causa *necesaria* de la enfermedad en cuestión cuando está presente en todas las causas suficientes de una enfermedad como por ejemplo la causa componente *A* en la figura 2.5.

Imaginemos que el mecanismo causal I es responsable del 25 % de los casos de la enfermedad X, el mecanismo II es responsable del 50 % y el III del restante 25 %, entonces el 100 % de los casos de enfermedad estarían explicados por la presencia de estas tres *causas suficientes* posibles. Esto conduce a un concepto muy pragmático y muy aplicable en Medicina Preventiva y Salud Pública, ya que si, por ejemplo, se consigue con una intervención preventiva eliminar el factor *D,* se consigue «interrumpir» todo el mecanismo I y se prevendría así el 25 % de los casos de la enfermedad en la población. Si se consiguiese erradicar el factor *A*, se eliminaría el 100 % de los casos ya que el factor *A* está presente en todos los mecanismos causales del ejemplo. En Salud Pública solemos dar prioridad a la eliminación de las causas componentes, que por estar presentes en varias causas suficientes, son responsables de la mayor proporción de enfermedad.

De estas reglas generales del modelo determinista modificado pueden deducirse los hechos siguientes:

— El momento en que todos los componentes de una causa suficiente están presentes coincide con el inicio de una enfermedad (este comienzo se refiere al inicio anatomopatológico, no al inicio de los síntomas, que suelen manifestarse después).
— Normalmente desconocemos la mayoría, y a veces la totalidad, de las causas contribuyentes de una causa suficiente.
— Para prevenir la enfermedad no es necesario conocer todas las causas componentes de una causa suficiente. Con la eliminación de tan solo una causa contribuyente, se eliminarán todos los casos de enfermedad atribuibles a la causa suficiente de la cual forma parte la causa componente eliminada.

CONCEPTOS AVANZADOS

2.4. Extensiones del modelo determinista modificado de Rothman

Como hemos señalado anteriormente el modelo determinista modificado de Rothman nos permite explicar diversas situaciones que observamos en estudios epidemiológicos:

Fuerza de las asociaciones causales

La aparente fuerza de una asociación causal depende de la prevalencia relativa de las causas componentes. Un factor poco frecuente puede producir una asociación causal fuerte si los factores contribuyentes complementarios son muy comunes en la población. La observación de que la fuerza de una asociación causal no tiene ningún significado biológico se comprueba con este ejemplo.

Si en la causa suficiente I de la figura 2.5, los componentes A, B, C y D son factores que se encuentran de forma conjunta en el 90 % de la población y, sin embargo, únicamente un 10 % de ellos poseen el factor E, podremos afirmar que la presencia de E solamente producirá la enfermedad en el 9 % de individuos (0,9 × 0,1 = 0,09). Si, por el contrario, la proporción de personas con los componentes *A, B, C* y *D* es del 20 %, E producirá la enfermedad en un 2 % de personas solamente (0,2 × 0,1 = 0,02). Parece que la asociación entre E y la enfermedad es mayor en el primer caso y, sin embargo, vemos que estas cifras dependen de las proporciones de los demás componentes y no del mecanismo biológico de causalidad en sí.

Interacción entre causas

Volviendo a la figura 2.5, vamos a comparar poblaciones donde falten F o B (asumiendo que los factores A, C, D, E, G, H, I y J estuviesen siempre presentes).

— Si hay exposición a *B* pero no a *F*: el 25 % padecerán la enfermedad (sólo se completa I).
— Si hay exposición a F pero no a B: el 25 % padecerán la enfermedad (sólo se completa III).
— Si hay exposición tanto a B como a F: el 100 % padecerán la enfermedad (actúan I, II y III).

Así se explica que, a veces, la exposición conjunta a dos factores conduzca a un efecto superior (100 %) que los efectos de cada uno de ellos por separado (25 + 25 = 50 %). A esto se le llama *interacción* o modificación del efecto (la interacción se estudia con más detalle en otro capítulo de este texto). La interacción también puede ser negativa o antagónica. Entonces, la exposición conjunta a dos factores conduce a un efecto inferior al de cada uno de ellos por separado.

Se dice que existe interacción biológica entre dos causas componentes *B* y *F* cuando el efecto conjunto de ambos aumenta o disminuye el efecto de la suma (interacción aditiva) o el producto (interacción multiplicativa) de sus efectos por separado. Esta interacción biológica estará presente cuando ambos factores sean componentes de una misma causa suficiente (causa II en el ejemplo anterior).

El grado de interacción también depende de la prevalencia relativa de otros factores (causas componentes) en la población. Por ejemplo, si faltase *H*, nunca se vería la interacción entre *B* y *F*.

Proporción de una enfermedad atribuible a una causa (fracción etiológica)

Siguiendo el ejemplo anterior, recordaremos que el mecanismo causal I de la figura 2.5. es responsable del 25 % de los casos de la enfermedad X, el mecanismo II es responsable del 50 % y el III del restante 25 %. Podemos ir calculando proporciones atribuibles para cada uno de los factores componentes de los mecanimos causales. Así, la proporción atribuible al factor «*A*» sería del 100 %, ya que al eliminar *A* todos los mecanismos causales dejan de funcionar. Del mismo modo, la proporción atribuible a *B* del 75 %, a *G* del 50 %, etc. Si sumáramos las proporciones así calculadas para cada causa componente, se entiende por qué las proporciones atribuibles no tienen por qué sumar el 100 %, sino que pueden sumar teóricamente infinito. Esto no debe sorprendernos porque ninguna causa actúa de forma solitaria y excluyente. No sería de extrañar que si eligiésemos una serie de posibles causas de una enfermedad determinada, acabaríamos obteniendo una proporción mayor que el 100 % al sumarlas. El límite superior al sumar las proporciones de enfermedad atribuibles (fracciones etiológicas) a cada causa componente es en realidad el infinito y no el 100 %.

Periodo de inducción

Supongamos que en la causa suficiente *I* de la figura 2.5, la secuencia temporal con la que actúan las causas componentes es que actúa primero *A* luego *B*, *C*, *D*, y por último *E*. Supongamos también que nosotros nos interesamos por la causa *B*, que actúa en un tiempo determinado. Es evidente que no observaremos la enfermedad después de intervenir *B*. La enfermedad no aparecerá hasta que se complete la secuencia y transcurrirá un tiempo mientras que se suceden *C*, *D* y hasta que finalice de intervenir *E*. Sólo entonces aparecerá la enfermedad. El intervalo de tiempo entre la actividad de *B* y la enfermedad, será el tiempo de *inducción* para la causa componente *B*, el cual será mayor que el tiempo de inducción del último componente de la cadena (*E*). Las causas contribuyentes que actúan al inicio de la secuencia causal tendrán periodos de inducción más largos que aquéllas que actúen hacia el final, siendo casi igual a cero el periodo de inducción de la última causa componente. Un ejemplo clásico de la relación entre una causa componente y una enfermedad para la que hay un periodo de inducción largo (unos 15-30 años) es el Dietilestilbestrol y el cáncer de células claras de la vagina en adolescentes o mujeres jóvenes cuyas madres tomaron dicho fármaco durante el embarazo. Por el contrario, el ambiente hormonal durante la adolescencia sería, presumiblemente, una de las causas componentes con periodo de inducción corto. Siguiendo este concepto, es incorrecto hablar de «un periodo de inducción» para una enfermedad determinada, ya que el periodo de inducción siempre se asocia a la relación específica entre una sola de las causas contribuyentes y la enfermedad que esta causa componente produce.

En carcinogénesis hablamos de iniciadores y promotores, los cuales se refieren a causas que actúan temprano o tarde, respectivamente. Los iniciadores siempre tendrán mayores periodos de inducción que los promotores. Lo mismo podemos decir de la terminología de factores predisponentes o precipitantes utilizados en enfermedades crónicas.

En conclusión, puede decirse que el modelo determinista absoluto está desechado por la ciencia actual, y que el modelo determinista modificado de Rothman, basado en conceptos de multicausalidad y probabilísticos, se adapta mejor a la realidad.

2.5. Criterios epidemiológicos de causalidad

En realidad, el fenómeno de la causalidad es más complejo que lo presentado en los apartados anteriores. Por ejemplo, la distinción entre lo «causal» y lo «debido al azar» es controvertida y hay autores que niegan la existencia del «azar» y que afirman que «el azar sería aquella parte de la variabilidad que resulta de eventos deterministas que están más allá de los límites actuales del conocimiento o de la observación» (J. K. Rothman, 1998). Lo comparan al concepto de «enfermedad idiopática» frecuentemente utilizado por el clínico ante ciertas enfermedades de origen desconocido. Según estos autores, fenómenos como la caída de una moneda sobre su «cara o cruz» no son fruto del azar sino que obedecerían a leyes físicas, variables concretas (peso, aire, imperfecciones de la moneda, temperatura ambiente, gesto al tirarla) que podrían llegar a predecir exactamente el resultado de la caída, pero cuyos valores desconocemos de momento o, simplemente, resultaría muy dificultoso y tedioso tener que tomarlas en consideración.

La causa de un efecto se define como un suceso, una condición o característica que desempeña un papel esencial en la aparición de dicho efecto (K. J. Rothman, 1998). Es evidente que esta definición no nos ayuda mucho a la hora de distinguir entre las asociaciones no causales y las causales.

2.5.1. Criterios de Bradford Hill

Diversos científicos han propuesto diferentes «criterios de causalidad» que se deberían aplicar para valorar si los resultados encontrados en un estudio epidemiológico corresponden verdaderamente a una relación causa-efecto. Los criterios más conocidos son los de Hill (A. B. Hill, 1965). Todos ellos pueden tener excepciones y son criticables. Hill propone que se valoren los siguientes aspectos de una asociación para distinguir entre asociaciones causales y las no causales:

Secuencia temporal

Una causa siempre debe anteceder al efecto. Este es el único criterio imprescindible que nunca debe faltar. Es tan importante la secuencia temporal para demostrar la causalidad que R. A. Fisher, estadístico conocido por haber derivado la famosa distribución F de Fisher, entre otras aportaciones, criticó los primeros trabajos epidemiológicos que apuntaban al tabaco como causa del cáncer de pulmón afirmando que no se cumplía necesariamente el criterio de secuencia temporal. Fisher trabajaba para una compañía de tabaco cuando afirmaba que no se podía descartar completamente que el cáncer de pulmón (incipiente y aún no diagnosticado) fuera, por el contrario, la causa del tabaquismo (P. D. Stolley, 1991). La secuencia temporal puede ser más difícil de estudiar en algunos casos como el de los mecanismos de retroalimentación positivos y negativos (mecanismos de *feedback)* o en el caso de enfermedades o cánceres con largos periodos de latencia entre exposición y desenlace.

Fuerza de una asociación

Se refiere a la magnitud de la medida de efecto que estemos considerando (riesgo relativo, odds ratio, razón de tasas, diferencia de medias, diferencia de proporciones, etc., medidas que describiremos en detalle más adelante). No se refiere al valor «p» de significación estadística. Es incorrecto decir que tenemos resultados «muy significativos» o asociaciones «fuertes» cuando hallamos un valor de «p» muy pequeño (p. ej., $p =$ 0,000 1). La idea es que cuanto mayor sea la magnitud de una medida de efecto, mayor es la probabilidad de que la asociación sea causal. Sin embargo, hay que dejar claro que aunque una asociación no sea «fuerte», no significa que no exista una asociación causal. Es el caso, por ejemplo, de la asociación entre la exposición al humo ambiental del tabaco («fumadores pasivos») y las enfermedades cardiovasculares o el cáncer de pulmón. Hay bastante evidencia de que dicha asociación, aunque de magnitud moderada, es claramente causal (A. K. Hackshaw, 1997; J. He, 1999). Por el contrario, también existen ejemplos de asociaciones fuertes que no son causales. Por ejemplo, existe cierta asociación entre el orden de nacimiento en una familia y el riesgo de padecer un síndrome de Down (a mayor orden de nacimiento, mayor probabilidad de la alteración genética). Sin embargo, dicha asociación no es causal. Se debe al hecho de que la mujer que tiene varios hijos tiene más edad cuando nace el hijo de mayor rango. La variable realmente asociada al riesgo de dicha malformación sería la edad.

En definitiva, una magnitud de efecto nos ayuda a descartar que dicha asociación pueda deberse a un sesgo o a un error. Por otra parte, recuerde que la fuerza de una asociación no corresponde a una característica biológica y consistente de una asociación causal sino que depende también de la prevalencia relativa de otras causas (modelo determinista modificado de Rothman).

En el ejemplo siguiente (tabla 2.7), la eficacia de dos fármacos adelgazantes se valoró en dos estudios diferentes con pacientes que pesaban 100 kg antes de ser tratados. A pesar de la «p» pequeña con el fármaco F2, hay que concluir que el fármaco F1 está más asociado con el adelgazamiento porque consigue una mayor disminución de la media del peso; el efecto de F1 tiene una mayor *magnitud* en la diferencia de medias (también es significativo, aunque tenga una «p» menos significativa).

TABLA 2.7. *La magnitud del efecto importa más que el valor «p» para valorar asociaciones causales*

Estudio I *Peso medio después del tratamiento con:*		*Estudio II* *Peso medio después del tratamiento con:*	
Fármaco F1	*Placebo*	*Fármaco F2*	*Placebo*
80	99	95	99
$p = 0{,}04$		$p = 0{,}00001$	

Gradiente o efecto dosis-respuesta (gradualidad)

Hablamos de gradiente cuando podemos hallar una curva dosis-respuesta, es decir cuando a medida que aumenta la dosis de un agente causal progresivamente se obtiene una modificación paulatina en el grado del efecto (la probabilidad de padecer cáncer bronco-pulmonar aumenta con el número de cigarrillos fumados; la gravedad del traumatismo, con la velocidad a que se viajaba antes del accidente). Cuando se publicó en el *New England Journal of Medicine* un metanálisis de los estudios epidemiológicos que habían valorado la relación entre la exposición pasiva al tabaco y el riesgo de enfermedad coronaria, uno de los argumentos de los autores para apoyar la causalidad fue que apreciaron un efecto dosis-respuesta entre el número de cigarrillos al día que fumaban los cónyuges de no fumadores y el riesgo relativo de enfermedad coronaria en estos (no fumadores) como se representa en la figura 2.6. Una de las interpretaciones claras de un fenómeno de dosis-respuesta como el representado en la figura 2.6 es que no podemos decir que hay un umbral a partir del cual el tabaco es malo, no es correcto afirmar que «un cigarro no hace daño». La curva que se presenta debe interpretarse como evidencia de que el tabaco es perjudicial desde exposiciones muy bajas, desde el primer cigarro fumado.

Existen ejemplos de conocidas asociaciones causales donde *no* hay evidencia de gradiente (por ejemplo, cáncer de células claras de la vagina en adolescentes cuyas madres tomaron Dietilestilbestrol durante el embarazo), siendo por el contrario relaciones de tipo «todo-nada» o de umbral.

En cualquier caso, aunque exista una relación de tipo dosis-respuesta entre exposición y desenlace, es preciso recordar que no es siempre una relación perfectamente lineal, ni es necesario que así sea para que afirmemos que tal gradiente dosis-respuesta existe (fig. 2.7). Para detectar relaciones que no son lineales será preciso aplicar métodos estadísticos apropiados.

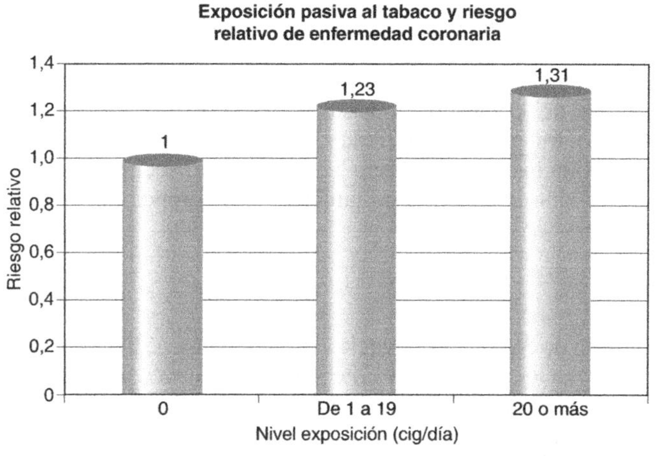

Adaptado de J. He, S. Vupputuri, K. Allen, M. R. Prerost, J. Hughes y P. K. Whelton, «Passive smoking and the risk of coronary heart disease - a meta-analysis of epidemiologic studies», *N. Engl. J. Med.*, 1999, 340: 920-926.

FIG. 2.6. *Criterio dosis-respuesta o gradiente para apoyar una relación causal.*

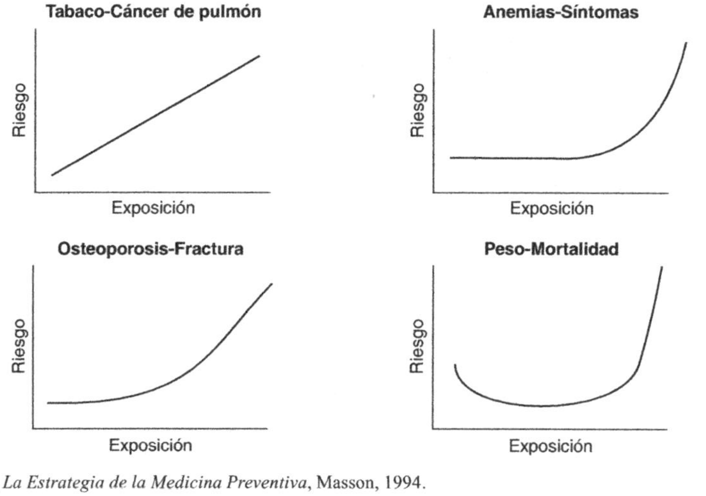

G. Rose, *La Estrategia de la Medicina Preventiva*, Masson, 1994.

FIG. 2.7. *Diferentes tipos de relaciones dosis-respuesta.*

Consistencia

Equivale a la concordancia o coincidencia de los resultados obtenidos en diversos estudios, realizados en diversas poblaciones. Hablamos de consistencia cuando la observación de una asociación puede reproducirse en poblaciones diferentes, y bajo circunstancias diferentes. Sin embargo, hay que tener en cuenta que diferentes metodologías de estudio pueden hallar resultados diferentes aunque se esté midiendo un mismo fenómeno. Además, algunas causas solamente pueden tener su efecto bajo circunstancias ambientales específicas o inusuales. Más aún, puede encontrarse un resultado similar en 12 estudios realizados en 12 poblaciones distintas pero que todos tengan el mismo sesgo. Un sesgo repetido 12 veces sigue siendo un sesgo. No obstante, el avance en la adquisición de conocimientos en epidemiología se ha basado sobre todo en la consistencia de los hallazgos usando métodos diferentes, diseños diferentes y poblaciones diferentes. Todo esto hace que sea muy poco plausible pensar en que los resultados tengan otra explicación alternativa a la causal.

La gran utilidad del criterio de consistencia es la de descartar que la asociación se deba a un factor que varía entre los diferentes estudios. Por ejemplo, sería un dato de consistencia que los resultados sobre el efecto beneficioso del aceite de oliva se confirmasen en diferentes países donde existen otras costumbres y otros grupos étnicos (K. J. Rothman; S. Greenland, 2002).

Especificidad

El criterio clásico de especificidad requiere que una causa dé lugar a un solo efecto y no a una multitud de efectos. Quizás éste sea el criterio menos evidente de todos porque la experiencia general demuestra que una causa suele producir efectos múltiples. El tabaquismo o el abuso de alcohol es el mejor ejemplo de asociación causal donde no se cumple el criterio de especificidad de efecto. En la práctica se consideraba el criterio menos útil. Sin embargo, ha resurgido un interés renovado por este concepto (N. S. Weiss, 2002; D. F. Austin, 2002). Los autores como Weiss y Austin propusieron ampliar la definición de la «especificidad» y afirman que el concepto ampliado seguiría siendo útil en la actualidad. Por ejemplo, la definición de especificidad del desenlace, situación en la que una causa produce un único desenlace, puede entenderse de otra manera: suponga que quisiéramos demostrar que las lesiones en la cabeza son menos frecuentes en ciclistas que utilizan un casco en comparación con los que no lo utilizan. Este resultado podría atribuirse a la protección del casco o al hecho de que los ciclistas que utilizan un casco son por otra parte personas más cuidadosas que tienen menos accidentes. Si pudiéramos demostrar que la protección del casco es «específica» para las lesiones de cabeza, es decir que no existieran por otra parte diferencias en lesiones de otras partes del cuerpo, podríamos considerar que la evidencia a favor del efecto protector del casco es más fuerte.

La especificidad de exposición o causa, situación en la que un desenlace debe ser el resultado de una única causa, puede aplicarse al ejemplo de la asociación entre el empleo de hipnóticos/ansiolíticos por ancianos y el aumento de incidencia de fracturas de cadera. La inferencia causal de esta asociación es posible en parte por la «especificidad de la asociación». La asociación entre un ansiolítico y las fracturas de cadera se vería reforzada por el hecho de que no se encuentra ninguna asociación parecida con la utilización de hipnóticos/ansiolíticos de corta duración que producen menos sedación diurna y/o hipotensión ortostásica en los ancianos.

Otro enfoque para definir la especificidad consiste en hablar de especificidad cuando una asociación entre una exposición y un desenlace se observa solamente en personas que presentan una o varias características (por ejemplo un genotipo determinado) ante las cuales se hace predecible que puedan padecer el desenlace que estudiamos. Por ejemplo, la deficiencia del enzima glucosa-6-fosfato-deshidrogenasa (G6PD), hace predecible que estas personas no puedan responder adecuadamente ante un estrés oxidativo. El conocimiento de la toxicología y de la predisposición de estas personas nos lleva a concluir, al observar una anemia hemolítica si ingieren fármacos con un grupo sulfonilo (SO_2), que existe una asociación de tipo causal entre la exposición al fármaco y la anemia. Esta asociación es específica en cuanto a que es lo predecible en este tipo de personas.

Plausibilidad biológica

La hipótesis estudiada tiene que tener «sentido» siguiendo lo que ya sabemos de los posibles fenómenos biológicos subyacentes al conocimiento «a priori». Se refuerza la creencia en una relación causa-efecto, si existe un mecanismo bioquímico o fisiopatológico que explique esta asociación. Sin embargo, existen ejemplos históricos donde la realidad contradecía lo ya «conocido» por los investigadores. Es posible que el estado de conocimientos en esos momentos no fuese suficiente para explicar el mecanismo íntimo que explicaba el efecto causal. Por ejemplo, el efecto cancerígeno del tabaco no se comprendía del todo porque la temperatura del humo de tabaco no era suficientemente alta para «producir» los supuestos cancerígenos. Posteriormente, se pudo demostrar que en la punta del cigarrillo se alcanzan temperaturas muy altas, al aspirar el humo, de modo que es posible la combustión y producción de miles de productos cancerígenos.

Coherencia

La coherencia se refiere a que los resultados obtenidos no deben contradecir otros hallazgos referidos a conocimientos generales sobre la historia natural y la biología de la enfermedad. De todos modos la diferencia entre la plausibilidad biológica y la coherencia no siempre es evidente. Por ejemplo, el hecho de que el *Helicobacter pylori* guarde una fuerte relación con la úlcera duodenal y la gastritis crónica es coherente con que pueda desempeñar un papel importante en el cáncer gástrico.

Evidencia experimental

Los resultados pueden apoyarse en estudios preliminares realizados en animales (por ejemplo, pueden reproducirse cánceres en ratas que inhalan el humo de tabaco). También se habla de evidencia experimental cuando se realiza un diseño experimental puro en seres humanos. Por ejemplo, cuando se asignan los participantes al azar a recibir dos intervenciones distintas realizando un ensayo clínico aleatorizado. En un sentido más amplio, podría extenderse este criterio para aplicarlo comprobando que un factor es la causa de una enfermedad cuando su eliminación o reducción conduzca a la reducción o desaparición del riesgo. Así, la erradicación del *Helicobacter pylori* con el uso de triple antibioterapia conduce a la desaparición de las recurrencias de úlcera duodenal. Este hecho refuerza mucho la firmeza de la evidencia de que el *Helicobacter pylori* es la causa de la úlcera duodenal. Desafortunadamente la evidencia experimental no es siempre fácil de obtener.

Analogía

Si un fármaco produce anomalías congénitas, podemos pensar, por analogía, que otros fármacos parecidos tendrán efectos similares.

Los tres primeros criterios (secuencia temporal, fuerza de una asociación y gradiente) pueden comprobarse sólo con los datos del estudio epidemiológico que se haya realizado. Los restantes dependen de conocimientos externos al propio estudio.

Aunque Hill presentó estos nueve criterios, muchos autores se limitan a utilizar siete de ellos, eliminando los criterios coherencia y analogía por ser demasiado ambiguos y, a veces, difíciles de distinguir de los demás. Estos criterios son orientativos y tanto el sentido común como la experiencia del investigador desempeñarán un papel importante en la determinación de causalidad.

Es preciso no olvidar que ni siquiera Hill pensaba que estos criterios contenían toda la verdad sobre asociaciones causales: «ninguno de mis nueve puntos de vista aporta una evidencia indiscutible a favor o en contra de la hipótesis de causalidad y ninguno puede considerarse como un «*sine qua non*». Debemos recordar, sin embargo, que sí existe un criterio absolutamente necesario, por definición, para hablar de causalidad, es la secuencia temporal; no es posible hablar de asociación causal si la supuesta causa no se produce antes del efecto.

2.5.2. Criterios globales de causalidad

En la actualidad, se considera que la prueba absoluta de causalidad es casi inexistente y que la ciencia no avanzaría si solamente aceptáramos los resultados de estudios con pruebas absolutas de causalidad. Los epidemiólogos suelen seguir los siguientes pasos para determinar si una asociación encontrada en nuestros estudios es compatible con la hipótesis de causalidad (S. F. Lane, 1988):

a) Evidencia positiva: consiste en valorar los criterios de Bradford Hill antes citados.
b) Búsqueda de explicaciones alternativas.
c) Evidencia negativa: consiste en la búsqueda y evaluación de errores y sesgos en nuestro estudio. No basta desechar un estudio por el simple hecho de que exista la posibilidad de que presente errores que hayan podido afectar los resultados, sino que hay que evaluar el impacto que esos errores han podido tener en los resultados.

Para concluir que nuestros resultados son «debidos a errores» es preciso que estos últimos sean cuantificables. En un cuestionario, por ejemplo, podemos añadir preguntas específicas para detectar y medir los errores (por ejemplo, para ver si las respuestas son correctas, preguntamos lo mismo de dos formas diferentes y en dos sitios distintos del cuestionario).

Un error puede sesgar nuestros resultados de dos maneras:

— Exagerando la medida real del efecto: decimos que el sesgo se aleja del valor nulo (el valor nulo es «ausencia de efecto o de asociación»), es decir, se «sobreestima» el efecto perjudicial o beneficioso real.
— Disminuyendo la medida real del efecto: decimos que el sesgo se dirige hacia el valor nulo. Se subestima un efecto perjudicial o beneficioso. Este tipo de sesgo no es tan problemático como el primero porque da validez a nuestros resultados cuando hallamos asociaciones; a pesar de un sesgo que disminuye el efecto medible, encontramos un efecto (de no haber existido el error, hubiésemos encontrado un efecto aún mayor que el hallado).

Por ello, una vez detectada la presencia de un error, la dirección del sesgo debe valorarse. Un error que se dirige en sentido contrario a la asociación encontrada no puede ser la explicación de nuestros resultados.

Además, es necesario medir la magnitud del error. Podemos determinar que, a pesar de corregir un error, la asociación hallada todavía exista. Un error puede ser demasiado pequeño para «explicar» los resultados hallados. Rechazaremos un resultado cuando determinemos que puede ser, totalmente o en gran medida, debido a un error.

CONCEPTOS AVANZADOS

2.6. Criterios globales de causalidad: ejemplos prácticos

A continuación, examinemos los conceptos sobre causalidad explicados en el apartado 2.5.2 utilizando los casos hipotéticos siguientes, resumidos en la figura 2.8 que corresponde a tres situaciones diferentes (1, 2 y 3) con las que nos podríamos encontrar al comparar un tratamiento con un placebo:

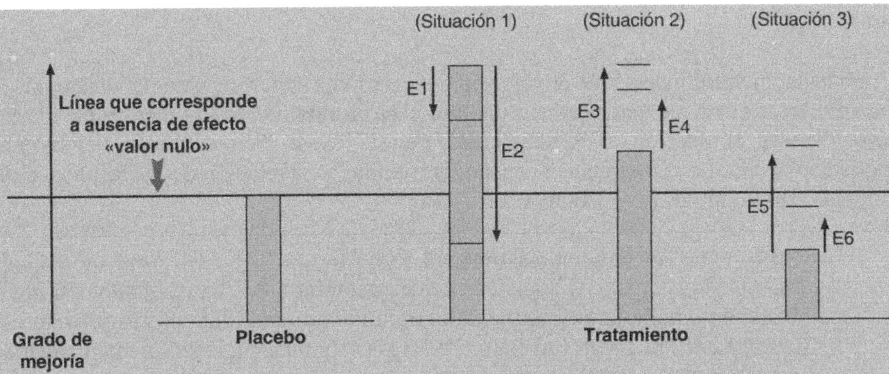

FIG. 2.8. *Distintos ejemplos de errores.*

Situación (1)

El efecto del tratamiento se aleja del valor nulo por arriba. Se encuentra un efecto mayor que el real. La consecuencia de este error en la interpretación de los resultados dependerá de su magnitud. Caben dos posibilidades de magnitud del error: E1 y E2.

E1: El error tiene una magnitud estimada lo suficientemente pequeña (E1, ver fig. 2.8), para que, una vez corregido, las conclusiones del efecto terapéutico no cambien.

E2: El error tiene una magnitud estimada más importante (E2, ver figura 2.8) cuya corrección invalida las conclusiones iniciales, siendo incluso opuestas. La corrección del error nos llevaría a decir que el estudio sería compatible con la conclusión de que «el tratamiento no tiene efecto o éste es inferior al del placebo».

Conclusión práctica

Si la magnitud de este tipo de error no es estimable, aunque sea de manera aproximada, puede ser difícil llegar a una interpretación válida de los resultados.

Situación (2)

Se halla un resultado por encima del valor nulo pero que está más próximo al valor nulo de lo que debiera. Cabría pensar que estamos subestimando el efecto real, se encuentra una asociación menor que el efecto real. La consecuencia de este error no invalida los resultados siempre que se haya encontrado una asociación. El error puede tener una magnitud estimada E3 o E4 (ver figura 2.8) y, sea cual sea esta magnitud, el efecto real del tratamiento sería, en cualquier caso, mayor que el hallado. Aunque corrigiéramos el error, el tratamiento seguiría demostrándose efectivo.

Conclusión práctica

Los resultados (efecto del tratamiento) son válidos independientemente de la magnitud del error. En cualquier caso, el efecto real es aún mayor que el que se ha hallado.

Situación (3)

Se halla un valor menor que el valor nulo pero es una subestimación del efecto que se debe a un error que hace que el efecto medido para el tratamiento sea menor que el real. Aparentemente, el tratamiento no tiene efecto beneficioso e, incluso, tiene un efecto menor que el placebo. La consecuencia de este error en la interpretación de los resultados dependerá de la magnitud, E5 o E6 del error:

E5: El error tiene una magnitud estimada E5 (ver figura 2.8), cuya corrección invalidaría nuestros hallazgos iniciales ya que encontraríamos un resultado opuesto al inicialmente hallado: «en realidad, el tratamiento tendría un efecto favorable».
E6: El error tiene una magnitud estimada E6 (ver figura 2.8), lo suficientemente pequeña para que nuestras conclusiones no cambien al corregirlo.

Conclusión práctica

Si la magnitud de este tipo de error no es estimable, aunque sea de manera aproximada, puede ser difícil llegar a una interpretación válida de estos resultados.

En definitiva, la presencia de errores en los estudios no es, necesariamente, un motivo para invalidarlos, porque un error puede ser insuficiente para invalidarlo y en ciertas circunstancias un error puede, en cambio, otorgar más confianza a la validez de unos resultados. No sólo debe tratar de estimarse la dirección del error respecto al valor nulo, sino que también debe medirse su magnitud para valorar el impacto que tiene sobre unos determinados resultados.

Si bien la causalidad es raramente demostrable de una manera irrefutable y definitiva, no suele ser necesario llegar a dicha certeza para justificar actuaciones de Salud Pública. La razón es clara: ante los resultados de un estudio deben tomarse decisiones para el bien de la comunidad. Si se espera a la búsqueda de la prueba irrefutable de causalidad resultaría imposible dar consejos oportunos y en el tiempo adecuado a la población. En este sentido, existen ejemplos muy claros que demuestran que no es necesario establecer la prueba de certeza de la causalidad para prevenir enfermedades y mejorar la salud de la población (K. J. Rothman, 1986; J. de Irala *et al.*, 2005). John Snow desconocía la existencia del vibrio del cólera (no podía aplicar el criterio de plausibilidad biológica) cuando estableció, mediante un estudio epidemiológico, que era preciso no beber del agua de las fuentes infectadas. A pesar de faltar la plausibilidad biológica y de no tener una prueba irrefutable de que la asociación aguas de bebida-cólera era causal, sus consejos hicieron posibles intervenciones que disminuyeron drásticamente los casos de cólera en Londres.

Resumen

- Un factor de riesgo es cualquier aspecto del comportamiento personal o del estilo de vida, exposición ambiental, o característica innata o heredada que, según la evidencia epidemiológica, se considera asociado con una(s) condición(es) relacionada(s) con la falta de salud y cuya prevención se considera importante.
- Para la elaboración de las hipótesis científicas se utiliza tanto la lógica deductiva (que va de lo general a lo particular) como el razonamiento inductivo (que va de lo particular a lo general).
- Se habla de asociación entre dos variables cuando existe algún tipo de relación en-

tre ellas, mayor que la esperada por el azar. Se habla de asociación causal cuando una variable está causando la otra. Por lo tanto, asociación y causalidad no son sinónimos.

- Para hablar de causalidad, se utilizan modelos. Hay tres modelos fundamentales: el determinista, el multicausal y el determinista modificado de Rothman. El primero de ellos no está vigente en la actualidad. Los dos últimos tienen en cuenta la pluralidad conjuntiva de causas asociada a los fenómenos de salud.
- Se han descrito diversos criterios que sirven de ayuda para determinar si una asociación es causal o no. Los más conocidos, los criterios de Bradford Hill, son: secuencia temporal, fuerza de la asociación, gradiente dosis-respuesta, consistencia, especificidad, plausibilidad biológica, coherencia, evidencia experimental y analogía. Con la excepción del primero, secuencia temporal, ninguno de ellos es una condición *sine qua non* para establecer una causa.
- Diversas teorías en filosofía de la ciencia han contribuido a determinar el modo en el que evaluamos hipótesis en epidemiología. En la actualidad, el refutacionismo de Popper, el que todo conocimiento se considera provisional porque puede ser refutable por datos empíricos, y el pensamiento bayesiano, en el que las nuevas hipótesis científicas se valoran a la luz de lo que se sabe con anterioridad, son las corrientes más aceptadas.

2.7. **Problemas**

2.7.1. PROBLEMA SOBRE LAS ETAPAS DEL MÉTODO EPIDEMIOLÓGICO

A continuación se enumeran, por orden alfabético, diferentes fases, situaciones, decisiones respecto a un problema de investigación. Coloque cada una de ellas en su lugar pertinente de la figura 2.1 del capítulo 2 (adaptado de G. H. Guyatt *et al.*, 2000).

1. «Concluimos que los programas de educación sexual no son efectivos para prevenir embarazos en adolescentes».
2. «Las personas que reciben una educación son más capaces de tomar decisiones libres».
3. «Los embarazos en adolescentes son un problema grave de Salud Pública».
4. «Los programas cuyo contenido de educación sexual es más "integral" alcanzan mejor los objetivos que pretenden que aquellos que se concentran únicamente en aspectos biológicos».
5. «¿Podemos reducir el número de embarazos en adolescentes implementando programas de educación sexual?».
6. «Se deduce de esta revisión, que los programas de educación sexual no son efectivos para uno de los objetivos que pretenden alcanzar (la disminución del número de embarazos en adolescentes)».
7. «Se obtienen datos de todos los programas de educación sexual cuyos resultados se han publicado entre 1995 y la actualidad. Tenemos en cuenta los parámetros siguientes: tamaño muestral —a cuántos adolescentes se hace la intervención—, contenido de la educación sexual, contenido de educación que se ofrece al grupo control, edad y sexo de adolescentes, nivel socio-económico, duración de la intervención y duración del seguimiento posterior a la intervención. Los desenlaces de interés serán: edad de comienzo de actividad sexual y embarazo no planificado».
8. «Se realiza el análisis descriptivo de los datos de todos los estudios valorados y se presentan tablas comparativas en cuanto a disminución de la proporción de embarazos en adolescentes y retraso de la edad de la primera relación sexual».
9. «Se valorarán diferentes programas experimentales de educación sexual y sus efectos en la

reducción de embarazos en adolescentes. Las características y los resultados de cada programa se pondrán en común y se analizarán con el procedimiento del "metanálisis" (que es un análisis que valora varios resultados de manera conjunta para obtener una medida de efecto que sea el "resumen" que pueda ayudarnos a tomar decisiones globales a partir de muchos estudios)».

10. «Si realizamos programas de educación sexual, y éstos fueran eficaces, evitaríamos embarazos en adolescentes».
11. «Todo indica que habría que repetir el análisis (este estudio es del tipo metanálisis) separando las intervenciones valoradas, según el contenido concreto de los programas de educación sexual. Efectivamente, algunos programas de educación sexual dan información de tipo biológico solamente, otros combinan la información biológica con el aprendizaje de valores por parte de los adolescentes, la adquisición de la madurez de su afectividad y la capacidad que tienen para adquirir las llamadas "habilidades para la vida")».
12. «Una consecuencia de este estudio podría ser la recomendación de reforzar la importancia de que los padres tomen parte activa en esta educación».

2.7.2. Solución del problema sobre las etapas del método epidemiológico

A continuación se presenta la figura 2.1 con los números de cada fase del estudio descrito en el enunciado en su lugar correspondiente del ciclo de estudios epidemiológicos.

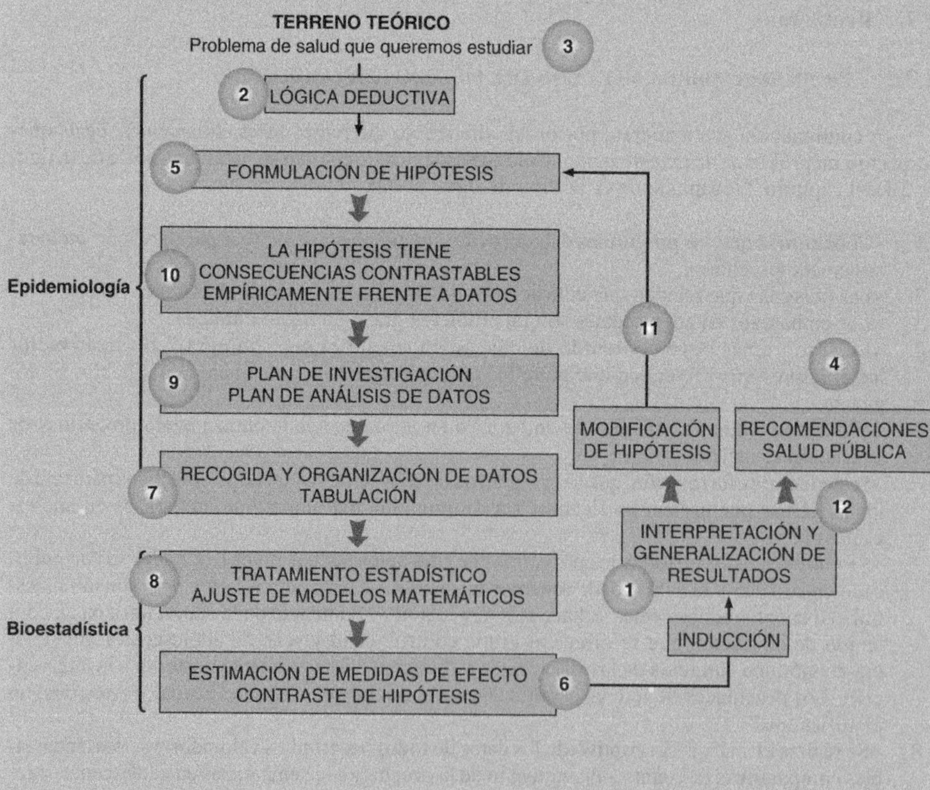

2.7.3. PROBLEMA SOBRE ASOCIACIÓN EN EPIDEMIOLOGÍA

Describa TRES ejemplos para cada tipo de asociación:

— Asociación positiva:

— Asociación negativa:

— Asociación causal directa:

— Asociación causal indirecta:

— Asociación no causal artificial:

— Asociación no causal fortuita:

2.7.4. SOLUCIÓN DEL PROBLEMA SOBRE ASOCIACIÓN EN EPIDEMIOLOGÍA

Tipos de asociación:

Asociaciones	*Ejemplo 1*	*Ejemplo 2*	*Ejemplo 3*
Asociación positiva	Glucemia-diabetes	Tabaco-cáncer de pulmón	Edad-mortalidad
Asociación negativa	Autoestima-Anorexia	Hemorragia-hemoglobina	Ejercicio físico-peso
Asociación causal directa*	Caída-traumatismo	Contacto directo-infección	Insolación-quemadura
Asociación causal indirecta	Dieta-infarto de miocardio	Moda-anorexia	Promiscuidad-muerte
Asociación no causal artificial	N.º hermanos-S. de Down	Mancha en dedos-cáncer	Rural/urbano-mortalidad
Asociación no causal fortuita	... cualquier asociación... [a]	...cualquier asociación... [a]	...cualquier asociación... [a]

* Siempre sujeto al mayor o menor conocimiento que tengamos de una compleja red causal.
a) Incluso una asociación absurda.

2.7.5. PROBLEMAS SOBRE MODELOS DE CAUSALIDAD

1. *El modelo multicausal*

Encuentre un ejemplo de pluralidad disyuntiva de causas, pluralidad conjuntiva de causas y de multiplicidad de efectos respectivamente, en la figura 2.4 del capítulo 2.

2. *El modelo determinista modificado*

2.1. Suponga que existen 3 causas contribuyentes A (asbesto), B (factor genético de predisposición), y C (tabaco) de una enfermedad (mesotelioma), y que dichas causas contribuyentes forman parte de la única causa suficiente («complejo asbesto-tabaco-genes de la persona») de esta enfermedad. Diremos que la única causa suficiente de mesotelioma sería el complejo asbesto-tabaco-genes; es decir que solamente la presencia de este complejo conlleva necesariamente a la presencia de la enfermedad.

Por otro lado cada una de las 3 causas contribuyentes son necesarias para que la causa suficiente pueda tener un efecto. Para este ejercicio vamos a suponer que la distribución de cada una de estas causas en la población es independiente de las demás. La causa *A* se halla en un 10 % de personas, *B* en un 20 % y *C* en un 30 %.

a) ¿Podemos decir que la causa contribuyente *B* es una causa «necesaria» para que se produzca la enfermedad? ¿Por qué?
b) Calcule la proporción de la población que desarrollará la enfermedad.

2.2. Consideremos otras distribuciones de estas causas contribuyentes en la población (alternativas I a IV de la tabla siguiente):

Distribuciones de la causa suficiente asbesto (A), tabaco (B) y genes (C) en la población

Alternativas	*Prevalencia (%)*		
	A	*B*	*C*
I	10	20	30
II	10	80	30
III	10	20	90
IV	10	80	90

a) Calcule la proporción de enfermedad en cada alternativa de distribución de las causas contribuyentes en la población.
b) Compare la aparición de la enfermedad con las alternativas II, III y IV respecto a la alternativa I. Para ello, utilice comparaciones absolutas y relativas. Describa los resultados con palabras.
c) ¿Identifica usted una interacción entre causas?

2.3. Supongamos que se produce una enfermedad *siempre* que alguien se expone simultáneamente a dos factores *A* y *B*. Cuando hay exposición a *A* (pero no a *B*), el riesgo es del 5 %, cuando sólo hay exposición a *B* (pero no a *A*), el riesgo es del 10 %. Cuando no hay exposición ni a *A* ni a *B*, el riesgo es del 0 %.

a) ¿Cuantos mecanismos causales (causas suficientes) deben existir al menos para que esto sea posible?
b) ¿Puede decirse que la presencia de *A* o *B* es necesaria?
c) ¿Puede decirse que *A* o *B* sean causas suficientes?
d) Si sólo un 1 % de la población estuviese expuesto simultáneamente a los dos factores *A* y *B*, y el 99 % restante se distribuyese por igual (33 %) en las otras tres posibles combinaciones de exposición ¿cuál sería el riesgo relativo de *A* (Riesgo de *A* dividido por el riesgo de no *A*)?

2.7.6. Soluciones de los problemas sobre modelos de causalidad

1. *El modelo multicausal*

Ejemplos de pluralidad disyuntiva de causas (1, en la figura), pluralidad conjuntiva de causas (2, en la figura) y de multiplicidad de efectos (3, en la figura) (pueden existir muchos más ejemplos):

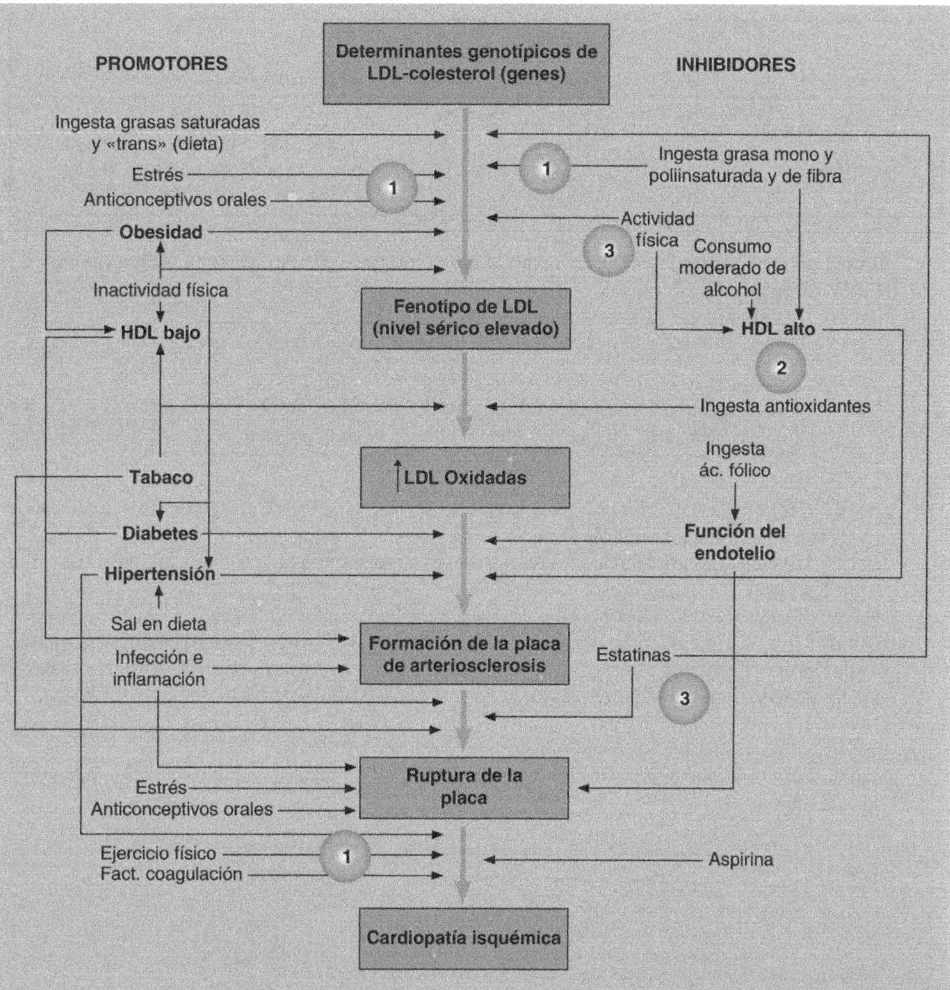

2. *El modelo determinista modificado*

2.1.

a) Sí podemos decir que la causa contribuyente *B* es una causa «necesaria» para que se produzca la enfermedad. Por definición, una causa contribuyente es necesaria cuando está presente en todas las causas suficientes de la enfermedad y en el enunciado el mesotelioma solamente tenía una causa suficiente.

b) Para desarrollarse la enfermedad, es preciso que las tres causas contribuyentes estén presentes a la vez. Por lo tanto, las probabilidades se multiplican:

$$0{,}10 \times 0{,}20 \times 0{,}30 = 0{,}006$$

2.2.

a) Proporciones de enfermedad:

Alternativas	*Prevalencia (%)*			*Poporción de enfermedad*
	A	*B*	*C*	
I	10	20	30	0,006
II	10	80	30	0,10 × 0,80 × 0,30 = 0,024
III	10	20	90	0,10 × 0,20 × 0,90 = 0,018
IV	10	80	90	0,10 × 0,80 × 0,90 = 0,072

b) Comparaciones (absolutas y relativas) de la aparición de la enfermedad con las alternativas II, III y IV respecto a la alternativa I:

Comparaciones	*Comparaciones absolutas*	*Comparaciones relativas*
II respecto a I	0,024 – 0,006 = 0,018	0,024/0,006 = 4
III respecto a I	0,018 – 0,006 = 0,012	0,018/0,006 = 3
IV respecto a I	0,072 – 0,006 = 0,066	0,072/0,006 = 12

Con la alternativa II hay un incremento absoluto de riesgo de 0,018 con respecto a la alternativa I (el riesgo aumenta en 0,018).
La alternativa II se acompaña de un efecto 4 veces superior a la alternativa basal I (el riesgo se multiplica por 4).

c) El efecto de incrementar la proporción de *B* y *C* simultáneamente (alternativa IV) es mayor que la suma de los efectos obtenidos cuando *B* (alternativa II) y *C* (alternativa III) aumentan por separado. Es el concepto de interacción. Ya vimos que para que haya interacción entre dos causas contribuyentes, tienen que pertenecer a la misma causa suficiente (como en este ejemplo).

2.3.

a) Al menos tendrían que existir tres mecanismos causales o causa suficientes, como se muestra a continuación:

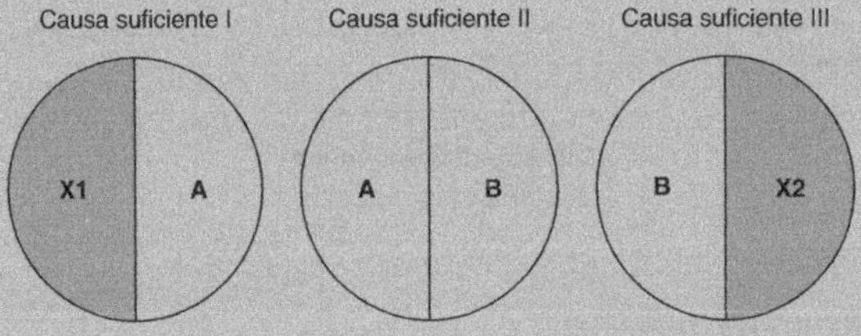

Además de *A* y *B*, deben existir al menos dos factores desconocidos *X*1 y *X*2, de modo que la causa suficiente I (formada por *A* y *X*1) sea la única que actúa cuando *A* está presente y *B* ausente. En esa situación el riesgo es del 5 %, pues X 1 está presente pocas veces. El mecanismo causal formado por *A* +*X*1 —causa suficiente I— sólo se dará el 5 % de las veces en que *A* (y no *B)* está presente. Del mismo modo la causa suficiente III es la única que actuará cuando sólo B (pero no *A)* esté presente, siempre que también lo esté *X*2. El factor *X*2 es también relativamente raro en esta situación, por eso el mecanismo III sólo produce la enfermedad en el 10 % de los casos. Finalmente el mecanismo II solo conducirá necesariamente a la enfermedad cuando ambos factores *A* y *B* estén simultáneamente presentes.

b) No se produce ningún caso cuando *A* y *B* están ausentes, es decir, no existen otros mecanismos causales en los que no participen ni *A* ni *B,* la presencia de *A* o de *B* es necesaria para la enfermedad (la presencia de una de las dos es necesaria). Sin embargo, ni *A* ni *B,* por separado, se pueden considerar como «causa necesaria».

c) Ni *A* ni *B* son causas suficientes. Pero el conjunto formado por ambas sí lo es.

d) El riesgo relativo sería 1,56.

Los riesgos descritos en el enunciado y las proporciones de personas con cada combinación de exposición a las causas componentes *A* y *B* se pueden resumir en las tablas tetracóricas siguientes:

		A	
		Sí	*No*
B	Sí	100 %	10 %
	No	5 %	0 %

		A		
		Sí	*No*	
B	Sí	100 de los 100	330 de los 3.300	
	No	165 de los 3.300	0 de los 3.300	
		265/3.400	330/6.600	10.000*

* Aplicamos las proporciones a una hipotética población de 10.000 personas.

$$(265/3.400)/(330/6.600) = 0{,}07794/0{,}05 = 1{,}56$$

2.7.7. Problema sobre la fuerza de asociación (conceptos avanzados)

Imaginemos que en el futuro se descubriese un gen que cuando está presente *inevitablemente* conduce a que los fumadores desarrollen cáncer de pulmón. En la tabla siguiente se supone que los que están expuestos al tabaco y al gen tienen un 100 % de probabilidad de desarrollar el cáncer de pulmón (en esto consiste el «determinismo» del modelo de Rothman). El resto sólo tiene una probabilidad del 1 %.

Comparamos lo que sucedería en dos poblaciones *A* y *B*. En la población *A* hay relativamente pocos fumadores (el 10 %), mientras que la presencia del gen es muy alta (es 100 veces más frecuente tenerlo que no tenerlo). En cambio, en la población *B* fumar es muy frecuente (80 % de fumadores) y el gen es muy raro (200 veces menos frecuente tener el gen que no tenerlo).

La distribución de la exposición al tabaco y a un gen desconocido que formaría parte del mecanismo causal (causa suficiente) en el que interviene el tabaco para originar cáncer de pulmón (CP) se presenta en la tabla siguiente:

Distribución conjunta del gen y el tabaco	*Población A**			*Población B**		
	Gen ausente	*Gen presente*	*Total*	*Gen ausente*	*Gen presente*	*Total*
No fumadores	900	90.000	90.900	20.000	100	20.100
Fumadores	100	10.000	10.100	80.000	400	80.400

* Aplicamos las propociones a una hipotética población de 101.000 personas (población A) y 100.500 (población B).

Los riesgos son:

	Gen ausente	*Gen presente*
No fumadores	0,01	0,01
Fumadores	0,01	1

a) Utilizando los datos de la tablas anteriores, obtenga los resultados correspondientes a las celdas vacías de las tablas siguientes. Se trata de estimar el efecto del tabaquismo (Riesgo relativo de cáncer de pulmón) en las dos poblaciones antes descritas:

	Población A			*Población B*		
Tabaquismo	*Cáncer de pulmón*	*Total*	*%*	*Cáncer de pulmón*	*Total*	*%*
No fumadores	?	90.900	?	?	20.100	?
Fumadores	?	10.100	?	?	80.400	?
		Riesgo relativo:	?		*Riesgo relativo:*	?

2.7.8. Solución del problema sobre la fuerza de asociación (conceptos avanzados)

a) Efecto del tabaquismo: Riesgos relativos de cáncer de pulmón.

	Población A		
Tabaquismo	*Casos de cáncer de pulmón*	*Total*	*%*
No fumadores	90.900 × 0,01 = 909	90.900	1
Fumadores	(100 × 0,01) + (10.000 × 1) = 10.001	10.100	99,0
		Riesgo relativo:	99

	Población B		
Tabaquismo	*Casos de cáncer de pulmón*	*Total*	*%*
No fumadores	20.100 × 0,01 = 201	20.100	1
Fumadores	(80.000 × 0,01) + (400 × 1) = 1.200	80.400	1,5
		Riesgo relativo:	1,5

Aplicando los riesgos a los totales, obtenemos el número de casos de cáncer de pulmón que se producirán en cada grupo. Se aplica el 1 % a todos los grupos y el 100 % a los que tienen simultáneamente el gen y la exposición al tabaco. Así, en los no fumadores de la población *A* se producirían un total de 909 casos, 9 (900 × 0,01) entre los que no tienen el gen y 900 (90.000 × 0,01) entre los que lo tienen. En los fumadores de la población *A* se producirán 10.001 casos (1 entre los que no tienen el gen y todos los 10.000 que lo tienen), y así sucesivamente.
Se aprecia que en la población *A* la fuerza de la asociación entre tabaco y cáncer de pulmón es muy alta, ya que al fumar se multiplica el riesgo por 99 (pasar de no fumar a fumar supone que el riesgo pasa del 1 al 99 %, se multiplica por 99, Riesgo Relativo = 99). En cambio, en la población *B* parece como si el tabaco no tuviese mucha importancia (el riesgo sólo se multiplica por 1,5, Riesgo Relativo = 1,5), cuando en realidad tiene el mismo *efecto biológico* en ambas poblaciones. La conclusión es clara: el efecto de una causa componente (el tabaco) depende de la frecuencia relativa con que otras causas componentes (el gen) estén presentes en esa población. A lo largo de las páginas de este libro vamos a manejar muchas veces riesgos relativos. Al interpretar cualquier valor de un riesgo relativo, se debe recordar este ejemplo extremo, ya que hay que tener siempre en cuenta que sus valores dependen de la exposición a otras causas componentes que haya en la población.

En una población donde fumar sea lo habitual, el factor de riesgo llamativo será tener el gen. En una población donde fumar sea raro, pero el gen esté presente en casi todos los habitantes, el gran factor de riesgo será el tabaco.

2.8. **Preguntas de elección múltiple**

2.8.1. PREGUNTAS SOBRE CONCEPTOS BÁSICOS

Para cada pregunta, seleccione la respuesta más correcta. Se aconseja intentar responder primero a TODAS las preguntas antes de ir revisando las respuestas comentadas.

1. *¿Cuál de las siguientes variables (subrayadas) NO se llamaría probablemente «factor de riesgo»?:*
(1) El café asociado a la hipertensión.
(2) El consumo de grasas animales asociado a más enfermedad coronaria.
(3) La falta de ejercicio físico.
(4) Encontrar elevado un marcador tumoral.
(5) El monóxido de carbono en sangre de fumadores.

2. *¿Cuál de las siguientes variables (subrayadas) NO se llamaría probablemente «factor de riesgo modificable»?:*
(1) El café asociado a la hipertensión.
(2) El consumo de grasas animales asociado a más enfermedad coronaria
(3) La falta de ejercicio físico.
(4) Encontrar elevado un marcador tumoral.
(5) El monóxido de carbono en sangre de fumadores.

3. *Todas las afirmaciones siguientes caracterizan la palabra «efecto» en epidemiología EXCEPTO:*
(1) En general es un desenlace de un mecanismo causal.
(2) La frecuencia de rabia se puede considerar como «efecto» del virus.
(3) Si se cumple el modelo contrafáctico, una medida de asociación correspondería exactamente con el efecto que nos interesa estimar.
(4) La medida de asociación incluye normalmente el efecto.
(5) En la práctica, asociación es igual que efecto.

4. *Todas las afirmaciones siguientes son correctas EXCEPTO:*
(1) Una prueba de significación estadística no es prueba de causalidad.
(2) Un resultado estadísticamente significativo valora la probabilidad de que el resultado sea debido al azar.
(3) Un resultado estadísticamente significativo, en principio, rechaza la hipótesis nula.
(4) Un resultado al límite de la significación estadística no excluye necesariamente un hallazgo importante para la clínica.
(5) La utilización del intervalo de confianza es mejor que «la *p*», porque aumenta la probabilidad de que un resultado significativo estadísticamente también sea importante desde el punto de vista clínico.

5. *¿Qué quiere decir que una asociación es estadísticamente significativa?*
(1) Que hay una relación causal entre factor de riesgo y enfermedad.
(2) Que hay una relación no artificial.
(3) Que hay una relación que probablemente no se debe al azar.
(4) Que el factor de riesgo es previo a la enfermedad.
(5) Todas las anteriores son correctas.

6. *¿Cuál de los siguientes criterios NO es necesario para estudiar una relación de causa-efecto?:*
(1) Que los resultados sean generalizables.
(2) Fuerza de asociación.
(3) Credibilidad biológica.
(4) Consistencia de los resultados.
(5) Secuencia temporal.

7. *En epidemiología NO es criterio de causalidad:*
(1) La respuesta favorable a un tratamiento en todos los pacientes tratados.
(2) La secuencia temporal.
(3) La relación dosis-respuesta.
(4) La fuerza de la asociación.
(5) La plausibilidad biológica.

8. *¿Cuál de los siguientes criterios es necesario y suficiente para establecer una relación de tipo causa-efecto?*
(1) Relación dosis-respuesta.
(2) Fuerza de asociación.
(3) Plausibilidad biológica.
(4) Asociación estadística.
(5) Ninguno de los anteriores.

9. *Sobre los criterios de causalidad, todas las afirmaciones son correctas EXCEPTO:*
(1) La secuencia temporal es obligatoria para hablar de causalidad.
(2) Además, intentamos que los criterios de Bradford Hill se cumplan y lo comentamos en la discusión de un artículo.
(3) Los criterios de Bradford Hill corresponden a lo que llamamos evidencia positiva.
(4) La evidencia negativa consiste en encontrar estudios con conclusiones contrarias a las nuestras.
(5) La búsqueda de explicaciones alternativas forma parte de los criterios globales de causalidad.

10. *La relación entre la ingesta elevada de sal y la presencia de hipertensión arterial es probablemente:*
(1) Causa suficiente y necesaria.
(2) Causa suficiente pero no necesaria.
(3) Causa necesaria pero no suficiente.
(4) Causa ni suficiente ni necesaria.
(5) La sal no tiene nada que ver con la hipertensión.

11. *Cuando los resultados de un estudio concuerdan con los de otro autor en otro país hablamos de:*
(1) Plausibilidad.
(2) Consistencia.
(3) Coherencia.
(4) Analogía.
(5) Causalidad.

12. *Cuando los resultados de un estudio concuerdan con el mecanismo de acción descrito por otro autor en otro país hablamos de:*
(1) Plausibilidad.
(2) Consistencia.
(3) Coherencia.
(4) Analogía.
(5) Causalidad.

13. *Cuando los resultados de un estudio concuerdan con el mecanismo de acción teórico y esperable para el fenómeno concreto que estamos valorando hablamos de:*
(1) Plausibilidad.
(2) Consistencia.
(3) Coherencia.
(4) Analogía.
(5) Causalidad.

2.8.2. Respuestas comentadas de las preguntas de conceptos básicos

1.
Respuesta correcta: 4

Todos son claramente factores de riesgo excepto el marcador tumoral que puede ser, por ejemplo, un anticuerpo que indique sin más la presencia de tumor en una persona pero que no sea la causa de dicho tumor.

El monóxido de carbono en sangre aumenta en los fumadores y es responsable —es un factor de riesgo— de algunos problemas vasculares.

2.
Respuesta correcta: 4

Todas, excepto el marcador tumoral son variables que pueden considerarse como formando parte de «estilos de vida» y son por lo tanto modificables.

3.
Respuesta correcta: 5

En la práctica siempre estimamos medidas de asociación.

Dichas medidas se componen del efecto que nos interesa y de otro valor que corresponde a errores o a la falta de precisión en la estimación.

La medida de asociación sería igual a la de efecto si nos acercamos al cumplimiento del modelo contrafáctico (si conseguimos, por el método epidemiológico, eliminar sesgos y faltas de precisión).

Como todos los casos de rabia se deben al virus de la rabia podemos decir que la rabia es «un efecto» del virus.

4.
Respuesta correcta: 5

La ventaja del intervalo de confianza respecto al valor de la *p* es que nos aporta una información (valor de la estimación puntual) sobre la magnitud del efecto. El intervalo de confianza no aumenta el grado de significación estadística de una prueba.

5.
Respuesta correcta: 3

Que una asociación sea estadísticamente significativa indica que la probabilidad de observar dichas diferencias u otras aún más extremas si la hipótesis nula fuese cierta, es menor que el valor alfa preestablecido, que generalmente se fija en 0,05.

Cabe señalar que pueden existir asociaciones estadísticas sin haber relación real de causa a efecto.

Un resultado significativo puede deberse tanto a un error como a una asociación debida al azar y nunca asume que la secuencia temporal entre causa y efecto sea correcta.

6.
Respuesta correcta: 1

Las opciones 2, 3, 4 y 5 son criterios de causalidad de Bradford Hill mientras que la generalizabilidad no lo es. Los resultados de un estudio pueden ser correctos a pesar de no ser extrapolables a toda la población. Por ejemplo, demostrar que en determinadas edades y circunstancias, el alcohol a bajas dosis sea beneficioso.

7.

Respuesta correcta: 1

El que más o menos pacientes —de forma absoluta— respondan al tratamiento no indica causalidad. Es necesario siempre comparar esta respuesta con la de otro grupo que no reciba el tratamiento en cuestión.

Las opciones 2 a 5 son criterios de Bradford Hill.

8.

Respuesta correcta: 5

Las tres primeras opciones son criterios de Bradford Hill. Estos criterios son sólo orientativos y no contienen toda la verdad sobre asociaciones causales. Cabe señalar que el único absolutamente necesario para hablar de causalidad es el de secuencia temporal.

Respecto a la asociación estadística, puede existir sin que haya relación real de tipo causa-efecto.

9.

Respuesta correcta: 4

La búsqueda de evidencia negativa se refiere a la búsqueda y evaluación de errores y sesgos en nuestro estudio.

10.

Respuesta correcta: 4

La hipertensión es de causa multifactorial por lo que no depende sólo de la ingesta de sal. Por otra parte la ingesta de sal no produce ella sola una hipertensión así que no es una causa suficiente. Hay pacientes con hipertensión que no presentan una ingesta elevada de sal por lo que tampoco es una causa necesaria. Sin embargo, sí que es verdad que el consumo de sal está relacionado causalmente con la presencia de hipertensión.

11.

Respuesta correcta: 2

La consistencia es la concordancia de los resultados con los de estudios realizados en poblaciones y circunstancias diferentes.

12.

Respuesta correcta: 3

La coherencia es la concordancia de resultados con lo que sabemos del mecanismo de acción publicado por otros autores. A veces es difícil distinguirlo de la plausibilidad, que se refiere más bien a que un resultado «tenga sentido» según conocimientos biológicos o de otra naturaleza.

13.

Respuesta correcta: 1

La plausibilidad biológica es que los resultados «tengan sentido» según unos conocimientos biológicos concretos. A veces es difícil distinguirlo de la coherencia, que se refiere a la concordancia de resultados con lo que sabemos del mecanismo de acción publicado por otros autores.

2.8.3. Preguntas de conceptos avanzados

1. *¿Cuál de los siguientes razonamientos se basa fundamentalmente en el valor de significación estadística de una prueba?*
(1) El «problema de Hume».
(2) El razonamiento Bayesiano.
(3) El refutacionismo de Popper.
(4) El razonamiento deductivo.
(5) El razonamiento inductivo.

2. *¿Cuál de las siguientes decisiones podría ser característica de un Bayesiano?*
(1) Valor de $p < 0{,}0001$, gran magnitud de efecto, aceptar la hipótesis nula.
(2) Valor de $p < 0{,}0001$, pequeña magnitud de efecto, rechazar hipótesis nula.
(3) Valor de $p = 0{,}06$, pequeño tamaño de muestra, aceptar hipótesis nula.
(4) Valor de $p = 0{,}06$, pequeño tamaño de muestra, magnitud importante de efecto, aceptar hipótesis nula.
(5) Valor de $p = 0{,}06$, rechazar hipótesis nula.

3. *El modelo determinista de Rothman nos permite explicar las siguientes cuestiones respecto al periodo de inducción EXCEPTO:*
(1) Todas las causas componentes actúan con una secuencia temporal determinada.
(2) La causa componente con menor periodo de inducción es aquella que actúa en último lugar en dicha secuencia (por ejemplo, los factores precipitantes en enfermedades crónicas).
(3) El periodo de inducción de una causa componente (de una misma causa suficiente) acaba siendo la suma de todos los periodos de inducción (los largos y los cortos).
(4) Cada causa componente tiene su periodo de inducción.
(5) En oncología, los promotores serían causas componentes con menor período de inducción que los iniciadores.

4. *Suponga que las causas suficientes siguientes son las únicas responsables de una enfermedad determinada. Para erradicar dicha enfermedad de una manera eficiente, sería probablemente más lógico eliminar ¿qué causa suficiente o componente?:*

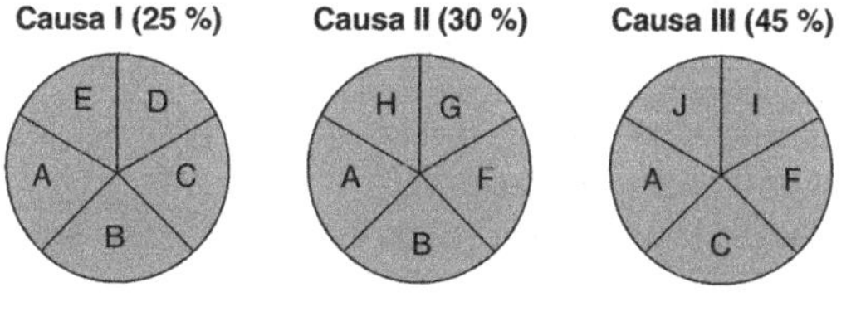

(1) I (responsable del 25 % de casos de enfermedad).
(2) II (responsable del 30 % de casos de enfermedad).
(3) III (responsable del 45 % de casos de enfermedad).
(4) A.
(5) I (25 %), II (30 %) y III (45 %).

5. *Observe la figura siguiente (modelo determinista modificado de Rothman) (se expone la frecuencia de enfermedad atribuible a cada causa suficiente):*

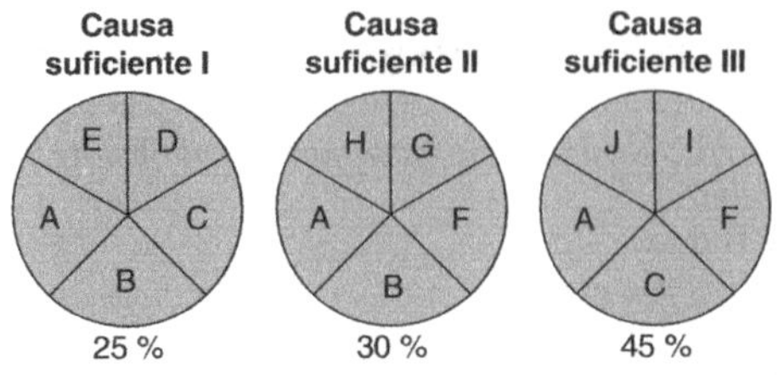

Podemos decir que la proporción de enfermedad atribuible a la causa componente C sería:

(1) 0 %.
(2) 25 % + 30 % + 45 % = 100 %.
(3) 1/5 = 20 %.
(4) 25 % + 45 % = 70 %.
(5) 1/5 × 1/5 = 0,04 = 4 %.

2.8.4. Respuestas comentadas de las preguntas de conceptos avanzados

1.

Respuesta correcta: 3

El refutacionismo de Popper o razonamiento hipotético-deductivo-experimental, pretende demostrar un fenómeno a base de intentar demostrar que lo contrario no es cierto, es decir refutando (rechazando) la hipótesis contraria a la que perseguimos. Es lo que hacemos cuando rechazamos la hipótesis nula (en principio hipótesis contraria a la que pretendemos demostrar) ante un valor de significación estadística pequeño (menor que el valor arbitrario de 0,05).

2.

Respuesta correcta: 5

(1) Cualquiera rechazaría la hipótesis nula (H_0), sobre todo si el estudio está bien diseñado y los sesgos se ajustan razonablemente.
(2) El Bayesiano haría hincapié sobre todo en que el resultado, aunque significativo estadísticamente, no tiene relevancia clínica.
(3) El Bayesiano podría rechazar la H_0 si la magnitud del efecto es aceptable y el estudio razonablemente planteado y libre de sesgos.
(4) Ante estos resultados el Bayesiano podría rechazar la H_0 (asumiendo que los demás parámetros descritos antes son razonables).
(5) El Bayesiano es el que típicamente podría rechazar la H_0 a pesar de un valor de significación estadística por encima del nivel 0,05 arbitrario, sobre todo si la magnitud del efecto es interesante, el tamaño muestral más bien pequeño y si el estudio está bien diseñado y analizado.

3.

Respuesta correcta: 3

Cada causa componente de una causa suficiente tiene UN período de inducción solamente. El tiempo que tarda una causa suficiente en producir el efecto corresponde, sin más, al período de inducción de la primera causa componente.

Los factores iniciadores (en oncología) y predisponentes (en enfermedades crónicas) son causas componentes tempranas mientras que los promotores (en oncología) y precipitantes (en enfermedades crónicas) son causas tardías.

4.

Respuesta correcta: 4

Para erradicar dicha enfermedad sería probablemente más lógico eliminar la causa componente A ya que contribuye a todas las causas suficientes. Si la elimináramos quedarían eliminados todos los casos de enfermedad debida a las correspondientes causas suficientes, es decir, en definitiva, erradicaríamos esta enfermedad.

También erradicaríamos la enfermedad eliminando las causas suficientes I, II, y III pero esto podría ser menos eficiente si nos dedicáramos a eliminar varias causas componentes en vez de la A que afecta a las tres causas suficientes.

5.

Respuesta correcta: 4

La causa contribuyente C está presente en las causas suficientes I y III que son responsables de un 25 % y un 45 % de los casos respectivamente. Así que la proporción de enfermedad atribuible a la causa componente C es la suma de estos dos porcentajes: 25 % + 45 % = 70 % (la enfermedad puede deberse a la causa I o bien a la causa III y por esa razón las probabilidades se suman).

CAPÍTULO 3

HISTORIA NATURAL DE LAS ENFERMEDADES

JOKIN DE IRALA
CRISTINA LÓPEZ DEL BURGO
SILVIA CARLOS CHILLERÓN

3.1. **Salud y enfermedad**

Realmente definir la salud es una tarea difícil, dadas las muy diversas perspectivas bajo las que se puede entender el término. Estos inconvenientes son resaltados por el profesor Piédrola Gil cuando afirma: «la salud es algo que todo el mundo sabe lo que es, hasta el momento que la pierde, o cuando intenta definirla» (G. Piédrola Gil, 1991). Históricamente la interpretación de la salud ha estado de acuerdo con los criterios culturales, empíricos o científicos dominantes en cada momento. Hasta la época actual, y aún hoy, la visión que se ha venido teniendo de la salud era obtenida con criterios negativos; es decir se trataba de explicar por qué se producía la pérdida de salud: la enfermedad. Se resumen algunas definiciones de Salud en la tabla 3.1.

Terris en su trabajo *Epidemiología de la salud* enuncia distintos criterios de medición de la salud que son factibles a partir de su definición. No obstante, la definición de Terris aún sigue siendo estática, a pesar de que a continuación desarrolla la idea dinámica de que la salud y la enfermedad forman un continuo, como el frío y el calor en una escala de temperatura (fig. 3.1). En la zona neutra se hace difícil distinguir entre salud y enfermedad. Las actividades propias de las zonas donde hay pérdida de salud son las de la «restauración de la salud» (asistencia sanitaria, diagnóstico y tratamiento, rehabilitación, reinserción social). Por el contrario en las zonas más próximas al estado óptimo de salud el quehacer sanitario se concentra en la protección y promoción de la salud y la prevención de la enfermedad.

Las definiciones más recientes tienen una mezcla de componentes objetivables y dinámicos; tienen en cuenta la ecología, incorporando el medio ambiente y nuestra integración en un complejo entorno donde ejercen simultáneamente su influencia varios factores, que siguiendo la teoría de sistemas van añadiendo sus efectos sobre nuestro organismo *(inputs)* y van produciendo diferentes desenlaces *(outputs)* (fig. 3.2; adaptado de M. A. Martínez-González, 1999).

Uno puede pensar que el debate sobre la definición de salud tendría que haber permitido una designación última y universal o, al menos, una verdadera definición de salud, pero resulta que no ha sido así. Es una meta inalcanzable y los intentos para conseguirla seguirán sucediéndose unos a otros.

TABLA 3.1. *Algunas definiciones de Salud*

Autor	*Definición-Concepto de salud*
A. Stampar, 1945; OMS, 1946	«La salud es el completo estado de bienestar físico, psíquico y social y no sólo la ausencia de enfermedad o achaque.»
R. Dubos, 1968	«Es un *modus vivendi* que permite al hombre imperfecto, llevar una existencia apremiante y no demasiado dolorosa, a la vez que superar un mundo imperfecto.»
C. M. Wyle, 1970	«El perfecto y continuado ajuste del hombre a su ambiente y la enfermedad, el continuo e imperfecto desajuste del hombre a su medio ambiente.»
A. Sonis, 1976	«Un estado de funcionamiento fisiológico y psicológico efectivo y total.»
M. Terris, 1987	Además de introducir factores objetivos en la definición de salud, suprime de la definición original de la OMS el término «completo», por considerarlo irreal, y concibe la salud como: «Un estado de bienestar físico, mental y social, con capacidad de funcionamiento, y no sólo la ausencia de afecciones o enfermedad.»
H. L. Blum, 1981	«Capacidad del individuo para mantener el estado de equilibrio propio de su edad, de acuerdo con sus necesidades sociales, en el que resulte libre de profundas incomodidades, insatisfacciones, enfermedad o incapacidad, asegurando la supervivencia de la especie y su realización personal.»
H. Mahler, 1988	Añade a la definición de Sonis: «La posibilidad de realización de una vida social y económicamente productiva.»
A. R. Tarlov, 1992	«Es una capacidad individual o de grupo relativa al potencial para funcionar plenamente en el ambiente social y físico.»
RAE, 2001	«El estado en que el ser orgánico ejerce todas sus funciones.»

Tradicionalmente, la medición de la salud se ha basado en la medición de su ausencia o, lo que es lo mismo, la presencia de enfermedad. En la actualidad, los métodos para cuantificar la salud están intentando adoptar estas definiciones más positivas. En definitiva, se ha pasado de una definición negativa «ausencia de enfermedad», a una más completa y positiva, aunque a veces algo ideal, que parece incluir elementos subjetivos así como el entorno físico (medio ambiente) y el temporal (adaptabilidad). El paso del estado de salud al de enfermedad, es lo que se conoce con el nombre de Historia Natural de la Enfermedad, expresión que no debe llevarnos a simplificar un fenómeno complejo y evitable (biológico, psicológico, cultural) hasta hacerlo parecer normal.

El método epidemiológico nos ayudará a medir y cuantificar todos los factores relacionados de manera interna o externa con la historia natural de la salud/enfermedad.

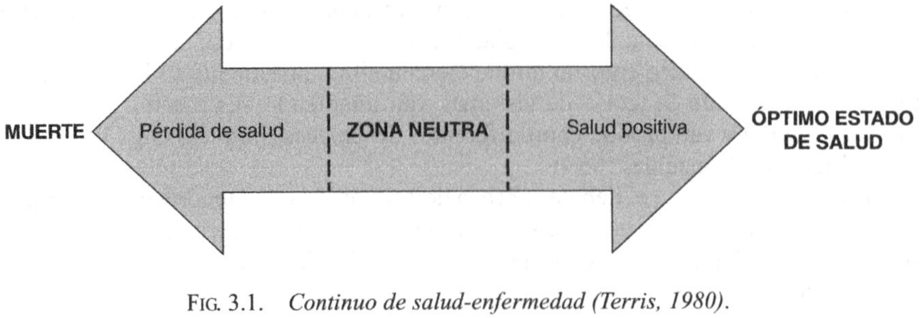

FIG. 3.1. *Continuo de salud-enfermedad (Terris, 1980).*

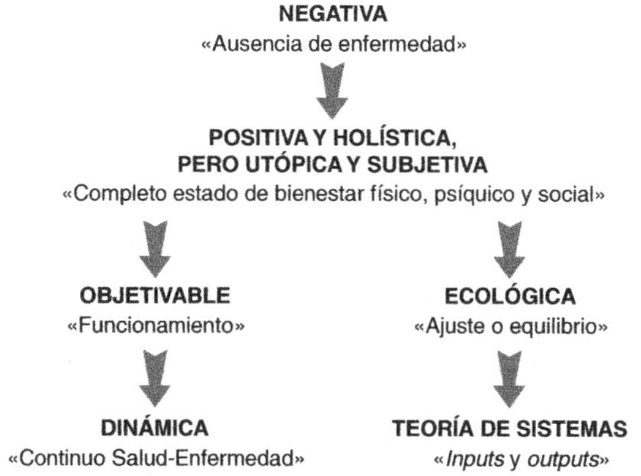

Adaptado de M. A. Martínez-González, 1999.

FIG. 3.2. *Evolución de las definiciones de salud.*

3.2. Evolución subclínica y clínica de la enfermedad

La enfermedad evoluciona de manera irregular en el tiempo. Con frecuencia y como acabamos de ver con el continuo de salud-enfermedad de Terris, es difícil señalar con exactitud el momento en el que una persona pasa del estado de «salud» al de «enfermedad». Sin embargo, el conocimiento de las diferentes fases de dicha transformación es importante a la hora de estudiar este fenómeno y de poder incidir sobre él para cambiarlo o interrumpirlo.

La relación existente entre la evolución natural de la enfermedad y los niveles de prevención se resumen en la tabla 3.2. A cada fase le corresponden cambios patogénicos e intervenciones médicas específicas.

TABLA 3.2. *Relación entre la evolución natural de la enfermedad, las fases de prevención y la intervención médica*

*Fases de enfermedad**	«Inducción»	Latencia		
Fases de enfermedad	Susceptibilidad	Presintomático	Enfermedad clínica	Incapacidad
Cambios tisulares y/o fisiológicos	Prepatogénesis	Patogénesis		Resolución o secuelas
Niveles de prevención	Primaria	Secundaria	Terciaria	
Tipo de intervenciones	Educación sanitaria, legislación, protecciones específicas (vacunas), medio ambiente.	Despistaje, diagnóstico y tratamiento precoz.	Diagnóstico, tratamiento, rehabilitación, limitación de la incapacidad.	
Tipo de medicina que interviene	Comunitaria	Clínica	Clínica	
	Clínica	Comunitaria	Comunitaria	

Adaptado y modificado de J. S. Mausner *et al.*, 1985.
* Rothman: inducción + latencia = incubación (K. J. Rothman, 1998).

3.2.1. Fase de susceptibilidad

En esta fase, todavía no ha ocurrido la enfermedad pero existen condiciones o comportamientos (estilos de vida), los factores de riesgo, que pueden favorecer su aparición.

La fase de susceptibilidad corresponde a la *fase de inducción* definida por Rothman (K. J. Rothman, 1998). Es preciso señalar que el concepto de periodo de inducción no se refiere al «tiempo durante el cual una persona se ve expuesta a un factor de riesgo» sino más específicamente al periodo de exposición *relevante* para producir una enfermedad determinada. Por ejemplo, si diagnosticamos un cáncer de pulmón en un varón fumador de 50 años, su tabaquismo durante los quince días anteriores al diagnóstico no es probablemente una exposición implicada en la génesis del tumor objeto de estudio. La exposición al tabaco responsable del tumor será con toda seguridad aquella que existió durante un número de años anteriores al comienzo del daño genético celular. El conocimiento correcto de la fisiopatología de cada enfermedad nos debe orientar hacia la búsqueda de los periodos de inducción correctos en cada caso.

3.2.2. Fase de enfermedad presintomática

Empiezan a existir cambios patogénicos, como por ejemplo cambios arterioscleróticos en los vasos coronarios, pero no existen manifestaciones clínicas de la enfermedad. Es evidente que la detección de esta fase dependerá, en gran medida, del avance de la tecnología.

La fase de enfermedad presintomática también se llama *fase de latencia* (K. J. Rothman, 1998).

3.2.3. Fase de enfermedad clínica

En esta fase se producen cambios significativos en los órganos diana, de manera que los signos y síntomas de la enfermedad son reconocibles. Esta fase puede, a su vez, clasificarse en diferentes estadios (estadios del cáncer, niveles de diabetes, gravedad de los traumatismos), que suelen reflejar la gravedad de la situación, que se suelen utilizar para dar pronósticos de la enfermedad. Cuando se realizan estudios epidemiológicos y se comparan diferentes grupos, es importante utilizar pacientes con estadios semejantes en los grupos comparados o, al menos, tener en cuenta las diferencias en estadios cuando se analizan datos comparativos.

3.2.4. Fase de incapacidad

La palabra «incapacidad» puede definirse como «cualquier limitación de las actividades de una persona, como resultado de un proceso agudo o crónico» (J. M. Last, 1995). Muchas enfermedades se curan sin dejar secuelas, sin embargo algunos procesos, si bien desaparecen, pueden dejar secuelas crónicas (por ejemplo, parotiditis e infertilidad). Otras enfermedades permanecen y causan, además, limitaciones crónicas (por ejemplo, diabetes y neuroangiopatías).

Existen diferentes maneras de definir y clasificar las incapacidades dependiendo de si se refieren a limitaciones a nivel de órgano o sistema, individuo o funciones sociales del individuo. Una correcta definición de las características de estas «incapacidades» o «discapacidades» será necesaria para investigar factores de riesgo, proponer intervenciones y evaluar su eficacia. La Epidemiología también tiene aplicación en este contexto.

3.3. Niveles de prevención

La descripción de la evolución de las enfermedades nos demuestra que la detección de un problema se puede realizar a distintos niveles (desde la evidencia de la presencia del factor de riesgo hasta el diagnóstico clínico); asimismo, los cambios patológicos pueden tener consecuencias más o menos graves según en qué fase intervengamos. Si tenemos intervenciones eficientes será preferible adelantar al máximo, tanto la detección como la intervención sobre estos problemas sanitarios. Esto nos lleva directamente al concepto de prevención. Por *prevención,* entendemos (J. S. Mausner *et al.,* 1985):

> «La inhibición del desarrollo de la enfermedad antes de que ocurra, pero también se incluyen las medidas para interrumpir o enlentecer la progresión de una enfermedad y para restablecer la salud.»

Según en qué fase del desarrollo de la enfermedad actuemos, hablaremos de prevención primaria, secundaria o terciaria.

3.3.1. Prevención primaria

Es la prevención de la aparición de la enfermedad, también definida como «la protección de la salud» y «promoción de la salud» (J. S. Mausner *et al.,* 1985; J. M. Last, 1995). Se actúa en la fase de susceptibilidad o antes.

El objetivo es el de reducir la *incidencia* (número de casos nuevos) de lesiones o enfermedad, es el de mantener el estado de salud íntegro.

Las medidas utilizadas son la *promoción de la salud,* mediante medidas legislativas, medioambientales y de estilo de vida, y las *medidas protectoras específicas*, por ejemplo las vacunas.

Los problemas sanitarios más importantes del mundo desarrollado (enfermedades crónicas y accidentes) pueden evitarse en gran medida con medidas de prevención primaria.

3.3.2. Prevención secundaria

La prevención secundaria se ocupa del *diagnóstico y tratamiento precoz* de la enfermedad (J. S. Mausner *et al.,* 1985). Se actúa en la fase presintomática de la enfermedad (disminuir las infecciones de transmisión sexual, detección precoz del cáncer de cérvix —cuello uterino—, detección precoz del cáncer de mama). La enfermedad ya existe aunque la persona que la padece no lo sepa (prediabetes) porque aún no han aparecido síntomas perceptibles y no se ha diagnosticado la enfermedad.

El objetivo de la prevención secundaria es el de reducir la *prevalencia* (número de casos presentes) de la enfermedad (J. M. Last, 1995). Se reduce la prevalencia de una enfermedad cuando, gracias al diagnóstico precoz, podemos tratarlo de modo que no progrese a la forma clínica más avanzada que hubiese dado lugar a su diagnóstico. A la larga si existe un tratamiento eficaz, tendremos menos enfermos en un periodo determinado y por ello decimos que se reduce la prevalencia. Sin embargo, a corto plazo, un sistema de prevención secundaria que detectase eficazmente a personas enfermas podría dar la impresión paradójica de asociarse a un aumento de la prevalencia porque en el momento del diagnóstico «observamos», y por lo tanto contamos, más casos de enfermedad que en otro lugar donde no existiera dicho programa de cribado y donde los casos se van diagnosticando más paulatinamente. Decimos que es un aumento «paradójico» porque lo único que hace el programa de detección precoz es adelantar el diagnóstico de la enfermedad, aumentar el número de enfermos «visibles» en ese momento, pero el número de enfermos realmente no aumenta. Si se consigue la curación, el programa de detección precoz acorta la duración de la enfermedad y esto produce la disminución de su prevalencia. Sin embargo, si el despistaje consigue cronificar una enfermedad mortal que no logramos tratar del todo aunque consigamos una mayor supervivencia gracias al tratamiento paliativo precoz, la prevalencia de esa enfermedad aumentará.

Las enfermedades infecciosas con periodos de latencia muy cortos, las lesiones por traumatismos (por ejemplo, fracturas o quemaduras) y ciertas condiciones agudas (por ejemplo, un envenenamiento) suelen beneficiarse poco de las medidas de prevención secundaria puesto que, o bien carecen de periodo de latencia, o el que tienen es demasiado breve.

3.3.3. Prevención terciaria

La prevención terciaria *retrasa la progresión de la enfermedad y previene la incapacidad* (mediante el tratamiento adecuado: agudo y rehabilitador) que puede causarse por la enfermedad una vez que ésta ya se ha establecido y es visible o diagnosticada. En el caso de producirse lesiones residuales, la prevención terciaria limita el grado de incapacidad resultante mediante tratamientos reparadores o la rehabilitación (cirugía, fisioterapia, psicoterapia). También promueve la adaptación del paciente a condiciones irremediables (por ejemplo, prótesis de pierna) (J. S. Mausner *et al.,* 1985; J. M. Last,1995). El objetivo general es la reducción de complicaciones (J. M. Last, 1995).

3.3.4. Prevención primordial

La prevención primordial se puede considerar como un tipo de prevención primaria en cuanto que su objetivo es evitar la aparición de enfermedad, pero lo explicamos en un apartado independiente porque la actuación preventiva no se realiza sobre los individuos propiamente dichos sino sobre países o áreas geográficas. Se trata de prevenir la aparición de las condiciones que predisponen a la enfermedad, es decir, evitar la introducción de factores de riesgo en dichos lugares. Un ejemplo de prevención primordial es la regulación en el Estado español para evitar la introducción de tabaco de mascar o la prohibición de tener armas de fuego.

Resumen

- La historia natural de la enfermedad es el paso del estado de salud al de enfermedad. Comprende varias fases y en cada fase puede aplicarse un tipo de prevención.

Fases de enfermedad	**Susceptibilidad o Inducción**	**Presintomática o Latencia**	**Enfermedad clínica**	**Incapacidad**
Cambios tisulares y/o fisiológicos	Prepatogénesis	Patogénesis		Resolución o secuelas
Niveles de prevención	**Primaria** (↓ incidencia o casos nuevos)	**Secundaria** (↓ prevalencia o casos presentes)	**Terciaria** (reducción de complicaciones)	
Tipo de intervenciones	Educación sanitaria, legislación, protecciones específicas (vacunas), medio ambiente.	Despistaje, diagnóstico y tratamiento precoz.	Diagnóstico, tratamiento, rehabilitación, limitación de la incapacidad.	
Tipo de medicina que interviene	Comunitaria	Clínica	Clínica	
	Clínica	Comunitaria	Comunitaria	

3.4. **Problemas**

3.4.1. Problemas sobre la evolución subclínica y clínica de la enfermedad

a) A continuación, complete la tabla siguiente sobre diferentes aspectos relacionados con la prevención del infarto de miocardio:

Fases de enfermedad	Inducción	Latencia		
Fases de enfermedad	Susceptibilidad *Sedentarismo*	Presintomática __________	Enfermedad clínica __________	Incapacidad __________
Cambios tisulares y/o fisiológicos	Prepatogénesis __________	Patogénesis __________		Resolución o secuelas __________
Niveles de prevención	Primaria	Secundaria	Terciaria	
Tipo de intervenciones	Educación sanitaria, protecciones específicas. __________	Despistaje, diagnóstico y tratamiento precoz. __________	Diagnóstico, tratamiento, rehabilitación, limitación de la incapacidad. __________	

Sedentarismo = ejemplo ilustrativo.

b) A continuación, complete la tabla siguiente con ejemplos sobre diferentes aspectos relacionados con la prevención de accidentes de tráfico:

Fases de enfermedad	Inducción	Latencia		
Fases de enfermedad	Susceptibilidad *Velocidad*	Presintomática __________	Enfermedad clínica __________	Incapacidad __________
Cambios tisulares y/o fisiológicos	Prepatogénesis __________	Patogénesis __________		Resolución o secuelas __________
Niveles de prevención	Primaria	Secundaria	Terciaria	
Intervenciones	Educación sanitaria, protecciones específicas. __________	Despistaje, diagnóstico y tratamiento precoz. __________	Diagnóstico, tratamiento, rehabilitación, limitación de la incapacidad. __________	

Velocidad = ejemplo ilustrativo.

3.4.2. Solución de los problemas sobre la evolución subclínica y clínica de la enfermedad

a) Fases del infarto de miocardio:

Fases de enfermedad.	Inducción	Latencia		
Fases de enfermedad.	Susceptibilidad Sedentarismo, HTA	Presintomática *Colesterol LDL alto*	Enfermedad clínica *Angina e infarto*	Incapacidad *Embolismo, arritmia, insuficiencia cardíaca.*
Cambios tisulares y/o fisiológicos.	Prepatogénesis *Placas de ateroma*	Patogénesis *Obstrucción coronaria, isquemia, necrosis*		Resolución o secuelas *Dilatación auricular, necrosis, fibrosis.*
Niveles de prevención.	Primaria	Secundaria	Terciaria	
Intervenciones	Educación sanitaria, protecciones específicas. *Ejercicio físico, dieta sana, alcohol moderado en adultos, no tabaco.*	Despistaje, diagnóstico y tratamiento precoz. *Colesterolemia, control tensión arterial, prueba de esfuerzo, electrocardiograma, antiagregantes, recanalización,* by-pass.	Diagnóstico, tratamiento, rehabilitación, limitación de la incapacidad. *Anticoagulación, cardioversión, trasplante.*	

Sedentarismo = ejemplo ilustrativo.

b) Fases de accidentes de tráfico:

Fases de enfermedad.	Inducción	Latencia		
Fases de enfermedad.	Susceptibilidad *Velocidad*	Presintomática **No hay fase presintomática**	Enfermedad clínica *Accidente de automóvil, traumatismo*	Incapacidad *Paraplejia, cojera*
Cambios tisulares y/o fisiológicos.	Prepatogénesis **No hay fase de prepatogénesis**	Patogénesis *Fractura de hueso, lesión medular*		Resolución o secuelas *Nervio seccionado, dismetría en hueso*
Niveles de prevención.	Primaria	Secundaria	Terciaria	
Intervenciones	Educación sanitaria, protecciones específicas. *Multas (por exceso de velocidad), limitaciones de velocidad (en el propio vehículo), buenas carreteras, prudencia, no beber antes de conducir.*	Despistaje, diagnóstico y tratamiento precoz. **No hay fase de «diagnóstico precoz del accidente».**	Diagnóstico, tratamiento, rehabilitación, limitación de la incapacidad. *Ayuda en carretera, UCIs móviles, helicópteros, cirugía plástica, ortopedia; rehabilitación (terapia física).*	

Velocidad = ejemplo ilustrativo.

3.5. **Preguntas de elección múltiple**

3.5.1. PREGUNTAS

Para cada pregunta, seleccione la respuesta más correcta. Se aconseja intentar responder primero a TODAS las preguntas antes de ir revisando las respuestas comentadas.

1. *Un ejemplo de prevención primaria es:*
(1) La citología cervical para el cribado del cáncer de cuello de útero.
(2) La autopalpación de las mamas como prevención del cáncer de mama.
(3) Dejar de fumar después de un infarto de miocardio.
(4) Añadir flúor al agua para prevenir nuevos casos de caries dental.
(5) Usar antibióticos en el tratamiento de una amigdalitis.

2. *Para realizar una prevención secundaria, es útil el conocimiento de los siguientes factores o datos clínicos sobre los candidatos del cribado EXCEPTO:*
(1) Factores de riesgo modificables.
(2) El diagnóstico hospitalario de la enfermedad.
(3) Marcador de riesgo.
(4) Factores de riesgo no modificables.
(5) Historia familiar.

3. *¿Cuál de los siguientes tipos de prevención tiene como resultado directo la disminución del número de casos nuevos de una enfermedad?:*
(1) Prevención primaria.
(2) Prevención secundaria.
(3) Prevención terciaria.
(4) Prevención secundaria y terciaria.
(5) Ninguna de las tres prevenciones puede tener un efecto sobre el número de casos de una enfermedad.

4. *¿Cuál de las siguientes medidas NO es un ejemplo de prevención primaria?:*
(1) Prohibir la conducción ante cierta alcoholemia.
(2) Reducir la exposición de asbesto en el trabajo.
(3) Cambios en la composición de dietas, previamente hiperlipídicas, en la población general.
(4) Citología cervical como cribado del cáncer de cuello uterino.
(5) Inmunización contra el sarampión mediante la vacuna triple vírica.

5. *Un varón de 50 años de edad diagnosticado de enfermedad pulmonar obstructiva crónica desde hace 5 años, fumador desde los 25 y bebedor de 60 gr de alcohol al día, acude por primera vez al centro de atención primaria. Si se le aconseja que deje de fumar, para sentirse mejor de su disnea se estaría haciendo:*
(1) Atención curativa.
(2) Prevención secundaria.
(3) Prevención primaria.
(4) Promoción de la salud.
(5) Prevención terciaria.

6. *La realización de un programa de actividades de prevención secundaria NO está justificada cuando la enfermedad a prevenir tenga:*
(1) Una elevada mortalidad.
(2) Una prevalencia muy elevada en la población.
(3) Un tratamiento eficaz (enfermedad controlable a través de los medios habituales).
(4) Unas pruebas de cribado aceptables por la población.
(5) Una fase presintomática corta.

7. *El cribado se suele realizar antes de que una enfermedad se diagnostique. Es preferible que se haga en la fase:*
(1) De incapacitación.
(2) De latencia.
(3) Primaria.
(4) De inducción.
(5) De susceptibilidad.

8. *Tomar beta-bloqueantes tras un infarto para evitar las complicaciones del mismo, sería una medida de:*
(1) Prevención primaria.
(2) Prevención secundaria.
(3) Prevención terciaria.
(4) Detección precoz.
(5) Prevención primordial.

9. *En principio las medidas coercitivas como las multas deben considerarse como medidas de prevención:*
(1) Primaria.
(2) Secundaria.
(3) Terciaria.
(4) Primaria y terciaria.
(5) Primaria y secundaria.

10. *Si realizamos el Test de Fagerström (test de 6 preguntas que valora el grado de adicción a la nicotina) a fumadores que desean dejar su adicción para decidir a quiénes damos sustitutos de la nicotina y así disminuir el número de recaídas, estaríamos realizando una prevención:*
(1) Primaria de recaídas.
(2) Secundaria de cáncer de pulmón.
(3) Terciaria de recaídas.
(4) Primaria y terciaria de cualquier cáncer.
(5) Primaria y secundaria de cáncer de pulmón.

11. *¿Cuál de las siguientes medidas NO es un ejemplo de prevención primaria?*
(1) Campaña de uso del cinturón de seguridad.
(2) Obligatoriedad del uso de guantes al personal de un laboratorio de análisis clínicos.
(3) Cambios en la composición de bebidas gaseosas, previamente azucaradas, en la población general.
(4) Medición del nivel de colesterol en las consultas de Atención Primaria.
(5) Ejercicio físico moderado en una persona sana.

12. *Sobre la prevención secundaria todo es cierto EXCEPTO:*
(1) En un primer momento puede dar la impresión de que aumenta el número de casos presentes de la enfermedad buscada.
(2) En realidad el resultado del programa suele ser disminuir el número de casos presentes de esa enfermedad.
(3) Sin embargo, si una enfermedad mortal detectada precozmente se hace crónica, puede tener el efecto de aumentar el número de casos presentes de la enfermedad.
(4) Es mejor que el periodo de inducción de una enfermedad sea largo para que la prevención secundaria sea más eficaz.
(5) Se distingue de la prevención primaria en que la enfermedad ya está presente y se distingue de la terciaria en que la enfermedad aún no está diagnosticada.

3.5.2 Respuestas comentadas de las preguntas

1.

Respuesta correcta: 4

La prevención primaria previene la aparición de la enfermedad y actúa en la fase de susceptibilidad o antes. La respuesta 4 es la única donde se actúa queriendo prevenir un caso nuevo de enfermedad.

Las opciones 1 y 2 son ejemplos de prevención secundaria, se diagnostica precozmente el cáncer de útero o el de mama pero, en cualquier caso, ya estarían presentes en el momento de diagnosticarlos.

Las opciones 3 y 5 son ejemplos de prevención terciaria, se actúa una vez que aparecen síntomas clínicos de la enfermedad.

2.

Respuesta correcta: 2

El diagnóstico hospitalario de la enfermedad significa que ya es demasiado tarde para realizar una prevención primaria o secundaria a esas personas.

Los factores de riesgo modificables o no, los antecedentes familiares y los marcadores de riesgo son interesantes porque podemos realizar pruebas de cribado con mayor eficiencia (por ejemplo, diagnosticaremos probablemente más cánceres de pulmón de manera precoz a personas con dedos manchados de nicotina, fumadores, mayores, con antecedentes, etc.).

3.

Respuesta correcta: 1

La prevención primaria tiene como fin la disminución del número de casos nuevos de la enfermedad.

En las enfermedades curables la prevención secundaria tiene como fin la reducción del número de casos presentes en un momento determinado ya que disminuye la duración de la enfermedad si la diagnosticamos y tratamos pronto.

La prevención terciaria previene la incapacidad, cura o alivia pero una vez que la enfermedad ya ha aparecido.

4.

Respuesta correcta: 4

Las opciones 1, 2, 3 y 5 previenen la aparición de la enfermedad y así reducen la incidencia (casos nuevos). La citología cervical tiene como finalidad el diagnóstico precoz del cáncer de cuello uterino ya presente en el momento del cribado.

5.

Respuesta correcta: 5

En este caso se está haciendo prevención terciaria ya que la enfermedad —enfermedad pulmonar obstructiva crónica— ya está presente y de lo que se trata con esta medida es de reducir las posibles complicaciones que pudieran aparecer.

Con esta medida no se pretende ni mantener la salud ya alterada del paciente ni curarle, sino disminuir la progresión de la enfermedad.

6.

Respuesta correcta: 5

La prevención secundaria actúa en la fase presintomática de la enfermedad. Si ésta es corta, el programa de actividades de prevención secundaria no podrá captarla.

La mortalidad o la prevalencia elevadas tienen relación con la indicación de un programa de prevención secundaria.

Es bueno que haya un tratamiento eficaz ya que la prevención secundaria persigue el tratamiento precoz y éste debe ser adecuado.

Es bueno que las pruebas de cribado sean aceptables por la población ya que facilita la implantación del programa.

7.

Respuesta correcta: 2

El cribado persigue un diagnóstico y un tratamiento precoces. Los cambios patogénicos han de estar presentes para que se puedan identificar. Interesa que esto tenga lugar antes de la aparición de la clínica para dar así al paciente un mejor y precoz tratamiento. Según esto es preferible que se haga en la fase de latencia o fase de enfermedad presintomática.

En la fase de inducción o de susceptibilidad, no detectaríamos ningún cambio patológico.

8.

Respuesta correcta: 3

La toma de beta-bloqueantes es una medida de prevención terciaria ya que previene la aparición de complicaciones tras un infarto.

Si el objetivo de los beta-bloqueantes fuese la prevención de otro caso nuevo de infarto, y si no consideramos que el segundo infarto es una complicación del primero, se podría hablar de «prevención primaria de otro infarto».

9.

Respuesta correcta: 1

Las medidas coercitivas tales como las multas sirven para que no se vuelvan a cometer ciertas infracciones que pueden causar accidentes o realizar actividades ilícitas como vender tabaco a menores de edad. Por lo tanto se trata de medidas de prevención primaria.

Ni sirven para el diagnóstico o tratamiento precoces ni reducen el riesgo de complicaciones.

10.

Respuesta correcta: 1

Con esta medida estaríamos reduciendo la aparición de <u>nuevas</u> recaídas tratándose por tanto de una medida de prevención primaria.

No se trata de una medida de diagnóstico ni terapia precoces con lo que no es una prevención secundaria.

Tampoco se trata de disminuir las complicaciones de dichas recaídas.

11.

Respuesta correcta: 4

La medición del nivel del colesterol en las consultas de Atención Primaria se hace para detectar precozmente la hipercolesterolemia, ya presente en los pacientes, y poder tratarla precozmente.

Las demás respuestas pretenden evitar la incidencia de un problema:

1. Lesiones por accidentes.
2. Problemas infecciosos.
3. Enfermedades asociadas a bebidas con alto contenido de azúcar (por ejemplo: obesidad).
5. Problemas asociados al sedentarismo (obesidad, etc.).

12.

Respuesta correcta: 4

La prevención secundaria no tiene nada que ver con el periodo de *inducción* (periodo durante el cual actúan los factores de riesgo pero durante el cual todavía no hay lesión celular o tisular) sino con el de latencia (periodo entre el daño celular y las manifestaciones clínicas). La prevención secundaria es mejor (más rentable, más sencilla) cuando el periodo de *latencia* es largo.

CAPÍTULO 4

MEDIDAS DE FRECUENCIA

JOKIN DE IRALA
CRISTINA LÓPEZ DEL BURGO
SILVIA CARLOS CHILLERÓN

Las medidas de frecuencia permiten valorar lo común que es un fenómeno de interés. De los capítulos anteriores es fácil deducir que la medición de la frecuencia de los sucesos que afectan a la salud y a la enfermedad ocupará un lugar central en las actividades relacionadas con la epidemiología. Como veremos en capítulos sucesivos, podemos utilizar las medidas de frecuencia para hallar, a su vez, medidas de asociación entre una causa y un posible efecto, y medidas de impacto potencial sobre la salud de la exposición a un factor de riesgo (por ejemplo, la contaminación atmosférica) o un factor de prevención (por ejemplo, una vacuna).

4.1. **Medidas absolutas y medidas relativas**

Cuando trabajamos con medidas absolutas, la interpretación de un valor absoluto dependerá del tamaño muestral. Los números absolutos de frecuencia pueden ser útiles en algunas situaciones administrativas (saber cuántas camas de UCI se necesitan en un hospital, etc.) pero, en la mayoría de estudios analíticos, hay que tener en cuenta el tamaño de la población estudiada y trabajar con *cocientes* porque su interpretación es directa, independiente del tamaño muestral. Por ejemplo, al evaluar los fallecimientos, es peor que mueran 2 personas en una población de 4 personas, que fallezcan 2 en una población de 300.000 personas. Es la razón por la cual se afirma que la interpretación de un valor absoluto «depende» del denominador al cual se refiere. En general, es preferible que las medidas de frecuencia sean independientes del tamaño de la población de donde provienen. Para ello es preciso relacionar los casos de enfermedad, por ejemplo, con el número de personas en la población de donde provienen dichos casos. Por ejemplo, al hablar en términos de porcentajes, el valor será el mismo sea cual sea el tamaño muestral. Cuando se afirma que existe un 2 % de mortalidad, dicho valor es interpretable y comprensible ante cualquier tamaño muestral, *su interpretación* «no depende» del tamaño muestral. Si la población consta de 1.000 personas enfermarían 20 y si constara de 10.000 personas enfermarían 200.

Ejemplo (tabla 4.1): en un informe de una campaña para aumentar la utilización de cinturones de seguridad, se podría decir que en una ciudad grande, y en un día, ocurrieron 30 fallecimientos en accidentes en los que se observó que, de los 30 conductores fallecidos, 10

TABLA 4.1. *Diferencia entre valores absolutos y valores relativos*

Fallecidos en accidentes	*Utilización del cinturón de seguridad*	*Denominador*	*Interpretación*
30	10 no utilizaron el cinturón 20 sí lo llevaban	Desconocido	Se puede interpretar que han muerto más personas con el cinturón puesto.
30	10 no utilizaron el cinturón 20 sí lo llevaban	1.000 4.000	Han fallecido el 1 % (10/1.000) de los que no llevaban cinturón. Han fallecido el 0,5 % (20/4.000) de los que sí llevaban cinturón. El cinturón se asocia con una menor mortalidad.

no utilizaron el cinturón de seguridad y 20 sí lo llevaban. La comparación de cifras absolutas podría sugerir que el cinturón de seguridad conlleva un mayor riesgo para los fallecimientos por accidentes. Sin embargo, si tuviéramos en cuenta los tamaños de las poblaciones comparadas (los que utilizaron cinturones y los que no los utilizaron) podríamos llegar a conclusiones diferentes. Por ejemplo, si 1.000 conductores no utilizaron cinturones y 4.000 sí los utilizaron durante ese periodo de observación, las comparaciones anteriores se convertirían en lo siguiente: el 1 % de los conductores sin cinturón murieron en comparación con el 0,5 % de los que sí lo utilizaron (tabla 4.1). Ahora estas cifras nos sugieren que llevar puesto el cinturón de seguridad se asocia con una menor mortalidad.

4.2. **Cocientes utilizados en epidemiología**

4.2.1. PROPORCIÓN

Una proporción es un cociente cuyo numerador sí está incluido en el denominador. Las proporciones carecen de unidades (pues numerador y denominador son de la misma especie y se cancelan algebraicamente) y sus valores oscilan entre 0-1 (o bien 0 y 100). También se pueden presentar en forma de porcentaje, tantos por mil, etc. (J. M. Last, 1995).

Ejemplo: Si en un problema el número de varones a) es 300 y el de mujeres b) 200, la proporción de varones es $a/(a + b) = 300/500 = 0{,}6$ (el 60 %). Nótese que el numerador está incluido en el denominador (500 = 300 + 200).

4.2.2. RAZÓN

Una razón es un cociente cuyo numerador no está contenido en el denominador. La dimensionalidad de la razón queda anulada por cancelación algebraica, no tiene unidades. El rango de una razón es de 0 al infinito (J. M. Last, 1995).

Ejemplo: Si en una población el número de varones *a)* es 300 y el número de mujeres *b)* es 200, diremos que la razón de varones a mujeres, también llamada «razón de masculinidad», es: $a/b = 300/200 = 1{,}5$. Esta razón se interpretaría diciendo que en esta población existe un promedio de 1,5 varones por cada mujer (o bien 15 varones por cada 10 mujeres).

4.2.3. Odds

Un caso particular de razón es la «Odds» o «ventaja». Es más fácil calcular una Odds que definirla. Para calcular una Odds basta con dividir el número de individuos con la característica de interés por el número de individuos que carecen de ella. Por ejemplo, si de 90 pacientes observados, hay 60 que han presentado una remisión, la Odds simplemente consiste en dividir los que presentan remisión (60) entre los 30 que NO la presentan:

$$\text{Odds} = \frac{\text{Hubo remisión}}{\text{No hubo remisión}} = \frac{60}{30} = 2$$

En este ejemplo, la Odds valdría 2. Se interpreta como que hay dos pacientes con remisión por cada paciente sin remisión. La Odds es una razón donde el numerador es la probabilidad de que ocurra un suceso (p) y el denominador es la probabilidad de que tal suceso no ocurra $(1-p)$. Recibe el nombre de Odds, ventaja, o razón de complementarios porque dividimos una probabilidad por su valor complementario.

$$\text{Odds} = \frac{p}{1-p}, \quad \text{es decir} \quad \text{Odds} = \frac{60/90}{1-\left(60/90\right)} = \frac{60/90}{\left(30/90\right)} = \frac{60}{30} = 2$$

La Odds, como toda razón, no tiene unidades. Sus límites son cero e infinito. La Odds mide lo mismo que la proporción, pero en una escala distinta. Tenga en cuenta que la razón de masculinidad del apartado 4.2.2 es también una Odds porque la proporción que situamos en el denominador (proporción de mujeres en este caso) es el complementario del numerador (1-proporción de hombres en nuestro ejemplo). Sin embargo, recuerde que a pesar de este ejemplo concreto, no todas las razones son odds. Por ejemplo, si la razón de plazas de garaje por apartamento es dos, quiere decir que hay dos plazas por cada apartamento pero esto no es una odds.

Al cociente entre dos Odds, se le llama Odds Ratio. La Odds Ratio (OR) ya no es una medida de frecuencia, sino una medida comparativa o de asociación que veremos más adelante.

CONCEPTOS AVANZADOS

Si la proporción (p) de diabéticos en una población es del 5,0 % ($p = 0{,}050$), la Odds será 5/95 = 0,053. Cuando una proporción es inferior al 10 %, la Odds es muy parecida a la proporción. Para pasar de Odds a proporción la expresión es:

$$p = \frac{\text{Odds}}{1 + \text{Odds}}$$

En la figura 4.1 se resumen los conceptos de proporción y de Odds, así como las relaciones entre ellos, usando un ejemplo. Entre 200 personas que deberían haberse vacunado, sólo lo hicieron el 75 % (proporción = 0,75), es decir, se vacunaron 150 y no se vacunaron 50. La Odds de vacunación valdría 3.

Tanto las proporciones como las Odds expresan el mismo concepto pero usando dos escalas numéricas distintas: las proporciones oscilan entre 0-1 y las Odds entre 0-infinito. A veces interesa pasar de una escala a otra, utilizándose para ello las expresiones que hemos visto: Odds = $p/(1-p)$ y p = Odds/(1 + Odds).

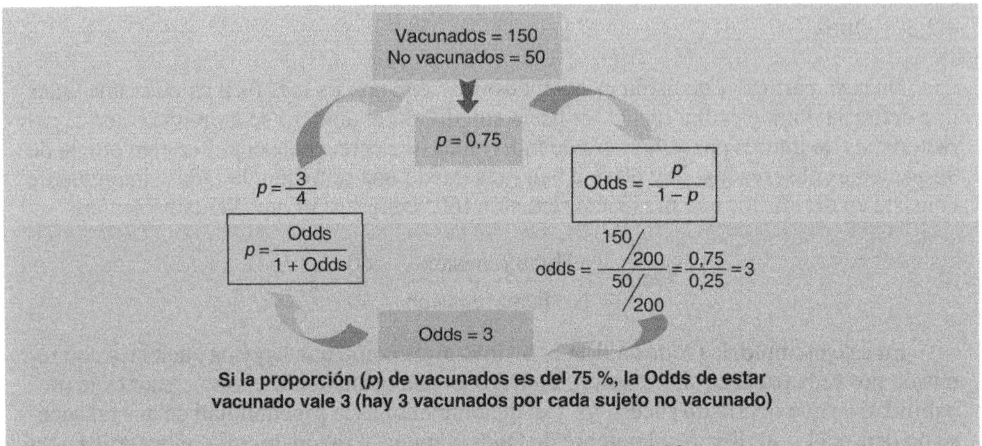

FIG. 4.1. *Conceptos de proporción y Odds.*

4.2.4. TASA

Una tasa es un cociente que lleva incorporado en el denominador una variable de diferente naturaleza a la del fenómeno que se estudia, esta variable suele ser el tiempo. Expresa la velocidad de ocurrencia o fuerza de morbilidad de una enfermedad. Se habla de la tasa como una medida del cambio «instantáneo» de un estado a otro (de sano a enfermo) porque siempre es posible reducir la variable tiempo al mínimo, para hallar una «tasa instantánea». En epidemiología, hablamos de tasas durante *un periodo* determinado; dichas tasas son «tasas medias» porque se podrían hallar calculando la media de todas las tasas instantáneas durante ese periodo estudiado. No tiene interpretación individual, sólo poblacional. La palabra *rate* (en inglés) significa tasa.

$$\frac{a}{(a+b)\times t}$$

Donde $a + b$ son el total de personas a riesgo (por ejemplo, a son los que desarrollarán la enfermedad y b los que no la desarrollarán durante un periodo determinado de tiempo). Las tasas tienen como unidades el recíproco del tiempo: 1/tiempo o, lo que es igual, tiempo^{-1} (por ejemplo, años^{-1}) y su rango de valores oscila entre 0-infinito. Si en una población la tasa de infarto de miocardio es 0,008 años^{-1}, la interpretación será que se producen 8 infartos por mil habitantes y año.

4.3. Características de poblaciones observadas en epidemiología

4.3.1. POBLACIÓN FIJA

Una población o un grupo de personas estudiadas (cohorte) forman parte de una «cohorte fija» cuando entran en un estudio en una fecha determinada y son observadas hasta que presenten el desenlace de interés o hasta que finaliza el estudio.

El tamaño de estas cohortes puede quedarse fijo hasta el final del estudio (si el desenlace que nos interesa se mide en ese momento) o también puede disminuir con el tiempo, por ejemplo, cuando las personas van presentando el desenlace antes de finalizar el estudio, por lo que las personas estudiadas no presentarán el mismo tiempo de observación. En ambos casos, el tamaño de la muestra también puede modificarse si algunas personas abandonan el estudio por otras razones, por ejemplo, porque se trasladan a otro lugar y ya no se pueden seguir más. Sin embargo, el análisis de los datos de una cohorte fija con abandonos se vería sesgado si la razón de dichos abandonos estuviera relacionada con el factor estudiado (por ejemplo, si abandonan las personas que sienten náuseas por estar en el grupo que recibe un tratamiento o si abandonan las personas que menos atención prestan a los estilos de vida saludables en general). Por otra parte, estos abandonos nos conducirían a subestimar un efecto si las personas abandonan el estudio antes de poder padecer el desenlace que queremos observar.

Ejemplo: Disponemos de una cohorte de personas en un estudio clínico. Si nuestro objetivo es hacerles una biopsia al cabo de un tiempo de utilización de un fármaco, todos se observarán durante el mismo tiempo y hasta que se realice la biopsia. Será una cohorte fija con tamaño muestral estable (estudio «A» de la fig. 4.2). Si queremos observar la aparición de un determinado efecto secundario del fármaco, dichos efectos irán apareciendo durante el tiempo de seguimiento y el número de personas que quedan por observar irá disminuyendo hasta que no quede nadie por observar o hasta que finalice el estudio. Sin embargo, seguiría llamándose «cohorte fija» porque no entran personas nuevas ni salen personas que no hayan sufrido el efecto estudiado (estudio «B» en la fig. 4.2).

4.3.2. Población dinámica

Una población es dinámica (estudio «C» en la fig. 4.2) cuando su tamaño aumenta (por ejemplo, por la entrada de nuevos participantes) y disminuye (por ejemplo, porque abandonan el estudio o bien porque presentan el desenlace de interés o por fallecimientos)

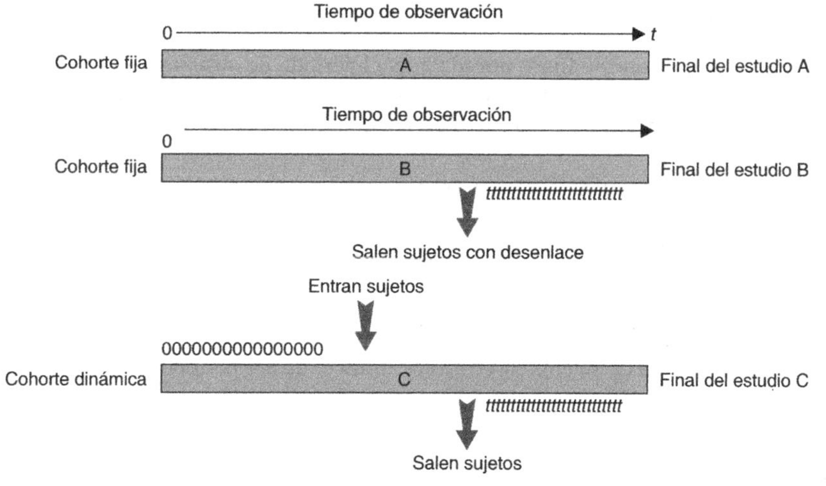

Cohorte fija: Todos tienen el mismo tiempo 0 de entrada en el estudio. Suelen tener el mismo tiempo *t* (momento del final del estudio) de salida si no sufren el efecto estudiado o, en el caso contrario, el tiempo t que corresponde al momento de presentar el efecto estudiado.

Cohorte dinámica: Cada persona tiene tiempos 0 y *t* diferentes según cuándo entra y sale del estudio. Aparte de la posibilidad de entrar en el estudio en diferentes momentos, estas cohortes se caracterizan por el hecho de que se analizan también los datos y los tiempos de las personas que salen del estudio por razones que no sean la finalización del estudio o el presentar el efecto de interés.

FIG. 4.2. *Poblaciones fijas y dinámicas.*

simultáneamente durante el periodo de observación. Cuando el número de personas que entran en la población es el mismo que el de personas que salen, hablamos de «población dinámica en situación estacionaria» o «población dinámica estable». Si estos números no son iguales, hablamos de «población dinámica en situación inestable». Lo característico de las cohortes dinámicas es que podemos contar con, y analizar, los datos de todas las personas que han entrado en la cohorte aunque la abandonen en un momento determinado por razones ajenas al estudio (ver medidas de frecuencia: densidad de incidencia).

4.4. **Medidas de frecuencia en epidemiología**

4.4.1. INCIDENCIA

La incidencia es la proporción de casos o hechos *nuevos* (por ejemplo, nuevos casos de enfermedad), que aparecen en una *población susceptible* y a lo largo de un periodo de tiempo. La incidencia mide la proporción de *casos nuevos*. En consecuencia, para determinar incidencias, es necesario realizar el seguimiento de un grupo de personas que previamente no presenten el efecto que queremos medir y que sean susceptibles de padecer este desenlace durante o al final del periodo de seguimiento. Existen dos medidas de incidencia en epidemiología: la incidencia acumulada y la densidad de incidencia.

4.4.1.1. *Incidencia acumulada*

La incidencia acumulada (IA), es la proporción de personas susceptibles que desarrollan un efecto durante un tiempo determinado. La incidencia acumulada también se llama riesgo de incidencia o proporción de incidencia (K. J. Rothman, 1986; A. Ahlbom *et al.,* 1990).

En la definición de Incidencia Acumulada, quedan implícitas las siguientes cuestiones:

a) Se estima en una cohorte fija y, por lo tanto, el periodo de observación será habitualmente el mismo para todas las personas del estudio y el número de personas susceptibles durante ese periodo será el mismo número de personas presentes al inicio del estudio.
b) Las personas observadas tienen que ser susceptibles de presentar el efecto de interés.
c) Las personas observadas tienen que estar libres de enfermedad al comienzo del periodo de observación.

$$IA = \frac{\text{Número de casos nuevos durante un periodo determinado}}{\text{Número de sujetos susceptibles al inicio de ese periodo}}$$

Nota: al número de casos nuevos también se le llama número de *casos incidentes*.

Se recuerda que tanto el numerador como el denominador solamente incluyen personas que están libres de enfermedad al comienzo del estudio. La incidencia acumulada es una proporción, mide una probabilidad, la probabilidad individual de padecer un fenómeno durante un periodo de tiempo determinado. Hablamos de *riesgo individual* de enfermar. La IA carece de unidades y sus límites oscilan entre 0 y 1.

La especificación del periodo de tiempo de seguimiento es imprescindible. No es lo mismo decir que han muerto un 20 % de personas en un mes de observación que en un año de observación.

CONCEPTOS AVANZADOS

Sin embargo, a veces trabajamos con cohortes que no son fijas sino dinámicas e inestables. El número de personas susceptibles al inicio del estudio no se mantiene estable a lo largo del periodo de observación y puede, incluso, ser marcadamente diferente al de personas presentes al finalizar el periodo de observación (por ejemplo, porque muchas personas deciden abandonar el estudio).

En estas circunstancias, la IA hallada con la fórmula anterior no sería correcta. Ambos números de personas (el número inicial o el final) son incorrectos en una población dinámica inestable.

Podemos acercarnos al valor correcto de IA tomando un valor intermedio, es decir añadiendo un factor de corrección a la fórmula anterior (consideramos arbitrariamente que las personas que abandonan el estudio sin el desenlace de interés o antes de que finalice el periodo de observación, cuentan la mitad). De esta manera, si la IA de una población fija es IA = I/N, la incidencia acumulada de una población dinámica inestable donde se han incorporado al estudio (o han abandonado el estudio) «*n*» personas sería:

$$\text{IA} = \frac{I}{N \pm (n/2)}$$

(+) cuando se incorporan personas nuevas al estudio, (−) cuando lo abandonan.

Otro método de corrección consistiría en hallar la población media:

$$\text{IA} = \frac{I}{(N_{t0} + N_{t1})/2}$$

Donde N_{t0} es la población total (susceptible y a riesgo) al comienzo del periodo de observación y N_{t1} es la población total (susceptible y a riesgo) al final del periodo de observación.

También se puede utilizar la población a mitad del tiempo de observación en lugar de la población media. Este tipo de IA es la que se usa, por ejemplo, al describir la tasa de natalidad de un país.

Cuando *N* es grande (poblaciones, ciudades, países, etc.) y la enfermedad es rara se pueden utilizar poblaciones totales prescindiendo del concepto de «ser susceptible y estar a riesgo» porque no queda demasiado afectada la magnitud del denominador.

Sin embargo, existen métodos más precisos para hallar incidencias en poblaciones dinámicas e inestables, como veremos más adelante; son las medidas de densidad de incidencia.

En epidemiología de enfermedades infecciosas, especialmente cuando se estudian brotes epidémicos, a la IA se le suele denominar «tasa de ataque» (aunque, como veremos más adelante, no es realmente una tasa).

En ocasiones, una persona puede padecer el desenlace de interés varias veces a lo largo del periodo de observación. Por ejemplo, varias infecciones nosocomiales (infección urinaria, infección de un catéter, etc.) en un paciente ingresado en la UCI (J. de Irala-Estévez *et al.*, 2001). En estas circunstancias, se suelen realizar los análisis de los datos con el primer episodio de infección (S. E. Norell, 1995).

La *IA* presenta varios inconvenientes:

Dependencia del tiempo de observación

El valor de la IA cambia con el tiempo de observación: la IA de mortalidad acabaría siendo 1 (100 %) si observáramos una población durante un tiempo infinito. De ahí la importancia de referirnos siempre al tiempo de observación cuando utilizamos esta medida.

Necesidad del seguimiento continuo y completo de la muestra, influencia de causas competitivas

La IA es sensible al abandono de personas del estudio (muertes por otras causas, traslado de residencia, falta de colaboración o defectos de observación y seguimiento por parte del investigador). Las causas competitivas son otras enfermedades que pueden «competir» con la enfermedad de interés a la hora de producir un determinado desenlace común a ambas enfermedades. Es un factor importante cuando medimos incidencias acumuladas de muertes por una causa determinada, y la influencia de este efecto es mayor cuanto más grande sea el periodo de observación. Las causas competitivas producen dos tipos de problemas:

a) El *numerador* de la IA es *artificialmente bajo* y el *denominador* es *artificialmente alto* ya que las personas que estaban presentes al inicio del estudio, de hecho ya no están siendo observadas porque han fallecido (deberían eliminarse del denominador) y por lo tanto no podrán enfermar (los casos hallados son una subestimación de los casos posibles). Obtendríamos una IA artificialmente pequeña.

Ejemplo: si pretendemos estudiar la IA de cáncer de útero en una cohorte de mujeres y durante el periodo de observación la mitad de las mujeres jóvenes fallecen por cáncer de mama, observaremos una IA de cáncer de útero artificialmente pequeña porque las mujeres que han fallecido por cáncer de mama («causa competitiva») a lo mejor hubiesen podido padecer cáncer de útero, de no haber fallecido prematuramente de cáncer de mama. Por otra parte, el denominador es demasiado alto porque incluye a mujeres que ya no son «susceptibles» de padecer cáncer de útero (han fallecido por cáncer de mama). El resultado es una IA más pequeña que lo real.

b) La cohorte estudiada puede acabar perdiendo la representatividad que tenía al inicio del estudio.

Ejemplo: si la causa competitiva descrita anteriormente (cáncer de mama) afectara a mujeres con una característica determinada (por ejemplo, mujeres jóvenes), entonces la Incidencia Acumulada de cáncer de útero no será representativa de mujeres jóvenes (son las que acaban teniendo menos «posibilidad» de presentar un cáncer de útero por fallecer antes).

4.4.1.2. *Tasa o Densidad de Incidencia*

La Tasa o Densidad de Incidencia (DI) es la velocidad con que las personas de una población pasan de estar sanas a estar enfermas (por unidad de tiempo). Estima la fuerza de morbilidad o velocidad de enfermar (*force of morbidity, incidence rate* en inglés). Se calcula mediante el siguiente cociente:

$$DI = \frac{\text{Número de casos nuevos}}{\text{Suma de los tiempos en riesgo de cada individuo}}$$

Requiere medir para cada persona el tiempo total que está a riesgo de padecer el efecto. Es decir, el tiempo durante el que es observado en un estudio y es susceptible de presentar el desenlace que nos interesa (el tiempo hasta que presente el desenlace, abandone el estudio o hasta que el estudio se termine). En consecuencia, es una medida de incidencia más adecuada para estudios de poblaciones dinámicas.

El denominador de la DI se expresa en unidades de personas-tiempo. La DI es una tasa (sus dimensiones son 1/tiempo o $tiempo^{-1}$ y toma valores entre 0 e infinito). La DI tiende a infinito cuando observamos muchos desenlaces en un instante pequeño, por ejemplo si contabilizáramos las muertes producidas por una bomba atómica.

A diferencia de la IA, la DI carece de interpretación a nivel individual, sólo se entiende en grupos de personas. Expresa una característica de una enfermedad, expresa la «fuerza» que tiene un fenómeno para producir un cambio de estado (por ejemplo de estar sano a enfermo).

También es posible estimar la unidad de persona-tiempo a través de «tiempos medios» sobre todo cuando la población observada es muy grande. En este caso el denominador se hallaría asignando sencillamente a cada persona del estudio «el tiempo medio de observación», es decir, el tiempo que dura el estudio.

La Densidad de Incidencia es una medida que se utiliza para valorar métodos de planificación familiar. Por ejemplo, para valorar la eficacia del método Sintotérmico de Planificación Familiar Natural podríamos observar a 100 mujeres que utilizan este método durante 12 ciclos cada una, para valorar cuántos embarazos no planificados aparecen (J. de Irala-Estévez *et al.*, 1999). En este caso, la unidad de medida de «persona-tiempo» es específicamente el de «mujeres-ciclo». Al observar a 100 mujeres durante 12 ciclos cada una, tendríamos, en el caso de no ocurrir ningún embarazo, 1.200 unidades de mujer-ciclo de observación. Tenga en cuenta que podríamos obtener este mismo denominador observando a 50 mujeres durante 2 años cada una, o 25 mujeres durante 4 años cada una o 10 mujeres durante 120 meses cada una. Lógicamente no sería razonable ni representativo estudiar solamente a 10 mujeres para responder a la pregunta de la eficacia del método Sintotérmico y se recomienda valorar siempre cómo se obtienen los denominadores en estudios que presentan DI (tasas), para evitar interpretaciones sesgadas. En general, se recomienda utilizar al menos el periodo de observación mínimo necesario para que pueda producirse el desenlace de interés. En el caso de la planificación familiar se considera que un año de observación (o un periodo de 13 ciclos) sería un mínimo razonable.

La DI no siempre tiene una interpretación fácil. Tal vez ayude a su comprensión el analizarla desde otro punto de vista, el del tiempo que debe tanscurrir para que ocurra un caso incidente en una población adecuada. Por ejemplo, una DI de 27 por 1.000 para fracturas de cadera entre mujeres de raza blanca y 65 o más años de edad con ciertos factores de riesgo podría interpretarse como que esa fractura de cadera ocurre a los 37 años de seguimiento como media (ya que $1/0{,}027 = 37$). Otro ejemplo sería el de una DI de mortalidad de 0,04 $años^{-1}$ que indica una supervivencia media de 25 años ($1/0{,}04 = 25$). Sin embargo, si medimos la incidencia de una enfermedad o la mortalidad por una causa específica (no la mortalidad en general), entonces esta estimación de la supervivencia solamente será correcta cuando la persona no esté a riesgo de otras causas de enfermedad o muerte, es decir, cuando no existan causas competitivas (K. J. Rothman, 1986). Esta interpretación alternativa es conocida como el «tiempo de espera».

4.4.1.3. *Relación entre Incidencia Acumulada y Densidad de Incidencia*

La elección entre medidas de riesgo o de densidad de incidencia depende de los objetivos del estudio y de las características del suceso que se investiga. En general, es preferible utilizar la densidad de incidencia en vez de la incidencia acumulada en las situaciones siguientes:

— Cuando existen diferencias notables en los tiempos de observación entre los participantes del estudio.

— Enfermedades con periodos de latencia largos (enfermedades crónicas como algunos cánceres, la arteriosclerosis y las enfermedades reumáticas).
— Cuando no se pretende valorar un riesgo sino estudiar un cambio en función del tiempo («rapidez de cambio»).

Cuando queremos estimar riesgos pequeños (riesgo < 0, 1), cuando la densidad de incidencia es baja (menor que 0,1) o cuando el periodo de observación es corto, la incidencia acumulada se puede estimar a partir de la densidad de incidencia:

$$\text{IA} = \text{DI} \times \Delta t$$

Donde Δt es el tiempo de observación.

4.4.2. Prevalencia

La prevalencia mide la proporción de personas de una población que presentan una condición determinada (generalmente una enfermedad), en un periodo de tiempo. La prevalencia mide la proporción de *casos presentes* de enfermedad. Cuando el periodo de tiempo es un momento puntual hablamos de *prevalencia de punto;* por el contrario, si dicho periodo es más largo, hablamos de *prevalencia de periodo.* Muchos autores hablan de «tasas de prevalencia» pero, en realidad, la prevalencia se mide mediante la proporción de prevalencia y por ello, como toda proporción, carece de unidades y tiene un rango de 0 a 1. Hablamos, por lo tanto, de *proporción de prevalencia de punto* y de *proporción de prevalencia de periodo.*

4.4.2.1. *Prevalencia de punto*

La prevalencia de punto es una proporción cuyo denominador es el total de la población o de la muestra. Incluye en su numerador a los casos antiguos y nuevos que presentan la condición de interés en el momento *t.*

$$\text{Prevalencia de punto} = \frac{\text{Número de casos presentes en un momento } t}{\text{Población total en ese momento } t}$$

El momento t se puede referir a un momento concreto del calendario o un momento determinado dentro de la evolución de un proceso que varía, en tiempo de calendario, de una persona a otra (por ejemplo: proporción de prevalencia de punto de infecciones en heridas quirúrgicas de pacientes de un hospital a las primeras 48 horas postquirúrgicas. El momento que sigue «a las primeras 48 horas postquirúrgicas» no ocurre en el mismo momento del calendario para cada paciente pero sigue tratándose de una prevalencia de punto) (C. H. Hennekens *et al.,* 1987). Sin embargo, si se siguiera a los participantes a lo largo de las 48 horas posteriores a la intervención para observar directamente la aparición del desenlace (casos nuevos de infección que van apareciendo dentro de esas 48 horas), estaríamos de hecho observando incidencias.

4.4.2.2. *Prevalencia de periodo*

La prevalencia de periodo, en cambio, se usa menos y se define como la frecuencia con la que una enfermedad está presente en una población durante un tiempo determinado (por ejemplo durante un año).

$$\text{Prevalencia de periodo} = \frac{\text{Número de casos presentes en el periodo } t_0 - t_1}{\text{Población total en la mitad del intervalo } t_0 - t_1}$$

Los tiempos t_0 y t_1 son los límites inicial y final del intervalo de tiempo $t_0 - t_1$. El número de casos presentes en el periodo $t_0 - t_1$ es igual al número de casos presentes en el periodo t_0 más los casos nuevos que aparezcan entre t_0 y t_1.

Debido a que solemos observar poblaciones dinámicas (el tamaño poblacional no es necesariamente constante en el tiempo), es preferible utilizar el tamaño poblacional de la mitad del periodo de tiempo considerado o la población media durante dicho periodo de observación.

CONCEPTOS AVANZADOS

La tabla 4.2 resume algunos factores que pueden modificar la magnitud de las proporciones de prevalencia.

TABLA 4.2. *Factores que pueden modificar las proporciones de prevalencia observadas en un periodo determinado*

*Pueden **aumentar** la proporción de prevalencia*	*Pueden **disminuir** la proporción de prevalencia*
Aumentan el numerador:	*Disminuyen el numerador:*
Enfermedades crónicas.	Enfermedades agudas.
Prolongación de la vida de pacientes incurables.	Mortalidad alta de los casos.
Aumento de casos nuevos (incidencia).	Disminución de casos nuevos (incidencia).
Inmigración de casos.	Emigración de casos.
Mejora de procedimientos diagnósticos.	Mejora de tratamientos.
Inmigración de personas susceptibles (si acaban enfermando).	
	Aumentan el denominador:
Disminuyen el denominador:	Inmigración de personas sanas.
Emigración o muerte de personas sanas.	Inmigración de personas no susceptibles (vacunados).

Adaptado de B. Beaglehole *et al.*, 1993.

En la figura 4.3 donde cada línea representa la duración de la enfermedad en una serie de personas, se aprecia por qué una enfermedad crónica tiende a aumentar la prevalencia. Al estimar la prevalencia en el periodo t_1-t_2, es siempre más probable encontrarnos con una enfermedad crónica que se inició antes del tiempo 1 que con una enfermedad aguda que también se inició antes del tiempo 1. Es más fácil «encontrarnos» con una enfermedad crónica que con una enfermedad aguda o una enfermedad intermitente cuando estimamos la prevalencia en un intervalo de tiempo.

En general, la utilización de prevalencias es especialmente útil en:

— Situaciones donde no es posible medir la incidencia. Por ejemplo, en el estudio de malformaciones congénitas hablamos de prevalencia porque no es posible medir el número de fetos anormales que se han destruido mediante abortos espontáneos y precoces. Las malformaciones que observamos en el nacimiento son proporciones de prevalencia de punto («en el nacimiento»). Es incorrecto hablar de

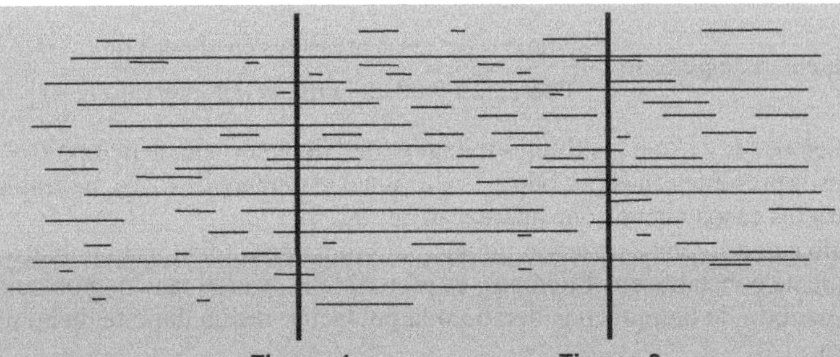

FIG. 4.3. *Prevalencia de enfermedades agudas y crónicas.*

«incidencia de malformaciones» porque los que observamos no son todos los casos nuevos que se han producido sino solamente los que han sobrevivido hasta el momento del nacimiento.

— Planificación sanitaria: por ejemplo, para saber cuántas camas necesitamos, cada día del año, en diferentes Unidades de Cuidados Intensivos de un conjunto de poblaciones; nos fijaremos en la prevalencia diaria de enfermos con características que precisan este tipo de hospitalización especializada en las poblaciones correspondientes.
— Enfermedades degenerativas no letales (artritis reumatoide), o ciertas enfermedades mentales (depresiones, trastornos de la conducta alimentaria) cuyo comienzo en el tiempo es difícil de precisar. Para estimar la incidencia es preciso conocer el comienzo del proceso con exactitud; sin embargo, para la prevalencia es suficiente saber quiénes tienen una enfermedad en un periodo determinado (sin conocer su comienzo). En el caso de enfermedades con síntomas intermitentes hablaremos de pacientes que hayan tenido dichos síntomas, al menos una vez durante el periodo de observación (C. H. Hennekens *et al.*, 1987).

Es posible encontrar, en la literatura científica, un concepto de prevalencia que se llama prevalencia acumulada de por vida *(lifetime prevalence)*. Se describe como un tipo especial de prevalencia de periodo donde el periodo es «toda la vida» y que estima la frecuencia de una enfermedad a lo largo de la vida de una persona (M. Szklo y F. J. Nieto, 2000). Obviamente el denominador consistiría también en la población total observada y no solamente en las personas susceptibles de enfermar.

4.4.3. Relación entre Densidad de Incidencia y prevalencia

Tradicionalmente se representa la relación entre incidencia y prevalencia con figuras parecidas a la figura 4.4. Tenga en cuenta no obstante que en esta figura tendríamos que añadir los demás factores que pueden modificar la prevalencia como los enumerados en la tabla 4.2.

Existe una relación entre la proporción de personas que están enfermas en un momento determinado (prevalencia) y la rapidez de aparición de nuevos casos de enfermedad (densidad de incidencia). En condiciones de «estabilidad», es decir, cuando el tamaño de la población se mantiene constante y la incidencia y la duración de la enfermedad son constantes en el tiempo, la prevalencia tiene la relación siguiente con la incidencia (K. Rothman, S. Greenland, 1998; C. H. Hennekens, J. E. Buring, 1987):

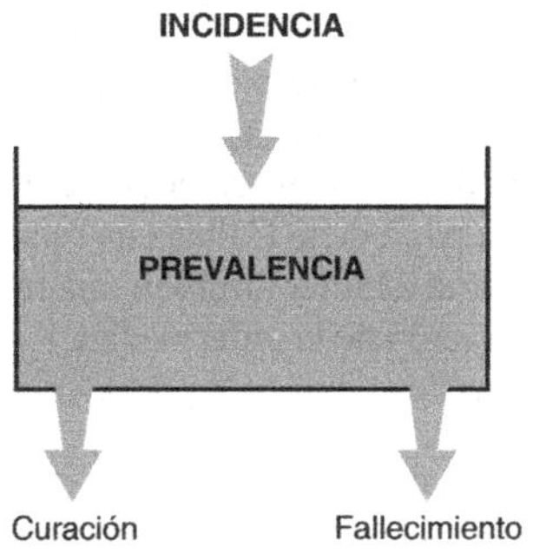

Adaptado de J. H. Abramson, 2002.

FIG. 4.4. *Relación entre incidencia y prevalencia.*

$$\frac{P}{1-P} = DI \times \overline{D}$$

Donde P es la prevalencia y $1 - P$ es la proporción de personas que no han enfermado, DI la densidad de incidencia y $\overline{D}$ es la duración media de la enfermedad. Cuando la prevalencia es relativamente pequeña ($P < 0,1$) la fórmula anterior se aproxima a:

$$P \cong DI \times \overline{D} \text{ (porque } P/(1-P) \cong P\text{, cuando «}P\text{» es muy pequeña)}$$

De esta ecuación podemos deducir que:

— Si la incidencia de una enfermedad es baja, pero su duración larga, la proporción de personas de la población que estén afectadas por la enfermedad, en un momento determinado, será alta en comparación con su incidencia. Por ejemplo, existe una incidencia baja de la diabetes tipo 2 en comparación con su alta prevalencia, debido a la baja mortalidad y estabilización de la enfermedad con tratamientos adecuados.
— Por el contrario, aunque la incidencia de una enfermedad sea alta, si su duración es corta, la proporción de personas de la población que estén afectadas por la enfermedad, en un momento determinado, será baja en comparación con la incidencia. Por ejemplo, existió una incidencia alta de sida, en sus comienzos, en comparación con su prevalencia, porque la mortalidad era muy alta.
— Podemos hallar la duración media de una enfermedad o la supervivencia media de pacientes que padecen una enfermedad. Por ejemplo: de 1973 a 1977, la incidencia media anual de cáncer de pulmón en Connecticut (EE. UU.) era de 45,9 por 100.000 personas-año, y la prevalencia anual media era de 23 por 100.000 habitantes. Por lo tanto, la duración media del cáncer de pulmón (del diagnóstico hasta el fallecimiento de los pacientes) se puede calcular como sigue:

$$\overline{D} = \frac{P}{DI} = \frac{23/10^5}{45{,}9/10^5\text{/año}} = 0{,}5 \text{ años}$$

Interpretación: los pacientes diagnosticados con cáncer de pulmón durante este periodo sobrevivieron una media de seis meses.

La prevalencia es menos útil que la incidencia para determinar asociaciones etiológicas porque su valor depende tanto de la incidencia como de la duración de la enfermedad que, a su vez, se ve modificada por variables pronósticas que nada tienen que ver con la causa (etiología) de la enfermedad (véanse los ejemplos de la tabla 4.2). En la investigación epidemiológica de las etiologías de las enfermedades, la prevalencia se utiliza raramente porque su valor depende de la supervivencia de los pacientes. Hallar una relación entre una causa y un efecto utilizando la prevalencia, equivaldría a hallar también una relación entre la causa y los determinantes de la supervivencia o duración de la enfermedad. Por ejemplo, podríamos hallar una asociación entre el nivel económico de un país y la prevalencia de una enfermedad muy grave (a mayor nivel socio-económico, mayor prevalencia de la enfermedad), aunque en realidad, no existiera ninguna relación causa-efecto entre ambos. Esta asociación se podría explicar por la existencia, a su vez, de una asociación entre la abundancia de medios curativos en países ricos y el aumento de la supervivencia de los enfermos en dichos países, lo que produce una mayor prevalencia de la enfermedad si lo comparamos con países donde los pacientes mueren por falta de medios.

Sin embargo, para las malformaciones congénitas solemos emplear la prevalencia en vez de la incidencia. Aunque muchos autores se refieran a la «incidencia de malformaciones», en realidad, no se trata de incidencias porque las que observamos no son más que aquéllas de los fetos que han sobrevivido hasta el nacimiento. La incidencia de malformaciones incluiría todas las malformaciones que se producen desde la fecundación hasta el nacimiento. Como solamente observamos algunas de ellas, se trata realmente de una prevalencia y el tiempo de referencia es «el nacimiento».

La incidencia se utiliza para cuantificar la magnitud de una enfermedad cuando aparece en un lugar determinado y valorar si nos encontramos o no ante una situación «epidémica». Según la extensión de la incidencia en un lugar determinado y en el tiempo, podemos utilizar diferentes términos que resumimos en la tabla 4.3. En cualquier caso, siempre es preferible trabajar con incidencias concretas que con términos generales como los que presentamos a continuación.

TABLA 4.3. *Definiciones de diferentes situaciones epidémicas*

Término	*Definición*
Enfermedad esporádica	En la incidencia de los casos no se observa ninguna continuidad en el tiempo y en el espacio.
Endemia	Presencia habitual de una enfermedad en un área geográfica determinada.
Hiperendemia	Endemia en la cual la transmisión de una enfermedad es intensa y persistente.
Epidemia	Presentación, en una comunidad o región, de un grupo de casos de una enfermedad que claramente excede la incidencia normal esperada. Las cifras de la frecuencia habitual de la enfermedad en la misma zona, población y época del año permiten reconocer la presencia de un fenómeno epidémico. El número de casos que identifica una epidemia depende del agente infeccioso, las características demográficas, el tamaño de la población expuesta, las eventuales exposiciones anteriores al agente, el tiempo y el lugar.
Pandemia	Epidemia que afecta a varios países o continentes; como la pandemia de gripe de 1917-1919 que afectó a los 5 continentes.
Brote epidémico	Epidemia que únicamente supone un incremento localizado en la incidencia de la enfermedad: por ejemplo, un pueblo, una ciudad o una institución.

A continuación, repase usted las medidas de prevalencia e incidencia en la figura 4.5.

1	-------	-------	-------	-------	-------	-------	-------	-------	-------
2	-------	-------	-------	-------	-------	-------	-------	-------	-------
3	-------	---eeee	eeeeeee	eeeeeee	eeeeeee	M			
4	-------	-------	-------	-------	-------	-------	-------	-------	-------
5	---eeee	eeeeeee	eeeeeee	eeeeeee	eeeeeee	eeeeeee	eeeeeee	eeeeeee	-------
6	-------	-------	-------	eeeeeee	eeeeeee	eeeeeee	eeeeeee	M	
7	-------	-------	eeeeeee	eeeeeee	-------	-------	eeeeeee	eeeeeee	M
8	---????	???????	???????	???????	???????	???????	???????	???????	???????
9	-------	-------	-------	eeeeeee	???????	???????	???????	???????	???????
	1	2	3	4	5	6	7	8	9

Años de seguimiento

-- = Vive sano e = Vive enfermo M = Muere ? = Abandono/perdido, seguimiento interrumpido

Duración del estudio: 9 años

Población total de 20 personas de las cuales 9 eran susceptibles de infectarse. Se describe el seguimiento de estas 9 personas en la figura.

Si una persona enferma más de una vez, nos interesamos en este ejemplo por el *primer episodio de enfermedad.*

FIG. 4.5. *Ejemplo de cálculo de frecuencias de morbimortalidad en un ejemplo hipotético donde 20 personas viven expuestas a un agente infeccioso.*

Preguntas	*Respuestas*
Número total de fallecidos.	3 fallecidos.
Razón de fallecidos a enfermos vivos o vivos sanos, al final del estudio, en población susceptible.	$\frac{3}{4} = 0{,}75$ Hay 75 fallecidos por cada 100 vivos al final del estudio.
Odds de fallecer *al final del estudio*, en población susceptible (no contamos con las personas perdidas).	$\frac{3/7}{4/7} = 0{,}75$ Hay 75 fallecidos por cada 100 vivos al final del estudio.
Proporción de fallecidos *al final del estudio*, en población susceptible (no contamos con las personas perdidas).	$\frac{3}{7} = \frac{\text{Odds}}{1+\text{Odds}} = \frac{0{,}75}{1{,}75} = 0{,}43$ El 43 % de personas susceptibles presentes han fallecido.
Proporción de fallecidos en población total.	$\frac{3}{20} = 0{,}15$ El 15 % de la población total fallece.
Proporción de fallecidos en población de susceptibles.	$\frac{3}{9} = 0{,}33$ El 33 % de la población susceptible fallece.

	1	2	3	4	5	6	7	8	9
1	-------	-------	-------	-------	-------	-------	-------	-------	-------
2	-------	-------	-------	-------	-------	-------	-------	-------	-------
3	-------	---eeee	eeeeeee	eeeeeee	eeeeeee	M			
4	-------	-------	-------	-------	-------	-------	-------	-------	-------
5	---eeee	eeeeeee	eeeeeee	eeeeeee	eeeeeee	eeeeeee	eeeeeee	eeeeeee	-------
6	-------	-------	-------	eeeeeee	eeeeeee	eeeeeee	eeeeeee	M	
7	-------	-------	eeeeeee	eeeeeee	-------	-------	eeeeeee	eeeeeee	M
8	---????	???????	???????	???????	???????	???????	???????	???????	???????
9	-------	-------	-------	eeeeeee	???????	???????	???????	???????	???????

Años de seguimiento

-- = Vive sano   e = Vive enfermo   M = Muere   ? = Abandono/perdido, seguimiento interrumpido

Duración del estudio: 9 años

Población total de 20 personas de las cuales 9 eran susceptibles de infectarse. Se describe el seguimiento de estas 9 personas en la figura.

Si una persona enferma más de una vez, nos interesamos en este ejemplo por el *primer episodio de enfermedad*.

Preguntas	*Respuestas*
Incidencia acumulada de enfermedad entre los años 2 y 4, para las personas susceptibles.	$\frac{4}{7} = 0{,}57$ El 57 % enferma en 3 años, el 19 % por año. El denominador no es 8 porque una persona no está presente al iniciarse el periodo de observación «entre los años 2 y 4».
Incidencia acumulada de enfermedad entre los años 1 y 3, para las personas susceptibles.	$\frac{3}{9 - 0{,}5} = \frac{3}{8{,}5} = 0{,}35$ El 35 % enferma en 3 años, 11,7 % por año.
Densidad de incidencia de enfermedad entre los años 2 y 4, para las personas susceptibles.	$\frac{4}{3 + 3 + 0{,}5 + 3 + 2 + 1 + 2} = 0{,}28$ 28 casos por 100 años^{-1} (28 casos por 100 personas en un año).
Densidad de incidencia de enfermedad entre los años 3 y 5, para las personas susceptibles.	$\frac{3}{3 + 3 + 3 + 1 + 1} = 0{,}27$ 27 casos por 100 años^{-1} (27 casos por 100 personas en un año). El año sin enfermedad de la persona 7 (durante el quinto año de observación) no cuenta para estimar la incidencia del «primer episodio de enfermedad».
Prevalencia de enfermedad a mitad del año 2 (punto).	$\frac{2}{19} = 0{,}105$ Hay un 10,5 % de enfermos en ese momento.
Prevalencia de enfermedad entre los años 2 y 6 (periodo).	$\frac{5}{19} = 0{,}263$ Hay un 26,3 % de enfermos en esos 5 años.

Resumen

- Las medidas de frecuencia valoran lo común que es un fenómeno. Pueden ser ABSOLUTAS (su interpretación depende del tamaño muestral) o RELATIVAS (cocientes, su interpretación no depende del tamaño muestral).
- Los cocientes utilizados en epidemiología (medidas relativas) son:

	Proporción	*Razón*	*Odds**	*Tasa*
Cociente	$\frac{a}{a+b}$	$\frac{a}{b}$	$\frac{p}{1-p}$	$\frac{a}{(a+b)xt}$
Unidades	—	—	—	Tiempo^{-1}
Límites	0-1	0-∞	0-∞	0-∞

* La Odds es un tipo de razón

- La población de la que obtenemos las medidas de frecuencia puede ser:

— Fija: todas las personas entran en el estudio en una fecha determinada y son observadas hasta presentar el desenlace de interés o hasta la finalización del estudio.
— Dinámica: el tamaño de la población aumenta (ej.: entrada de nuevos participantes) o disminuye (ej.: abandono del estudio, presentación del desenlace) simultáneamente durante el periodo de observación.

- Las medidas de frecuencia utilizadas en epidemiología son:

	INCIDENCIA (casos nuevos)		*PREVALENCIA (casos presentes: nuevos + antiguos)*	
	Incidencia acumulada	*Densidad de incidencia*	*De punto*	*De periodo*
Concepto	Probabilidad o riesgo individual de enfermar	Fuerza de morbilidad o velocidad de enfermar	Proporción de casos presentes de enfermedad	
Cociente	Proporción: $\frac{N.^{o}\ casos\ nuevos}{Población\ susceptible\ durante\ un\ periodo\ de\ tiempo}$	Tasa: $\frac{N.^{o}\ casos\ nuevos}{Suma\ de\ los\ tiempos\ en\ riesgo\ de\ cada\ persona\ susceptible}$	Proporción: $\frac{N.^{o}\ casos\ presentes}{Población\ total\ en\ tiempo\ t}$	Proporción: $\frac{N.^{o}\ casos\ presentes}{Población\ total\ en\ periodo\ t^{0}-t^{1}}$
Características	Cohorte fija Seguimiento completo	Cohorte dinámica Interpretación en grupo	Modificación por diversos factores (diagnóstico, tratamiento, modificación de incidencia...)	
Indicaciones	Estudios etiológicos Cuantificación epidemias	Enfermedades con periodos latencia largos Tiempos observación diferentes	Enfermedades con inicio «impreciso» Planificación sanitaria	
Unidades	No tiene	Tiempo^{-1}	No tiene	
Límites	0-1 (0-100 %)	0-∞	0-1 (0-100 %)	

- Si el tamaño de la población, la incidencia y la duración de la enfermedad son constantes: P/I – P = DI × D.

4.5. **Problemas**

4.5.1. Problemas sobre Prevalencia e Incidencia

1. Un estudio publicado en la revista *Medicina Clínica* trata de esclarecer las causas del aumento de meningitis linfocitaria. Se analizaron muestras recibidas durante un año de líquido cefalo-raquídeo (LCR), sueros, orina, heces y exudado faríngeo de 732 pacientes. En 375 pacientes se estableció una relación con infecciones recientes y/o actividad viral. Trescientos treinta de estos pacientes fueron positivos para enterovirus (no polio), 26 para virus del grupo *Herpes* y el resto fueron positivos para otros agentes etiológicos. No se disponía de información sobre la edad en todos los pacientes. (Adaptado de: A. de la Loma, G. Trallero, F. de Ory *et al.* Meningitis linfocitaria en España: posible situación epidémica en el año 2000, *Med. Clin.*, Barcelona, 2002; 118[18]: 694-695).
A continuación, solamente se presentan datos de los pacientes cuya edad se disponía en la base de datos y es la razón por la cual los totales no coinciden necesariamente con los del enunciado.

Edad	*Enterovirus*	*Virus del grupo* Herpes
> 20	18	17
< 20	309	8

a) ¿Cuál es la prevalencia de infección reciente y/o actividad viral entre todos los pacientes con meningitis linfocitaria?
b) ¿Cuál es la proporción de pacientes positivos para el enterovirus entre todos los pacientes con infección reciente y/o actividad viral?
c) ¿Cuál es el porcentaje de infecciones por virus del grupo Herpes entre las personas > 20 años que son positivos para infección reciente y/o actividad viral?
d) ¿Cuál es la incidencia de infecciones por enterovirus en el total de pacientes con meningitis linfocitaria?
e) ¿Cuál es la razón de pacientes > 20 años con enterovirus frente a pacientes < 20 años con infección por ese mismo agente etiológico?

2. Un artículo presenta una serie de 128 pacientes con enfermedad de Crohn atendidos consecutivamente en un hospital. Once de estos pacientes (el 8,6 %) estaban afectados de psoriasis. La medida presentada para las psoriasis es una incidencia. ¿Correcto o falso? ¿Por qué?

3. Un neumólogo publica una revisión de todas las personas ingresadas durante 1986 en el hospital. Al repasar las historias de los 23.147 pacientes ingresados, 294 tenían tuberculosis pulmonar. El autor concluye que la incidencia de tuberculosis pulmonar en el área de cobertura de dicho hospital es de 12,7 casos por mil habitantes y año ((294/23.147) × 1.000 = 127). ¿Es correcta la conclusión? ¿Por qué?

4. El resumen de un artículo empieza así: «Con el propósito de estudiar el riesgo de cáncer de pulmón entre las enfermeras de los hospitales de nuestra provincia que son fumadoras, realizamos un seguimiento completo de las enfermeras en las que en una revisión realizada en 1974 se había excluido todo proceso neoplásico. Durante los 10 años siguientes se diagnosticó cáncer de pulmón en 53 de las 3.455 fumadoras (incidencia acumulada = 153 por 100.000 mujeres y por año) y en 4 de las 77.341 no fumadoras (incidencia acumulada = 0,52 por 100.000 mujeres y por año).» ¿Son correctos los resultados? ¿Por qué?

5. En una campaña de detección precoz de cáncer de mama en 5.000 mujeres, se hallaron 25 casos. Durante los 5 años siguientes, se diagnosticaron 10 cánceres adicionales. ¿Qué medidas de frecuencia se pueden calcular? Calcúlelas.

6. Observe la figura, complete la tabla correspondiente y conteste a las preguntas siguientes:

   a) Si la enfermedad precisa que el paciente esté encamado largo tiempo, ¿qué año sería el de mayor necesidad de camas?

   b) ¿En qué año/s existe un mayor riesgo de enfermar?

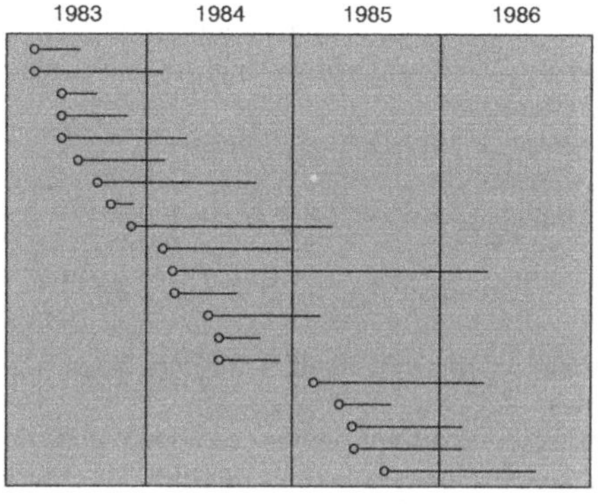

o = Inicio de la enfermedad.
— = Duración de la enfermedad.
Al finalizar la enfermedad, el paciente FALLECE.
$N = 60$.

Asumiendo ahora que la enfermedad estudiada no produce el fallecimiento de los pacientes sino que les confiere una inmunidad permanente, observe la figura anterior, complete la tabla correspondiente y conteste a las preguntas siguientes:

   c) Si la enfermedad precisa que el paciente esté encamado largo tiempo, ¿qué año sería el de mayor necesidad de camas?

   d) ¿En qué año/s existe un mayor riesgo de enfermar?

	Años			
	1983	*1984*	*1985*	*1986*
Casos nuevos				
Casos presentes				
Personas a riesgo al comienzo de cada año				
Incidencia acumulada				
Prevalencia anual				

4.5.2. Soluciones de los problemas sobre Prevalencia e Incidencia

1.

   a) Prevalencia = Número de casos presentes/población total.
   De los 732 pacientes con meningitis linfocitaria, 375 son positivos para infección reciente y/o actividad viral:

$$\text{Prevalencia} = 375/732 = 0{,}51.$$

   El 51 % de pacientes con meningitis linfocitaria tiene pruebas positivas que los relacionan con infecciones recientes y/o actividad viral.

b) Una proporción es un cociente en el que el numerador está incluido en el denominador (la prevalencia es una proporción).
De los 375 pacientes con infección reciente y/o actividad viral, 330 fueron positivos para enterovirus (no polio).

Proporción = 330/375 = 0,88.

El 88 % de pacientes compatibles con infección reciente y/o actividad viral fueron positivos para el enterovirus. Podríamos afirmar incluso que la «prevalencia» de infección por enterovirus fue del 88 %.

c) De los datos disponibles podemos deducir que 35 (18 + 17) personas > 20 años son positivos para infección reciente y/o actividad viral y que en 17 de ellas, ha sido positiva la prueba para detectar la infección por virus del grupo Herpes.

Porcentaje = (17/35) × 100 = 48,57 %.

El 48,6 % de personas mayores de 20 años presentó datos sugestivos de infección por virus del grupo Herpes.

d) Los datos presentados son casos «presentes» en un momento determinado, no hemos realizado un seguimiento de personas sanas y susceptibles de enfermar, con lo que no podemos calcular las incidencias solicitadas en la pregunta.

e) Una razón es aquel cociente en el que el numerador no está incluido en el denominador. Los pacientes > 20 años con infección por enterovirus son 18 y los pacientes < 20 años con infección por enterovirus son 309.

Razón = 18/309 = 0,058.

Por cada 58 pacientes mayores de 20 con enterovirus encontraremos 1.000 menores de 20 con el mismo diagnóstico.

2. Falso.
Los 11 casos de psoriasis ya presentaban esta enfermedad en el momento en que se realiza el diagnóstico. Por lo tanto, no son «casos nuevos» que aparecen al seguir un grupo de pacientes susceptibles, y previamente sin psoriasis, durante un tiempo determinado.

3. Falso.
Una vez más, se trata más bien de una prevalencia de tuberculosis del 1,27 % (en esa muestra de pacientes ingresados en el hospital en el año 1986) porque los pacientes ya presentaban dicha enfermedad al ingresar en el hospital. Por otra parte, tampoco es correcta la afirmación «en el área de cobertura de dicho hospital» porque a lo mejor esos pacientes no representan el área de cobertura del hospital (pueden provenir de otra ciudad si el hospital es privado por ejemplo). A lo mejor hay otro hospital en la misma área de cobertura que también recibe pacientes. Una afirmación como ésta sería válida en el caso de que los pacientes fueran representativos de la población cubierta por el hospital o en el caso de que tuviéramos la seguridad de que dichos pacientes son todos los que hay en el área de cobertura en cuestión.

4. Correcto.
Efectivamente, se trata de incidencias acumuladas porque partimos de un grupo de mujeres libres de enfermedad al principio del periodo de observación.
La incidencia acumulada de cáncer en fumadoras es: 53/3.455 = 0,01534 en 10 años, lo que equivale a una incidencia anual de 0,001534, es decir 153 casos al año por 100.000 mujeres. La incidencia acumulada de cáncer en no fumadoras es: 4/77.341 = 0,00005172 en 10 años; 0,000005172 en un año, es decir 0,52 casos al año por 100.000 mujeres. Obsérvese que la incidencia es bastante mayor en fumadoras. Diremos que «el riesgo» en fumadoras es mucho mayor porque la incidencia acumulada es una medida de riesgo individual.

5.

En primer lugar, se puede calcular la prevalencia de cáncer en esta muestra inicial de 5.000 mujeres. La prevalencia de cáncer de mama es: 25/5.000 = 0,005, una prevalencia de 0,5 %. Por otra parte, como se ha seguido al grupo de mujeres sin cáncer durante 5 años, podríamos hallar la incidencia acumulada de cáncer: 10/(5.000-25) = 0,002; una incidencia acumulada de 0,2 % (no hay que olvidar eliminar las 25 mujeres, diagnosticadas al inicio, del denominador porque ya no son susceptibles de ser «nuevos casos de cáncer de mama»). Diremos entonces, que las mujeres presentaron un riesgo de padecer cáncer en 5 años del 0,2 %, es decir un riesgo anual de: (0,2/5) = 0,04 %.

6.

a) Necesitaremos más camas el año 1984 porque es el año con mayor prevalencia de enfermos que necesitan estar encamados.

b) Existe un mayor riesgo de enfermar en el año 1983 porque es el año con mayor incidencia acumulada.

	Años			
	1983	*1984*	*1985*	*1986*
Casos nuevos	9	6	5	0
Casos presentes	9	11	8	5
Personas a riesgo al comienzo de cada año	60	51*	45	40
Incidencia acumulada	9/60 = 0,15	6/51 = 0,12	5/45 = 0,11	0
Prevalencia anual	9/60 = 0,15	11/53 = 0,21**	8/46 = 0,17	5/41 = 0,12

* Al comienzo del año 1984, 9 personas no son susceptibles de ser casos nuevos (ya no están «a riesgo de enfermar»): son las 5 personas que han contraído la enfermedad antes de comenzar el año y las 4 personas que han fallecido en el año 1983.

** Se descuentan del denominador de «población total» las 7 personas que han *fallecido antes de la mitad del año* 1984.

c) Necesitaremos más camas el año 1984 porque es el año con mayor prevalencia de enfermos que nesecitan estar encamados.

d) Existe un mayor riesgo de enfermar en el año 1983 porque es el año con mayor incidencia acumulada.

	Años			
	1983	*1984*	*1985*	*1986*
Casos nuevos	9	6	5	0
Casos presentes	9	11	8	5
Personas a riesgo al comienzo de cada año	60	51*	45	40
Incidencia acumulada	9/60 = 0,15	6/51 = 0,12	5/45 = 0,11	0
Prevalencia anual	9/60 = 0,15	11/60 = 0,18**	8/60 = 0,13	5/60 = 0,08

* Al comienzo del año 1984, 9 personas no son susceptibles de ser casos nuevos (ya no están «a riesgo de enfermar»): son las 5 personas que han contraído la enfermedad antes de comenzar el año y las 4 personas que se han curado en el año 1983 y que son inmunes a la enfermedad.

** Ahora ya no se descuenta a ninguna persona del denominador de «población total» porque no fallece nadie y aunque las personas previamente enfermas tengan inmunidad, se siguen contando en el denominador de la prevalencia porque el concepto de «población total» es independiente de la susceptibilidad de enfermar.

4.5.3. Problemas sobre Incidencia Acumulada y Densidad de Incidencia

1. Complete la tabla siguiente indicando en cada casilla si más bien utilizaría usted o no la medida de frecuencia.

Características	*Prevalencia*	*Incidencia acumulada*	*Densidad de incidencia*
— Se miden «nuevos casos» — Hay seguimiento en el tiempo — El tiempo es necesario	¿Sí o No?	¿Sí o No?	¿Sí o No?
— Es una medida de riesgo — Cuando el tiempo de observación es corto	¿Sí o No?	¿Sí o No?	¿Sí o No?
— Cuando el periodo de observación es largo — El tiempo de observación varía mucho entre presonas — Se puede medir el tiempo de observación de cada persona	¿Sí o No?	¿Sí o No?	¿Sí o No?
— Se miden «casos presentes»	¿Sí o No?	¿Sí o No?	¿Sí o No?

2. La figura siguiente resume los resultados de un hipotético ensayo clínico con dos antibióticos betalactámicos (A y B) utilizados en dos grupos de pacientes con otitis media (C. Álvarez, 1987). Las rayas continuas representan las duraciones de la otitis en cada paciente. A simple vista, ¿cuál de los antibióticos le parece que puede curar más infecciones? ¿Cuál le parece mejor? ¿Por qué? Complete la tabla que sigue a la figura.

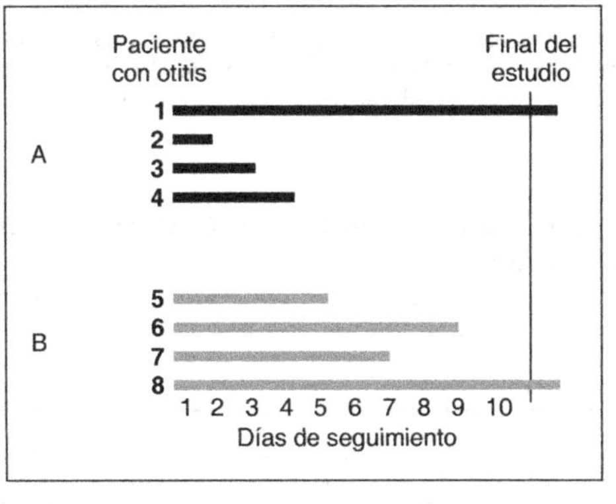

Después de 10 días de seguimiento	*Grupo A*	*Grupo B*
Proporción de curados		
Incidencia acumulada de curación		
Densidad de incidencia de curación		

4.5.4. Soluciones de los problemas sobre Incidencia Acumulada y Densidad de Incidencia

1.

Características	*Prevalencia*	*Incidencia acumulada*	*Densidad de incidencia*
— Se miden «nuevos casos» — Hay seguimiento en el tiempo — El tiempo es necesario	No	Sí	Sí
— Es una medida de riesgo — Cuando el tiempo de observación es corto	No	Sí	No
— Cuando el periodo de observación es largo — El tiempo de observación varía mucho entre personas — Se puede medir el tiempo de observación de cada persona	No	No	Sí
— Se miden «casos presentes»	Sí	No	No

2. En el texto hemos hablado de incidencias acumuladas como medidas de «riesgo». Tenga en cuenta que en Epidemiología, estudiamos «fenómenos relacionados con la salud» y esto quiere decir que a menudo los desenlaces no son enfermedades o algo perjudicial para el paciente. En el caso de este ejemplo, el desenlace que nos interesa es todo lo contrario, la curación. Entonces la incidencia se convierte en una medida de la probabilidad individual de curación. Al principio del periodo de observación todos los pacientes son «susceptibles» de curar.

Después de 10 días de seguimiento	*Grupo A*	*Grupo B*
Proporción de curados	3/4 = 0,75	3/4 = 0,75
Incidencia acumulada de curación	3/4 = 0,75	3/4 = 0,75
Densidad de incidencia de curación	$\frac{3}{10+2+3+4} = 0{,}158 \text{ días}^{-1}$	$\frac{3}{5+9+7+10} = 0{,}097 \text{ días}^{-1}$

Este ejemplo tiene el objetivo de demostrar con un ejemplo sencillo que la Incidencia Acumulada no mide lo mismo que la tasa.

Ambos tratamientos tienen la misma probabilidad de curar al paciente, el pronóstico es bueno en ambos grupos, es de curación en el 75 % de las veces.

Sin embargo, solamente la Densidad de Incidencia nos permite, en este ejemplo, identificar claramente cuál de los dos tratamientos es preferible. Efectivamente, el tratamiento A es preferible porque cura más rápidamente a los pacientes (tiene una mayor tasa de curación). Este ejemplo, puede resolverse sin realizar ninguna estimación de tasa. Sin embargo, usted puede comprender que en situaciones reales, la respuesta adecuada a una pregunta de investigación como ésta puede depender de la elección de la medida de frecuencia adecuada. Si en un estudio real, parecido a éste pero con muchos más pacientes, utilizáramos erróneamente la Incidencia Acumulada, podríamos llegar a concluir que ambos tratamientos son similares.

4.6. Preguntas de elección múltiple

4.6.1. Preguntas

Para cada pregunta, seleccione la respuesta más correcta. Se aconseja intentar responder primero a TODAS las preguntas antes de ir revisando las respuestas comentadas.

1. *¿Cuál de los siguientes indicadores es el más útil para valorar la extensión de una enfermedad crónica en una población?:*
(1) Prevalencia.
(2) Incidencia acumulada.
(3) Tasa bruta de mortalidad.
(4) Tasa de mortalidad específica por causa.
(5) Razón de mortalidad estandarizada.

2. *Si un nuevo tratamiento aumenta la supervivencia de enfermos que padecen un determinado cáncer y las tasas de incidencia permanecen constantes, la prevalencia de dicho cáncer:*
(1) Aumentará.
(2) Disminuirá.
(3) No se modificará.
(4) Dependerá de la tasa de incidencia.
(5) Dependerá de la fracción atribuible.

3. *La densidad de incidencia será preferible a la incidencia acumulada en todos los casos siguientes EXCEPTO:*
(1) Población dinámica en situación inestable.
(2) Periodo de observación largo.
(3) Cálculo del «riesgo» o probabilidad de enfermar.
(4) Personas con diferentes tiempos de observación.
(5) Cuando perdemos a muchos participantes por razones diversas.

4. *¿Cuál de las siguientes afirmaciones es correcta respecto a la relación entre incidencia y prevalencia de un cáncer?*
(1) La reducción de la prevalencia reduce también la tasa.
(2) El aumento de la prevalencia disminuye la tasa.
(3) La prevalencia puede disminuir por reducción de la tasa.
(4) La prevalencia puede aumentar al disminuir la tasa.
(5) La incidencia no afecta a la prevalencia porque ambas miden fenómenos diferentes.

5. *En el seguimiento de una cohorte para valorar la relación entre la cirrosis alcohólica y el subsiguiente riesgo de encefalopatía hepática, 1.000 adultos fueron seguidos de 1986 a 1990. Los resultados fueron los siguientes:*

	Cirrosis alcohólica		
Encefalopatía hepática	*Sí*	*No*	*Totales*
Presente	300	100	400
Ausente	200	400	600
Totales	500	500	1.000

El riesgo de aparición de la enfermedad entre adultos expuestos es:
(1) 300/1.000 = 0,3.
(2) 500/1.000 = 0,5.
(3) 300/500 = 0,6.
(4) (300/400)/(100/400) = 3.
(5) 300/400 = 0,75.

6. *Siguiendo con los datos de la tabla anterior, ¿cuál es la prevalencia de cirrosis en esta muestra, sin tener en cuenta la encefalopatía?*
(1) 300/1.000 = 30 %.
(2) 500/1.000 = 50 %.
(3) 300/500 = 60 %.
(4) (300/500)/(100/500) = 3.
(5) 300/400 = 75 %.

7. *Una de las siguientes diferencias entre Incidencia Acumulada (IA) y Densidad de Incidencia (DI) NO es correcta:*
(1) La IA se suele aplicar en estudios con seguimiento largo; la DI sólo es aplicable a estudios de enfermedades agudas.
(2) La IA es una proporción y la DI es una tasa.
(3) La IA mide riesgos individuales de sufrir un fenómeno y la DI mide la fuerza de morbilidad de ese fenómeno en la población.
(4) La IA no tiene unidades y la DI sí.
(5) Los límites de la IA van de 0 a 1 y los de la DI de 0 a infinito.

8. *Con la información siguiente, ¿cuál es la duración media de la enfermedad?:*

Incidencia anual de enfermedad:	20 por 10.000.000
Mortalidad anual por la enfermedad:	4 por 10.000.000
Prevalencia anual de la enfermedad:	80 por 10.000.000

(1) 1 año.
(2) 2 años.
(3) 4 años.
(4) 5 años.
(5) No hay datos suficientes.

9. *Durante el año 1989 se presentaron 100 casos nuevos de una enfermedad crónica en una población de 10.000 habitantes. Al principio del año 89 había un total de 800 enfermos. Durante este mismo año, 40 personas murieron por complicaciones de esta enfermedad. ¿Cuál era la prevalencia de la enfermedad por 1.000 habitantes el 1 de enero de 1990?:*
(1) 10.
(2) 40.
(3) 80.
(4) 86.
(5) 800.

10. *Las tasas de incidencia y prevalencia de neumonía por neumococos en niños menores de cinco años en una comunidad concreta se muestran en la gráfica siguiente:*

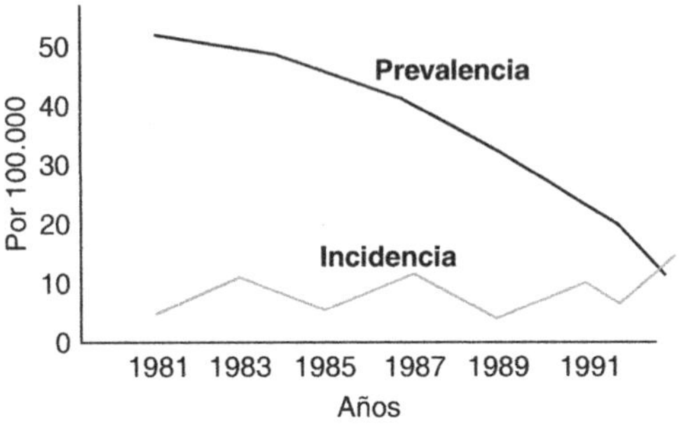

Observando los datos de la gráfica, es posible concluir que:
(1) La prevención primaria es un éxito gracias a la vacunación.
(2) Está acelerándose la recuperación de la enfermedad.
(3) Está disminuyendo la incidencia.
(4) Está aumentando la duración de la enfermedad.
(5) La tasa de recuperación permanece igual.

11. *Todas las siguientes afirmaciones son posibles respecto a la relación entre incidencia y prevalencia de una enfermedad contagiosa, EXCEPTO:*
(1) La reducción de la prevalencia puede reducir la tasa.
(2) El aumento de la prevalencia puede disminuir la tasa.
(3) La prevalencia puede disminuir por reducción de la tasa.
(4) Una vacuna eficaz puede afectar a la prevalencia y la tasa.
(5) La incidencia puede no afectar a la prevalencia porque ambas midan fenómenos diferentes.

12. *Ha realizado usted un estudio en el que ha seguido a 4.000 pacientes con artrosis durante 3 años. De ellos 3.000 consumían de manera habitual antiinflamatorios no esteroideos (AINES) y durante el seguimiento 600 presentaron problemas gastrointestinales graves. De los 1.000 que no consumían antiinflamatorios no esteroideos, 20 desarrollaron problemas gastrointestinales graves: ¿Podría indicar cuál de las siguientes cifras corresponde a la Odds del consumo de AINES en pacientes con problemas gastrointestinales graves?*
(1) 30.
(2) 6,45.
(3) 0,155.
(4) 0,02.
(5) 0,2.

13. *Si un caballo ganara 4 veces por cada vez que pierde (Odds = 4), entonces la probabilidad de ganar en una carrera sería:*
(1) (1 − 4)/4 = − 0,75.
(2) 4/(1 + 4) = 80 %.
(3) Necesitaríamos el denominador para hallar la probabilidad.
(4) Necesitaríamos la Odds en controles para hallar la probabilidad.
(5) La Odds tiene que ver con prevalencia pero no con una probabilidad.

14. *Si usted elige un paciente al azar, indique la probabilidad de que sea obeso o hipertenso, sabiendo que un 15 % de los pacientes son hipertensos, un 10 % obesos y un 3 % son hipertensos y obesos:*
(1) 0,2.
(2) 0,5.
(3) 0,35.
(4) 0,22.
(5) 0,6.

15. *¿Cuál de estas razones de abandono de un estudio sería MÁS problemática aunque trabajemos con tasas?:*
(1) El paciente presenta efectos secundarios.
(2) El paciente presenta el desenlace que estudiamos.
(3) El estudio se termina.
(4) Cambio de residencia del paciente por motivos profesionales.
(5) El paciente se cansa de hacer pruebas.

Preguntas 16 a 19

Entre 1987 y 1991 se realiza un estudio sobre el riesgo de una enfermedad incurable en ancianos con hipertensión. Los resultados de las observaciones en seis pacientes (A-F) se describen en la figura:

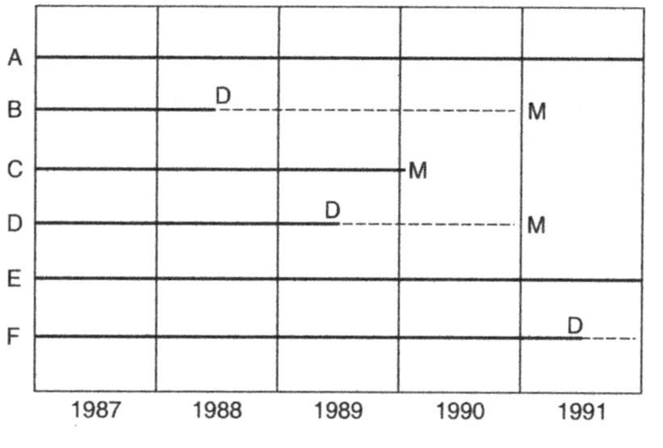

— : Periodo de observación con riesgo de enfermar.
- - : Duración de enfermedad.
M: Fallecimiento: D: Diagnóstico de enfermedad.

16. *La rapidez con la cual uno puede enfermar es MAYOR en el año:*
(1) 1988.
(2) 1989.
(3) 1990.
(4) 1991.
(5) La rapidez con la cual uno puede enfermar es idéntica en los 4 años (1988-1991).

17. *El año con mayor riesgo de enfermar es:*
(1) 1988.
(2) 1989.
(3) 1990.
(4) 1991.
(5) El riesgo de enfermar es idéntico en los 4 años (1988-1991).

18. *El año con mayor prevalencia de enfermedad es:*
(1) 1988.
(2) 1989.
(3) 1990.
(4) 1991.
(5) El riesgo de enfermar es idéntica en los 4 años (1988-1991).

19. *Si esta enfermedad fuese mortal prácticamente en el momento del diagnóstico, entre 1988 y 1989 hallaríamos cambios importantes en:*
(1) El riesgo de enfermar.
(2) La prevalencia de la enfermedad.
(3) La incidencia acumulada de enfermedad.
(4) La densidad de incidencia de enfermedad.
(5) Los cambios no dependen de la mortalidad de la enfermedad.

20. *En estudios etiológicos (búsqueda de la causa de un efecto determinado) es preferible utilizar incidencias en lugar de prevalencias por las siguientes razones EXCEPTO:*
(1) Porque la prevalencia se modifica con el tratamiento.
(2) Porque la incidencia estima casos nuevos de enfermedad.
(3) Porque la prevalencia aumenta en enfermedades crónicas.
(4) Porque la mejora diagnóstica aumenta la prevalencia.
(5) Porque la incidencia estima la asociación entre un factor de riesgo y un efecto solamente en personas susceptibles previamente sanas.

Preguntas 21 a 25

A continuación se presentan datos parciales del seguimiento de 10 personas hasta 6 semanas (tiempo 1) para valorar el efecto de la Vitamina C en la prevención de la incidencia del catarro común.

ID	*Edad*	*Grupo*	*Tiempo 1*	*Catarro 1*
1	34	T	6	0
2	49	NT	5	1
3	36	T	6	0
4	26	NT	2	0
5	25	T	2	0
6	42	NT	6	1
7	27	T	5	1
8	30	NT	6	0
9	33	T	6	1
10	47	NT	3	1

ID: Número de identificación.
Edad: Edad en años.
Grupo: Grupo T (toman Vitamina C); Grupo NT (no toman Vitamina C).
Tiempo 1: Seguimiento, en semanas, hasta el catarro 1.
Catarro 1: 0 = no; 1 = sí.

21. *La medida de frecuencia, más adecuada para medir los catarros en el grupo tratado es:*
(1) Incidencia acumulada: IA = 2/5 = 0,4 (el 40 % en 6 semanas).
(2) Incidencia acumulada: IA = 5/5 = 1 (el 100 % en 6 semanas).
(3) Tasa: DI = 2/25 = 0,08 (el 8 % semanas^{-1}).
(4) Tasa: DI = 5 casos en 6 semanas.
(5) Proporción: enferman el 50 % de los participantes del grupo tratado.

22. *La odds del primer catarro en personas tratadas es:*
(1) 0,20.
(2) 0,08.
(3) 40 %.
(4) 0,67.
(5) 0,44.

23. *¿Quiénes tienen mayor probabilidad de haber presentado el primer catarro?*
(1) Las personas tratadas.
(2) Las personas no tratadas.
(3) Tienen la misma probabilidad las de ambos grupos.
(4) Depende del tiempo de seguimiento.
(5) Nos faltan datos para llegar a la respuesta.

24. *¿Qué grupo presenta más rápidamente el primer resfriado?*
(1) Las personas tratadas.
(2) Las personas no tratadas.
(3) Tienen la misma probabilidad las de ambos grupos.
(4) Depende del tiempo de seguimiento.
(5) Nos faltan datos para llegar a la respuesta.

25. *¿Cuál es la prevalencia global de resfriados en la muestra?*
(1) La prevalencia es el 50 %.
(2) La prevalencia es el 80 %.
(3) 5 resfriados en 6 semanas.
(4) 5/47 = 0,1064; prevalencia del 10,64 %.
(5) No se puede calcular una prevalencia, es necesaria la tasa.

4.6.2. Respuestas comentadas de las preguntas

1.

Respuesta correcta: 1

La valoración de la «extensión» de una enfermedad equivale a la valoración de la prevalencia de una enfermedad ya que se refiere a la medición de los casos presentes de la enfermedad.

2.

Respuesta correcta: 1

La prolongación de la vida de pacientes incurables aumenta la proporción de prevalencia siempre que la tasa de incidencia no disminuya (en el enunciado se dice que se mantienen constantes).

3.

Respuesta correcta: 3

Para calcular riesgos o probabilidades de enfermar hemos de utilizar la incidencia acumulada. Las opciones 1, 2, 4 y 5 indican situaciones en las que la utilización de la tasa es preferible a la utilización de la incidencia acumulada.

4.

Respuesta correcta: 3

Si disminuye el número de casos nuevos, disminuye también el número de casos presentes.

La reducción o el aumento de la prevalencia de una enfermedad no infecciosa no tiene un efecto directo sobre el valor de la incidencia.

Incidencia y prevalencia miden fenómenos diferentes pero la incidencia puede afectar a la prevalencia.

5.

Respuesta correcta: 3

Es preciso entender que a pesar de hablar de dos enfermedades en este enunciado, siempre podemos preguntarnos por el efecto que tiene la presencia de una enfermedad sobre la probabilidad de padecer otra que sea directamente consecuencia de la primera.

El *riesgo individual* de presentar una encefalopatía equivale a la incidencia acumulada. IA = 300/500 = 0,6

El 60 % de adultos con cirrosis hepática acabaron presentando una encefalopatía. La respuesta 4 es la odds de cirrosis en personas con encefalopatía.

6.

Respuesta correcta: 2

En esta muestra de 1.000 personas hay 500 que presentan cirrosis al comienzo del periodo de observación. Podemos afirmar, por lo tanto, que la mitad (el 50 %) tiene cirrosis; la prevalencia es del 50 % al inicio del periodo de observación.

7.

Respuesta correcta: 1

Los inconvenientes que presenta la IA y que hacen que no sea aplicable en todos los casos son: *a)* dependencia del tiempo de observación y *b)* necesidad del seguimiento continuo y completo de las personas e influencia de causas competitivas. Por ello, es correcto lo contrario que lo expuesto en la respuesta (1): la IA es mejor en estudios cortos y la DI mejor para estudiar enfermedades crónicas.

La fuerza de la morbimortalidad de la enfermedad se llama «hazard» en inglés.

8.

Respuesta correcta: 3

Como $p < 0,1$ (80/10.000.000), podemos asumir que:

$$P \cong DI \times \overline{D} \Rightarrow \overline{D} = P/DI$$

Como el riesgo que queremos estimar es pequeño (riesgo < 0,1) y la densidad de incidencia es probablemente baja ($DI < 0,1$) podemos asumir que:

$$IA = DI \times \Delta t$$

Y como $t = 1$ año:

$$IA = DI \times 1 \Rightarrow DI = IA/1 \Rightarrow \overline{D} = P/IA = (80 \times 10^{-7})/(20 \times 10^{-7}) = 4 \text{ años.}$$

9.

Respuesta correcta: 4

A los 800 casos presentes al principio de 1989 se añaden 100 casos que aparecen a lo largo de ese año. Como mueren 40 de estos pacientes, hay que restar esta cifra de total de casos. Así queda un total de 860 enfermos presentes el 1 de enero de 1990 (principio del año siguiente): 800 + 100 – 40 = 860. Lo que se pregunta es la prevalencia de la enfermedad por cada 1.000 habitantes así que: (860/10.000)

× 1.000 = 86 por 1.000 habitantes. Alternativamente, lo podríamos calcular excluyendo los fallecidos del denominador pero hallaríamos un resultado similar (860/9.960 = 0,0863 ó 86,3 por 1.000) porque el denominador es grande.

10.

Respuesta correcta: 2

La prevalencia va disminuyendo y la incidencia no sufre modificaciones importantes tanto de disminución como de aumento durante los años, por lo que podemos decir que es bastante estable.

De ser un éxito la prevención primaria, tendría que disminuir claramente la incidencia. Si la enfermedad durase más, aumentaría la prevalencia.

A igualdad de incidencia, la prevalencia puede disminuir por la mejora de los tratamientos y/o por acelerarse la recuperación de la enfermedad (respuesta 2).

11.

Respuesta correcta: 5

Al ser una enfermedad contagiosa, la prevalencia (presencia de casos en la población) sí puede determinar una mayor o menor incidencia. Cuantas más personas enfermas, mayor será la probabilidad de infectarse. La prevalencia puede ser tan alta que ya no queden personas susceptibles, se produciría entonces una disminución de tasa (respuesta 2). La disminución de la prevalencia disminuye el contagio y por lo tanto la tasa.

12.

Respuesta correcta: 1

Una Odds es una razón cuyo numerador es la probabilidad de que ocurra un suceso y cuyo denominador es la probabilidad de que no ocurra.

De los 620 pacientes con problemas gastrointestinales (GI) graves, 600 consumían de manera habitual antiinflamatorios no esteroideos y 20 no lo hacían.

		Problemas GI graves		
		No	*Sí*	*Total*
Consumo de AINES	*No*	980	20	1.000
	Sí	2.400	600	3.000
	Total	3.380	620	4.000

Probabilidad de consumo en pacientes con problemas GI:

$$600/620 = 0,96774$$

Probabilidad de NO consumo en pacientes con problemas GI:

$$20/620 = 0,032$$

Odds del consumo de AINES en pacientes con problemas GI:

$$\text{Odds} = 0,968/0,03226 = 30$$

o también,

$$\text{Odds} = 600/20 = 30$$

13.

Respuesta correcta: 2

Probabilidad de ganar = Odds/(Odds + 1).

Probabilidad de ganar = 4/(4 + 1) = 80 %.

El caballo tendrá un 80 % de probabilidades de ganar en cada carrera.

14.

Respuesta correcta: 4

Como los sucesos pueden darse simultáneamente:

$$p(\text{obeso} \cup \text{hipertenso}) = p(\text{obeso}) + p(\text{hipertenso}) - p(\text{obeso} \cap \text{hipertenso})$$
$$p(\text{obeso} \cup \text{hipertenso}) = 0{,}10 + 0{,}15 - 0{,}03 = 0{,}22.$$

15.

Respuesta correcta: 1

Las opciones 2 y 3 no son problemáticas. La opción 4 tampoco, a condición de que el cambio de residencia no tenga nada que ver con la exposición o el desenlace del estudio. Las opciones 1 y 5 serían las peores. El hecho de cansarse de hacer pruebas podría ser un problema si esto corresponde a un tipo de persona determinado, por ejemplo a personas menos preocupadas por la salud en general. Se sabe que las personas más cuidadosas desde el punto de vista de la salud suelen ofrecerse con mayor frecuencia como voluntarios en estudios sobre la salud. Si se van los que presentan efectos secundarios con el tratamiento, quedarían en el estudio personas más bien «sanas» y esto sesgaría los resultados.

16.

Respuesta correcta: 4

Se pregunta cuál es el año con mayor tasa o Densidad de Incidencia (DI) de enfermedad:

DI = Casos nuevos entre personas susceptibles/suma de los periodos de riesgo de cada persona susceptible observado:

$\Rightarrow$ *DI* en 1988 = 1/5,5 = 0,182 años^{-1}
$\Rightarrow$ *DI* en 1989 = 1/4,5 = 0,222 años^{-1}
$\Rightarrow$ *DI* en 1990 = 0
$\Rightarrow$ *DI* en 1991 = 1/2,5 = 0,400 años^{-1}

Recuerde que el tiempo durante el cual el paciente está enfermo (rayas discontinuas) no se suman en el denominador de una tasa. El tiempo anterior al diagnóstico (*D*) sí.

Uno enferma más rápidamente en el año 1991.

17.

Respuesta correcta: 4

Se pregunta cuál es el año con mayor probabilidad, Incidencia Acumulada *(IA),* de enfermedad:

IA = Casos nuevos entre personas susceptibles/suma de personas susceptibles observados. Recuerde que las personas enfermas ya no están a riesgo de ser «casos nuevos».

$\Rightarrow$ *IA* en 1988 = 1/6 = 0,167; el 16,7 %
$\Rightarrow$ *IA* en 1989 = 1/5 = 0,200; el 20 %
$\Rightarrow$ *IA* en 1990 = 0
$\Rightarrow$ *IA* en 1991 = 1/3 = 0,333; el 33 %

Hay un mayor riesgo de enfermar en el año 1991 (recuerde que el mayor riesgo y la mayor tasa no tienen que coincidir necesariamente en el mismo año).

18.

Respuesta correcta: 3

Prevalencia = casos presentes/población total

$\Rightarrow$ P en 1988 = 1/6 = 0,167; prevalencia del 16,7 %
$\Rightarrow$ P en 1989 = 2/6 = 0,333; prevalencia del 33 %
$\Rightarrow$ P en 1990 = 2/5 = 0,400; prevalencia del 40 %
$\Rightarrow$ P en 1991 = 1/3 = 0,333; prevalencia del 33 %

La enfermedad es más prevalente en 1990.

19.

Respuesta correcta: 2

Si los casos falleciesen prácticamente en el momento del diagnóstico, lo que se modificaría sería la prevalencia ya que en los siguientes periodos esos pacientes ya no estarían «presentes» como enfermos.

La *IA* no se modificaría ya que para su numerador sólo se tienen en cuenta los casos nuevos.

La *DI* no se modifica porque, además, la duración de la enfermedad no se recoge en el denominador de la tasa (solamente es relevante el periodo previo al diagnóstico).

20.

Respuesta correcta: 5

Los estudios etiológicos son aquellos que buscan la causa de un efecto determinado. En estos estudios la prevalencia es menos útil que la incidencia porque su valor depende tanto de la incidencia como de la duración de la enfermedad (respuesta 3), que a su vez se ve modificada por ejemplo por el tratamiento (respuesta 1) o la mejora diagnóstica (respuesta 4). Nos puede conducir a encontrar asociaciones erróneas (por ejemplo entre la causa y los determinantes de la duración de la enfermedad). La respuesta 2 es precisamente lo que evita los problemas anteriores porque solamente estudiamos casos nuevos y los factores anteriores no influyen tanto en la incidencia.

Lo que se afirma en la opción 5 es incorrecto porque la incidencia es una medida de frecuencia (número de casos nuevos) y no mide asociación.

21.

Respuesta correcta: 3

Recuerde: para valorar la asociación entre una variable (Vitamina C) y un desenlace (catarro) estimamos incidencias y cuando las personas tienen más de un desenlace es preferible estudiar el primero de ellos (solamente tenemos información del primer catarro en el ejemplo).

Los pacientes se siguen hasta seis semanas pero la tabla recoge diferentes tiempos por paciente. Utilizaremos la tasa del primer resfriado en tratados.

22.

Respuesta correcta: 4

La odds del primer catarro en personas tratadas es:

Probabilidad de catarro 1/probabilidad NO catarro 1

Odds = (2/5) / (3/5) = 0,67

Por cada 100 personas sin catarro hay 67 con catarro entre las personas tratadas. La probabilidad de tener un catarro es del 40 % (odds/(1 + odds) = 0,67/1,67).

23.

Respuesta correcta: 2

Probabilidad de presentar el primer catarro.

Tratados: 2/5.

No tratados: 3/5.

Los no tratados tienen una mayor probabilidad de tener un primer catarro.

24.

Respuesta correcta: 2

Las tasas de catarro son:

Tratados: 2/25 = 0,08 semanas^{-1}

No tratados: 3/22 = 0,14 semanas^{-1}

Los no tratados enferman de un primer resfriado antes.

25.

Respuesta correcta: 1

La prevalencia global es la proporción de personas que han tenido un resfriado en algún momento del periodo de observación. Cinco personas quedan libres de resfriados. Prevalencia es 5/10 = 50 %.

Capítulo 5

MEDIDAS DE ASOCIACIÓN Y DE IMPACTO POTENCIAL

Jokin de Irala
Miguel Ángel Martínez-González
Adolfo Figueiras

Las medidas de asociación y de impacto potencial se pueden estimar a partir de incidencias acumuladas, tasas y prevalencias.

5.1. **Medidas de asociación**

Las medidas de asociación comparan una medida de frecuencia de enfermedad (incidencia o prevalencia) en expuestos respecto a no expuestos, con el fin de estimar la magnitud de la relación entre la exposición y el efecto (desenlace, resultado, enfermedad o lesión, *outcome* en inglés). En principio, y como se ha visto en los criterios de Bradford Hill, cuanto mayor sea la magnitud de la asociación más probable es que se trate de una relación causal; aunque como ha descrito Rothman en su modelo determinista modificado es posible que esto no se cumpla siempre.

5.1.1. Riesgo Relativo, Razón de prevalencias y Razón de tasas

La razón de incidencias acumuladas (razón entre dos riesgos) se llama Riesgo Relativo (*Relative risk* en inglés):

$$\text{Riesgo Relativo} = \frac{IA_1}{IA_0}$$

Donde IA_1 es el riesgo (incidencia acumulada) de desenlace en personas expuestas a un factor de riesgo y IA_0 el riesgo de desenlace en personas no expuestas al mismo factor de riesgo.

Expresa por cuánto se multiplica el *riesgo* o probabilidad del desenlace en personas expuestas en comparación con las que no lo están. Las razones de prevalencias se estiman de manera parecida, con la diferencia de que se trabajan con prevalencias en vez de con incidencias acumuladas y expresan cuántas veces mayor es *la prevalencia* en personas expuestas en comparación con personas no expuestas.

Cuando calculamos Riesgos Relativos o Razones de Prevalencias lo hacemos para la muestra estudiada, pero para estimarlos en la población de estudio y para conocer la precisión de las estimaciones es necesario calcular los IC 95 %. Además, el intervalo de confianza al 95 % nos informa sobre la significación estadística: si el intervalo de confianza incluye el valor de la hipótesis nula (H_0) indica que la diferencia no es estadísticamente significativa, y que por tanto las diferencias encontradas pueden deberse a un error aleatorio a la hora de seleccionar la muestra. El valor de la H_0 para Riesgos Relativos es la unidad, ya que cuando la exposición no presenta efecto el riesgo en los expuestos es igual al de los no expuestos.

CONCEPTOS AVANZADOS

En primer lugar, necesitamos calcular el valor del Error Estándar del ln(*RR*) siguiendo la expresión:

$$EE\ (\ln RR) = \sqrt{\frac{1}{c_1} + \frac{1}{c_0} - \frac{1}{N_1} - \frac{1}{N_0}}$$

Donde c_1 y c_0 corresponden al número de casos nuevos en personas expuestas y no expuestas respectivamente, N_1 el total de personas expuestas y N_0 el total de personas no expuestas.

En segundo lugar, calculamos el intervalo de confianza:

$$IC\,95\,\% = RR \times e^{[\pm\, 1{,}96\, EE\, (\ln RR)]}$$

Como hilo conductor de este capítulo, adaptaremos un ejemplo derivado de la investigación realizada sobre la incidencia de trastornos de la conducta alimentaria (TCA) en una muestra representativa de las chicas adolescentes de Navarra (M. A. Martínez-González *et al.*, 2003). Se presentan los datos que utilizaremos como ejemplo, en la tabla 5.1.

TABLA 5.1. *Incidencia de trastornos de la conducta alimentaria en mujeres de 13 a 22 años residentes en Navarra*

Exposición a medios de comunicación (radio o revistas del corazón)	*Casos nuevos de TCA*		
	No	*Sí*	
Baja o media	2.269	(c_0) 66	N_0 2.335
Alta	375	(c_1) 24	N_1 399
TOTAL	2.644	90	2.734

Se designan por N_0 y N_1 los totales de chicas poco-medianamente expuestas y muy expuestas a medios de comunicación, respectivamente y por c_1 y c_0 los desenlaces en personas muy expuestas y poco-medianamente expuestas respectivamente.

En nuestro ejemplo de la tabla 5.1, el Riesgo Relativo de presentar un trastorno de la conducta alimentaria (TCA) en la Comunidad Foral de Navarra fue:

$$\text{Riesgo Relativo} = \frac{24/399}{66/2.335} = \frac{0{,}060}{0{,}028} = 2{,}13$$

$$EE\ (\ln RR) = \sqrt{\frac{1}{24} + \frac{1}{66} - \frac{1}{399} - \frac{1}{2.335}} = \sqrt{0{,}0539} = 0{,}232$$

$$IC\ 95\ \% = 2{,}13 \times e^{[\pm 1{,}96 \times 0{,}232]} = 1{,}35 \text{ y } 3{,}36$$

Interpretación en nuestro ejemplo:

El riesgo de TCA se multiplica por 2,13 (*IC* al 95 %: 1,35-3,36) en adolescentes que están muy expuestas a los medios de comunicación como la radio o las revistas del corazón, en comparación con las expuestas de manera baja-media. Decimos también que los TCA son 2,13 veces más frecuentes en chicas muy expuestas a estos medios de comunicación. Como el intervalo de confianza no comprende al valor nulo (Hipótesis nula H_0: $RR = 1$), los resultados son estadísticamente significativos, es decir, es poco probable que nuestro hallazgo sea debido al azar.

Cuando estimamos razones de tasas (*Rate Ratio* en inglés) o Razones de Densidades de Incidencia (RDI), expresamos cuántas veces más rápidamente ocurre el desenlace en personas expuestas en comparación con las no expuestas al mismo factor de riesgo:

$$\text{RDI} = \text{Razón de Tasas} = \frac{DI_1}{DI_0}$$

Donde DI_1 es la tasa (densidad de incidencia) de desenlace en personas expuestas a un factor de riesgo y DI_0 la tasa de desenlace en personas no expuestas al mismo factor de riesgo.

CONCEPTOS AVANZADOS

Como es habitual, las estimaciones puntuales se presentan junto con sus intervalos de confianza. Necesitamos calcular el valor del Error Estándar del RDI y aplicar la fórmula correspondiente para estimar ambos límites del intervalo:

$$EE\ (\ln RDI) = \sqrt{\frac{1}{c_1} + \frac{1}{c_0}}$$

Donde c_1 y c_0 corresponden al número de personas con el desenlace en el grupo de expuestos y no expuestos respectivamente.

$$IC\ 95\ \% = RDI \times e^{[\pm 1{,}96\, EE\ (\ln RDI)]}$$

Ejemplo

Se ha publicado un estudio sobre la infección genital por el Virus del Papiloma Humano (VPH). Este virus causa más del 95 % de los casos de cáncer de cuello uterino. En la tabla 5.2 se resumen los datos de incidencia de infección y uno de los factores de riesgo examinados en una cohorte de universitarias. Dicho factor de riesgo es «tener relaciones sexuales con su pareja antes de cumplir los 8 meses desde que se conocen» (R. L. Winer *et al.*, 2003).

TABLA 5.2. *Infección por el virus del papiloma en universitarias*

Conocimiento de pareja	*Infección por VPH*	*Personas-año a riesgo*
Exposición: < 8 meses	58 (c_1)	151
No exposición: ≥ 8 meses	110 (c_0)	906

Adaptado de R. L. Winer *et al.*, 2003.

La razón de tasas de infección por el virus VPH y su intervalo de confianza al 95 % es en esta muestra:

$$\text{RDI} = \text{Razón de Tasas} = \frac{58/151}{110/906} = \frac{0{,}3841}{0{,}1214} = 3{,}16$$

$$EE\ (\ln RR) = \sqrt{\frac{1}{58} + \frac{1}{110}} = \sqrt{0{,}0263} = 0{,}162$$

$$IC\ 95\ \% = 3{,}16 \times e^{[\pm 1{,}96 \times 0{,}162]}$$

$$IC\ 95\ \%\text{: } 2{,}30\text{-}4{,}34$$

Interpretación de este ejemplo:

Las universitarias se infectan por el virus VPH con una rapidez 3,16 veces mayor (*IC* al 95 %: 2,30-4,34) si inician sus relaciones sexuales con una pareja que conocen desde hace menos de 8 meses que las que las inician con chicos que conocen desde hace 8 meses o más. Como el intervalo de confianza no comprende al valor nulo (H_0: $RDI = 1$), los resultados son estadísticamente significativos. El significado del dato publicado en este estudio es que la rapidez de infección por el virus VPH aumenta cuanto menos espera una chica para tener relaciones sexuales. Lo que ocurre es que los chicos que menos esperan suelen ser a su vez más promiscuos y por lo tanto, tienen una mayor probabilidad de estar infectados y de infectar a sus parejas.

Las razones de incidencias, de prevalencias y de tasas no poseen dimensiones y sus valores posibles oscilan entre 0 y el infinito. El valor nulo de estas medidas de asociación es 1 (misma frecuencia de desenlace en personas expuestas que en las no expuestas) y cuando se halla un valor menor de 1 significa que hay menos desenlaces en personas expuestas, es decir, que probablemente la exposición protegía del desenlace (por ejemplo, en personas expuestas al efecto de una vacunación). El valor de un *RR* nunca puede exceder de 1 (máxima incidencia o tasa del 100 %) dividido entre el riesgo de los no expuestos.

$$RR \leq \frac{1}{I_0}$$

donde I_0 es la incidencia en no expuestos.

Por último, tenga en cuenta al leer publicaciones en inglés que tanto el Riesgo Relativo *(Relative Risk)* como la Razón de Tasas *(Rate Ratio)* pueden abreviarse como *RR* en inglés y deberá fijarse en los datos presentados para interpretarlos adecuadamente.

Incremento relativo del riesgo

A través de las medidas de asociación como el *RR* se puede hallar el *incremento relativo de riesgo* que se asocia a una exposición. Dado que el valor nulo de una medida de asociación es *RR* = 1 entonces, si obtenemos un *RR* = 1,5, podemos estimar el aumento relativo que ha experimentado el *RR* al incrementar de 1 (ausencia de asociación) a 1,5 (asociación): 1,5 − 1 = 0,5. Observamos que este incremento de 0,5 es de hecho el 50 % del valor nulo inicial *RR* = 1 (0,5 es la mitad de 1).

Por lo tanto, se expresa la cantidad de 0,5 en términos de incremento relativo como un porcentaje (o proporción de incremento relativo debido a la exposición) multiplicándolo por 100. Afirmaremos al obtener un *RR* de 1,5 que ha habido un incremento relativo de riesgo del 50 % debido a la exposición (en el caso de asumir que efectivamente existe una relación causal):

$$\text{Incremento relativo de riesgo} = \frac{IA_1 - IA_0}{IA_0} \times 100 = (RR - 1) \times 100$$

Ejemplo (estudio de incidencia de TCA, tabla 5.1)

En este estudio se obtuvo un *RR* = 2,13, lo que corresponde a un incremento de riesgo de: 113 % ((2,13-1) × 100). Es decir, la exposición alta a radio y revistas del corazón incrementa relativamente el riesgo de TCA en un 113 %.

5.1.2. La Odds Ratio

La *Odds Ratio (OR),* también llamada «Razón de Ventajas», «Razón de Posibilidades» «Razón de Productos Cruzados» o «Razón de Odds», es la razón («ratio») entre dos odds. A diferencia de la probabilidad que es un cociente del número de sucesos favorables entre el número de eventos posibles, el Odds es la razon del número de eventos favorables entre el numero de eventos desfavorables.

Los OR se suele estimar en estudios epidemiológicos llamados de *Casos* y *Controles* (que veremos más adelante), aunque en realidad se puede estimar con cualquier diseño de estudio. La odds ratio no mide la frecuencia relativa de enfermedad (como en el Riesgo Realtivo) sino más bien la frecuencia relativa de una característica como una exposición en personas con o sin el desenlace. Si se cumplen ciertas condiciones que veremos más adelante, es sin embargo un buen estimador del Riesgo Relativo (M. A. Martínez-González *et al.,* 1999). El valor mínimo posible es 0 y el máximo teóricamente posible es infinito. El valor nulo para la OR es el 1. Una OR = 1 implica que las dos categorías comparadas son iguales.

La razón por la cual tiene interés la OR es, en primer lugar, porque es la única medida de asociación que podemos estimar en ciertos tipos de estudios epidemiológicos como los estudios de casos y controles y, en segundo lugar, porque es la medida de asociación que estiman los programas estadísticos cuando se utilizan análisis multivariantes de Regresión Logística.

Ejemplo

Exploremos el concepto de Odds Ratio con el ejemplo siguiente donde queremos valorar cuál de los 2 tratamientos (Amoxicilina o Claritromicina) se asocia más a la curación de una infección. El tratamiento utilizado por 115 pacientes curados y 45 no curados se describe en la tabla 5.3:

TABLA 5.3. *Prevalencia de utilización de dos antibióticos ante una infección*

Curación (desenlace)	*Antibióticos (exposición)* Amoxicilina	Claritromicina	
Sí	75 (*a*)	(*b*) 40	115
No	25 (*c*)	(*d*) 20	45

Odds de *utilización de Amoxicilina* entre pacientes *curados*:

$$\text{Odds} = \frac{75/115}{40/115} = \frac{75}{40} = 1{,}88$$

Por cada paciente *curado* y que no utiliza Amoxicilina, hay 1,88 que sí la utilizan.

Odds de *utilización de Amoxicilina* entre pacientes que *NO se curan*:

$$\text{Odds} = \frac{25/45}{20/45} = \frac{25}{20} = 1{,}25$$

Por cada paciente *no curado* y que no utiliza Amoxicilina, hay 1,25 que sí lo utilizan.

$$\text{Odds Ratio} = \frac{1{,}88}{1{,}25} = 1{,}5$$

Por cada paciente no curado que utiliza Amoxicilina hay 1,5 curados que lo utilizan. La utilización de Amoxicilina ha sido 1,5 veces más frecuente entre pacientes curados.

CONCEPTOS AVANZADOS

Como es habitual, tendremos que acompañar la medida de *OR* con su correspondiente intervalo de confianza:

El error estándar (*EE*) de la *OR* en escala logarítmica se calcula mediante la siguiente expresión:

$$EE\ (\ln OR) = \sqrt{\frac{1}{a} + \frac{1}{b} + \frac{1}{c} + \frac{1}{d}} = \sqrt{\frac{1}{75} + \frac{1}{40} + \frac{1}{25} + \frac{1}{20}} = 0{,}358$$

A partir de este error estándar se puede calcular el intervalo de confianza al 95 %:

$$IC\ 95\ \% = OR \times e^{[\pm\ 1{,}96\ EE\ (\ln OR)]} = 1{,}5 \times e^{\pm\ 1{,}96\ \times\ 0{,}358} = 0{,}74 - 3{,}03$$

La Odds Ratio nos indica que la prevalencia de exposición a la Amoxicilina es 1,5 veces mayor en personas curadas que en las que no se han curado (*IC* al 95 %: 0,74-3,03). En otras palabras, por cada 10 personas *no curadas* que utilizan Amoxicilina, habrá 15 personas *curadas* que utilizan Amoxicilina. Hay más utilización de Amoxicilina entre personas curadas. Esto nos conduciría a afirmar que probablemente la Amoxicilina sea mejor que la Claritromicina para esta infección concreta. También podríamos decir que por cada persona tratada con Claritromicina y que se cura hay 1,5 que se curan con Amoxilina. Esta interpretación es posible gracias a la propiedad «simétrica» de la *OR*, que es única a esta medida. Volviendo a nuestro ejemplo y su interpretación, téngase en cuenta que el intervalo de confianza contiene el valor nulo: $OR = 1$; con lo que nuestra estimación puntual no es estadísticamente significativa y no podemos rechazar la hipótesis nula, los datos son compatibles con una ausencia de diferencia entre ambos tratamientos.

Fíjese que la Odds Ratio se puede calcular directamente de los valores de la tabla tetracórica hallando la razón de los productos cruzados (de allí que la OR se llame también así), siempre que la casilla correspondiente a la presencia tanto del desenlace de interés como de la exposición o bien de la ausencia simultánea de ambas se encuentre en la casilla superior izquierda de la tabla 2 × 2 (véase la tabla 5.4).

TABLA 5.4. *Disposición de las celdas para hallar la razón de los productos cruzados*

	Amoxicilina	
Curación	*Sí*	*No*
Sí	75 *a*	*b* 40
No	25 *c*	*d* 20

	Amoxicilina	
Curación	*No*	*Sí*
No	20 *d*	*c* 25
Sí	40 *b*	*a* 75

$$\text{Odds Ratio} = \frac{a \times d}{b \times c} = \frac{75 \times 20}{40 \times 25} = 1{,}5$$

Relación entre OR y RR:

Se puede demostrar numéricamente que la *OR* es un buen estimador del Riesgo Relativo, sobre todo cuando el desenlace que estemos estudiando sea raro.[1] Decimos que es un «buen estimador» porque, aunque la *OR* nos ayudará a acercarnos al valor del *RR*, siempre tenderá a sobreestimarlo (se alejará del valor nulo $RR = 1$) (J. de Irala, 1996; J. de Irala *et al.*, 1997; J. M. Bland, 2000). Cuando decimos «sobreestimar» queremos decir, que la *OR* siempre nos daría valores más protectores *(OR* < 1) o de mayor riesgo *(OR* > 1) que sus correspondientes *RR*.

---

1. Siendo *a*, *b*, *c* y *d*, las casillas de la tabla tetracónica clásica:

$$RR = \frac{\dfrac{a}{(a+b)}}{\dfrac{c}{(c+d)}} = \frac{a \times (c+d)}{c \times (a+b)} = \frac{ac + ad}{ac + bc} = \frac{ad}{bc} \times \left[\frac{\dfrac{ac}{ad} + \dfrac{ad}{ad}}{\dfrac{ac}{bc} + \dfrac{bc}{bc}}\right] = \frac{ad}{bc} \times \left[\frac{\dfrac{c}{d} + 1}{\dfrac{a}{b} + 1}\right] = OR \times \left[\frac{\dfrac{c}{d} + 1}{\dfrac{a}{b} + 1}\right]$$

y $RR = OR$ cuando

$$\left[\frac{\dfrac{c}{d} + 1}{\dfrac{a}{b} + 1}\right] = 1$$

Esto se cumple cuando la enfermedad es rara:

$$\frac{c}{d} = \frac{c/(c+d)}{d/(c+d)} = \frac{\text{Probabilidad de tener la enfermedad, entre no expuestos}}{\text{Probabilidad de no tener la enfermedad, entre no expuestos}} \cong 0$$

$$\frac{a}{b} = \frac{a/(a+b)}{b/(a+b)} = \frac{\text{Probabilidad de tener la enfermedad, entre expuestos}}{\text{Probabilidad de no tener la enfermedad, entre expuestos}} \cong 0$$

CONCEPTOS AVANZADOS

Existe una fórmula que nos ayuda a corregir el valor de la *OR* para hallar el valor correcto del *RR* correspondiente cuando, por ejemplo, estamos estudiando un fenómeno o desenlace que no se puede considerar como «raro» (J. Zhang *et al.*, 2002):

$$RR = \frac{OR}{(1 - IA_0) + (IA_0 \times OR)}$$

Donde IA_0 es el denominador del *RR* o, en general, de la Razón de Proporciones que queramos estimar a partir de una *OR*. Evidentemente, si no conocemos el valor de IA_0, necesitaremos estimarlo con antelación u obtenerlo de otras fuentes.

Siguiendo con nuestro ejemplo de los antibióticos ($IA_0 = 40/60$):

$$RR = \frac{OR}{(1 - IA_0) + (IA_0 \times OR)} = \frac{1{,}5}{(1 - 0{,}67) + (0{,}67 \times 1{,}5)} = 1{,}12$$

Afirmar que la Odds Ratio es un buen estimador del Riesgo Relativo significa, entre otras cosas, que podemos interpretarla como si fuera un Riesgo Relativo. En el ejemplo anterior, acabaríamos afirmando que «la probabilidad de curación es 1,5 veces mayor con la Amoxicilina que con la Claritromicina». Pasamos de comparar la prevalencia del tratamiento en pacientes curados o no curados (*OR*) a la comparación del desenlace entre dos grupos de tratamiento (*RR*). Al igual que el Riesgo relativo, una *OR* inferior a 1 significa que la exposición estudiada es protectora. Una *OR* superior a 1 significa que la exposición estudiada es perjudicial (incrementa el riesgo de padecer la enfermedad).

A pesar de que la *OR* siempre tenderá a sobreestimar el Riesgo Relativo, para valores de prevalencia y de *OR* que habitualmente utilizamos en medicina, podemos estar bastante tranquilos porque dicha sobreestimación no es exagerada, como lo veremos a continuación.

Se puede observar en la figura 5.1 que, en general, las sobreestimaciones no empiezan a ser preocupantes hasta llegar a valores altos de la OR (M. A. Martínez-González *et al.*, 1999). En la figura 5.1, se representa la relación existente entre la OR (curvas parabólicas) y el RR (líneas rectas) dependiendo de cuál sea el valor de la incidencia en expuestos (I_1) y de la incidencia en no expuestos (I_0). En la gráfica superior la I_0 se mantiene constante en 0,05 y a medida que aumenta la I_1, y con ello el valor de las medidas de asociación, se van separando ambas estimaciones a partir de una OR aproximada de 5. En la gráfica inferior, se repite lo mismo, pero suponiendo una I_0 de 0,1. Al ser más frecuente el fenómeno (lo sufre el 10 %, ya no es «raro») la divergencia es mucho mayor y se pone en evidencia a partir de una OR aproximada de 3. Nótese que la escala del eje de ordenadas (RR u OR) en esta segunda gráfica sólo llega hasta un valor de 28 y que en la gráfica superior llegaba hasta 60. Lógicamente en una gráfica con una I_0 más pequeña (por ejemplo $I_0 = 1/1.000$), la divergencia entre ambas estimaciones sería mucho menor y casi imperceptible. Esto es lo que ocurre en la mayoría de los valores de *RR* u *OR* que manejamos en medicina.

Existen métodos simples para estimar la *OR* y sus intervalos de confianza en presencia de una celda que contiene cero individuos pero la explicación detallada de los mismos excede a los objetivos de este libro (R. A. D. Dewar y B. Armstrong, 1992).

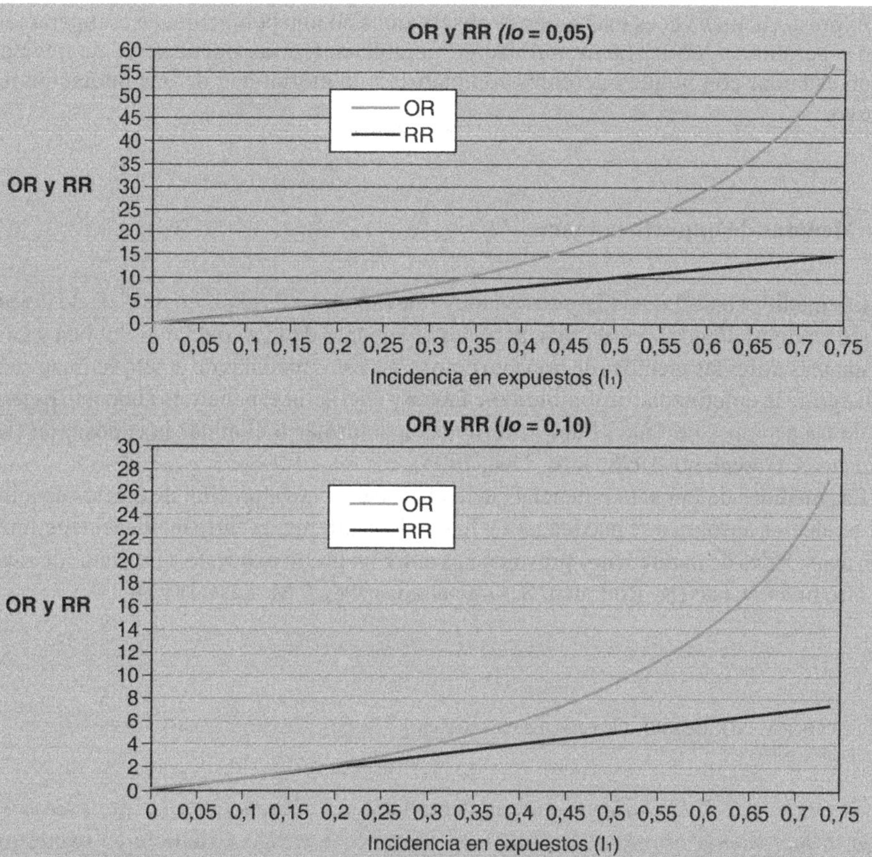

Adaptado de M. A. Martínez-González *et al.*, 1999.

FIG. 5.1. *Relación entre Odds Ratio y Riesgo Relativo en diferentes situaciones de prevalencia de enfermedad y magnitudes del riesgo.*

5.1.3. LA RAZÓN DE MORTALIDAD ESTANDARIZADA

La Razón de Mortalidad Estandarizada es un tipo especial de riesgo relativo porque se compara la mortalidad observada en un grupo respecto a la mortalidad que cabría esperar si las tasas de mortalidad específicas por grupos de edades fueran las mismas que las de una población estándar. Se utiliza esta medida en el ajuste indirecto de tasas (por ejemplo, ajuste por edad) y lo veremos con detalle más adelante.

$$RME = \frac{\text{Mortalidad observada en población estudiada}}{\text{Mortalidad esperada en población estudiada}}$$

Expresa cuantas veces más muertes observamos en una población, en comparación con lo esperable en teoría. La mortalidad «esperable en teoría» puede ser la de una población estándar con la que queremos compararla o la mortalidad de una población no expuesta.

5.2. Medidas de impacto potencial

Las medidas basadas en razones son muy relevantes desde el punto de vista de investigación epidemiológica y etiológica, pero desde el punto de vista de Salud Publica y Clínico son más utiles las medidas de impacto potencial. Estas medidas de efecto estiman cuál es la carga de la enfermedad atribuible a ese factor y cuál sería el beneficio (Impacto potencial) de las acciones de Salud Pública dirigidas a controlar o eliminar la exposición (K. Rothman; S. Greenland, 1998; J. M. Last, 1995).

Las medidas de impacto potencial suelen basarse en la valoración de efectos absolutos. Los efectos absolutos se pueden medir hallando la diferencia entre incidencias acumuladas, densidades de incidencia o prevalencias entre un grupo expuesto a un factor de riesgo y otro no expuesto (K. Rothman, S. Greenland, 1998; J. M. Last, 1995).

5.2.1. Riesgo atribuible en expuestos

El *riesgo atribuible en expuestos* se llama también *diferencia de riesgo, exceso de riesgo, o incremento absoluto de riesgo*. El término de riesgo atribuible en expuestos (RAE) expresa qué incidencia de enfermedad es debida a la exposición (relación causal) y, por lo tanto, nos da una idea de la «frecuencia de enfermedad», en personas expuestas, que podemos «atribuir» a la exposición a un factor de riesgo determinado.

$$\text{RAE} = IA_1 - IA_0$$

Donde IA_1 es la incidencia acumulada en expuestos e IA_0 es la incidencia acumulada en no expuestos.

El concepto de RAE se puede entender fácilmente observando la figura 5.2. Obsérvese que hay una frecuencia de enfermedad presente tanto en personas expuestas como en las no expuestas al factor de riesgo (parte blanca de la figura, con valor 10 %) y el RAE es la diferencia entre ambas frecuencias (14 − 10 = 4). Es la frecuencia de enfermedad que solamente está presente en personas expuestas (parte oscura de la fig. 5.2).

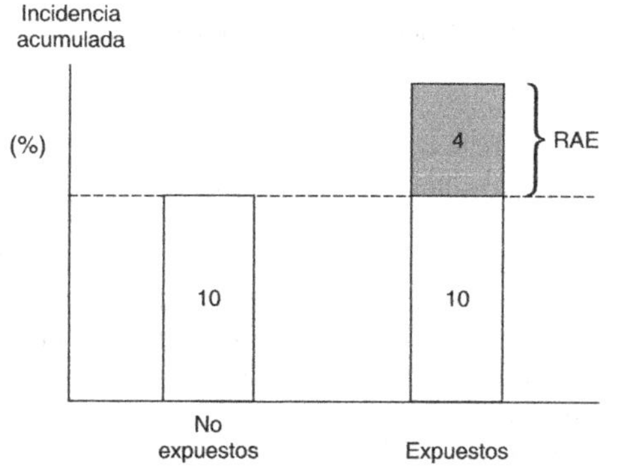

Modificado de M. Szklo y F. J. Nieto, 2000.

FIG. 5.2. *Riesgo Atribuible en expuestos (RAE).*

Ejemplo (estudio de incidencia de TCA, tabla 5.1).

Los datos del estudio eran:

Exposición a medios de comunicación (radio o revistas del corazón)	*Incidencia de TCA* *No*	*Sí*	
Baja o media	2.269	(c_0) 66	N_0 2.335
Alta	375	(c_1) 24	N_1 399
TOTAL	2.644	90	2.734

Se designan por N_0 y N_1 los totales de chicas poco-medianamente expuestas y muy expuestas a medios de comunicación, respectivamente y por c_1 y c_0 los desenlaces en personas muy expuestas y poco-medianamente expuestas respectivamente.

Nos podemos preguntar, al observar la tabla 5.1, cuántos serían los casos esperables de TCA en las chicas con exposición alta si hubiesen tenido, por el contrario, una exposición media-baja a los medios de comunicación. Sería: (66/2.335) × 399 = 11,28. Sin embargo, hemos encontrado 24 casos y podemos afirmar que el número de casos, teóricamente en exceso, que hay en chicas altamente expuestas a estos medios de comunicación es: 24-11,28 = 12,72. Estos casos que serían debidos a la exposición corresponden a la frecuencia siguiente: 12,72/399 = 0,032. Es el mismo resultado que encontramos al aplicar las fórmulas.

El riesgo de Trastornos de la Conducta Alimentaria atribuible a la exposición alta a los medios de comunicación como la radio o las revistas del corazón es:

$$\text{RAE} = IA_1 - IA_0 = \frac{c_1}{N_1} - \frac{c_0}{N_0} = \frac{24}{399} - \frac{66}{2.335} = 0{,}032$$

Interpretación

La frecuencia de TCA atribuible a estos medios de comunicación es del 3,2 %. Si las chicas del estudio con exposición alta a los medios (radio y revistas del corazón) hubiesen tenido una exposición baja o media a los mismos, se hubiese evitado que el 3,2 % de ellas enfermasen.

Respecto al efecto de la «eliminación de factores de riesgo», es importante distinguir entre dos situaciones (M. Szklo y F. J. Nieto, 2000):

— La primera que consistiría en eliminar la exposición en alguien habitualmente expuesto. Será más difícil alcanzar en estas personas el riesgo de una persona no expuesta porque las exposiciones suelen tener efectos acumulativos. Por ejemplo, en cuanto al tabaco, aunque un individuo deje de fumar en algunos aspectos no siempre podrá compararse con alguien que nunca fumó.
— La segunda que consistiría en evitar que alguien no expuesto padezca el factor de riesgo en cuestión (prevención primaria) y en este caso sí que el riesgo atribuible estima mejor la proporción de enfermedad que evitaríamos. En esta última situación es donde el RAE para el TCA tiene más relevancia.

CONCEPTOS AVANZADOS

En los estudios de casos y controles no se puede calcular directamente ni la incidencia ni el riesgo atribuible, pero *indirectamente* se pueden estimar siempre que se conozca por otra fuente la incidencia total (sumando expuestos y no expuestos). Hay que asumir que la enfermedad sea rara (< 10 %). Si llamamos I_t a la incidencia total, y p_e a la proporción de la población que está expuesta (no es siempre posible conocer este dato), entonces se demuestra que el riesgo atribuible en expuestos (RAE) es:

$$\text{RAE} = \frac{I_t(OR - 1)}{1 + P_e(OR - 1)}$$

5.2.2. El número necesario para tratar

El número necesario para tratar (NNT), también llamado número necesario para intervenir (NNI), expresa el número de personas a las que se debe aplicar un tratamiento (por ejemplo, un «bypass» coronario; NNT) o una medida preventiva (eliminando por ejemplo la exposición al tabaco; NNI) para evitar *un* solo caso de enfermedad o desenlace. Cuanto más pequeño sea el NNT o el NNI, significa que el tratamiento o la intervención es más efectiva ya que necesitamos intervenir sobre menos gente para prevenir *un* desenlace. A continuación, utilizaremos indistintamente las siglas de NNT o NNI.

$$\text{NNI} = \frac{1}{\text{RAE}}$$

El intervalo de confianza de un NNT se estima muy fácilmente, hallando la inversa de los límites inferior y superior del intervalo de confianza del Riesgo atribuible correspondiente (D. G. Altman, 1998).

El concepto de NNT también se puede utilizar para valorar riesgos y comparar beneficios. Si una intervención médica produce algún daño, se valora su impacto con el «número necesario para dañar» (NNH: *Number Necessary to Harm*) con la misma fórmula que el NNT. En este caso, a mayor NNH mejor será el procedimiento porque hará falta tratar a mucha gente antes de que aparezca *un* efecto secundario.

Ejemplo 1

Supongamos que un procedimiento médico se acompañe de un NNT = 21. Por otra parte, si una intervención quirúrgica alternativa se acompañase de un riesgo de efecto secundario grave del 4,7 % y el tratamiento médico en cuestión se asociase a un riesgo menor del 0,42 %, podríamos estimar el NNH:

$$\text{NNH} = \frac{1}{0{,}047 - 0{,}0042} = \frac{1}{0{,}0428} = 23{,}36$$

Interpretación

Por cada 23 (el NNT o el NNI se suelen redondear hacia valores superiores, mientras que el NNH se redondea hacia valores inferiores) personas tratadas con cirugía, 1 padece el efecto secundario grave. Podemos entonces valorar este NNH = 23 con su correspondiente NNT = 21, para valorar de manera comparativa si merece la pena la intervención quirúrgica. En el ejemplo concreto la cirugía no presenta muchas ventajas.

Ejemplo 2 (estudio de incidencia de TCA, tabla 5.1)

El riesgo atribuible de TCA en chicas altamente expuestas a radio y revistas del corazón fue del 3,2 %. El NNI para evitar un caso de TCA sería: (1/0,032) ≅ 32. Los intervalos de confianza al 95 % de este RAE son 0,017 y 0,054 respectivamente, por lo que los límites inferior y superior del intervalo de confianza del NNI = 32 serán 18,51 (1/0,054) y 58,8 (1/0,017).

Interpretación

Por cada 32 chicas a las que se protegiese de una exposición alta a la radio y a las revistas del corazón se prevendría *un* caso de TCA.

5.2.3. Fracción atribuible en expuestos

La fracción atribuible, también llamada fracción etiológica o proporción de riesgo atribuible en expuestos es la «proporción de casos o de enfermedad», entre los expuestos a un factor de riesgo, que podemos «atribuir» a la presencia de este factor de riesgo. Corresponde a la proporción de enfermedad, *entre los expuestos a un factor de riesgo*, que podríamos evitar si eliminráramos el factor de riesgo en esas personas. Expresa el riesgo atribuible que hemos definido en el apartado anterior en términos de proporción respecto a la cantidad total de enfermedad quc existe en personas expuestas.

La fracción atribuible en expuestos (*FAE), se halla dividiendo el efecto absoluto por la incidencia en el grupo expuesto:*

$$\text{FAE} = \frac{\text{RAE}}{IA_1} = \frac{IA_1 - IA_0}{IA_1} = \frac{IA_1}{IA_1} - \frac{IA_0}{IA_1} = 1 - \frac{1}{\text{RR}} = \frac{\text{RR} - 1}{\text{RR}}$$

Donde IA_1 es la incidencia acumulada en expuestos, IA_0 la incidencia acumulada en no expuestos y RR el riesgo relativo (IA_1/IA_0).

Cuando se estime la *OR* como estimador del Riesgo Relativo:

$$\text{FAE} = \frac{OR - 1}{OR}$$

Siguiendo con la figura 5.2, la fracción atribuible es: 4/14 = 0,29. El 29 % de los enfermos en expuestos, lo están debido a la exposición. Los 4 enfermos que son atribuibles a la exposición constituyen el 29 % de todos los enfermos que hay en expuestos.

La fracción atribuible en expuestos es una medida importante en Salud Pública, sobre todo para valorar las prioridades de las intervenciones sanitarias. Por ejemplo, sabemos que tanto el tabaco como la contaminación atmosférica son causas de cáncer de pulmón. Sin embargo, la fracción de cáncer de pulmón atribuible al tabaco suele ser bastante mayor que la fracción atribuible a la contaminación atmosférica. Por ello, no tendría sentido intentar disminuir el cáncer de pulmón sin dar prioridad a campañas antitabáquicas.

Ejemplo (estudio de incidencia de TCA, tabla 5.1)

Los datos del estudio eran:

Exposición a medios de comunicación (radio o revistas del corazón)	*Incidencia de TCA*		
	No	*Sí*	
Baja o media	2.269	(c_0) 66	N_0 2.335
Alta	375	(c_1) 24	N_1 399
TOTAL	2.644	90	2.734

Se designan por N_0 y N_1 los totales de chicas poco-medianamente expuestas y muy expuestas a medios de comunicación, respectivamente y por c_1 y c_0 los desenlaces en personas muy expuestas y poco-medianamente expuestas respectivamente.

Podemos expresar el Riesgo Atribuible del 3,2 % que encontrábamos en el estudio de incidencia de TCA en Navarra, respecto a la frecuencia total de TCA en adolescentes muy expuestas a la radio y a las revistas del corazón:

$$\text{FAE} = \frac{0{,}032}{24/399} \cong 0{,}532 \cong \frac{2{,}13 - 1}{2{,}13}$$

La fracción atribuible en expuestos es del 53 %.

Interpretación

El riesgo atribuible del 3,2 % que hallábamos antes, corresponde al 53 % de los TCA en adolescentes muy expuestas a la radio o a revistas del corazón. El 53 % de los casos de TCA que tienen lugar en adolescentes muy expuestas a la radio y a revistas del corazón podrían evitarse fomentando una exposición baja-media a estos medios de comunicación.

Volviendo a las estimaciones que hacíamos en el apartado 5.2.1. al estimar el Riesgo atribuible sin aplicar las fórmulas, fíjese que los casos que estimábamos en teoría como debidos a la exposición (12,72) constituyen en realidad el 53 % de todos los casos hallados en personas expuestas (12,72/24 = 0,53).

5.2.4. Riesgo atribuible poblacional

También llamado *exceso de riesgo poblacional*, es la frecuencia de enfermedad *en toda la población* debida al factor de exposición o, dicho de otro modo, la frecuencia de enfermedad que evitaríamos, en *la población*, si elimináramos el factor de exposición.

$$\text{RAP} = IA_p - IA_0$$

Donde IA_p es la incidencia acumulada en la población e IA_0 es la incidencia acumulada en no expuestos.

Pero a veces desconocemos la incidencia de enfermedad en la población total. Entonces, el Riesgo atribuible (población) también se puede hallar con la fórmula:

$$\text{RAP} = \text{RAE} \times P_e$$

Donde RAE es el riesgo atribuible en expuestos y P_e es la proporción de personas expuestas en la población.

En un estudio de cohortes realizado sobre una muestra representativa de la población, podemos estimar P_e a partir de la muestra, porque se supone que la proporción de personas expuestas en la muestra es la misma que en la población. En un estudio de casos y de controles con base poblacional (los casos y los controles son representativos de la población de donde provienen), lo estimaríamos a partir de la proporción de *controles* expuestos. También sería posible obtener la proporción de personas expuestas en la población a partir de otras fuentes (sería la prevalencia de la exposición).

Si la relación causal existe, el riesgo atribuible poblacional siempre será más pequeño que el riesgo atribuible en expuestos porque la incidencia de casos siempre es mayor en expuestos que en la población total donde se mezclan con personas no expuestas al factor causal.

Ejemplo (estudio de incidencia de TCA, tabla 5.1)

Los datos del estudio eran:

Exposición a medios de comunicación (radio o revistas del corazón)	*Incidencia de TCA*		
	No	*Sí*	
Baja o media	2.269	(c_0) 66	N_0 2.335
Alta	375	(c_1) 24	N_1 399
TOTAL	2.644	90	2.734

Se designan por N_0 y N_1 los totales de chicas poco-medianamente expuestas y muy expuestas a medios de comunicación, respectivamente y por c_1 y c_0 los desenlaces en personas muy expuestas y poco-medianamente expuestas respectivamente.

El estudio sobre incidencia de TCA en Navarra se realizó sobre una muestra representativa de la población adolescente de Navarra entre 13 y 22 años. Por lo tanto podemos estimar la proporción de personas que están expuestas en la población femenina adolescente navarra desde la muestra y utilizar la fórmula siguiente para hallar el Riesgo Atribuible en Población:

$$P_e = (399/2734) = 0{,}14594$$
$$\text{RAP} = \text{RAE} \times P_e = 0{,}032 \times 0{,}14594 = 0{,}00467$$

El riesgo atribuible en población (de adolescentes navarras) es del 0,47 %.

Interpretación

La frecuencia de TCA en adolescentes navarras (sumando expuestas y no expuestas) atribuible a la alta exposición a radio y revistas es del 0,47 %. Tenga en cuenta que, como era de esperar, este valor es menor que el riesgo atribuible en expuestas.

5.2.5. Fracción atribuible poblacional

La fracción atribuible poblacional o proporción atribuible (población) (FA_p), es la proporción de casos o de enfermedad total *en la población* atribuible a la exposición al factor de riesgo en dicha población y por lo tanto que se evitaría si se eliminase la exposición:

$$\text{FAP} = \frac{IA_p - IA_0}{IA_p} = \frac{P_e \times (\text{RR} - 1)}{P_e \times (\text{RR} - 1) + 1}$$

Donde IA_p es la incidencia acumulada en la población, IA_0 es la incidencia acumulada en no expuestos, y P_e es la proporción de expuestos en la población. El RR se puede estimar a partir de la *OR*. La P_e se estima del mismo modo que para el RAP.

En un estudio de casos y controles, donde la proporción de casos expuestos en la muestra es la misma que en la población, o en un estudio de cohortes donde la proporción de casos expuestos también representa la proporción de casos expuestos en la población, podemos utilizar la fórmula siguiente para hallar la FAP:

$$\text{FAP} = \text{FAE} \times P_{c1}$$

Donde FAE es la fracción atribuible en expuestos y P_{c1} la proporción de *casos* que están expuestos (tenga en cuenta que esta fórmula es diferente a la anterior y por esta razón ahora utilizamos la proporción de *casos expuestos* y no de controles expuestos).

Ejemplo

Los datos del estudio eran:

Exposición a medios de comunicación (radio o revistas del corazón)	*Incidencia de TCA*		
	No	*Sí*	
Baja o media	2.269	(c_0) 66	N_0 2.335
Alta	375	(c_1) 24	N_1 399
Total	2.644	90	2.734

Se designan por N_0 y N_1 los totales de chicas poco-medianamente expuestas y muy expuestas a medios de comunicación, respectivamente y por c_1 y c_0 los desenlaces en personas muy expuestas y poco-medianamente expuestas respectivamente.

Como el estudio sobre incidencia de TCA en Navarra se realizó sobre una muestra representativa de la población adolescente de Navarra, podemos estimar la proporción de casos de TCA en mujeres adolescentes de Navarra que están expuestas desde la muestra y utilizar la fórmula siguiente para hallar la Fracción Atribuible Poblacional:

$$P_{c1} = (24/90) = 0{,}267$$
$$\text{FAP} = \text{FAE} \times P_{c1} = 0{,}53 \times 0{,}267 = 0{,}142$$

La proporción de riesgo atribuible en población (de adolescentes navarras) es del 14,2 %.

Interpretación

El 14,2 % de todos los casos de TCA en adolescentes navarras se debe a la exposición alta a los medios de comunicación estudiados.

A continuación resumimos todas las medidas de asociación y de impacto potencial que hemos explicado utilizando el estudio de incidencias de TCA como ejemplo:

Los datos del estudio eran (tabla 5.1):

Exposición a medios de comunicación (radio o revistas del corazón)	*Incidencia de TCA*		
	No	*Sí*	
Baja o media	2.269	(c_0) 66	N_0 2.335
Alta	375	(c_1) 24	N_1 399
TOTAL	2.644	90	2.734

Se designan por N_0 y N_1 los totales de chicas poco-medianamente expuestas y muy expuestas a medios de comunicación, respectivamente y por c_1 y c_0 los desenlaces en personas muy expuestas y poco-medianamente expuestas respectivamente.

Media	*Interpretación*
Riesgo Relativo RR = 2,13	Los TCA son 2,13 veces más frecuentes en chicas con exposición alta a estos medios de comunicación. La exposición alta a radio y revistas del corazón multiplica por 2,13 el riesgo de TCA.
Incremento Relativo de Riesgo IRR = 113 %	La exposición alta a radio y revistas del corazón incrementa el riesgo de TCA en un 113 % en términos relativos.
Riesgo Atribuible en Expuestos (Incremento Absoluto de Riesgo) RAE = 0,032	La frecuencia de TCA en chicas expuestas a los medios de comunicación cuya enfermedad es atribuible a esa exposición es del 3,2 %. Si las chicas del estudio con exposición alta a los medios (radio y revistas del corazón) hubiesen tenido una exposición baja o media a los mismos, se hubiese evitado que el 3,2 % de ellas enfermasen.
Número Necesario para Intervenir NNI = 32	Por cada 32 chicas a las quc se protegiese de una alta exposición a la radio y a las revistas del corazón se prevendría un caso de TCA.
Fracción Atribuible en Expuestos (Proporción de Riesgo Atribuible en expuestos) FAE = 53 %	El 53 % de los casos de TCA que tienen lugar *en adolescentes muy expuestas* a la radio y revistas del corazón podrían evitarse fomentando una exposición baja-media a estos medios de comunicación. La exposición alta es responsable del 53 % de casos que ocurren en chicas muy expuestas a estos medios.
Riesgo Atribuible Poblacional RAP = 0,0047 (el 0,47 %)	La frecuencia de TCA en adolescentes navarras (sumando expuestas y no expuestas) atribuible a la alta exposición a radio y revistas es del 0,47 %. Tenga en cuenta, como era de esperar, que este valor es menor que el riesgo atribuible en expuestas.
Fracción Atribuible Poblacional (Proporción de Riesgo Atribuible Poblacional) FAP = 14,2 %	El 14,2 % de todos los casos de TCA *en adolescentes navarras* se debe a la exposición alta a los medios de comunicación estudiados.

5.2.6. Relación entre incidencia, prevalencia de la exposición, el Riesgo Relativo y el Riesgo Atribuible

Si observamos los datos de la tabla 5.5, vemos que el trabajo de Doll y Peto demostró que el tabaco multiplicaba por 14 el riesgo de cáncer de pulmón en fumadores mientras que multiplicaba por 1,6 el riesgo de enfermedad coronaria. Se deduciría entonces que el tabaco es un factor de riesgo mucho más importante para el cáncer de pulmón que para la enfermedad coronaria. La magnitud de la asociación, en este caso el incremento relativo de riesgo, es mucho mayor en el primer caso (incremento del 1.300 %) que en el segundo (incremento relativo del 60 %). Sin embargo, si asumimos que existe una relación causal entre tabaco y ambas enfermedades y si eliminásemos el tabaquismo, prevendríamos muchas más muertes por enfermedad coronaria que por cáncer de pulmón (El riesgo atribuible es aproximadamente el doble para la enfermedad coronaria que para el cáncer de pulmón). El impacto, para la Salud Pública, de la cesación tabáquica será mucho más importante para la enfermedad coronaria.

Este ejemplo ilustra la importancia de las medidas de impacto potencial como el Riesgo Atribuible en la Salud Pública en contraposición con las medidas de asociación que son más adecuadas para valorar si una asociación es o no de tipo causal. La razón del impacto tan grande sobre la enfermedad coronaria es que la incidencia basal (en no fumadores) de mortalidad por enfermedad coronaria es mucho más alta (413 muertes/10^5/año) que la del cáncer de pulmón (10 muertes/10^5/año) y un incremento relativo de este problema ya de por sí alto, a nivel basal, acaba siendo más relevante. A igualdad de incidencia basal, el Riesgo Atribuible aumentará con el Riesgo Relativo y, a igualdad de Riesgo Relativo, el Riesgo Atribuible también aumentará con la incidencia basal.

Tabla 5.5. *Incidencia, Riesgo Relativo y Riesgo Atribuible*

	Incidencia de mortalidad por 100.000 y por año	
	Cáncer de pulmón	*Enfermedad coronaria*
Fumadores	140	669
No fumadores	10	413
Riesgo relativo	14	1,6
Riesgo atribuible	130/10^5/año	256/10^5/año

Datos del trabajo de R. Doll, R. Peto, «Mortality in relation to smoking: twenty years observations on male British doctors», *BMJ*, 1976, 2:1525 y tabla adaptada de C. H. Hennekens *et al.*, 1987.

Si al comparar dos problemas de Salud Pública, la diferencia en incidencias basales (tabla 5.5: 413 − 10 = 403) es mucho mayor que la diferencia entre sus Riesgos Relativos (tabla 5.5: 14 − 1,6 = 12,4), puede darse el caso, como en nuestro ejemplo, de obtener un mayor Riesgo Atribuible con el fenómeno con menor Riesgo Relativo. Aunque el riesgo relativo basal de la enfermedad coronaria atribuible al tabaco sea relativamente bajo, multiplicando por esta cifra baja una incidencia basal de mortalidad por enfermedad coronaria ya de por sí alta acaba teniendo un efecto mayor (1,6 × 413 = 660,8) que el efecto del riesgo relativo alto de 14 sobre una incidencia basal baja de cáncer de pulmón (14 × 10 = 140).

Finalmente, el riesgo atribuible también aumenta con la prevalencia de la exposición hasta el punto que un factor de riesgo que se asocie levemente a un desenlace (RR pequeño) puede constituir un problema importante de Salud Pública si la prevalencia de exposición a dicho factor de riesgo en la población es alta. Por ejemplo, aunque el número de heridos por cada millón de kilómetros viajados por los conductores sea sólo de 0,75 en un país como EE. UU., con 4,3 billones de kilómetros viajados anualmente, esto conduce a más de 330.000 heridos y muertos al año.

5.2.7. Intervenciones o tratamientos beneficiosos (fracciones prevenibles y preventivas)

Cuando estudiamos el efecto de exposiciones que tienen efectos protectores, es decir que disminuyen la incidencia de un desenlace perjudicial, es posible estimar la reducción absoluta del riesgo (RAR) en expuestos. Lo definimos como la frecuencia de enfermedad en el total de expuestos que se evita debido a la exposición beneficiosa:

$$\text{RAR} = I_0 - I_1$$

Donde I_0 es la incidencia en no expuestos e I_1, la incidencia en expuestos a la intervención beneficiosa.

Cuando aplicamos el concepto a toda la población y no solamente a los expuestos definimos la diferencia absoluta del riesgo en población (DRP) o la reducción absoluta del riesgo poblacional como la frecuencia de enfermedad en la población que se evita debido a la exposición.

$$\text{DRP} = I_p - I_1$$

Donde I_p es la incidencia en la población e I_1, la incidencia en expuestos a la intervención beneficiosa.

Hablamos de Fracción Preventiva (FP) para referirnos a la reducción relativa de riesgo que se debe a dicho factor protector y de Fracción Prevenible Poblacional (FPP) para referirnos a la proporción de la enfermedad en la población que podríamos evitar con la intervención o exposición beneficiosa:

$$\text{FP} = 1 - \frac{IA_1}{IA_0} = 1 - \text{RR}$$

Donde IA_1 es la Incidencia Acumulada en personas expuestas al factor protector y IA_0 la Incidencia Acumulada en personas no expuestas. Nótese que, al ser un factor protector, el RR en este caso será menor que el valor nulo RR = 1 (si el factor es protector, el numerador es menor que el denominador).

$$\text{FPP} = \frac{IA_p - IA_1}{IA_p} = pcne \times \text{FP}$$

Donde IA_p es la Incidencia Acumulada en la población (dato que podemos desconocer), IA_1 la Incidencia Acumulada en expuestos, *pcne* la proporción de casos no expuestos y FP la Fracción Preventiva.

Ejemplo

Si en un programa piloto de valoración de una medida como la de «obligar a utilizar el cinturón de seguridad» se determina que la incidencia acumulada anual de muertes por accidentes de coche es de 0,078 % y el RR de muerte al comparar usuarios del cinturón con los que no lo utilizan es 0,5 y asumiendo que el 46 % de los fallecidos no llevaban cinturón, la Fracción Preventiva o Reducción Relativa de Riesgo sería:

$$FP = 1 - 0{,}5 = 0{,}5$$

El cinturón produce una reducción relativa del riesgo de muerte del 50 %.

La Fracción Preventiva Poblacional es:

$$FPP = pcne \times FP = 0{,}46 \times 0{,}5 = 0{,}23$$

Interpretación

Con el uso universal del cinturón de seguridad se reduce el riesgo de muerte en accidentes en un 50 %. La medida aplicada a toda la población estudiada, podría evitar el 23 % de las muertes que ocurren en accidentes de tráfico.

En la tabla 5.6 se resumen todas las medidas de impacto potencial que se han descrito en este capítulo.

TABLA 5.6. *Medidas de impacto potencial*

Exposición perjudicial	*Exposición beneficiosa*
IRR. Incremento relativo del riesgo Incremento del riesgo atribuible a la exposición, en términos relativos. «La exposición aumenta el riesgo en un X %.»	*RRR. Reducción relativa del riesgo.* Disminución del riesgo atribuible a la exposición, en términos relativos. «La exposición disminuye el riesgo en un x %.» «Es la proporción de enfermedad que se evitaría en no expuestos si se les aplicara la exposición.» También llamado FRACCIÓN PREVENTIVA (FP).
RAE. Riesgo atribuible en expuestos. «Incremento absoluto de riesgo en expuestos.» Frecuencia de enfermedad en el *total de expuestos* que se debe a la exposición.	*RAR. Reducción absoluta del riesgo en expuestos.* Diferencia de riesgos en expuestos. Frecuencia de enfermedad en el total de expuestos que se evita debido a la exposición.
FAE. Fracción atribuible en expuestos. Proporción del *total de casos* en expuestos que se debe a la exposición.	Si aplicáramos las fórmulas de la FAE a los datos de una exposición beneficiosa ($(I_0 - I_1)/I_0$) obtendríamos el mismo resultado que la RRR de arriba. Por esta razón la RRR se llama también FRACCIÓN PREVENTIVA o «prevenida» (FP) en expuestos de manera semejante al término «fracción atribuible».
RAP. Riesgo atribuible poblacional. «Diferencia absoluta de riesgo en población.» Frecuencia de enfermedad en *toda la población* que se debe a la exposición.	*DRP. Reducción absoluta del riesgo en la población.* «Diferencia absoluta de riesgos poblacional.» $I_p - I_1$ Frecuencia de enfermedad en toda la población que se evita debido a la exposición.
FAP. Fracción atribuible poblacional. Proporción del total de casos *en la población* que se debe a la exposición.	*FPP. Fracción prevenible poblacional.* Proporción del total de casos *en la población* que se podrían prevenir si *toda la población* estuviera expuesta al factor.

Resumen

A continuación se resumen las medidas de asociación y de impacto potencial de exposiciones perjudiciales y beneficiosas

Exposiciones perjudiciales

	RR	*IRR*	*RAE*	*FAE*
Denominaciones	Riesgo relativo Razón de riesgos	Incremento relativo del riesgo Incremento del riesgo relativo	Riesgo atribuible en expuestos Incremento absoluto de riesgo Diferencia de incidencias Diferencia de riesgo Exceso de riesgo	Fracción atribuible en expuestos Fracción etiológica de riesgo Proporción del riesgo atribuible a la exposición
Concepto	**n.º de veces más** de riesgo que tienen los expuestos de padecer el efecto, en relación a los no expuestos.	**%** en el que la exposición incrementa el riesgo de padecer el efecto, en términos relativos	Es la **incidencia** o el riesgo de padecer el efecto asociado exclusivamente con la exposición	**Proporción (%)** del riesgo, entre los expuestos a un factor de riesgo, que se puede atribuir a la exposición. Es la proporción del riesgo, entre los expuestos a un factor de riesgo, que se previene al retirar el factor de riesgo.
Fórmula	$RR = \frac{IA_1}{IA_0}$	$IRR = (RR - 1) * 100$	$RAE = IA_1 - IA_0$	$FAE = RAE/IA_1 = 1 - (1/RR) = (RR - 1)/RR$
Aplicación	Estudios experimentales Estudios de cohortes	Estudios experimentales Estudios de cohortes	Estudios experimentales Estudios de cohortes	Estudios experimentales Estudios de cohortes Estudios de casos y controles
Unidades	No tiene	No tiene	Unidades de la incidencia de la que proviene	No tiene
Rango	$0 \to 1 \to +\infty$	$0 \to +\infty$	Rango de la incidencia de la que proviene	$0 \to 100$ %
Interpretación	La exposición aumenta «RR» veces el riesgo de padecer la enfermedad. El riesgo de padecer el efecto se multiplica por «RR» en expuestos en comparación con no expuestos.	La exposición aumenta en un «IRR» % el riesgo de padecer la enfermedad en términos relativos.	La incidencia en expuestos atribuible a la exposición es de RAE. Si eliminamos la exposición, se evitaría que el (RAE x 100) % de los expuestos enfermasen.	La proporción del riesgo entre los expuestos al factor de riesgo que se puede atribuir a la exposición es de FAE %. Si eliminamos la exposición, se elimina el FAE % de los enfermos entre los expuestos.

Exposiciones perjudiciales

	RAP	*FAP*	*NNT*
Denominaciones	Riesgo atribuible poblacional	Fracción atribuible poblacional Proporción atribuible	Número necesario para intervenir (NNI) Número necesario para tratar (NNT) Número necesario para dañar (NNH)
Concepto	Es la **frecuencia** de la enfermedad en toda la población debida a la exposición. Es la frecuencia de enfermedad que evitaríamos en la población, si eliminásemos la exposición.	**Proporción (%)** de los casos de enfermedad en la población que pueden ser atribuidos a la exposición.	**N.º de personas** a las que se debe retirar una exposición para evitar 1 sólo evento (enfermedad, fallecimiento).
Fórmula	$RAP = IA_p - IA_0$ $RAP = RAE \times P_e$ * Pe: proporción expuestos en la población	$FAP = (IA_p - IA_0) / IA_p$ $FAP = FAE \times Pc_1$ * Pc_1: proporción de casos expuestos	$NNT = 1 / RAE$
Aplicación	Estudios experimentales EStudios de cohortes	Estudios experimentales Estudios de cohortes Estudios de casos y controles	Estudios experimentales Estudios de cohortes
Unidades	Unidades de la incidencia de la que proviene	No tiene	No tiene
Rango	Rango de la incidencia de la que proviene	0 → 100 %	
Interpretación	El RAP de todos los casos que ocurren en la población se deben a la exposición Si eliminamos la exposición, disminuiría la incidencia de la enfermedad en la población en un (RAP x 100) %	La proporción de todos los casos que ocurren en la población que es atribuible a la exposición es de FAP %	Por cada NNT personas a las que se les aplica un tratamiento, se evita 1 caso de enfermedad o desenlace.

Exposiciones beneficiosas

	RR	RAR	DRP	FP	FPP
Denominaciones	Riesgo relativo Razón de riesgos	Reducción absoluta del riesgo en expuestos	Diferencia absoluta del riesgo en la población Reducción absoluta del riesgo población	Fracción preventiva Reducción relativa del riesgo	Fracción Preventiva Población
Concepto	**n.º de veces menos** del riesgo que tienen los expuestos a padecer el efecto, en relación a los no expuestos.	**Frecuencia** de la enfermedad en los expuestos que se evita gracias a la exposición beneficiosa.	**Frecuencia** de la enfermedad que se puede evitar en la población gracias a la intervención.	**Proporción (%)** de la enfermedad entre los expuestos a un factor protector que se puede evitar gracias a la intervención o exposición beneficiosa	**Proporción (%)** de la enfermedad entre la poblacional que se puede evitar con la exposición beneficiosa.
Fórmula	$RR = IA_1/IA_0$	$RAR = IA_0 - IA_1$	$DRP = I_p - I_1$	$FP = 1 - RR$	$FPP = (IAp - IA1) / IAp = pcne \times FP$ * *pcne*: proporción casos no expuestos
Aplicación	Estudios experimentales Estudios de cohortes	Estudios experimentales Estudios de cohortes	Estudios experimentales Estudios de cohortes	Estudios experimentales Estudios de cohortes Estudios de casos y controles	Estudios experimentales Estudios de cohortes Estudios de casos y controles
Unidades	No tiene	Unidades de la incidencia de la que proviene	Unidades de la incidencia de la que proviene	No tiene	No tiene
Rango	$0 \rightarrow 1 \rightarrow +\infty$	Rango de la incidencia de la que proviene	Rango de la incidencia de la que proviene	$0 \rightarrow 100\ \%$	$0 \rightarrow 100\ \%$
Interpretación	La exposición disminuye en «RR» veces el riesgo de padecer la enfermedad.	La exposición disminuye en «RAR» la incidencia de la enfermedad en los expuestos	La exposición disminuye en «DRP» la incidencia de la enfermedad en la población	La exposición disminuye en un FP % la proporción de casos entre los expuestos.	La exposición disminuye en un FPP % la proporción de casos en la población.

5.3. **Problemas**

5.3.1. PROBLEMA SOBRE EL EFECTO PROTECTOR DE MAMOGRAFÍAS

En un ensayo aleatorizado de prevención del cáncer de mama con mamografías (MM) se obtienen los datos resumidos en la tabla siguiente. El estudio consiste en asignar aleatoriamente a un grupo de mujeres a recibir mamografías de manera rutinaria mientras que otras reciben los cuidados habituales sin la mamografía de rutina. Se valora posteriormente la mortalidad por cáncer en ambos grupos de mujeres en un periodo de tiempo determinado y se supone que la mortalidad debería ser menor en el grupo asignado a las mamografías en el caso de que este procedimiento fuera efectivo.

Prevención del cáncer de mama con mamografías

Aleatorizadas a mamografía	*Muertes por cáncer de mama*	*Mujeres-año*
Sí	70	20.000
No	120	30.000
TOTAL	190	50.000

Calcule e interprete las tasas de muerte en cada grupo aleatorizado, en el grupo total de mujeres y calcule e interprete las siguientes medidas de asociación:

Medida	*Resultado e interpretación*
Razón de Tasas.	
Intervalo de confianza de la RT.	
Fracción Preventiva o Reducción Relativa del Riesgo.	
Reducción Absoluta del Riesgo o Diferencia de DI (expuestas).	
Número Necesario para Intervenir.	
Reducción Absoluta del Riesgo o Diferencia de DI (población) o Diferencia de DI poblacional.	
Fracción Prevenible Poblacional.	

5.3.2. SOLUCIONES DEL PROBLEMA SOBRE MAMOGRAFÍAS

Aleatorizadas a mamografía	*Muertes*	*Mujeres-año*	*Tasas de mortalidad*
Sí	70	20.000	70/20.000 = 0,0035 años^{-1}
No	120	30.000	120/30.000 = 0,004 años^{-1}
TOTAL	190	50.000	190/50.000 = 0,0038 años^{-1}

Las mujeres asignadas a mamografía tienen una menor tasa de mortalidad, es decir, fallecen durante el periodo de estudio menos mujeres que en las asignadas a no hacerse una mamografía.

Medida	*Resultado e interpretación*
Razón de Tasas.	$$\text{RDI} = \frac{DI_1}{DI_0} = \frac{70/20.000}{120/30.000} = 0,875$$ La tasa de mortalidad en las expuestas a mamografía es sólo el 87,5 % de la tasa en no expuestas. Las expuestas a la mamografía sobreviven más tiempo.
Intervalo de confianza de la RDI.	$$\text{EE (ln RDI)} = \sqrt{\frac{1}{70} + \frac{1}{120}} = 0,150396$$ $$\text{IC } 95\ \% = 0,875 \times e^{[\pm 1,96 \times 0,15039963]} = 0,652 - 1,175$$ La razón de tasas es 0,875 (IC al 95 %: 0,65 – 1,18).
Fracción Preventiva o Reducción Relativa del Riesgo.	$$\text{FP} = 1 - \text{RDI} = 1 - 0,875 = 0,125 = 12,5\ \%$$ El programa de mamografías reduce en un 12,5 % la tasa de mortalidad (en términos *relativos*). Si las mujeres expuestas a mamografía hubiesen tenido la misma tasa de mortalidad que las no expuestas, se hubiesen producido en ellas 80 muertes (0,004 × 20.000). De estos 80 casos potenciales, se han prevenido 10, ya que sólo hubo 70 muertes. La fracción preventiva es, por lo tanto, del 12,5 % (es decir: 10/80).
Reducción Absoluta del Riesgo o Diferencia de DI (expuestas).	$$\text{DDI} = \text{DI}_0 - \text{DI}_1 = \frac{120}{30.000} - \frac{70}{20.000} = 0,004 - 0,0035 = 0,0005 \text{ años}^{-1}.$$ El programa de mamografías evita 5 muertes al año por cada 10.000 mujeres que se someten a mamografía (en términos *absolutos*).
Número Necesario para Intervenir.	$$\text{NNI} = \frac{1}{\text{DDI}} = \frac{1}{0,0005} = 2.000$$ Para evitar una muerte al año se requiere someter a 2.000 mujeres al programa de mamografías.
Reducción Absoluta del Riesgo o Diferencia de DI (población) o Diferencia de DI poblacional.	$$\text{DDIP} = DI_p - DI_1 = \frac{190}{50.000} - \frac{70}{20.000} = 0,0038 - 0,0035 = 0,0003 \text{ años}^{-1}.$$ Si todas las mujeres se sometiesen a un programa de mamografías, se evitarían 3 muertes al año por cada 10.000 mujeres de esa población.
Fracción Prevenible Poblacional.	$$\text{FPP} = \frac{DI_p - DI_1}{DI_p} = \frac{0,0003}{190/50.000} = 0,07895$$ Si toda la población se sometiese a un programa de mamografías, se podrían prevenir potencialmente el 7,9 % del total de muertes por cáncer de mama que actualmente ocurren en esa población. Si las 30.000 mujeres-años actualmente *no* expuestas a mamografía, se expusiesen, lo esperable en ellas serían 105 muertes (0,0035 años^{-1} x 30.000 mujeres-años = 105 mujeres), en vez de 120. Por lo tanto, al hacerle mamografías a todas se hubiesen prevenido potencialmente 15 muertes sobre un total de 190, esto supone un 7,9 % (15/190 = 0,0789). A veces se habla de la fracción *prevenida* (a diferencia de *prevenible*). Esta fracción resulta de dividir las muertes que realmente se han prevenido (10 muertes adicionales que serían esperables en las que recibieron MM, haciendo un total de 80 en ellas) por el total de muertes esperables si nadie se hubiese expuesto (las 190 muertes actuales más las 10 adicionales del grupo expuesto = 200). Por lo tanto la fracción *prevenida* sería 10/200 = 0,05. Habitualmente usaremos la fracción *prevenible*.

5.3.3. Problema sobre la actitud de estudiantes universitarios ante la mutilación genital femenina (MGF)

Se realizó un estudio sobre las actitudes de una muestra representativa de estudiantes universitarios de El Cairo (Egipto), ante la mutilación genital femenina (M. F. Ahmed-Allam *et al.*, 2001). El objetivo del estudio era la identificación de variables asociadas a la aceptación de este procedimiento que afecta a 2 millones de niñas cada año en el mundo. Se realizó el estudio en universitarios por considerarlos personas potencialmente influyentes en sus sociedades. Se trata de un estudio transversal y no tiene sentido, desde el punto de vista metodológico, estimar algunas medidas de impacto como las solicitadas a continuación (por ejemplo, no se hallan incidencias en este tipo de estudio). Sin embargo, por razones pedagógicas asumiremos que los datos son los adecuados para estas estimaciones.

Se resumen algunos datos del estudio en la tabla siguiente:

Asociación entre el desconocimiento de complicaciones de la MGF y el estar de acuerdo con la costumbre, en una muestra de estudiantes universitarios

	Desconocimiento de complicaciones		
Opinión sobre abolición	*Sí*	*No*	
No abolir	174	112	286
Abolir	299	435	734

Comprenda bien los datos de esta tabla: la exposición de interés es el desconocimiento de las complicaciones de la MGF y el desenlace de interés es «no querer abolir el procedimiento».

Calcule e interprete las Odds de presentar un desconocimiento adecuado de las posibles complicaciones de la MGF en cada grupo de opinión sobre la abolición de esta costumbre y calcule e interprete las siguientes medidas de asociación:

Medida	*Resultado e interpretación*
1. *Riesgo Relativo.*	
2. *Intervalo de confianza del RR.*	
3. *Incremento Relativo del Riesgo.*	
4. *Riesgo Atribuible en Expuestos.*	
5. *Número necesario para Intervenir.*	
6. *Fracción Atribuible en Expuestos.*	
7. *Riesgo Atribuible Poblacional.*	
8. *Fracción Atribuible Poblacional.*	

1. Asuma que la proporción de personas en contra de la abolición y la proporción de estudiantes que desconocen las complicaciones se pueden estimar de la tabla ya que se trata de una muestra representativa de los estudiantes de El Cairo.

5.3.4. Soluciones del problema sobre la mutilación genital femenina (MGF)

Entre los estudiantes que no quieren abolir la MGF, hay aproximadamente 1,6 personas con desconocimiento de las complicaciones de la mutilación por cada persona con un conocimiento adecuado.

$$\text{Odds} = \frac{174/286}{112/286} = \frac{174}{112} = 1{,}554$$

Entre los estudiantes que sí quieren abolir la MGF, hay aproximadamente 0,6874 personas con desconocimiento de las complicaciones de la mutilación por cada persona con un conocimiento adecuado.

$$\text{Odds} = \frac{299/734}{435/734} = \frac{299}{435} = 0{,}6874$$

Medida	*Resultado e interpretación*
1. *Riesgo Relativo.*	$\text{RR} = \frac{174/473}{112/547} = 1{,}797$ El riesgo de no querer abolir la MGF se multiplica por 1,8 entre los estudiantes con desconocimiento de las complicaciones de la mutilación.
2. *Intervalo de confianza del RR.*	$\text{EE}(\ln \text{RR}) = \sqrt{\frac{1}{c_1} + \frac{1}{c_0} - \frac{1}{N_1} - \frac{1}{N_0}} = \sqrt{\frac{1}{174} + \frac{1}{112} - \frac{1}{473} - \frac{1}{547}} = 0{,}01036$ $\text{IC } 95\ \% = \text{RR} \times e^{[\pm 1{,}96\, \text{EE}(\ln \text{RR})]} = 1{,}797 \times e^{\pm 1{,}96 \times 0{,}1036} = 1{,}47 - 2{,}20$ El Riesgo relativo es 1,8 (IC al 95 %: 1,47 – 2,20).
3. *Incremento Relativo del Riesgo.*	$\text{IRR} = 1{,}8 - 1 = 0{,}8 = 80\ \%$. El desconocimiento de las complicaciones de la MGF incrementa el riesgo de estar en contra de su abolición en un 80 %.
4. *Riesgo Atribuible en Expuestos.*	$\text{RAE} = IA_1 - IA_0 = \frac{174}{473} - \frac{112}{547} = 0{,}163$ El 16,3 % de las personas con desconocimiento sobre las complicaciones asociadas a la MGF están en contra de la abolición a causa de su desconocimiento.
5. *Número Necesario para Intervenir.*	$\text{NNI} = \frac{1}{\text{RAE}} = \frac{1}{0{,}163} = 6{,}14$ El aumento del conocimiento sobre complicaciones de la MGF en 7 estudiantes conseguiría que uno se hiciera favorable a la abolición de la práctica.
6. *Fracción Atribuible en Expuestos.*	$\text{FAE} = \frac{IA_1 - IA_0}{IA_1} = \frac{174/473 - 112/547}{174/473} = 0{,}4434$ El 44,34 % de las personas que están en contra de la abolición de la MGF en el grupo de estudiantes que tienen un desconocimiento de las complicaciones, piensan así debido al desconocimiento que tienen de las complicaciones asociadas a la MGF.
7. *Riesgo Atribuible Poblacional.*	Proporción de expuestos en la muestra: $P_1 = 473/1.020 = 0{,}4637$. Con P_1 estimamos P_e. $\text{RAP} = \text{RAE} \times P_e = 0{,}163 \times 0{,}4637 = 0{,}0756$ El 7,6 % de la población no quiere abolir la MGF, porque desconoce las complicaciones de la MGF.
8. *Fracción Atribuible Poblacional.*	*a*) Proporción de expuestos en la muestra: $P_1 = 473/1.020 = 0{,}4637$. Con P_1 estimamos P_e. $\text{FAP} = \frac{IA_p - IA_0}{IA_p} = \frac{P_e \times (\text{RR} - 1)}{P_e \times (\text{RR} - 1) + 1} = \frac{0{,}4637 \times (1{,}8 - 1)}{0{,}4637 \times (1{,}8 - 1) + 1} = 0{,}27$ En la población de estudiantes, el 27 % de las personas en contra de la abolición de la MGF, lo están por desconocimiento de las complicaciones que se asocian a esta práctica. *b*) Otra fórmula: $Pc_1 = 174/286 = 0{,}608392$. $\text{FEP} = Pc_1 \times \text{FEE} = 0{,}608392 \times 0{,}4434 = 0{,}27$

5.3.5. Problemas sobre medidas de asociación en diferentes estudios

1. *Anticoncepción y accidentes cerebro-vasculares*

En un meta-análisis que valoraba 16 estudios de la posible asociación entre el consumo de contraceptivos orales y los accidentes cerebro-vasculares isquémicos, se hallaba un Riesgo Relativo de 2,75 (IC95 %: 2,24-3,38) (L. A. Gillum, *et al.*, 2000).

a) Interprete este resultado
b) ¿Cuál es el incremento relativo del riesgo que corresponde a esta medida de asociación?

2. *Vacunación en dos hospitales*

Imaginemos que estamos comparando el nivel de vacunación contra la hepatitis B en el personal de dos hospitales A y B:

a) ¿Cuál sería la medida de asociación apropiada para estos datos si quisiéramos comparar el grado de cumplimiento de una campaña de vacunación en los dos hospitales?
b) Calcule e interprete dicha medida de asociación.
c) ¿Cómo estimaríamos la proporción de vacunados debidos al programa específico del hospital que lo hace mejor si asumimos que las diferencias objetivadas se deben a que un hospital tiene un Servicio de Medicina Preventiva más eficaz?

Nivel de vacunación del personal de dos hospitales

	Vacunados		
Trabajadores hospital	*Sí*	*No*	
A	150	50	200
B	200	100	300

3. *Infección Nosocomial en UCI*

En un estudio de factores de riesgo de Infección Nosocomial en pacientes ingresados en una Unidad de Cuidados Intensivos (UCI), se obtuvieron los datos que se resumen en la tabla (J. de Irala *et al.*, 1997):

Factores de Riesgo de Infección Nosocomial en pacientes ingresado en UCI

Factores de Riesgo	*Razón de Densidades de Incidencia**	*IC al 95 %*
APACHE II	1,36	1,14-1,61
Sexo (referencia: ser mujer)	0,61	0,38-0,98
Traumatismo cráneo-encefálico	2,59	1,53-4,36
Desnutrición (referencia: albúmina < 3 gr/dl)	1,84	1,04-3,24
Recibir sedantes	2,01	1,14-3,56
Ventilación mecánica	7,51	2,95-19,13

* La Densidad de Incidencia se midió como número de infecciones por 1.000 personas-día.

APACHE II: Escala que mide la gravedad del estado del paciente en función de una serie de parámetros clínico-diagnósticos.

a) ¿Qué variable es probablemente la mayor causante de infección nosocomial en estos pacientes?
b) Interprete las RDI de las variables Sexo y Traumatismo cráneo-encefálico.
c) ¿Cuál de los factores de riesgo no presenta una medida de asociación significativamente mayor o menor que el valor nulo?
d) ¿Cuál es el incremento relativo de la tasa en pacientes con ventilación mecánica?

5.3.6. SOLUCIONES DE LOS PROBLEMAS SOBRE MEDIDAS DE ASOCIACIÓN EN DIFERENTES ESTUDIOS

1. *Anticoncepción y accidentes cerebro-vasculares*

a) La utilización de anticonceptivos orales multiplica por 2,75 el riesgo de padecer un accidente cerebro-vascular.
b) El incremento relativo de riesgo de este RR es del 175 % ((2,75-1)x100). La exposición incrementa el riesgo en un 175 %.

2. *Vacunación en dos hospitales*

a) La medida de asociación más apropiada sería la Razón de Prevalencias porque vamos a comparar la prevalencia de vacunación en dos hospitales.
b) $\text{Razón de Prevalencia de vacunados} = \frac{150/200}{200/300} = \frac{0,75}{0,67} = 1,12$

La prevalencia de vacunación es 1,12 veces mayor en el hospital A.
c) Si asumimos que el hospital A tiene un mejor cumplimiento de la campaña de vacunación (causalidad) calcularíamos la fracción etiológica en expuestos (es decir en personas «expuestas» al hospital A):

$$\text{FEE} = \frac{\text{RR} - 1}{\text{RR}} = \frac{1,12 - 1}{1,12} = 0,11$$

En este caso, en vez de un Riesgo Relativo utilizamos la Razón de Prevalencias.
El 11 % de vacunados del hospital A lo están precisamente por la mejor eficacia de su Servicio de Medicina Preventiva.

3. *Infección Nosocomial en UCI*

a) La variable con mayor medida de asociación es la ventilación mecánica y, por lo tanto, es la que más parece asociarse al desenlace del estudio (presentar antes una incidencia de infección nosocomial).
b) A mayor RDI, mayor rapidez de infección. La infección nosocomial *aparece antes en pacientes femeninos* o con traumatismo cráneo-encefálico que en pacientes masculinos o que no presentan traumatismo cráneo-encefálico, respectivamente. Normalmente, los valores de las medidas de asociación de una variable cualitativa, como el sexo, que se presentan en una tabla, comparan el efecto en una categoría de la variable con el efecto de la categoría de referencia. En el caso de la variable sexo, la RDI es 0,61 y se interpreta afirmando que los hombres se infectan con MENOS rapidez (RDI menor que el valor nulo de 1) que las mujeres (categoría de referencia) a igualdad de todas las demás variables presentadas en la tabla. Por eso decimos que la infección de orina aparece ANTES en las mujeres.
c) Todos los intervalos de confianza excluyen el valor nulo de la RDI (RDI = 1), y por lo tanto todas las medidas de asociación son significativas.
d) Los pacientes con ventilación mecánica tienen un incremento relativo del riesgo de infección nosocomial del 651 %.

5.4. Preguntas de elección múltiple

5.4.1. PREGUNTAS

Para cada pregunta, seleccione la respuesta más correcta. Se aconseja intentar responder primero a TODAS las preguntas antes de ir revisando las respuestas comentadas.

1. *En un estudio donde el incremento relativo de enfermedad en personas expuestas es del 60 %, en comparación con personas no expuestas:*

(1) La medida de asociación (Riesgo Relativo u Odds Ratio) tiene el valor de 1,6.
(2) La medida de asociación (Riesgo Relativo u Odds Ratio) tiene el valor de 2,6.
(3) La medida de asociación (Riesgo Relativo u Odds Ratio) tiene el valor de 0,6.
(4) La medida de asociación (Riesgo Relativo u Odds Ratio) tiene el valor de 1,4.
(5) En realidad es la medida de efecto entre dos medidas de asociación. Por ejemplo entre 2,2 y 1,6: 2,2 − 1,6 = 0,6; un incremento del 60 %.

2. *En un estudio se obtiene un Riesgo Relativo negativo de: − 0,5. ¿Qué pensaría usted?*

(1) La enfermedad es la mitad de frecuente en los expuestos. Se trata de un factor protector.
(2) La enfermedad es el doble de frecuente en los expuestos, pero estaríamos trabajando con incidencias negativas.
(3) La incidencia en expuestos es cinco veces inferior a la incidencia en no expuestos.
(4) La diferencia entre la incidencia en expuestos y en no expuestos es de -0.5; se trata de un factor protector.
(5) Este resultado es un error de cálculo.

3. *¿Cuál de estas medidas utilizaría para cuantificar el impacto potencial de un programa preventivo en la población?*

(1) Riesgo relativo.
(2) Odds Ratio.
(3) Razón de prevalencia.
(4) Disminución de la prevalencia.
(5) Razón de tasas.

4. *Observe la tabla siguiente; todas son correctas EXCEPTO:*

(1) La Enfermedad Coronaria es siempre más frecuente que el Cáncer de Pulmón.
(2) La cesación tabáquica salvará más vidas por evitar muertes Coronarias porque el NNI es menor.
(3) En principio, se interpreta que hay más evidencia de asociación causal entre tabaco y Cáncer de Pulmón.
(4) Al fumar, hay un mayor incremento relativo de riesgo de Cáncer de Pulmón.
(5) La Fracción etiológica en expuestos es mayor en Enfermedad Coronaria.

	Incidencia anual por 100.000	
	Cáncer de pulmón	*Enfermedad coronaria*
Fuman	140	669
No fuman	10	413
RR	14,00	1,6
RAE	$130/10^5$/año	$256/10^5$/año

5. *En un estudio que valoraba un tratamiento nuevo para prevenir la aparición de accidentes cerebro-vasculares (ACV) en pacientes hipertensos, se comparó el efecto del tratamiento nuevo con otro convencional obteniendo los resultados siguientes a favor del tratamiento nuevo y después de 5 años de tratamiento:*

a) El riesgo de ACV se redujo del 6 % al 4 %.
b) Se obtuvo una reducción del riesgo de ACV del 33 %.
c) El riesgo relativo del estudio fue de 0,67.

Asumiendo que el estudio es extrapolable a la práctica clínica, ¿cuántos pacientes y durante cuánto tiempo deberíamos utilizar el tratamiento nuevo para evitar un ACV?

(1) 50 pacientes durante un año.
(2) 34 pacientes durante cinco años.
(3) 50 pacientes durante cinco años.
(4) 1,5 que redondeamos a 2 pacientes durante cinco años.
(5) 66 pacientes durante cinco años.

Preguntas 6-10. Enunciado común: Leemos el siguiente artículo (*N. Eng. J. Med.*, 2002; 346: 725-30):
Methods: We obtained data from three registries in Western Australia on births, births after assisted conception, and major birth defects[1] in infants born between 1993 and 1997. We assessed the prevalence of major birth defects diagnosed by one year of age in infants conceived naturally or with use of intracytoplasmic sperm injection[2] or in vitro fertilization.[3]
Results: Twenty-six of the 301 infants conceived with intracytoplasmic sperm injection (8.6 percent) and 75 of the 837 infants conceived with in vitro fertilization (9,0 percent) had a major birth defect diagnosed by one year of age, as compared with 168 of the 4.000 naturally conceived infants (4,2 percent; P < 0,001 for the comparison between either type of technology and natural conception). As compared with natural conception, the odds ratio for a major birth defect by one year of age, after adjustment for maternal age and parity, the sex of the infant,[4] and correlation between siblings[5] was 2,0 (95 percent confidence interval, 1,3 to 3,2) with intracytoplasmic sperm injection, and 2,0 (95 percent confidence interval, 1,5 to 2,9) with in vitro fertilization. Infants conceived with use of assisted reproductive technology were more likely than naturally conceived infants to have multiple major defects and to have chromosomal and musculoskeletal defects.

1. *Birth defects:* malformaciones congénitas.
2. *Intracytoplasmic sperm injection:* transferencia intracitoplasmática de espermatozoides.
3. *In vitro fertilization:* fecundación in vitro.
4. *Infant:* lactante.
5. *Siblings:* hermanos.

6. *¿Cuánto valdría el riesgo relativo (crudo o univariante) de la fecundación* in vitro *para las malformaciones congénitas graves?*

(1) 9/4,2.
(2) [(9 + 8,6)/2] / 4,2.
(3) (2,14-1)/2,14.
(4) (75 × 3.832) / (762 × 168).
(5) 8,6/4,2.

7. *Si, como sugiere el estudio, se asumiese una relación causal entre exposición (transferencia intracitoplasmática de espermatozoides, TIE) y el efecto (malformaciones congénitas), ¿cuánto valdría el incremento absoluto del riesgo de malformaciones congénitas graves asociado a la TIE y a qué medida epidemiológica correspondería?*

(1) Incremento absoluto del riesgo = 6 % (RR-1).
(2) Incremento absoluto del riesgo = 4,4 % (RAE).
(3) Incremento absoluto del riesgo = 51,4 % (FEE).
(4) Incremento absoluto del riesgo = 0,3 % (RAP).
(5) Incremento absoluto del riesgo = 6,8 % (FEP).

8. *Basándonos en las estimaciones univariantes (no ajustadas) de este estudio, ¿cuántos nacimientos logrados por FIV y TIE habría que evitar para prevenir una malformación congénita grave por cada técnica artificial?*
(1) TIE: 23, FIV: 21.
(2) TIE: 5, FIV: 5.
(3) TIE: 50, FIV: 51.
(4) TIE: 75, FIV: 72.
(5) TIE: 105, FIV: 103.

9. *Si, como sugiere el estudio, se asumiese una relación causal entre exposición (fecundación* in vitro*) y efecto ¿a qué medida epidemiológica correspondería la siguiente expresión y cómo se interpretaría?*

$$\frac{2{,}14 - 1}{2{,}14} = 0{,}533$$

(1) Incremento absoluto del riesgo: el 53,3 % de los niños nacidos por fecundación *in vitro* tendrán malformación congénita atribuible a esta tecnología.
(2) Fracción atribuible (proporción atribuible) poblacional: el 53,3 % de las malformaciones congénitas en niños nacidos por fecundación *in vitro* son atribuibles a esta tecnología.
(3) Riesgo atribuible en expuestos: el 53,3 % de las malformaciones congénitas en niños nacidos por fecundación in vitro son atribuibles a esta tecnología.
(4) Incremento relativo del riesgo: el hecho de que un niño nazca por fecundación *in vitro* incrementa en un 53,3 % el riesgo de que tenga alguna malformación congénita.
(5) Fracción etiológica en expuestos (proporción atribuible en expuestos): el 53,3 % de las malformaciones congénitas en niños nacidos por fecundación *in vitro* son atribuibles a esta tecnología.

10. *Todas las afirmaciones siguientes son ciertas EXCEPTO:*
(1) De hecho, el estudio trabaja con prevalencias de malformaciones y con Odds Ratios ajustadas. El riesgo ajustado de Malformación grave es similar para las dos técnicas artificiales.
(2) De las Odds Ratios ajustadas y sus intervalos de confianza, se confirma que efectivamente había más nacimientos de FIV que de TIE.
(3) Las técnicas artificiales doblan el riesgo de malformaciones congénitas graves.
(4) Las técnicas artificiales se acompañan de un incremento de riesgo del 100 %.
(5) El riesgo conjunto de ambas técnicas artificiales es de 4.

11. *¿Qué significa una fracción atribuible en expuestos del 25 %?*
(1) Que el 25 % de casos en expuestos se pueden evitar eliminando la exposición.
(2) Que el 75 % de casos en expuestos se pueden evitar si eliminamos la exposición.
(3) Que el 75 % (100 % – 25 %) de personas de la población tienen la enfermedad por otras causas diferentes.
(4) Que hay un incremento relativo del riesgo del 25 %.
(5) Que el RR = 1,25.

12. *Todas las afirmaciones siguientes son correctas EXCEPTO:*
(1) Un factor de riesgo puede constituir un problema de Salud Pública con un RR = 1,01, aunque la incidencia sea muy baja, a condición de que la prevalencia de la exposición sea también muy baja (El RAP puede entonces ser alto).
(2) El Riesgo Atribuible Poblacional es más bajo que el Riesgo Atribuible en Expuestos porque la incidencia en población siempre es menor que la incidencia en expuestos.
(3) Es posible un RR muy alto con un impacto muy bajo para la Salud Pública.
(4) Es posible un RR muy alto que no sea significativo estadísticamente hablando.
(5) Es posible que no compense eliminar una exposición si el NNI fuera demasiado alto.

13. *Se presentan en la tabla siguiente los resultados de un estudio de la tasa de tuberculosis pulmonar en un pueblo de la India. Todas las personas del pueblo fueron estudiadas 2 veces (un estudio inicial y otro estudio al cabo de 2 años) para poder estimar densidades de incidencias (casos nuevos). Se pretendía cuantificar en qué medida la presencia de un miembro del hogar con tuberculosis confirmada mediante cultivo positivo se asociaba con una mayor tasa de tuberculosis en los dos años posteriores al estudio inicial.*

Clasificación de hogares según la presencia de un caso de tuberculosis en el estudio inicial

	Personas	*Casos nuevos en 2 años*
Hogares con un caso positivo	500	10
Hogares sin un caso positivo	10.000	10

¿Cuál es la RAZÓN DE TASAS de adquirir una tuberculosis pulmonar en hogares con casos inicialmente diagnosticados con cultivo positivo, en comparación con los hogares sin dicho tipo de casos al inicio del estudio?

(1) 0,05.
(2) 0,5.
(3) 2,0.
(4) 10.
(5) 20.

14. *En un estudio, 10 personas expuestas se estudiaron durante 6 meses y otras 50 personas expuestas durante un año. En el grupo de 10 personas ha aparecido un caso de enfermedad y en el de 50 personas otros 19 casos. Por otra parte 100 personas no expuestas también fueron seguidas durante 6 meses y han aparecido 10 casos de enfermedad. ¿Cuál es la medida de asociación adecuada?*

(1) RR = (20/60)/(10/100) = 3,3.
(2) RR = (20/10) = 2.
(3) RT = (20/60)/(10/100) = 3,3.
(4) RT = (20/55)/(10/50) = 1,82.
(5) OR = (20 × 100)/(60 × 100) = 3,3.

15. *Las siguientes medidas son medidas de asociación EXCEPTO:*

(1) Riesgo Relativo.
(2) Odds Ratio.
(3) Riesgo en Expuestos.
(4) Razón de Tasas.
(5) Razón de Prevalencias.

16. *¿Cuál sería la frecuencia de mortalidad debida a la exposición correspondiente a una enfermedad donde es necesario tratar a 20 personas para evitar una muerte?*

(1) NNT = (1/RAE); RAE = (1/NNT) = (1/20) = 0,05 = 5 %.
(2) RAE = 20.
(3) NNT = (1/20) x 100 = 0,05 = 5, el RAE es de 5 por cada 100 personas.
(4) RAE = 100 – 20 = 80.
(5) No es posible calcularlo sin más datos.

17. *El Riesgo Relativo estima:*

(1) La fuerza de la asociación entre una exposición y una enfermedad.
(2) La proporción de casos atribuibles a la exposición.
(3) La diferencia de Riesgos entre expuestos y no expuestos.
(4) La magnitud de un problema de salud en la comunidad.
(5) El incremento relativo de riesgo por la exposición.

18. *Si tras el seguimiento durante 2 años de 5.000 personas de una comunidad han aparecido 10 casos de un proceso crónico, ¿qué valor aproximado tendrá la densidad de incidencia?*
(1) 10/10.000 personas-año de observación.
(2) 10/5.000 personas-año de observación.
(3) 2/5.000 personas-año de observación.
(4) 1/5.000 personas-año de observación.
(5) No se puede calcular con los datos disponibles.

5.4.2. Respuestas comentadas de las preguntas

1.

Respuesta correcta: 1

Cuando un factor de riesgo incrementa el riesgo de enfermedad en un 60 %, el RR u OR correspondiente a la asociación entre factor y desenlace es 1,6.

Incremento Relativo = (RR − 1) × 100.
60 % = (RR − 1) × 100.
0,6 = RR − 1
RR = 1,6

La respuesta 5 correspondería al efecto absoluto o exceso absoluto de riesgo (Riesgo atribuible) entre esas dos medidas de asociación.

2.

Respuesta correcta: 5

El RR siempre oscila teóricamente entre 0 (ausencia de enfermedad en personas expuestas) y el infinito (muchísimo más efecto en expuestos que en no expuestos).

3.

Respuesta correcta: 4

La disminución de la prevalencia es una medida de efecto absoluto útil para valorar el impacto potencial de un programa preventivo.

El Riesgo Relativo, la Odds Ratio, la Razón de Prevalencia y la Razón de Tasas son medidas de asociación (comparaciones relativas).

4.

Respuesta correcta: 5
(1) La EC es más frecuente (mayor incidencia en fumadores y no fumadores).
(2) La cesación salvará más vidas de EC porque el RAE es mayor y el NNI = 1/RAE es menor.
(3) La evidencia de asociación viene dada (entre otros) por la magnitud del RR (a igualdad de significación).
(4) Los Incrementos Relativos de Riesgo para el Cáncer y la EC son del 1.300 % y del 60 % respectivamente.
(5) Las FEE para el Cáncer y la EC son 130/140 = 93 % y 256/669 = 38 % respectivamente.

5.

Respuesta correcta: 3

El riesgo de ACV se redujo de 6 % (pacientes con tratamiento convencional) al 4 % (tratamiento nuevo y es la «exposición» de interés por lo tanto el dato que se pone en el numerador de un RR) porque se dice que los resultados son «a favor del nuevo».

El riesgo relativo es efectivamente 0,67 (4/6 = 0,67).
La reducción del riesgo es 1 − 0,67 = 0,33; el 33 %.
Pero se pregunta por el NNI = 1/RAE.
La reducción absoluta de riesgo RAR = 6 − 4 = 2 %.
NNI = 1/0,02 = 50.

Todo el estudio se ha hecho en 5 años, por lo que los resultados dependen de la realización del tratamiento en las mismas condiciones.

6.

Respuesta correcta: 1

RR = Riesgo en FIV/Riesgo en nacimientos naturales.
RR = 9/4,2 = 2,14.

Los datos de OR = 2 para la FIV y la TIE corresponden a resultados ajustados *(after adjustment for maternal age and parity)*.

7.

Respuesta correcta: 2

Incremento absoluto de Riesgo: RAE = 0,086 − 0,042 = 0,044.
RAE = 4,4 %.

El 4,4 % de los niños nacidos por inyección citoplasmática tienen malformaciones graves por la utilización de dicha técnica.

8.

Respuesta correcta: 1
Estamos buscando NNI.

TIE: NNI = (1/RAE) = (1/0,044) = 23
FIV: RAE = 0,09 − 0,042 = 0,048
FIV: NNI = (1/0,048) = 21

9.

Respuesta correcta: 5
(1) Incremento absoluto de Riesgo: RAE = 9 – 4,2 = 4,8.
(2) FEP = P_{c1} × FEE.
P_{c1} = 75/(75 + 168) = 0,31.
FAP = 0,31 × 0,53 = 0,164.
(3) RAE = 9 – 4,2 = 4,8.
(4) Incremento relativo de Riesgo es (1 – RR) × 100.
RR = 9/4,2 = 2,14
IRR = (2,14 – 1) × 100 = 114 %.
(5) $FAE = \frac{RR - 1}{RR}$

10.

Respuesta correcta: 5
(1) Ambas técnicas artificiales tienen una OR = 2.
(2) El intervalo de confianza de la OR asociada a la FIV es más estrecho y esto confirma que el tamaño muestral de la FIV fue mayor.
(3) Un RR = 2 significa que el riesgo es doble en nacimientos por técnicas artificiales.
(4) Un RR = 2 equivale a un incremento relativo del riesgo de (RR – 1) x 100 = 100 %.
(5) Los riesgos relativos no se suman para obtener «un riesgo conjunto».

11.

Respuesta correcta: 1

La Fracción Atribuible en Expuestos expresa la proporción de casos en expuestos atribuibles a la exposición y la proporción de casos EN EXPUESTOS que podemos evitar, eliminando la exposición.

También es lógico afirmar que el 75 % de casos EN EXPUESTOS (y no «en población» como la respuesta (3)) se deben a otras causas

La fracción atribuible no es lo mismo que incremento relativo o que RR.

12.

Respuesta correcta: 1

(1) Un factor de riesgo puede constituir un problema de Salud Pública con un RR = 1,01, aunque la incidencia sea muy baja, a condición de que la prevalencia de la exposición sea MUY ALTA (El RAP puede entonces ser alto).

(4) Por ejemplo un RR = 45 (IC al 95 %: 0,5 – 89,5).

(5) Un NNI muy grande significa que hay que eliminar la exposición en mucha gente para evitar un caso de enfermedad. Esto puede no compensar desde el punto de vista de la Salud Pública dado que los recursos son siempre escasos y a lo mejor se pueden utilizar estos recursos para otras intervenciones más eficientes y beneficiosas para más gente.

13.

Respuesta correcta: 5

$$RT = DI_1/DI_0$$

Si trabajamos con TASAS tenemos que tener en cuenta el tiempo de seguimiento de cada persona en el estudio (2 años):

$$\Rightarrow RT = [10/(500 \times 2)]/[10/(10.000 \times 2)] = 20$$

Los nuevos casos se han presentado 20 veces más rápidamente en los hogares que tuvieron un caso positivo.

14.

Respuesta correcta: 4

La medida de asociación correcta es la Razón de Tasas porque tenemos tiempos de seguimiento diferentes entre los grupos comparados.

Podemos calcular la Razón de tasas en meses o en años. Si lo estimamos en años hay que recordar que 6 meses = 0,5 años.

$$RT = (20/(10 \times 0{,}5 + 50 \times 1))/(10/(100 \times 0{,}5)) = (20/55)/(10/50).$$
$$RT = 1{,}82$$

La enfermedad ocurre 1,82 veces más rápidamente en personas expuestas.

Tasa en expuestos es $20/(10 \times 0{,}5 + 50 \times 1)) = 0{,}364$ año^{-1}.

15.

Respuesta correcta: 3

El Riesgo en Expuestos es una medida de frecuencia que hay que comparar con otro riesgo para obtener una medida de asociación.

16.

Respuesta correcta: 1

La «frecuencia de enfermedad que se debe a la exposición» es el Riesgo Atribuible en Expuestos (RAE).

NNT = 1/RAE.
NNT = 20 = 1/RAE.
RAE = 1/20 = 0,05; es decir un 5 %

17.

Respuesta correcta: 1

(2) Es la fracción atribuible en expuestos
(3) Es el Riesgo Atribuible
(4) Se mide con el RAE, RAP y sus Fracciones
(5) El incremento relativo es (RR – 1) × 100

18.

Respuesta correcta: 1

Cuando se trabaja con tasas, tenemos que tener en cuenta el tiempo total de seguimiento de cada persona en el estudio:

DI = 10/(5.000 × 2 años) = 10/10.000 personas-año de observación.

Capítulo 6

DISEÑOS DE INVESTIGACIÓN EN EPIDEMIOLOGÍA

Jokin de Irala
Miguel Ángel Martínez-González
María Seguí-Gómez
José Juan Jiménez-Moleón

6.1. **Introducción**

Las definiciones de la Epidemiología que hemos enumerado en apartados anteriores convergen en definirla como una metodología científica que nos ayuda, entre otras, a investigar hipótesis de causalidad o a valorar la efectividad de procedimientos diagnósticos o terapéuticos. Queda claro que posee un componente cuantitativo, «medir frecuencias», que es intrínseco a esta metodología. Para que las frecuencias que midamos y comparemos estén exentas de errores y para que las conclusiones sean un fiel reflejo de lo que realmente queremos medir, es importante diseñar bien la investigación a partir de la cual se obtendrá la información que posteriormente se analizará. Cada aspecto de la ciencia que queramos estudiar con la metodología epidemiológica, precisa de un tipo de investigación propio que tiene sus propias características y dificultades. En este capítulo se describirán los principales diseños epidemiológicos, sus ventajas e inconvenientes, así como las circunstancias en las que es más recomendable el uso de cada uno de ellos. Como paso previo se hará una breve descripción del ciclo de los estudios epidemiológicos.

6.1.1. El ciclo de los estudios epidemiológicos

Las etapas del método epidemiológico, enumeradas en la figura 2.1, pueden resumirse en las siguientes fases: 1.ª Estudios descriptivos; 2.ª Formulación de hipótesis; 3.ª Estudios analíticos; y 4.ª Análisis de resultados, comprobación de hipótesis y generación de nuevas hipótesis, lo que se conoce como el «ciclo de los estudios epidemiológicos» (Figura 6.1. Adaptada de J. S. Mausner *et al.*, 1985). El comienzo de este ciclo suele situarse en estudios o análisis de datos donde sólo se «describen» ciertos fenómenos biológicos (estudios descriptivos), como puede ser la existencia de grupos que se diferencian en sus tasas de enfermedad o cuando se observa un aumento de la incidencia de enfermedad en un grupo determinado. Al examinar estos datos descriptivos, nos podemos preguntar por las razones que conducen a cualquier diferencia observada y generar hipótesis científicas que se in-

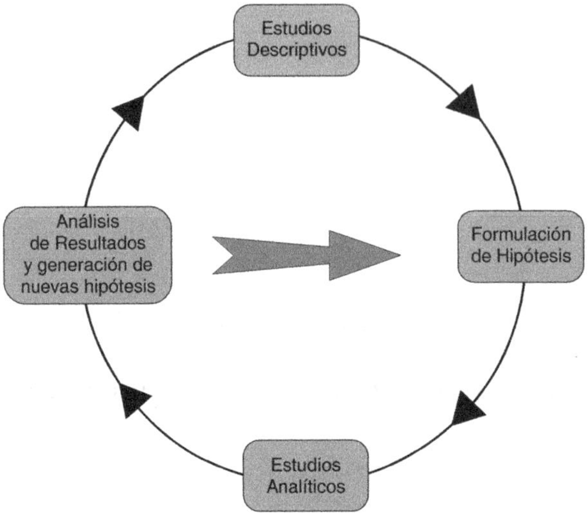

Adaptado de J. S. Mausner *et al.*, 1985.

FIG. 6.1. *El ciclo de los estudios epidemiológicos.*

tentarán confirmar o refutar mediante una metodología de investigación apropiada, metodología que requiere el uso de diseños «analíticos».

Los estudios «analíticos» consisten, por lo tanto, en investigaciones planificadas de antemano para rechazar o aceptar las hipótesis planteadas, así como para la generación de más hipótesis de trabajo para futuros estudios descriptivos o analíticos (fig. 6.1).

La epidemiología descriptiva tiene como objetivo principal, estudiar y cuantificar las características generales y la distribución poblacional y espacio-temporal de las enfermedades. Las características poblacionales pueden incluir tanto variables como la edad, el sexo, el grupo étnico, el estado civil, las actividades profesionales desempeñadas, o los estilos de vida (por ejemplo, los hábitos dietéticos, la utilización de medicamentos, el ocio o el ejercicio físico). Las características espaciales se refieren a la distribución geográfica de la enfermedad, e incluyen las diferencias observables entre países y dentro de un mismo país, entre el ámbito rural y el urbano o cualquier otra disposición geográfica. Por ejemplo, en la epidemia de cólera de Londres ocurrida en 1854 y descrita por John Snow se observó que los casos se concentraban alrededor de una fuente de *Broad Street*. Del mismo modo, variables temporales (días, meses, años) también pueden servir para describir un fenómeno de salud y enfermedad, como los cambios estacionales en la incidencia de ciertas infecciones, procesos alérgicos o lesiones a consecuencia de los accidentes de tráfico.

Los estudios descriptivos tienen un gran valor para la administración de los recursos sanitarios, así como para desarrollar programas de prevención y educación sanitaria. Sin embargo, no deben utilizarse para llegar a conclusiones sobre los determinantes de los fenómenos de salud y enfermedad (relaciones causa-efecto) en tanto que poseen limitaciones metodológicas que podrían conducir a conclusiones sesgadas. De hecho, la presencia de muchos casos de cólera alrededor de la fuente de *Broad Street* de Londres conduce a *preguntarnos* si dicha fuente pudiera ser la causa de la epidemia, pero nunca a *concluir* que efectivamente sea el origen de la misma.

En cualquier caso no perdamos de vista que, aunque un estudio epidemiológico sea descriptivo, pueden existir componentes analíticos aunque éstos sean implícitos. Por ejemplo, ante una mayor incidencia de infección nosocomial en un grupo de pacientes de una Unidad de Cuidados Intensivos podría realizarse una descripción detallada de estos pacientes con el fin de intentar hallar la causa de su infección. No cabe duda que en la mente de la persona que realiza esta descripción existe un componente analítico (comparativo), porque lo que le lleva a realizar este estudio es el conocimiento de que la incidencia observada en dichos pacientes no se ajusta a lo «esperable». Es decir, esta persona realiza un ejercicio descriptivo motivado por una comparación implícita previa: «lo que observo es mayor que lo que debería observar».

En los estudios analíticos, la comparación es explícita y busca responder directamente a una pregunta de tipo etiológico (causa-efecto). La utilización de un grupo de comparación válido y de un diseño adecuado permitirán valorar directamente las hipótesis epidemiológicas de causalidad y factores de riesgo.

No obstante, en ocasiones no es sencillo distinguir entre estudios puramente descriptivos y analíticos. Por ejemplo, cuando construimos una tabla a partir de datos poblacionales, para resaltar diferencias de frecuencias de enfermedad entre grupos, lo podemos hacer simplemente porque algo nos ha llamado la atención, o bien porque quizás la frecuencia de enfermedad observada nos parece diferente a la esperada. En este último caso se estaría procediendo (aunque de manera implícita) a una comparación entre lo observado y lo esperado, lo que es un proceso «analítico» que nos conduce a valorar las posibles causas de las diferencias observadas. Por otra parte, aunque no tengamos ninguna idea preconcebida sobre lo que deberíamos hallar en nuestros datos, la descripción de los mismos nos puede llevar a realizar comparaciones entre subgrupos de la muestra estudiada y a encontrar diferencias que sugieran la existencia de factores de riesgo. La diferencia entre este estudio (con carácter eminentemente descriptivo) y otro que fuera analítico de entrada, es que el primero tiene como objetivo generar hipótesis mientras que el segundo se diseña específicamente para llegar a conclusiones etiológicas basadas en comparaciones correctas.

6.1.2. Muestras en epidemiología

Normalmente, no es posible estudiar a todas las personas que pertenecen a una población (ejemplo: población de personas con neumonía en Europa). Por ello, seleccionamos muestras o subconjuntos más pequeños de dichas poblaciones. A la población de la que se extrae la muestra se le llama «población diana». Si el procedimiento de muestreo es el adecuado, la muestra tendrá características parecidas a la población diana de la que se ha extraído, es decir el que sea «representativa» de esta población diana. Sólo podremos generalizar nuestros resultados a la población entera si la muestra es representativa de dicha población.

Existen diferentes procedimientos de muestreo (J. Last, 1995). Estos procedimientos pueden clasificarse en dos grandes grupos: muestreo aleatorio o por probabilidad y muestreo no aleatorio. El muestreo aleatorio se caracteriza porque todas las personas de la población diana tienen una probabilidad conocida de ser elegidas. Para realizar este tipo de muestreo se requiere un registro de todos los sujetos pertenecientes a la población diana. Es el muestreo que asegura una mayor representatividad de la muestra y, siempre que sea posible, es el método preferible.

En otras ocasiones la selección de la muestra se hace por conveniencia (voluntarios, pacientes de una determinada consulta...) o de forma sistemática según criterios tales como el día de la semana, el número de orden del paciente, etc. Puede ocurrir que aspectos tales como la gravedad del caso, la fase de la enfermedad o la presencia de otras comorbilidades influyan sobre los criterios elegidos para la selección de la muestra —el día de la semana en que se ve el paciente, la hora de visita...— lo que puede comprometer la representatividad de la misma. Cuando la probabilidad que tiene un sujeto de la población diana para ser elegido es desconocida se habla de muestreo no aleatorio. En el apartado «Conceptos avanzados» se describen en profundidad los procedimientos de muestreo más comunes.

CONCEPTOS AVANZADOS

PROCEDIMIENTOS DE MUESTREO

Muestreo por probabilidad (muestreo aleatorio)

Todas las personas de la población diana tienen una probabilidad conocida de ser elegidas. Estas probabilidades pueden ser iguales para todas ellas o bien, si interesa que un grupo esté más representado (véase muestreo estratificado más adelante), puede tener una mayor probabilidad de ser elegida. Una muestra aleatoria se crea mediante la asignación de un identificador (número, letra) a cada persona de la población «universo» o «diana» seleccionándolos con la ayuda de un sistema aleatorio (ver un ejemplo en la sección de problemas).

a) *Muestra aleatoria simple*

Es un tipo especial de muestra por probabilidad; aquí cada persona tiene la *misma* probabilidad de ser elegida. Se asigna una identificación numérica a todas las personas que queramos considerar para la muestra y, a continuación, se seleccionan algunos al azar con la ayuda de una tabla de números aleatorios o de una secuencia generada al azar por el ordenador. Si escogemos a la mitad de la población diana, todas las personas de esta población diana tendrán una probabilidad del 50 % de ser seleccionadas para formar parte de la muestra (fig. 6.2).

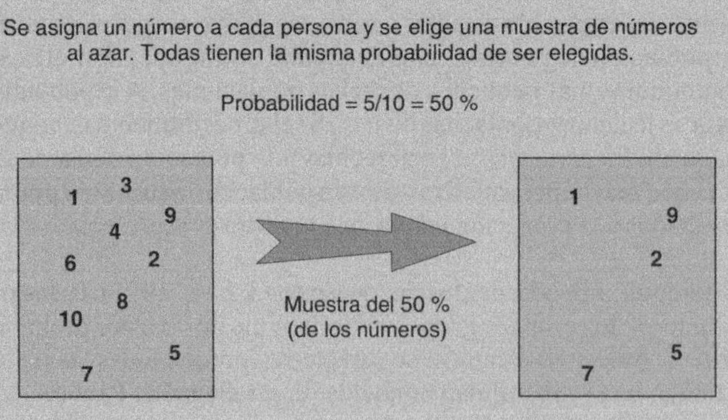

FIG. 6.2. *Muestra aleatoria simple.*

b) *Muestra aleatoria estratificada*

Se divide la población en subgrupos, atendiendo a alguna característica importante como por ejemplo la edad o el nivel socioeconómico, y se selecciona una muestra aleatoria de cada grupo. Si el tamaño que se elige de cada subgrupo o estrato es proporcional a la frecuencia de este subgrupo o estrato en la población de origen, entonces la muestra total para los diferentes estratos será representativa de la población de origen. Por ejemplo, si de una población de 100 varones (25 % del total) y 300 mujeres (75 % del total) se seleccionan aleatoriamente 10 varones y 30 mujeres (el 10 % de la población de cada sexo), la población de estudio —40 personas— será representativa de la población inicial. En este caso cada una de las 400 personas de la población inicial tendrá la misma probabilidad de ser seleccionada (probabilidad del 10 %). En principio también se podría llegar a la misma representatividad mediante un muestreo aleatorio simple. Sin embargo, el muestreo aleatorio *estratificado* garantiza mejor que la muestra respete la representatividad de cada estrato inicial, ya que ante un muestreo aleatorio simple no se podría descartar que la muestra elegida estuviese formada mayoritariamente por mujeres, circunstancia que dificultaría la medición de datos para el varón.

Si, por el contrario, nos interesara alterar la proporción de personas de los estratos podemos asignar diferentes proporciones de muestreo a cada estrato. Por ejemplo nos puede interesar aumentar la cantidad de hombres en la muestra, 50 hombres por 50 mujeres, lo que podríamos conseguir con una fracción de muestreo del 50 % para los varones y del 16,7 % para las mujeres. En este diseño de muestreo las personas tienen diferentes probabilidades de ser elegidos en función de la variable de estratificación, los hombres una probabilidad del 50 % y las mujeres del 16,7 %. Otro ejemplo, si quisiéramos hacer un estudio sobre factores de riesgo de lesiones a consecuencia de los accidentes de tráfico (AT) podríamos hacer un muestreo aleatorio estratificado que escogiese el 100 % de los fallecidos (ya que son pocos y pueden dar información muy valiosa), el 20 % de los hospitalizados, un 5 % de los atendidos en urgencias y un 0,05 % de los accidentados que no requiriesen atención médica alguna. Si sabemos la proporción de cada uno de estos grupos en nuestra población, siempre podremos extrapolar nuestros resultados a dicha población manteniendo la capacidad de hacer análisis por niveles de gravedad.

Para realizar estudios donde se precisa entrevistar a una muestra de la población, se puede utilizar el «método de las rutas aleatorias». La persona que tiene que entrevistar a alguien busca calles, edificios, portales, pisos y domicilios siguiendo un algoritmo preestablecido que garantiza que se acabe entrevistando de manera no sistemática a las personas, evitándose así la elección de personas siguiendo criterios de conveniencia o comodidad del investigador. Ahora bien, no es un método que asegure propiamente la representatividad.

Muestra agrupada (cluster sampling)

Cada unidad de selección está constituida por un grupo de personas («todos los niños de una escuela», «los miembros de una familia», etc.). Por ejemplo, el estudio de incidencia de trastornos de la conducta alimentaria realizado en Navarra (Lahortiga-Ramos *et al.*, 2005) ha seguido un esquema de muestreo «trietápico» es decir en tres fases: en primer lugar, se han elegido aleatoriamente algunos municipios de Navarra para, a continuación, elegir aleatoriamente algunas escuelas en cada una de estas comunidades y, por último, en cada escuela, se han seleccionado, aleatoriamente, algunas clases. La unidad de muestreo final era «una clase entera».

Muestra capturada (o de conveniencia)

Es un muestreo que no se basa en técnicas aleatorias sino en la conveniencia del momento (encuestas en la calle, estudios con voluntarios, etc.). Tiene menos validez externa. Por ejemplo, algunos alumnos de medicina de la Universidad de Navarra realizaron un estudio sobre la determinación reciente de la colesterolemia en población adulta sana de Pamplona, para valorar la asociación entre el conocimiento de la colesterolemia por parte de la población y variables de estilos de vida como el tabaquismo o la práctica de ejercicio físico (M. A. Martínez-González *et al.*, 1999*b*). Quisieron entrevistar a adultos sanos de Pamplona de manera no sistemática y para obtener cierta representatividad de todos los niveles socioeconómicos dividieron la ciudad por barrios, según niveles socioeconómicos de los mismos, y entrevistaron a adultos sanos de los diferentes barrios así identificados. No era un muestreo aleatorio perfecto por niveles socioeconómicos pero al menos parcialmente, con este muestreo de conveniencia, sí tuvieron en cuenta esta variable. No se debe confundir el muestreo de conveniencia con «hacer lo que le conviene a uno», que en el caso que se acaba de citar hubiese consistido simplemente en entrevistar a adultos sanos del mismo barrio de procedencia de los alumnos encargados de realizar las entrevistas.

Muestra sistemática

El muestreo se basa en una regla sistemática simple (todos los que tienen un apellido que comienza por una letra, los pacientes que acuden en días determinados a la consulta, las personas con número de DNI impar, etc.). Los procedimientos sistemáticos pueden conducir a errores (hay letras más representadas que otras, los pacientes del lunes pueden ser diferentes en comparación con los de otros días de la semana, etc.).

6.1.3. VARIABLES EN LOS ESTUDIOS EPIDEMIOLÓGICOS

Las «variables» consisten en los diferentes atributos de las personas, fenómenos o hechos que estudiamos en epidemiología. Las variables pueden tener diferentes valores y escalas. Para relacionar las variables entre sí en un estudio o análisis estadístico, hablamos de variables *dependientes* e *independientes*.

Una variable se llama *dependiente* cuando su valor «depende» del valor de otras variables llamadas *independientes*. Estas variables dependientes suelen ser variables que miden el efecto, resultado o desenlace de un proceso (por ejemplo, la enfermedad). En estadística la variable dependiente es la variable predicha por un modelo de regresión. Por el contrario, las variables independientes son aquellas cuyo valor no viene determinado por el de otras variables del estudio. En estadística suelen entrar como predictores del desenlace en el modelo de regresión. Por ejemplo, si se estudiasen los determinantes de hipertensión arterial, se analizaría el posible efecto de las variables independientes: lipidemia, ingesta de sal, estrés, enfermedad renal y tabaco, sobre la variable dependiente «hipertensión presente o ausente».

Es importante constatar que una misma variable puede ser, a la vez, dependiente en un estudio o análisis estadístico, e independiente en otro. Por ejemplo, la hipertensión arterial debería considerarse como una variable independiente en un estudio o análisis estadístico que pretendiese valorar los factores de riesgo para el infarto de miocardio, que en este caso sería la variable dependiente (fig. 6.3) (J. Last, 1995).

Decimos que una variable es *cualitativa o categórica* cuando no podemos medirla numéricamente y que es *cuantitativa* cuando podemos realizar mediciones numéricas (tabla 6.1). Las variables cuantitativas pueden ser de dos tipos: continuas y discretas. Se habla de variables *continuas* cuando es posible, al menos teóricamente, hallar un valor intermedio entre dos valores. Por el contrario, se habla de variables *discretas o discontinuas* cuando no es posible hallar un valor intermedio entre dos valores. Por ejemplo, la glucemia es una variable continua ya que entre dos valores, y dependiendo de la precisión del aparato, siempre podría existir algún valor intermedio. Por su parte, el número de hijos o el número de orden de los hijos son ejemplos de variables discretas.

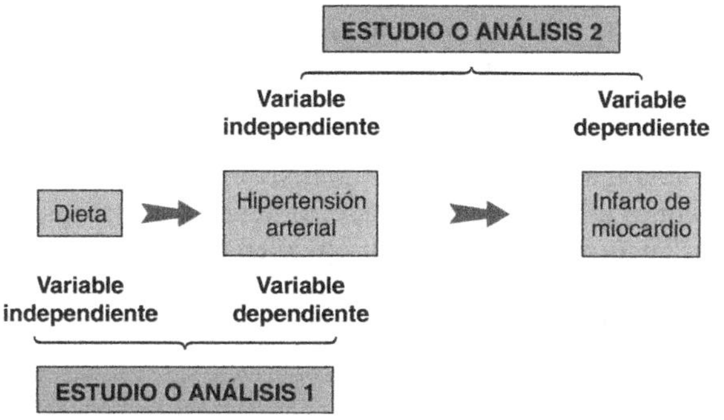

FIG. 6.3. *Variables dependientes e independientes.*

Las variables cualitativas pueden ser nominales u ordinales. Se habla de variables *nominales* cuando las diferentes categorías de la variable no tienen un orden lógico. Por ejemplo, la variable sexo tiene dos categorías, masculino y femenino, y podemos codificarlas indistintamente con los códigos 0 ó 1. Por el contrario, en la variable *cualitativa ordinal,* las categorías tienen un orden lógico. Por ejemplo, en la variable estadío de cáncer, un paciente con estadío IV tendría una enfermedad más grave que otro en estadío I.

Las variables cuantitativas pueden medirse según una escala de intervalo o en una escala de razón o proporción. Una escala es de intervalo cuando hallar una razón entre dos valores no tiene sentido y no existe un valor cero que signifique «ausencia de atributo». Por ejemplo con la temperatura en grados centígrados, no podemos decir que hace «dos veces más calor» en una habitación a 20 grados en comparación con otra a 10 grados y tampoco podemos decir que el valor cero significa «ausencia de temperatura». Por el contrario, una escala es de razón cuando existe un valor cero que significa «ausencia de atributo» y se pueden hallar razones entre dos valores de la variable. Por ejemplo, la altura o la temperatura en grados Kelvin (medida de temperatura respecto al cero absoluto). Para la altura se puede decir que 20 metros son el doble de 10 y cero coincide con la ausencia de altura (tabla 6.1) (H. Pardell et al., 1992).

TABLA 6.1. *Escalas de las variables cualitativas y cuantitativas*

Escalas	*Definiciones*	*Ejemplos*	*Análisis posibles*
Cualitativa			
Nominal	No hay orden en la escala.	Sexo, estado civil, grupo étnico.	Frecuencias, moda.
Ordinal	Existe un orden en la escala.	Apgar, estadío de cáncer, nivel económico.	Medianas, percentiles, correlación ordinal (+ los análisis anteriores).
Cuantitativa			
De intervalo	El valor cero es arbitrario, no significa ausencia de atributo. No tiene sentido estimar razones.	Temperatura (centígrados).	Media aritmética, desviación típica, correlaciones (+ los análisis anteriores).
De razón	Hay valor real de cero. Tienen sentido las razones.	Altura, peso, tiempo, longitud, temperatura (Kelvin).	Media geométrica, coeficiente de variación (+ los análisis anteriores).

Observe que conforme vamos bajando en la tabla 6.1, es decir a medida que la variable se aproxima o convierte en cuantitativa de razón, podemos realizar un mayor número de análisis estadísticos con las variables. Una escala permite los análisis que eran posibles en las escalas anteriores a ella, además de los análisis que le son específicos. La escala que permite una mayor variedad de análisis estadísticos es la escala de razón o proporción. Basándonos en estos hechos, se recomienda siempre que sea posible realizar la recogida de datos de un estudio epidemiológico en escalas cuantitativas de razón. Por ejemplo, sería más recomendable recoger la fecha de nacimiento de las personas de un estudio que clasificarlas en dos grupos: personas con 45 o menos años y personas mayores de 45 años.

Habiendo descrito de dónde y cómo se obtienen los participantes para el estudio (muestra) y el tipo de información que podemos recoger sobre ellos (variables), procedemos a introducir los diferentes tipos de estudios epidemiológicos.

6.1.4. Clasificación de los estudios epidemiológicos

Los estudios epidemiológicos se clasifican atendiendo a diferentes «dimensiones» como la intención para la cual se realiza el estudio, la asignación de la exposición, el seguimiento de las personas en el tiempo, el momento del comienzo del estudio y el sentido del estudio. Además, existe otra dimensión que valora si la exposición y/o el desenlace se miden de manera agregada en una población o de manera individual.

Intención al realizar el estudio

Los estudios pueden ser descriptivos o analíticos. Un estudio será *descriptivo* cuando se realice con objeto de responder a las preguntas de la epidemiología descriptiva que se han comentado anteriormente. Por el contrario, será *analítico* cuando su objetivo sea llegar a una conclusión de tipo etiológico o causal: causa-efecto. En los estudios analíticos por definición deberán existir como mínimo dos grupos de comparación y haber seguimiento, ya que debe comprobarse que cronológicamente la causa precede al efecto.

Asignación de la exposición

Existen dos metodologías básicas para valorar una hipótesis científica de causalidad: el método «*experimental*» y el método «*observacional*». El método experimental es el más conocido en los centros de salud y hospitales donde son frecuentes los «ensayos clínicos». En un estudio experimental, la persona que realiza el estudio controla la asignación de la exposición a varios grupos de personas o animales de laboratorio y valora el impacto de esta exposición sobre la ocurrencia de la enfermedad. La exposición puede tratarse de un factor de riesgo (estudios en animales) o de un tratamiento o intervención preventiva (estudios en animales y humanos). Por ejemplo, podemos someter a ciertas ratas al humo de tabaco para valorar su efecto cancerígeno comparándolas con otras ratas no expuestas al humo.

En los estudios observacionales (no experimentales), el investigador *no* asigna el factor de exposición. Se limita a observar y a valorar si las diferencias en incidencias de enfermedad, por ejemplo de Cáncer de Pulmón, están relacionadas con la exposición a factores de riesgo como el tabaco. El mayor inconveniente de los estudios observacionales es que, además de diferenciarse respecto a la presencia del factor de exposición, los grupos comparados también suelen diferenciarse en otras características que podrían ser responsables del desenlace estudiado. Por ejemplo, y siguiendo con el ejemplo del tabaco, es bien sabido que actualmente y en los países desarrollados, los fumadores suelen pertenecer a niveles socioeconómicos más desfavorecidos. Por lo tanto, puede coincidir que los fumadores vivan en lugares con más contaminación atmosférica, la cual también es un determinante de cáncer de pulmón. Si no tuviésemos en cuenta el efecto adicional del nivel socioeconómico estaríamos realizando una comparación sesgada, en tanto que los dos grupos de comparación se diferenciarían no sólo en el hábito tabáquico. No obstante, como se verá más adelante, dichos sesgos se pueden controlar tanto en la fase de diseño del estudio como en la fase de análisis de los resultados.

Mientras que todos los estudios descriptivos son observacionales, los estudios analíticos pueden ser tanto observacionales como experimentales.

Seguimiento en el tiempo

Se dice que hay seguimiento cuando existe la capacidad de ordenar cronológicamente los acontecimientos que se estudian. Si la secuencia temporal correcta es imprescindible para hablar de causalidad, los estudios con seguimiento serán necesarios para confirmar hipótesis de causalidad. Los estudios epidemiológicos son *transversales,* también llamados *de sección transversal* o *de corte* (*cross sectional studies,* en inglés), cuando se realiza una observación instantánea. Medimos, a la vez, la frecuencia de la enfermedad y de la exposición sin que haya un seguimiento en el tiempo de las personas del estudio. Por ejemplo cuando medimos el peso y la dieta en un mismo cuestionario y referidos a un mismo momento del tiempo, es decir, lo que pesa el sujeto y lo que come actualmente. Son *longitudinales* cuando obtenemos los datos que analizamos después de un periodo de seguimiento de las personas en el estudio, de tal forma que se recoge primero información sobre una variable y en otro momento información sobre otra variable. En este caso se trata de un seguimiento que realizamos de manera explícita. En ocasiones, algunos estudios presentan un seguimiento implícito en el diseño, ya que la información sobre las variables se recoge de forma simultánea aunque se refiere a momentos temporales diferentes con el fin de reconstruir lo que ha sucedido a lo largo del tiempo.

Sentido del estudio

El diseño epidemiológico es un *estudio de cohortes* si lo primero que hacemos es identificar a personas expuestas y otras no expuestas al factor de riesgo de interés, o a personas con diferentes grados de exposición cuando todas están expuestas, antes de realizar el análisis epidemiológico de los datos, para posteriormente medir y comparar la frecuencia de desenlace entre ambos grupos (enfermedad o lesión). En los estudios experimentales se hace lo mismo, correspondiendo la intervención diagnóstica, preventiva o terapéutica que se está evaluando con el nivel de exposición. Tanto los estudios de cohortes como los estudios experimentales son estudios con sentido hacia delante.

Cuando, por el contrario, empezamos identificando a personas con el desenlace y otras sin desenlace para medir y comparar la prevalencia de exposición entre ambos grupos en épocas anteriores se habla de sentido hacia atrás y se corresponde con los *estudios de casos y controles.*

Comienzo del estudio

Hablamos de estudios *prospectivos* o *retrospectivos* según se haya producido o no, el desenlace en el momento del inicio de los estudios. Cuando el factor de riesgo y el desenlace se han producido antes de iniciarse el estudio hablamos de estudio *retrospectivo.* Por el contrario, cuando el efecto se produce después del inicio del estudio, hablamos de estudio *prospectivo.* Los estudios de cohortes y de casos y controles pueden ser tanto prospectivos como retrospectivos, los estudios experimentales siempre serán prospectivos.

Evidentemente, un mismo diseño de investigación puede llevar diferentes nombres. Por ejemplo, un estudio de cohortes lleva implícito el seguimiento de los participantes (expuestos y no expuestos, o personas con diferentes grados de exposición) durante un tiempo y por ello es longitudinal. Por otra parte, al iniciarse el estudio, partimos de personas sanas y vamos a medir la incidencia del desenlace a lo largo del periodo de observación y por lo tanto ese estudio de cohortes es también prospectivo. Finalmente, como nos limitamos a observar quiénes están expuestos y quiénes no lo están, se tratará de un estudio observacional.

Medición individual o poblacional

La mayoría de los estudios epidemiológicos, y particularmente los clínicos, recogen la información sobre la exposición y el desenlace a nivel individual. Se estudian muestras de personas obteniéndose de cada una la información sobre su exposición y sobre la presencia o ausencia del desenlace. Estos estudios se suelen llamar estudios «individuales». Por el contrario, cuando la medición de la exposición y del desenlace o solamente de la exposición se realiza de manera agregada hablamos de estudios «poblacionales» o «ecológicos». En Medicina Comunitaria y en Salud Pública, es frecuente trabajar con estudios ecológicos. Se comparan, por ejemplo, incidencias de melanomas en dos comunidades que se diferencian en sus exposiciones al sol.

Atendiendo a todas estas dimensiones, los diseños de investigación más frecuentes se pueden clasificar como en la tabla 6.2. En los apartados siguientes se presentarán las ventajas y desventajas de cada diseño.

Aparte de estos diseños, existen otros que son híbridos pero que no presentaremos en este manual para centrarnos en los estudios más frecuentes.

TABLA 6.2. *Resumen de los diferentes diseños de estudios en epidemiología*

Descriptivo		*Analítico*	
Observacional		*Observacional*	*Experimental*
Individual	*Poblacional*	*Individual**	
Un caso. Serie de casos. Transversal.	Ecológico.	Cohortes prospectivo. Cohortes retrospectivo. Casos y controles. Casos y controles anidados. Casos y controles emparejados. Casos y controles alternantes. *(«Case-crossover»).*	Ensayos clínicos. Estudios cuasi experimentales.

* En principio, cualquiera de estos estudios se podría realizar con un planteamiento ecológico. En este caso, deberán interpretarse como si fueran estudios descriptivos o analíticos según el diseño concreto, la calidad de los datos analizados y teniendo en cuenta que los datos son agregados.

6.2. **Estudios descriptivos observacionales**

Existen dos tipos fundamentales de estudios descriptivos observacionales: 1) Los estudios descriptivos poblacionales o ecológicos; y 2) Los estudios descriptivos observacionales individuales.

Los estudios descriptivos *poblacionales* también son conocidos como estudios de correlación o ecológicos. En este tipo de estudios la unidad de observación y análisis es la población, de tal forma que se utilizan valores medios de exposición (de ahí que se puedan llamar ecológicos) y desenlace que se aplican o se refieren a una población de estudio entera. Los grupos de comparación pueden definirse por criterios geográficos o por variables de tiempo, hablándose de diseños de múltiples grupos o geográficos y diseños de series temporales o tendencias temporales respectivamente.

Los estudios descriptivos observacionales *individuales* son aquellos diseños donde tanto los datos sobre la presencia de una enfermedad como sobre la presencia del factor de exposición se estudian en personas individualmente. Se diferencia entre el estudio de un caso, de una serie de casos y estudios transversales.

6.2.1. Estudio de un caso o una serie de casos

Definición

El estudio de *un caso* representa el tipo más básico de estudios descriptivos. Se trata de estudiar, y describir detalladamente, un fenómeno inusual observado en un solo paciente y de comunicarlo al mundo científico con el fin de generar hipótesis etiológicas. Por ejemplo, en 1961 se publicó un estudio de un caso de embolismo pulmonar que ocurrió cinco semanas después de que una mujer premenopáusica de cuarenta años comenzara a utilizar la píldora anticonceptiva (W. M. Jordan, 1961). El embolismo pulmonar era más frecuente en mujeres postmenopáusicas y de mayor edad y esto llevó a los médicos a preguntarse si la píldora anticonceptiva podía ser la responsable de la embolia. Por otra parte, muchas mujeres de la misma edad utilizaban también la píldora anticonceptiva sin por ello padecer embolias, por lo que también era lógico pensar que la embolia se podía deber a otra causa desconocida. Esta pregunta científica solamente se dilucidó mediante un estudio que comparó la incidencia de embolias entre mujeres premenopáusicas que utilizaban la píldora anticonceptiva y otras que no utilizaban dicho fármaco. Los estudios analíticos subsiguientes acabaron demostrando que la asociación entre la embolia pulmonar y los anticonceptivos orales en mujeres premenopáusicas era realmente causal pero ese primer estudio fue el que suscitó las sospechas (que luego se confirmaron) (L. A. Gillum, 2000).

El *Evento Centinela* se define como un caso aislado que ocurre y hace sospechar que algo grave y anormal está ocurriendo (por ejemplo, el descubrimiento de un caso de cólera en una ciudad española).

El estudio de *una serie de casos* no es más que la generalización del estudio de un caso a varios pacientes con características de enfermedad y exposición similares. Por ejemplo, en un periodo de 6 meses entre 1980 y 1981, el sistema de vigilancia de los CDC de Atlanta (Centers for Disease Control, Atlanta GA, USA) detectó cinco casos de neumonías por *Pneumocystis carinii* en cinco hombres homosexuales, que eran jóvenes y previamente sanos (CDC, 1981). Hasta entonces esta neumonía se diagnosticaba casi exclusivamente en ancianos inmunodeprimidos y su aparición en estos hombres hizo pensar en una epidemia nueva: el Síndrome de Inmunodeficiencia Adquirida (Sida).

Aplicaciones

Los estudios de un caso o series de casos se utilizan fundamentalmente por clínicos o centros de vigilancia epidemiológica cuando se precisa llamar la atención, con relativa urgencia, sobre la observación de un fenómeno nuevo. Los epidemiólogos se sirven de estas observaciones para elaborar hipótesis y estudios relevantes.

Ventajas

- Son fáciles, económicos y rápidos de realizar.
- Permiten llamar la atención sobre un fenómeno nuevo y detectar epidemias graves con bastante rapidez.
- Sirven para generar hipótesis de trabajo para futuras investigaciones sobre la enfermedad o fenómeno de interés a partir de los muchos datos que se pueden recoger sobre el paciente o pequeño grupo de pacientes afectados por el fenómeno de interés.

Desventajas

Al poseer un solo caso o unos pocos casos y no tener un grupo de referencia ni un seguimiento previo a la observación, no es posible realizar comparaciones adecuadas para llegar a conclusiones sobre la etiología de una enfermedad, ni a conclusiones generalizables a la población general. No obstante, a la hora de formular hipótesis útiles las series de casos son mejores que la descripción de un solo caso.

6.2.2. Estudios transversales

Definición

En los estudios transversales, encuestas de prevalencia o estudios de sección transversal, no existe seguimiento sino que se recogen simultáneamente la exposición y el efecto. La recogida de datos se refiere a un momento puntual de tiempo, sin que se pueda asumir un periodo de inducción y de latencia entre la exposición y el desenlace. Es el caso de las encuestas de salud de la población realizadas por el Ministerio de Sanidad y Consumo o por las comunidades autónomas de forma periódica. Otro ejemplo de estudio transversal fue el realizado sobre una muestra representativa de 15.239 personas de los 15 países miembros de la Comunidad Europea en la que se medía en cada participante el índice de masa corporal, realización de actividad física, nivel socioeconómico y tabaco entre otras variables (M. A. Martínez-González *et al.*, 2001). Uno de los resultados de este estudio fue que la prevalencia de ejercicio físico durante el tiempo libre en la Unión Europea era baja y que existía un gradiente entre las mayores prevalencias de los países del norte de Europa (91,9 % en Finlandia) y los países del sur de Europa (40,7 % en Portugal) (fig. 6.4). Se encontró también una asociación entre una práctica más frecuente de ejercicio físico y un mayor nivel económico y un menor tabaquismo. También se observaba una asociación inversa entre la realización de ejercicio físico en el tiempo libre y los valores del índice de masa corporal (IMC = (peso en kg)/(altura en metros^2)). Es decir, a mayor IMC menor frecuencia de actividad física. Ahora bien, si las personas más activas están más delgadas o si la delgadez les hace ser más activas no se puede dilucidar a partir de este estudio (inversión de la secuencia temporal) puesto que la encuesta sólo recoge la información de peso y actividad física referidas a un momento simultáneo del tiempo.

Aplicaciones

Los estudios transversales se suelen utilizar a partir de los datos de encuestas como las encuestas de salud, por motivos administrativos en planificación sanitaria y para generar hipótesis de asociaciones causales para estudios analíticos. Por ejemplo, a partir del estudio Europeo que acabamos de nombrar, nos podemos preguntar cuál es el papel que desempeña el nivel económico como estímulo para el ejercicio físico durante el tiempo libre.

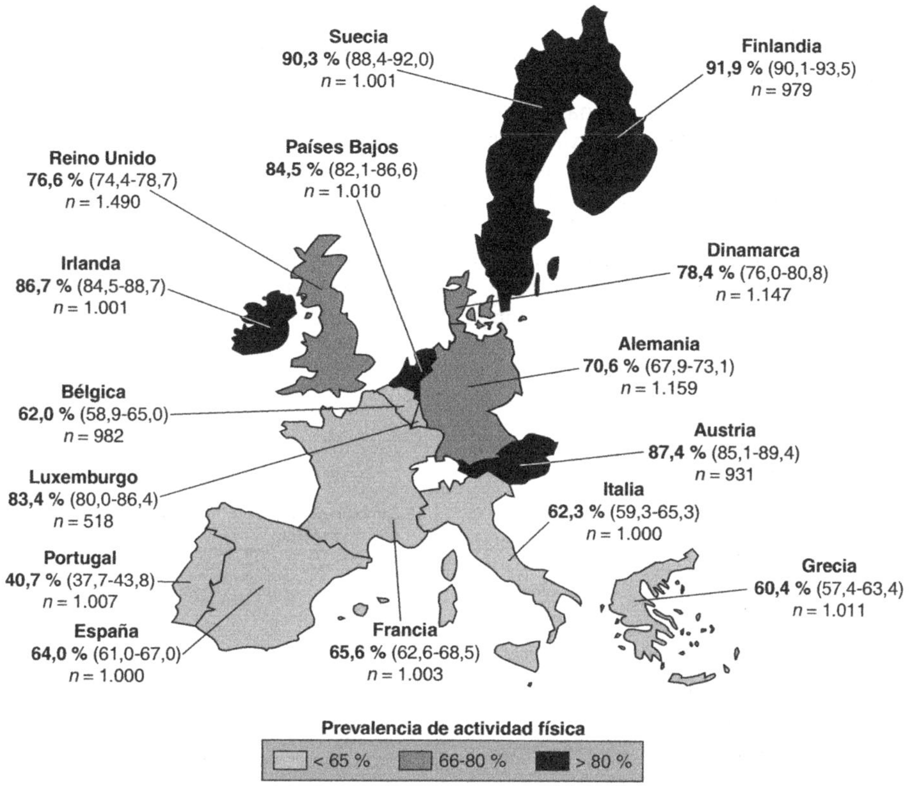

M. A. Martínez-González *et al.*, 2001.

FIG. 6.4. *Porcentaje de la población adulta europea que realiza ejercicio físico durante el tiempo libre.*

Ventajas

— Son relativamente sencillos.
— Son de gran utilidad cuando se precisa valorar el estado de salud y/o las necesidades sanitarias de una población y en un determinado momento.
— Tienen más valor cuando se estudian factores de riesgo que no se alteran con el tiempo porque tenemos más seguridad de que la secuencia temporal se respeta mejor. Por ejemplo, con variables de exposición como el sexo, el grupo étnico, el grupo sanguíneo o un polimorfismo genético, que están presentes desde el nacimiento, la secuencia temporal entre causa y efecto se respeta mejor porque son variables claramente anteriores al desenlace en cuyo caso se parecen más a un estudios de casos y controles donde los datos se recogen simultáneamente.

Desventajas

— El inconveniente principal de los estudios transversales es la ambigüedad de la secuencia temporal entre la exposición y el desenlace. No siempre podemos tener la seguridad de que la presencia del factor de riesgo haya sido anterior a la aparición de la enfermedad si observamos y medimos ambos fenómenos en un mismo momento.

En la figura 6.5, se ilustra este problema. Si medimos y comparamos las prevalencias de enfermedad respiratoria en los trabajadores de A (mina de carbón) y B (administrativos y bedeles de la misma empresa) en un momento T_1 parece que hay menos enfermedad relacionada con el trabajo en las minas (razón de prevalencia = 0,8). Diríamos que el trabajo del minero «protege» de enfermedad respiratoria, en comparación con trabajar como administrativo o bedel. Sin embargo, esto es debido a que 10 mineros habían cambiado de trabajo como consecuencia de encontrarse enfermos por trabajar en la mina durante mucho tiempo. En el caso de estos 10 trabajadores la secuencia temporal es inversa respecto a la de los demás trabajadores enfermos: la enfermedad no es el resultado de estar trabajando como administrativo o bedel sino, al revés, trabajan ahora en este lugar por culpa de la enfermedad. Estos fenómenos son difíciles de percibir y controlar cuando utilizamos estudios transversales.

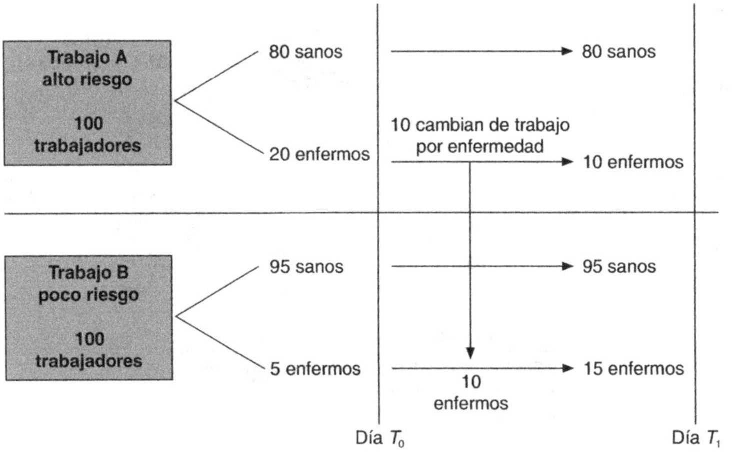

Prevalencia de enfermedad	*Medidas de las prevalencias* Día T_0	Día T_1
Mineros (trabajo A)	20 % (20/100)	11 % (10/90)
Administrativos y bedeles (trabajo B)	5 % (5/100)	14 % (15/110)
Razón de prevalencia A/B	4	0,8

Adaptado de A. J. McMichael *et al.*, 1976.

FIG. 6.5. *Estudio transversal de la relación entre una enfermedad respiratoria y el trabajo desempeñado.*

— Si bien los estudios transversales tienen más valor para el estudio de posibles factores de riesgo cuando se trata de exposiciones estables en el tiempo (sexo, polimorfismos genéticos, etnia, etc.), debe considerarse siempre que con este tipo de estudios no es posible diferenciar entre factores de riesgo (por tenerlos, se está enfermo) y factores pronóstico (por tenerlos, se tiene una supervivencia más o menos prolongada). No se debe olvidar nunca que la prevalencia depende tanto de la incidencia como de la duración de la enfermedad.

6.2.3. ESTUDIOS ECOLÓGICOS

Definición

También llamados estudios de correlación o agregados. Son estudios que relacionan la frecuencia de enfermedad de una población entera con su exposición global a un factor de riesgo. Frecuentemente se realizan a partir de datos secundarios obtenidos con otros propósitos. En la figura 6.6, por ejemplo, se correlaciona el consumo *per capita* de carne (en gramos) con la incidencia de cáncer por 100.000 mujeres. Se observa una correlación positiva y bastante marcada entre el consumo de carne y la incidencia de cáncer de colon. Vemos que países con gran consumo de carne como Nueva Zelanda y Estados Unidos presentan mayores incidencias de cáncer de colon que países con un consumo bajo como Nigeria o Japón. Lo que hacemos de hecho, al utilizar estos diseños, es asumir que todas las personas de los países comparados están expuestas a un mismo consumo «medio» de carne y que padecen la incidencia «media» del desenlace estudiado. Como puede entenderse, esto no corresponde necesariamente a la realidad y es la fuente de los principales inconvenientes de este diseño, que es más grave cuanto más diferente sean tanto la exposición como la enfermedad, a esa «media utilizada».

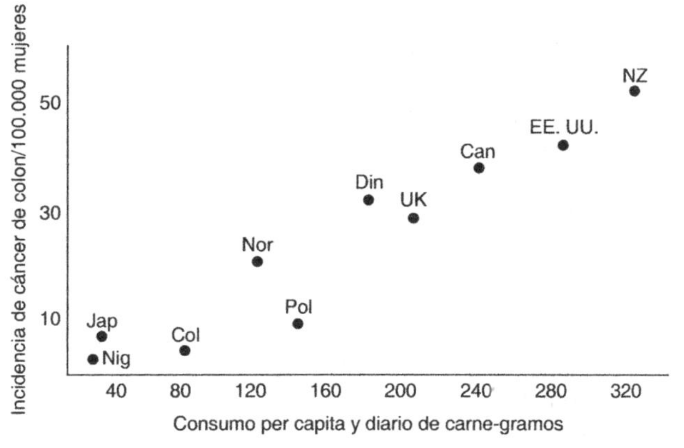

Adaptado de B. K. Armstrong; Doll, 1975.

FIG. 6.6. *Correlación entre el consumo per capita de carne (en gramos) con la incidencia de cáncer de colon por 100.000 mujeres en varios países.*

Aplicaciones

Suelen utilizarse estos estudios, de modo preliminar, cuando existen datos poblacionales suficientes. La utilidad de estos estudios es mayor cuando la exposición es más uniforme en la población. Por ejemplo, si una población se abastece de dos fuentes de agua, una con flúor y otra sin flúor, es razonable pensar que podemos estudiar el efecto de la exposición al flúor porque cada casa suele abastecerse de una sola fuente de agua y los que vivan en las dependencias del agua fluorada se pueden considerar, con relativa exactitud, como personas expuestas. El consumo de los productos controlados por el estado, como el tabaco, el alcohol, etc., se suelen poder medir bien porque se pueden encontrar cifras exactas de ventas, las cuales se correlacionan bien con el consumo poblacional. Algunas intervenciones preventivas de tipo legislativo sólo pueden medirse a este nivel, por ejemplo la prohibición de beber alcohol con menos de 18 ó 21 años o la legislación que regula el aborto en un país.

Ventajas

— Son relativamente fáciles, económicos y rápidos de realizar porque su aplicación depende frecuentemente de información que ya existe (encuestas nacionales de salud, registros rutinarios de enfermedad), es decir, de datos secundarios no recogidos específicamente para el estudio.
— Sugieren la posible existencia de una relación causal. Sirven para generar hipótesis de trabajo para futuras investigaciones sobre la enfermedad o fenómeno de interés.

Desventajas

— El inconveniente obvio de estos estudios es que la correlación asume que todos los miembros de las poblaciones están expuestos a la misma cantidad del factor de riesgo. El cálculo *per capita* de nuestro ejemplo es una media realizada a partir del consumo total de carne. Las relaciones, entre la enfermedad y el factor de riesgo, que no sean lineales, quedarían enmascaradas al asumir que todo el mundo tiene la misma exposición. Además, no podemos estar seguros de que las personas que han tenido cáncer de colon son precisamente aquellas que han consumido mucha carne. En resumidas cuentas, no podemos relacionar un individuo enfermo con su exposición específica al factor estudiado. Este fenómeno se llama la «*falacia ecológica*».
La falacia ecológica puede llevarnos a confundir el efecto de una exposición individual (es lo que se busca en epidemiología) con el efecto de un contexto particular (por ejemplo, el efecto de pertenecer a una cohorte de edad determinada, el efecto de estar expuestos a la polución o a unas leyes de seguridad vial). Aparece cuando la asociación entre dos variables en comparaciones poblacionales (comparaciones ecológicas) difiere de la asociación entre esas mismas variables en comparaciones individuales (A. V. Diez Roux *et al.*, 2002). Por ejemplo, si estimáramos la asociación ecológica entre el índice de masa corporal (IMC) y el nivel económico encontraríamos mayores IMC en los países de mayor nivel económico (fig. 6.7). El efecto contextual de vivir en un país con mayor nivel económico es una mayor prevalencia de obesidad. Así, en la figura 6.7 los países A, B, C y D representan países de menor (A) a mayor nivel económico (D) y la prevalencia de obesidad va aumentando del país A al país D. Si comparamos la prevalencia de obesidad entre estos países (asociación ecológica) estamos valorando el *efecto ecológico del*

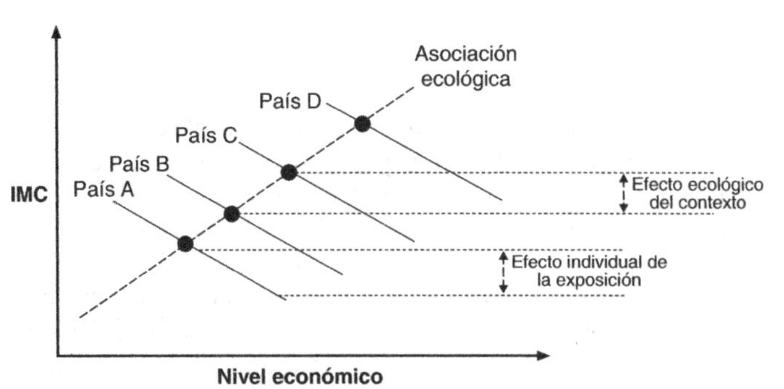

Modificado de A. V. Diez Roux *et al.*, 2002.

FIG. 6.7. *Diferencias entre el efecto ecológico del contexto y el efecto individual de una exposición.*

contexto, el efecto de vivir en un país con mayor nivel económico. Pero en realidad el objetivo de nuestro estudio puede consistir en evaluar qué efecto tiene el nivel económico sobre *una persona.* En este caso, tenemos que estudiar qué pasa dentro de cada país entre personas de nivel económico alto y las de nivel bajo. Hallaríamos un efecto contrario, es decir, dentro de cada país las personas de nivel económico bajo son quienes con mayor frecuencia presentan obesidad (efecto individual de la exposición, fig. 6.7).

Los estudios ecológicos tienen una mayor utilidad cuando la variabilidad «entre grupos» es mucho mayor que la variabilidad «intra-grupos» (A. V. Diez Roux *et al.,* 2002). Es el caso por ejemplo, al comparar dos comunidades autónomas, una que haya aplicado una ley de seguridad vial determinada y otra donde no está vigente. Tenemos cierta seguridad de que ambas comunidades son muy diferentes en cuanto a esta exposición a la ley mientras que en cada comunidad, todos están expuestos o no a dicha ley.[1]

— Tampoco podemos controlar la existencia de posibles sesgos. Por ejemplo, los países con consumo alto de carne también tienen dietas altas en grasas saturadas y pobres en fibras, las cuales se han relacionado con el cáncer de colon en otros estudios. No podemos saber si el efecto observado en la figura 6.6 se debe a la carne o a otros factores que denominaremos «factores de confusión», aunque podríamos corregir alguno de esos factores en el análisis.
— Por último, no siempre hay datos disponibles y, cuando los hay, pueden existir problemas de comparabilidad entre países e incluso dentro de un mismo país por causas diversas de notificación, registro, codificación, etc.

En resumen, los estudios ecológicos son menos deseables cuando la exposición estudiada tiene una gran variabilidad a nivel individual. Es decir, donde la información poblacional no es verdaderamente representativa de los valores individuales.

En ocasiones los estudios ecológicos se realizan mezclando datos poblacionales con datos individuales. Por ejemplo, podemos comparar la tasa de accidentes de bicicleta entre dos ciudades donde asumimos que una está «expuesta a una legislación determinada en materia de uso de casco» y otra, «expuesta a otra legislación más permisiva». Podríamos realizar un muestreo en cada ciudad, recoger variables individuales como la edad de los ciclistas, el número de kilómetros recorridos al año y otros hábitos de conducción a la vez que asignamos a cada persona en el estudio «la exposición o no a una ley de uso de casco determinada». Este estudio sería híbrido de estudio descriptivo y analítico y sería posible valorar cuál de las legislaciones (variable poblacional) es más efectiva para prevenir las lesiones por accidente entre los ciclistas teniendo en cuenta una serie de variables individuales, es decir, a igualdad de edad y demás hábitos de conducción. Sería un ejemplo de estudio ecológico con componente individual que nos permite llegar a ciertas conclusiones válidas de tipo causa-efecto.

1. En otro contexto, en estudios epidemiológicos que valoran el efecto de ciertas exposiciones y que utilizan zonas geográficas de un país, como unidad de análisis, tenga en cuenta que no se cumpliría necesariamente la condición de independencia de las unidades de análisis sobre todo cuando realizamos el ajuste de variables de confusión con un análisis multivariante. Por ejemplo, dos provincias andaluzas pueden tener más factores en común entre sí que con una provincia gallega (A. V. Diez Roux *et al.*, 2002).

6.3. Estudios analíticos observacionales

6.3.1. Estudios de cohortes prospectivos

Definición

Una cohorte es un grupo de personas que comparten una experiencia común en un mismo periodo de tiempo. Por ejemplo, una «cohorte de nacimiento» sería un grupo de personas nacidas en un mismo año y una «cohorte ocupacional o laboral», un grupo de personas que trabajan en una misma profesión. En los estudios de cohortes, se identifican los grupos a comparar basándose en la presencia o no de la exposición de interés (un factor de riesgo, factor protector o factor pronóstico) al comienzo del periodo de observación (personas expuestas o no expuestas). En los estudios de cohortes prospectivos, todos tienen que estar *libres de enfermedad al comienzo* del estudio.

Las personas escogidas para el estudio son seguidas en el tiempo para observar la aparición de enfermedad en ambos grupos (incidencia) y se van rellenando las casillas correspondientes de la tabla tetracórica clásica para posteriormente estimar las medidas de frecuencia (incidencias acumuladas y tasas cuando procede) en cada grupo y la consiguiente medida de asociación como el Riesgo Relativo (fig. 6.8).

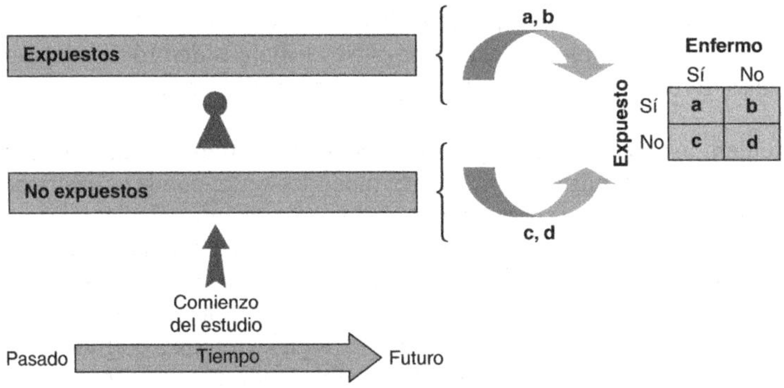

Fig. 6.8. *Estudios de cohortes prospectivos.*

Tal y como hemos señalado anteriormente la cohorte puede ser fija o dinámica (estable o inestable).

Un ejemplo de estudio de cohortes prospectivo fue el proyecto *Ranch Hand,* realizado en 1984 por la escuela de medicina aéreo-espacial de las fuerzas aéreas del ejército americano. Estudiaron a 1.264 soldados expuestos a la dioxina (agente naranja) durante la guerra de Vietnam entre 1962 y 1971 y a otros 1.264 soldados que también sirvieron en Vietnam durante el mismo periodo pero que no fueron expuestos al agente naranja. Realizaron un seguimiento prospectivo de dichos soldados para valorar los efectos a largo plazo de este tóxico y estudiaron la incidencia de cánceres, pasadas una o dos décadas desde la exposición (G. D. Lathrop *et al.,* 1984; P. Gunby, 1985).

Aplicaciones

Los estudios de cohortes prospectivos son especialmente útiles cuando deseamos estudiar un *desenlace* relativamente *frecuente* que, además, es susceptible de producirse en un tiempo de observación razonablemente corto. Los estudios prospectivos también son útiles cuando se estudian factores de *exposición poco frecuentes,* por ejemplo, el estudio de la exposición al proceso llamado «vulcanización»,[2] que ocurre en algunas fábricas. Todas las personas expuestas a este proceso se compararían con otras personas de la fábrica que no estuvieran expuestas a los vapores que se producen durante la vulcanización.

La selección de las cohortes se puede hacer a partir de una misma población o poblaciones independientes. Se diferencia entre:

- Cohorte de la población general. Cuando la exposición es muy frecuente en la población general (consumo de tabaco o alcohol), se suele elegir una cohorte a partir de una fracción de dicha población. Una vez elegida se clasifica a los participantes en función de su nivel de exposición, definiéndose así dos o más subcohortes de comparación. En este caso se habla de cohortes de comparación interna, pues la comparación se restringe a subgrupos definidos dentro de la cohorte inicial. La selección de los participantes siempre es previa a la definición del nivel de exposición.
- Cohorte de exposiciones especiales. En aquellos casos en los que la exposición de interés es rara la elección de una cohorte a partir de la población general no es recomendable. En estos casos lo habitual es identificar primero los sujetos expuestos debidos a su profesión u otras características. Entonces la cohorte de comparación se definirá a partir de la población general u otras poblaciones. Por tanto, los grupos de comparación proceden de cohortes originales diferentes, por lo que se habla de cohortes de comparación externa. El grupo de comparación debe parecerse lo máximo posible al grupo expuesto, en otras características como las demográficas y sociales, para evitar sesgos en las comparaciones de incidencias de enfermedad entre ambos grupos. El grupo no expuesto puede encontrarse buscando una población parecida a la observada con exposición (en el ejemplo de la industria de ruedas de coches podríamos pensar en trabajadores de otra industria cercana sin la exposición a los mismos productos químicos).

En cualquier caso *todos* los miembros de la cohorte deben cumplir los criterios necesarios para estar a riesgo de padecer la enfermedad. En realidad, a los miembros de una cohorte a veces se les llama «población en riesgo». El término implica que todos los miembros de la cohorte deberían estar a riesgo de desarrollar la enfermedad que se está investigando. Así pues, no deberíamos tener en cuenta mujeres en una cohorte sobre patología prostática o personas mayores en un estudio sobre enfermedades del crecimiento. La planificación previa de todo el estudio es particularmente importante en estudios prospectivos ya que:

- Suelen tener una duración de varios años porque hay que esperar a que aparezcan los desenlaces,
- El seguimiento prospectivo de los participantes es costoso; hay que recoger más de una dirección y nombres de personas allegadas de los participantes por si se cambian de dirección y hay que mantener varios contactos con ellos a lo largo del seguimiento para que sigan motivados en mantener su participación.

No es necesario realizar un estudio de cohortes con «una sola exposición». El ejemplo de trastornos de la conducta alimentaria (TCA) en Navarra que hemos utilizado en el capítulo anterior, era un estudio de cohortes prospectivo. Al comenzar el periodo de segui-

2. La vulcanización es el proceso de transformación del caucho bruto mediante una reacción química que se produce a temperaturas altas para obtener una forma de manera definitiva (rueda, suelas de zapatos, etc.).

miento se recogieron una serie de variables como los datos sociodemográficos de las chicas, estado civil de los padres, antecedentes familiares de trastornos psiquiátricos, frecuencia de comidas en solitario, exposición a medios de comunicación como las revistas del corazón o la radio y puntuaciones en diferentes pruebas psicológicas (F. Lahortiga *et al.*, 2005). Posteriormente, se midió la incidencia de casos de TCA que se presentaron a lo largo de 18 meses de observación. De esta forma se puede asociar cualquier exposición o combinación de las mismas con la incidencia de TCA. Nos serviremos de un análisis estadístico específico para obtener grupos de comparación parecidos en todo excepto en la exposición concreta que nos interesa valorar (análisis multivariante).

El término «exposición» incluye no sólo los aspectos que puedan estar causalmente relacionados con una o varias enfermedades objeto de estudio, sino también las variables sociodemográficas, de estilo de vida, factores biológicos endógenos, determinaciones bioquímicas o genéticas y factores que pueden confundir o modificar la asociación principal exposición-enfermedad que se pretende analizar. Aunque lo ideal sería exigir una alta calidad y exhaustividad en todas estas determinaciones, las consideraciones de costes hacen que habitualmente haya que limitar y priorizar los objetivos. Por ejemplo, en epidemiología nutricional, se han usado con frecuencia cuestionarios auto-administrados que pueden ser enviados por correo en personas de alto nivel cultural o cuestionarios administrados por un entrevistador si el nivel cultural de los participantes es menor. Para valorar la exposición también se ha recurrido a mediciones en sangre u otros tejidos (pelos, uñas, mucosa bucal) que incluso se pueden recoger a distancia, mediciones antropométricas, electrocardiogramas u otros tests clínicos y al uso de historias clínicas, historias laborales u otros registros de exposición como los diarios que a veces se utilizan para anotar el consumo de alimentos a lo largo del día.

CONCEPTOS AVANZADOS

Estudios caso-cohorte

Uno de los problemas principales de los estudios de cohortes es su elevado coste. Para reducirlo puede usarse el diseño conocido como *caso-cohorte,* donde una submuestra aleatoria de la cohorte (subcohorte) se selecciona al inicio y se compara después con los que desarrollarán la enfermedad de interés (casos). Este diseño permite que la subcohorte se compare con más de un grupo de casos, es decir con tantos grupos de casos como enfermedades o desenlaces sean de interés, así se reducen mucho los costes de determinación de la exposición con sólo una muy relativa pérdida de potencia estadística (S. Wacholder y J. F. Boivin, 1987; S. Wacholder,1991). Se suele utilizar cuando es demasiado caro valorar una exposición concreta en toda la cohorte (por ejemplo un determinado polimorfismo genético).

En la tabla 6.3 presentamos un ejemplo de estudio de cohortes prospectivo. Se adaptan los resultados de un estudio publicado por Doll y Hill en 1956 donde se comparaba la mortalidad por cáncer de pulmón entre médicos fumadores y médicos no fumadores del Reino Unido. Aplicamos los resultados reales de Doll y Hill a una hipotética población de 100.000 fumadores y 100.000 no fumadores para que el ejemplo sea sencillo, de modo que el valor del RR corresponde al encontrado por estos autores. El estudio consistió básicamente en preguntar a todos los médicos británicos si fumaban o no, aparte de otras variables, y en esperar a que se produjeran desenlaces (casos de cáncer) para poder asociarlos al tabaquismo referido antes del diagnóstico del cáncer.

TABLA 6.3. *Mortalidad por cáncer de pulmón en médicos fumadores y no fumadores*

	Cáncer de Pulmón		
	Sí	*No*	*Totales*
Fumadores	166	99.834	100.000
No fumadores	7	99.993	100.000

Adaptado de R. Doll y A. B. Hill, 1956.

Se calcularon las siguientes medidas de frecuencia y asociación.

Incidencia acumulada de mortalidad por cáncer de pulmón en fumadores.	*IA*_fum = 166/(166 + 99.834) = 166 por 100.000
Incidencia acumulada de mortalidad por cáncer de pulmón en no fumadores.	*IA*_nofum = 7/(7 + 99.993) = 7 por 100.000
Riesgo Relativo de mortalidad por cáncer en fumadores respecto a no fumadores.	RR = 0,00166/0,00007 = 23,71
Riesgo atribuible de mortalidad por cáncer de pulmón en fumadores.	RAE = 0,00166 – 0,00007 = 159 por 100.000

Se concluyó que la mortalidad por cáncer de pulmón era casi 24 veces más frecuente en médicos fumadores que en los que no fumaban y que de cada 100.000 médicos fumadores, 159 fallecerían por cáncer de pulmón atribuible al tabaco.

Ventajas

— Útiles cuando el factor de exposición es raro.
— Se pueden examinar muchos efectos de una misma exposición.
— Se pueden valorar diferentes exposiciones a la vez. Por esta razón se llaman a veces «cohortes multipropósito» porque no se constituyen para resolver solamente una hipótesis causal entre una determinada exposición y un determinado efecto.
— La secuencia temporal entre exposición y efecto es bastante evidente.
— Se pueden examinar factores de riesgo con largos periodos de latencia, por ejemplo empezando el estudio con personas que ya llevan mucho tiempo expuestos al factor de riesgo, pero cuanto más largo es este periodo, más largo es el seguimiento y puede acabar siendo una desventaja.
— Debido a que la exposición se conoce antes de aparecer la enfermedad, es más difícil que la clasificación de la exposición se haga por conveniencia en función del desenlace.
— El investigador puede obtener detalles sobre la exposición al factor estudiado directamente de los participantes del estudio o utilizando registros recientes. No depende necesariamente de registros del pasado.
— Es posible calcular incidencias en los grupos comparados y, por lo tanto, hallar directamente las correspondientes medidas de asociación como el RR y de impacto potencial como el RAE.

Desventajas

— No son eficientes para valorar enfermedades raras a no ser que la proporción de riesgo atribuible (fracción etiológica) sea alta. Necesitaríamos a muchas personas en la cohorte inicial para obtener al final del periodo de observación un número de desenlaces suficiente para que un análisis estadístico goce de suficiente potencia.

— Debido a la necesidad de observar a muchas personas y debido al tiempo de seguimiento, suelen ser caros en recursos humanos y económicos.
— La validez de los resultados depende de la calidad del seguimiento de las cohortes. Es mejor que las personas «perdidas en el seguimiento» no sean «informativas», es decir que el motivo de haberse perdido del seguimiento no guarde relación ni con la exposición ni con el desenlace de interés para que las comparaciones subsiguientes no sean sesgadas.
— Al conocerse la exposición de cada persona del estudio, podría existir un sesgo si los investigadores buscaran la enfermedad con más empeño en el grupo expuesto.
— Con el tiempo pueden cambiar los criterios diagnósticos e introducirse sesgos. Por ejemplo, el sesgo de la «migración diagnóstica» que veremos más adelante.

6.3.2. Estudios de cohortes retrospectivos o «históricos»

Definiciones

En los estudios de cohortes retrospectivos (no concurrentes o históricos), también se identifican los grupos a comparar basándose en la presencia o no de la exposición de interés, personas expuestas o no expuestas al comienzo del estudio, pero en el momento en que comienza el estudio, ya se ha producido el desenlace en algunas o todas las personas que estamos valorando. Estos estudios dependen totalmente de la existencia de un buen registro. Lo que se hace es retroceder en el tiempo para identificar las cohortes expuestas y no expuestas y se buscan los casos nuevos de enfermedad, en ambos grupos, y que tuvieron lugar en los años posteriores al comienzo de la exposición. Téngase en cuenta, en este caso, que la exposición, el tiempo que transcurre entre exposición y desenlace, y la incidencia del desenlace ya han ocurrido cuando estamos realizando el estudio (fig. 6.9). Fíjese en el eje del tiempo en esta figura y en el dibujo que representa a la persona que realiza la investigación: en comparación con la figura 6.8, todo el periodo de inducción y de latencia entre exposición y desenlace se sitúa en el pasado con respecto al comienzo del estudio.

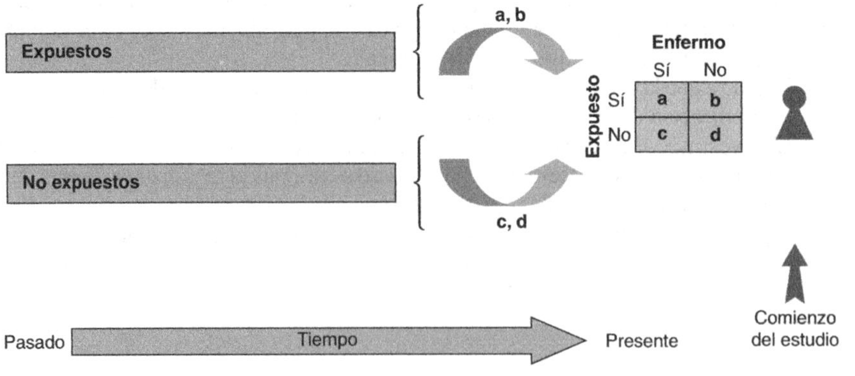

Fig. 6.9. *Estudios de cohortes retrospectivos o históricos.*

El estudio de cohortes realizado por el ejército americano, también poseía un componente retrospectivo cuando valoraron la existencia de efectos *a corto plazo* del agente naranja. Estudiaron la existencia, en el pasado, de efectos que habían aparecido poco después de la exposición, tales como alteraciones dermatológicas, infertilidad, anomalías congénitas, o efectos psicológicos.

Del ejemplo de los soldados del Vietnam podemos deducir que un estudio puede ser «ambidireccional», es decir con componentes prospectivos y retrospectivos. Es frecuente encontrar esta ambidireccionalidad cuando nos interesa valorar los efectos tanto a corto como a largo plazo, de una exposición (fig. 6.10). Los efectos a corto plazo (dermatitis) se

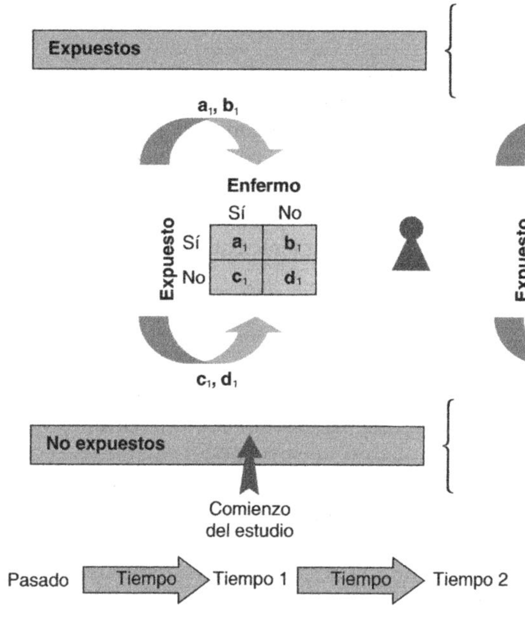

FIG. 6.10. *Estudios de cohortes con componente retrospectivo y prospectivo.*

investigaron en la vertiente retrospectiva del estudio de cohortes y los efectos a largo plazo (cánceres) en la vertiente prospectiva, porque eran necesarios más años de observación para la aparición de los cánceres.

En el caso de la figura 6.10, el estudio de cohortes que se realiza en el tiempo 1 es retrospectivo, la exposición, el periodo de inducción, la latencia y los desenlaces ya han ocurrido antes de comenzar el estudio. El investigador comienza el estudio identificando a las personas expuestas y no expuestas al agente naranja desde un tiempo del pasado para medir, en cada grupo, la incidencia del desenlace (dermatitis) que se produce después de esta exposición, aunque todo ha acontecido antes del momento de realizar el estudio y recoger los datos. Por otra parte, en ese mismo tiempo 1, se puede iniciar un seguimiento prospectivo de esas mismas personas expuestas y no expuestas hasta que surjan otros desenlaces con mayor periodo de inducción y latencia como los cánceres, en un tiempo 2 posterior al comienzo del estudio prospectivo (fase prospectiva del estudio de cohortes).

Aplicaciones

En el ejemplo del agente naranja en Vietnam, el estudio de cohortes retrospectivo se utilizó para valorar desenlaces a corto plazo provocados por la exposición al agente tóxico y que ocurrieron varios años antes de empezar el estudio. Los estudios de cohortes retrospectivos son particularmente útiles cuando el periodo de latencia entre exposición y enfermedad es muy largo y cuando poseemos los datos sobre exposición y desenlace. Gracias a la identificación de una exposición que ha tenido lugar varios años en el pasado, nos «ahorramos», de hecho, años de seguimiento.

Ventajas

— Útiles cuando el factor de exposición es raro.
— Se pueden examinar muchos efectos de una misma exposición.
— Se pueden valorar relaciones causa-efecto con periodos de latencia largos, porque ambos ya han ocurrido en el pasado. La condición es poseer los datos necesarios para el estudio, es decir, tener buenas fuentes de datos o registros.
— Como la exposición y el desenlace ya se han producido en el momento de iniciar el estudio, suelen ser más baratos y eficientes que los estudios prospectivos porque no hay seguimiento.

Inconvenientes

— La secuencia temporal entre exposición y efecto no es tan evidente como en el estudio prospectivo porque tanto la exposición como la enfermedad ya existen al comienzo del estudio. Sin embargo, se suele poder establecer dicha secuencia si los registros, las fuentes de datos son adecuados.
— No es eficiente para valorar enfermedades raras a no ser que la proporción de riesgo atribuible sea alta.
— Estos estudios suelen consistir en revisar registros/archivos del pasado. La validez de los resultados depende de la calidad de los datos sobre la exposición y la enfermedad de las cohortes estudiadas. Los archivos pueden ser incompletos porque no se diseñaron para un estudio de este tipo, como consecuencia puede faltar información sobre variables que se tendrían que tener en cuenta a la hora de comparar los grupos de exposición (variables de confusión; véanse más adelante en el capítulo 7).

6.3.3. Estudios de casos y controles

Definiciones

En los estudios de casos y controles, las personas se seleccionan basándose en la presencia (casos) o ausencia (controles) de una enfermedad cuya etiología se quiere estudiar. A continuación, se valora la presencia o no de factores de riesgo (exposición) en el pasado, para estimar si existe una mayor prevalencia de exposición en enfermos en comparación con las personas sanas (fig. 6.11). Pese a que algunos autores los llaman «estudios retrospectivos»[3] porque el análisis se hace comparando la prevalencia de una exposición atrás en

3. De hecho, se llaman a veces «TROHOC studies» («COHORT» leído al revés) o «*case referent studies*» en inglés.

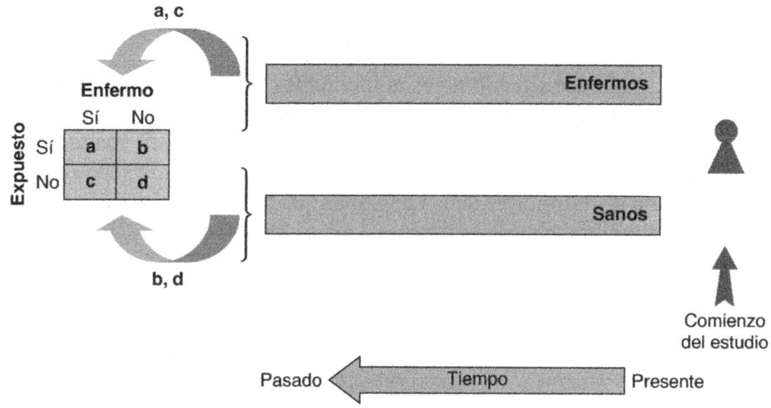

FIG. 6.11. *Estudios de casos y controles.*

el tiempo, es preferible utilizar la denominación de «casos y controles» para no confundirnos con la clasificación prospectiva y retrospectiva de los estudios de cohortes.

Por otra parte, es preciso aclarar que los estudios de casos y controles tienen un carácter prospectivo cuando, después de iniciarse el estudio, esperamos que aparezcan casos nuevos de enfermedad en la población (casos incidentes) para ir incorporándolos al grupo de personas enfermas. Los controles se suelen incorporar también paulatinamente al estudio aunque a veces se pueden escoger aleatoriamente, una vez conseguidos todos los casos que requerimos, de una lista de posibles controles. Por el contrario, los estudios de casos y controles tienen carácter retrospectivo cuando los casos de enfermedad ya se han producido al comienzo del estudio.

Aplicaciones

Los estudios de casos y controles son particularmente interesantes cuando precisamos estudiar enfermedades raras y/o con periodos de latencia muy largos (cuyo seguimiento podría resultar prácticamente imposible).

Podemos utilizar dos tipos de personas con desenlace:

— Todos los casos que se hayan producido a lo largo de un periodo de tiempo determinado con independencia de cuál sea su resultado final (se cura, muere o cronifica el proceso) y que se denominan «casos incidentes».
— Y además, o exclusivamente, los casos que hay en el momento de empezar el estudio, «casos prevalentes».

En general, es aconsejable utilizar solamente los casos incidentes para evitar el «sesgo de supervivencia o falacia de Neyman». El sesgo de supervivencia consiste en que las personas que más sobreviven a una enfermedad presentan probablemente formas más leves de la misma y por lo tanto probablemente también una menor exposición al factor de riesgo en comparación con personas que fallecen antes, por padecer formas más agudas y/o graves de enfermedad. Por ejemplo, en un estudio de casos y controles los casos prevalentes con Leucemia Aguda Linfocítica presentaban una mayor prevalencia del antígeno linfocitario humano A2 que los niños en el grupo control, sugiriendo que el antígeno era un factor de riesgo. Posteriormente, se comprobó que el antígeno era responsable de una mayor supervivencia de los pacientes y era la razón por la cual los casos prevalentes lo presentaban con tanta frecuencia (J. H. Abramson, 2002).

Evitamos este sesgo estudiando a casos incidentes porque en el momento del diagnóstico, ambas formas de enfermedad (graves y menos graves) están presentes o cuando los casos prevalentes representan a todos los casos existentes, es decir cuando no son solamente «supervivientes». También es posible en ciertos casos evitar el sesgo de Neyman si podemos entrevistar a los familiares de las personas que han fallecido, asumiendo que esta recogida de la información sobre la exposición sea fiable (fig. 6.12).

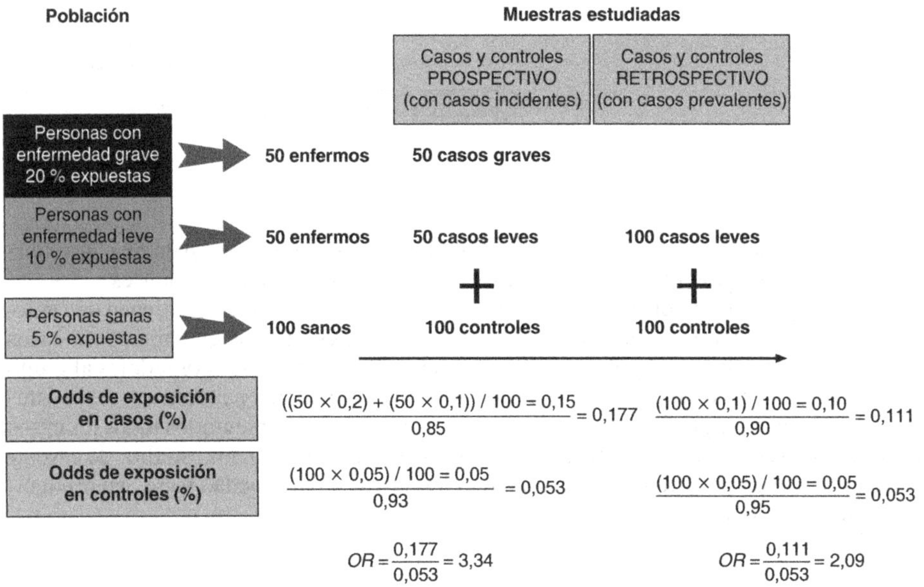

FIG. 6.12. *Sesgo de supervivencia.*

Cuando en la figura 6.12, se compara la proporción de personas expuestas en enfermos y sanos del estudio de casos y controles con casos incidentes, se observa que la exposición es 3 veces más prevalente entre los casos (15/5 = 3). Sin embargo, si una vez fallecidos los pacientes más graves (y más expuestos) realizamos un estudio de casos y controles con los casos prevalentes, se observa que la exposición es dos veces más frecuente entre los casos (10/5 = 2). El sesgo de la supervivencia en este ejemplo tiende a subestimar la medida de asociación. Tendremos la sensación de que el factor de riesgo estudiado está menos asociado al desenlace porque tiene como efecto «diluir» las diferencias entre grupos.

Para la identificación de los casos, es imprescindible utilizar criterios diagnósticos muy claros. Se utilizan «definiciones operativas» de casos para que no queden dudas sobre la clasificación como caso o no caso. Los casos se pueden obtener a partir de hospitales, centros de salud o también de la población general, y siempre será imprescindible tener un método específico de detección de casos. Si tuviéramos un sistema de vigilancia de una muestra representativa de la población, el estudio sería más representativo de la población general pero tener estos sistemas de vigilancia es más costoso y es por esta razón más frecuente ver estudios basados en casos de hospitales o centros de salud.

En los estudios de casos y controles, el objetivo es valorar si las personas enfermas presentan una prevalencia de exposición significativamente mayor que las del grupo control. Para que esta comparación no sea sesgada, el grupo control debe representar la prevalencia media de exposición que existe en la población de donde provienen los casos. El punto clave en un estudio de casos y controles es sobre todo la selección del grupo control. El propósito de tener un grupo control es el poder medir la frecuencia relativa de expuestos y no expuestos en la población de riesgo; así pues, es imperativo que los controles se seleccionen de forma independiente a su nivel de exposición. De este modo, podemos valorar si los enfermos poseen una exposición al factor de riesgo que sea significativamente mayor a la media en la población, lo que explicaría la aparición de la enfermedad. Esto se puede resumir afirmando que una persona es un control adecuado, si posee las características suficientes para poder ser identificado como caso en la eventualidad teórica de que enfermara. Por ejemplo, una persona que utiliza el sistema sanitario público no sería, en principio, un buen control para un estudio realizado con casos diagnosticados en una clínica privada. Lo que se pretende es que los grupos comparados sean similares en una serie de variables que pudieran sesgar las comparaciones. Queremos valorar la magnitud de la diferencia en exposición entre personas enfermas y sanas que provienen de una misma población y que poseen, por otra parte, características similares porque nos interesa relacionar directamente la exposición con el desenlace. Para ser un buen control se dice además que se debería cumplir el hecho de que su probabilidad de haber sido escogido como control sea proporcional a su contribución (en términos de persona-tiempo) al denominador de la tasa de incidencia en la población en estudio. Por ejemplo, una persona a riesgo de ser un caso durante 5 años debería tener una probabilidad cinco veces mayor de ser escogida como control que una persona que sólo está a riesgo durante un año (K. Rothman, 1986).

La información sobre el grado de exposición al factor de riesgo se suele obtener mediante entrevistas personales o cuestionarios escritos. El método empleado para obtener esta información de los casos y de los controles debe ser lo más parecido posible en ambos grupos para no introducir diferencias artificiales y sesgadas. Un error sería, por ejemplo, el de interrogar con más intensidad a los casos que a los controles sobre su grado de exposición. La posibilidad de obtener la información sobre la exposición a partir de registros que fueran anteriores a la incidencia de la enfermedad adquiere un valor especialmente interesante para evitar este tipo de sesgos. Por ejemplo, en un estudio que quisiera valorar la relación entre las radiaciones y la mortalidad de radiólogos, sería preferible obtener registros de monitorización de las radiaciones sufridas por estos médicos, en vez de obtener esa información del médico directamente.

En un estudio de casos y controles para valorar los factores asociados a los accidentes por exposición percutánea en el personal de enfermería de un hospital de tercer nivel, se obtuvieron los datos de la tabla 6.4 (T. Gallardo López *et al.,* 1997).

TABLA 6.4. *Accidentes por exposición percutánea en personal de enfermería con contrato fijo o eventual*

	Pinchazos accidentales	
Tipo de contrato	*Sí (casos)*	*No (controles)*
Eventual	27	17
Fijos	137	311
TOTALES	164	328

Adaptado de T. Gallardo López *et al.*, 1997.

Los 164 casos y 328 controles formaban parte del personal de enfermería que trabajaba en el mismo centro hospitalario de tercer nivel. Los casos se definieron como: todos los trabajadores pertenecientes a la categoría de enfermería o auxiliar de enfermería del centro hospitalario de tercer nivel que hubieran notificado al menos un accidente por exposición percutánea al Servicio de Medicina Preventiva (SMP) del centro en el periodo de 18 meses de observación. Los controles consistieron en los trabajadores pertenecientes a dichas categorías profesionales que, habiendo trabajado en este hospital durante el mismo periodo de estudio, no hubieran notificado ningún accidente de este tipo al SMP. La elección de controles se hizo de manera aleatoria de una base de datos elaborada con todos los controles elegibles.

Al tratarse de un estudio de casos y controles, la medida de asociación adecuada es la Odds Ratio:

$$\text{OR} = \frac{a \times d}{b \times c} = \frac{27 \times 311}{17 \times 137} = 3{,}6$$

Existe una odds de prevalencia de contratos temporales 3,6 veces mayor en personal de enfermería con pinchazos o cortes accidentales que la de contratos fijos.

Se demuestra que la Odds Ratio es un buen estimador por encima del Riego Relativo. Como consecuencia también se puede afirmar que el personal de enfermería con contrato eventual tiene un riesgo 3,6 veces mayor de pincharse de manera accidental que el personal con contrato fijo.

CONCEPTOS AVANZADOS

Para profundizar más en el concepto de Odds Ratio (OR) de los estudios de casos y controles vamos a estimar el Riesgo Relativo (RR) y la OR utilizando los datos que aparecerían en la tabla 6.4 (tabla 6.5. *Muestra A*). Además se calculará el RR y la OR para una muestra ficticia de personas donde se doblará el número de controles respetando la proporción de contratos eventuales (tabla 6.5. *Muestra B*). En ambas muestras A y B la proporción de controles con contrato eventual es del 5,2 % (17/328 = 34/656 = 0,052).

Como era de esperar, los valores de la Odds Ratio son mayores que los valores del Riesgo Relativo. Lo siguiente que llama la atención en las estimaciones de la tabla 6.5 es que cuando buscamos el valor de la medida de asociación correspondiente a un estudio de casos y controles, el valor de la Odds Ratio no cambia en función del número de casos y controles elegidos para el análisis. Esto es lo esperable porque estamos valorando en qué medida existe una asociación entre una exposición y un desenlace. Lógicamente, dicha asociación debe ser intrínseca al fenómeno estudiado e independiente del número de personas estudiadas. En otras palabras, si realmente el contrato temporal se asocia con un mayor riesgo de accidentes por exposición percutánea, esta asociación debería observarse independientemente del número de personas estudiadas y a igualdad de otras consideraciones como los errores aleatorios o sistemáticos que pueden existir en cualquier estudio. Sin embargo, si aplicamos las fórmulas del Riesgo Relativo vemos que su valor puede ir cambiando en función del número de personas estudiadas en cada grupo y que por lo tanto no está midiendo adecuadamente la posible asociación que existe entre exposición y desenlace. Esto no ocurre si, por el contrario, estimamos la OR en un estudio de cohortes, en vez de estimar lo que le correspondería a este diseño, es decir un RR. La OR siempre tiene el mismo valor independientemente del número de personas estudiadas en los grupos comparados e independientemente del diseño del estudio (cohortes o casos y controles) y es la

TABLA 6.5. *Accidentes por exposición percutánea en personal de enfermería con contrato fijo o eventual. Estimación de la Odds Ratio*[4] *y del Riesgo Relativo*

	Muestra A Pinchazo accidental		Muestra B Pinchazo accidental	
Tipo de contrato	*Sí (casos)*	*No (controles)*	*Sí (casos)*	*No (controles)*
Eventual	27 *a*	*b* 17	27 *a*	*b* 34
Fijo	137 *c*	*d* 311	137 *c*	*d* 622
TOTALES	164	328	164	656

$$RR = \frac{a/(a+b)}{c/(c+d)} \qquad RR = \frac{27/44}{137/448} = 2{,}01 \qquad RR = \frac{27/61}{137/759} = 2{,}45$$

$$OR = \frac{a \times d}{b \times c} \qquad OR = \frac{27 \times 311}{17 \times 137} = 3{,}6 \qquad OR = \frac{27 \times 622}{34 \times 137} = 3{,}6$$

Adaptado de T. Gallardo López *et al.*, 1997

Nota: Es absolutamente incorrecto calcular Riesgos Relativos directamente de los datos de un estudio de casos y controles como lo hacemos en este ejemplo. Recuerde que se hace solamente por razones didácticas, precisamente para demostrar que se obtienen resultados incorrectos.

razón por la que se dice que la Odds Ratio es siempre simétrica (J. Zhang y K. F. Yu, 1998; J. M. Bland y D. G. Altman, 2000).

El hecho de que el RR no estime el mismo valor en un estudio de casos y controles cuando modificamos el número de personas analizadas no debe sorprendernos. Téngase en cuenta que el RR estima cuántas veces es más frecuente un desenlace en un grupo en comparación con otro. La frecuencia del desenlace en cada grupo depende del fenómeno que estamos estudiando y por lo tanto la frecuencia relativa al comparar a ambos grupos en el RR también depende del fenómeno y nunca del número de personas estudiadas. En un estudio de cohortes no decidimos cuantos desenlaces hay en cada grupo sino que van apareciendo proporcionalmente al número de personas estudiadas. Por ejemplo, si una

---

4. Le recordamos que la Odds Ratio se puede estimar como una razón entre dos Odds:
Odds de exposición en casos:

$$\frac{\frac{a}{a+c}}{1-\left(\frac{a}{a+c}\right)} = \frac{\frac{a}{a+c}}{\frac{(a+c)-a}{a+c}} = \frac{a}{c}$$

y Odds de exposición en controles:

$$\frac{\frac{b}{b+d}}{1-\left(\frac{b}{b+d}\right)} = \frac{\frac{b}{b+d}}{\frac{(b+d)-b}{b+d}} = \frac{b}{d}$$

$$OR = \frac{a/c}{b/d} = \frac{a \cdot d}{b \cdot c}$$

exposición duplica el riesgo de enfermedad, siempre encontraremos el doble de Incidencia de desenlace en los expuestos, sea cual sea el tamaño muestral inicial del grupo de personas expuestas y no expuestas. Sin embargo, en un estudio de casos y controles la proporción de enfermos que hay en el estudio y por lo tanto la relación que hay entre desenlace y exposición depende directamente de cuántos enfermos y cuántas personas sanas elegimos para el estudio. El RR en este diseño *no tiene sentido* y es la razón por la que no se estiman incidencias en estudios de casos y controles de forma directa. Sólo podrían calcularse incidencias de forma indirecta cuando se cumplan ciertas condiciones: 1) que los casos y los controles fueran representativos de todos los casos y posibles controles de la población diana; y 2) que se conociese además, la fracción de muestreo de cada grupo (enfermos y sanos) (J. J. Schlesselman, 1982).

Ventajas

— Relativamente más rápido y menos costoso que un estudio de cohortes prospectivo.
— Adecuado para enfermedades con largo periodo de latencia.
— Óptimo para enfermedades raras.
— Se pueden valorar múltiples factores etiológicos para una sola enfermedad.
— Los errores de clasificación de la enfermedad son menos frecuentes que en estudios de cohortes porque, al realizarse en menos tiempo, el diagnóstico o los métodos diagnósticos están menos sujetos a cambios.

Inconvenientes

— No es eficiente para valorar exposiciones raras a no ser que la proporción de riesgo atribuible sea alta.
— En principio, no es posible calcular directamente incidencias en expuestos y no expuestos a partir de las muestras.
— En algunos casos, puede ser difícil establecer la temporalidad entre causa y efecto.
— Los casos y los controles no tienen la misma motivación para participar en el estudio: suele ser siempre más difícil obtener controles. Son personas sanas que no valoran, con la misma intensidad que los casos, la relevancia de participar en un estudio.
— Los casos suelen saber que están enfermos y cuando la información sobre la exposición se obtiene mediante entrevistas o cuestionarios, suelen «acordarse» más de la posibilidad de exposición a factores negativos. Los controles se esfuerzan menos en «recordar» las cosas. Éste es el fundamento del sesgo de recuerdo o sesgo anamnésico que estudiaremos en detalle en el capítulo 7.

CONCEPTOS AVANZADOS

6.3.4. Estudios de casos y controles anidados

Definiciones

Una estrategia para reducir costes de un estudio de cohortes es almacenar las muestras biológicas que se tomen de toda una cohorte, pero no gastar dinero en analizar las muestras de todos los participantes, sino sólo de aquellos que con el paso del tiempo van desarrollando eventos, comparándolos con controles que no los hayan desarrollado en ese momento. Este diseño sería un diseño de casos y controles anidados en la cohorte *(nested case-control).*

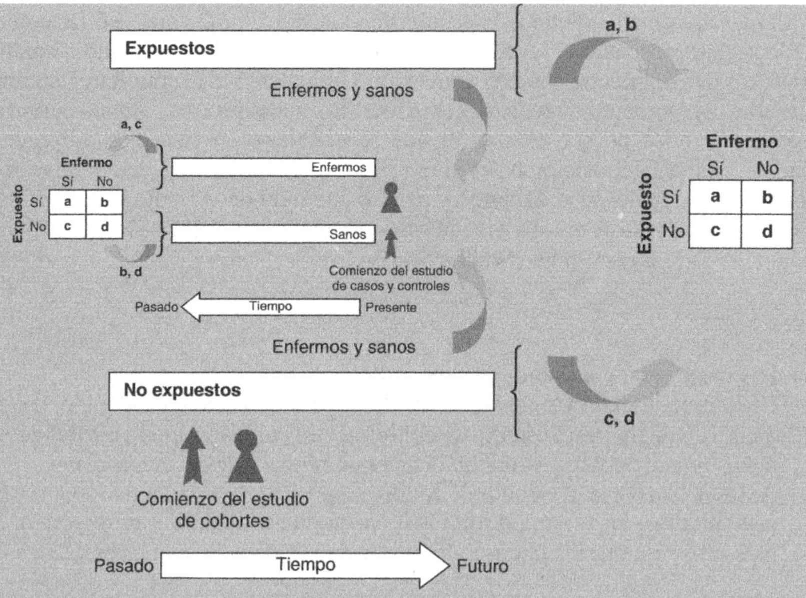

FIG. 6.13. *Estudio de casos y controles anidado en un estudio de cohortes prospectivo.*

Un estudio de casos y controles «anidado» es un estudio de casos y controles que se realiza dentro de un estudio de cohortes (prospectivo o retrospectivo) y utilizando las muestras y los datos disponibles en estos estudios. Este diseño se resume en la figura 6.13.

El estudio de cohortes «Seguimiento Universidad de Navarra» (estudio SUN) es un diseño que puede responder a muchas preguntas de investigación y se llama por esta razón «cohorte multipropósito» (M. A. Martínez-González *et al.*, 2002*b*). Imagine usted que empiezan a aparecer casos de un desenlace en la cohorte de personas que ya han ingresado en el estudio y han rellenado el cuestionario inicial. Es posible que nos interese valorar una exposición que no estaba contemplada en este cuestionario. En estas circunstancias podríamos iniciar un estudio de casos y controles con las personas que presentan el desenlace y una muestra de las personas de la cohorte que no lo presentan para valorar y comparar la prevalencia de esta exposición nueva a través de una entrevista personal o con un nuevo cuestionario. Podríamos incluso valorar el papel de un cierto perfil genético si pidiéramos a casos y controles que nos mandasen por correo una muestra de frotis de boca o incluso el papel de ciertas sustancias analizando muestras de pelos o uñas de los participantes.

Aplicaciones

Durante un estudio de cohortes, podemos empezar a seleccionar los casos que vayan apareciendo y también a escoger los controles, para llevar a cabo el estudio de casos y controles anidado en cuanto tengamos un número de casos suficiente. La obtención de datos sobre la exposición y el análisis posterior se realiza igual que en un estudio de casos y controles clásico.

Existen dos métodos para seleccionar los controles: pueden provenir de personas libres de enfermedad en el momento de aparecer un caso (muestreo incidente de controles) o de personas libres de enfermedad una vez que todos los casos que necesitamos se han identificado, es decir, al final del periodo de búsqueda de casos (muestreo prevalente de controles). El muestreo incidente tiene la peculiaridad de que alguien que se elige como control puede acabar presentando la enfermedad años después, en el momento de realizar el análisis de los datos, mientras que en el muestreo prevalente los controles están libres de enfermedad en el momento de realizar el análisis. En cualquier caso, ambos muestreos de controles son válidos porque el control que se convierte en caso nos proporciona la información sobre su exposición hasta el momento de la entrevista y queremos comparar esa exposición con la del caso durante un tiempo parecido del pasado. Es irrelevante que posteriormente ese control se convierta en caso, por ejemplo porque ha ido aumentando su exposición al factor que estamos estudiando.

Ventajas

— Las mismas que un estudio de casos y controles.
— Permite examinar factores de riesgo desconocidos (o no considerados) en el momento de iniciarse un estudio de cohortes y en cualquier momento del desarrollo del estudio de cohortes con tal de tener un número de casos suficiente.
— Antes de acabarse el estudio de cohortes podríamos ver resultados claros con un estudio anidado, y esto podría justificar la interrupción del prospectivo, que es más caro, si no necesitamos valorar otras preguntas de investigación.

Desventajas

— Las mismas que un estudio de casos y controles.

6.3.5. ESTUDIOS DE CASOS Y CONTROLES EMPAREJADOS

Definiciones

Un estudio de casos y controles emparejados consiste en buscar para cada caso un determinado número de controles equiparados al caso en una serie de características que podrían estar confundiendo la relación que queremos investigar, habitualmente del mismo sexo, edad, hospital, etc. Al analizar los datos de este tipo de estudios hay que tener en cuenta la existencia del propio emparejamiento y el número de controles emparejado con cada caso. En este ejemplo se expone la opción más sencilla, un control por cada caso debido a que resolver el resto de situaciones excede el objetivo de este capítulo.

Para estructurar los datos se utiliza una tabla de contingencia, en la que los números de cada celda no representan individuos como en otros ejemplos previos, sino *parejas* de individuos (cada pareja constituida por un caso y su correspondiente control) (tabla 6.6).

TABLA 6.6. *Estructura de la tabla de contingencia que se utiliza en casos y controles emparejados*

		Controles	
		Expuestos	*No expuestos*
Casos	*Expuestos*	Número de parejas en las que el caso y el control estén expuestos (Z_{11}).	Número de parejas en las que el caso esté expuesto pero el control no (Z_{10}).
	No expuestos	Número de parejas en las que el caso no esté expuesto y el control sí (Z_{01}).	Número de parejas en las que ni el caso ni el control estén expuestos (Z_{00}).

Las cuatro celdas de esta tabla de contingencia se llaman Z_{11}, Z_{10}, Z_{01} y Z_{00} respectivamente.

Aplicaciones

La Odds Ratio (OR) en un estudio de estas características se calcula simplemente mediante el cociente de parejas discordantes, es decir el número de parejas en las que el caso esté expuesto y el control no, divididas entre el número de parejas en las que el caso no esté expuesto y el control sí:

$$\text{OR} = \frac{Z_{10}}{Z_{01}}$$

El error estándar (EE) de esta OR se calcula mediante la siguiente expresión:

$$\text{EE (ln OR)} = \sqrt{\frac{1}{Z_{10}} + \frac{1}{Z_{01}}}$$

A partir de este error estándar se puede calcular el intervalo de confianza al 95 %:

$$\text{IC 95 \%} = \text{OR} \times e^{[\pm 1{,}96 \times \text{EE (ln OR)}]}$$

En la figura 6.14 se representa el estudio de casos y controles emparejado. En primer lugar un estudio de casos y controles emparejado se diferencia de un estudio de casos y controles clásico en que por cada caso se incorporan uno o varios controles con las mismas características (edad similar, sexo, etc.) para la variable de emparejamiento. Como consecuencia el efecto independiente que las variables de emparejamiento pudieran tener ya no existe ni se puede investigar. En segundo lugar, la tabla de contingencia que utilizamos para hallar la OR es diferente, nos interesamos por las parejas de casos y controles discordantes. Por último, es importante recordar que el estudio de casos y controles emparejado precisa de un análisis estadístico específico para datos emparejados.

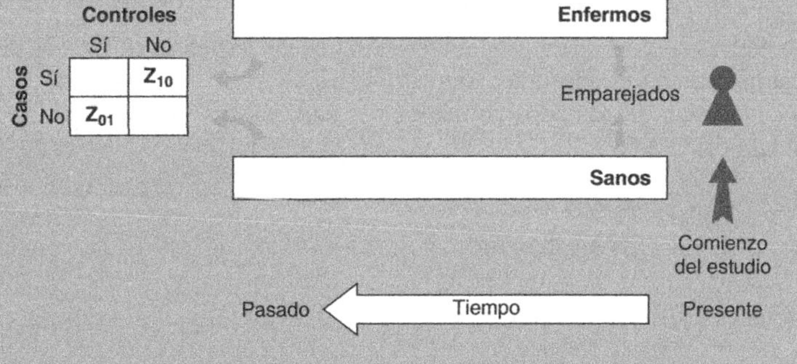

FIG. 6.14. *Estudios de casos y controles emparejados.*

Veamos un ejemplo de casos y controles emparejado 1:1 (con un control por cada caso). Se realiza un estudio de casos y controles emparejado para valorar la asociación entre migraña e infarto cerebral en mujeres jóvenes. Se estudiaron en total 400 mujeres de las cuales 200 habían padecido un infarto cerebral (casos) y otras 200 eran controles; los datos se representan en la tabla 6.7:

TABLA 6.7. *Estudio de casos y controles emparejado sobre migraña e infarto cerebral*

		Controles (sanos)	
		Migraña	*No migraña*
Casos (infarto cerebral)	Migraña	34 Z_{11}	Z_{10} 60
	No migraña	32 Z_{01}	Z_{00} 74

Si se interpreta la OR como un RR: las personas que padecen migraña tienen un riesgo 1,8 veces mayor de padecer infarto cerebral que las que no padecen migrañas.

El error estándar (EE) de esta OR se calcula mediante la siguiente expresión:

$$\text{EE (ln OR)} = \sqrt{\frac{1}{Z_{10}} + \frac{1}{Z_{01}}} = \sqrt{\frac{1}{60} + \frac{1}{32}} = 0{,}22$$

A partir de este error estándar se puede calcular el intervalo de confianza al 95 %:

$$\text{IC 95 \%} = \text{OR} \times e^{[\pm 1{,}96 \times \text{EE (ln OR)}]} = 1{,}8 \times e^{\pm 1{,}96 \times 0{,}22} = 0{,}20 - 1{,}06$$

Ventajas

— El emparejamiento hace que los grupos comparados sean semejantes para las variables por las que se ha emparejado e impide que una distribución desigual de las mismas pueda distorsionar la medida de asociación.
— El emparejamiento permite hacer estudios de casos y controles con un menor tamaño muestral (con menos casos y controles) es decir ganando eficiencia estadística (mayor potencia con menor muestra).

Desventajas

— No podremos conocer qué asociación tienen las variables utilizadas para el emparejamiento con el desenlace del estudio.
— Si se utilizan demasiados controles por cada caso, el estudio puede acabar perdiendo eficiencia.

6.3.6. ESTUDIOS DE CASOS Y CONTROLES ALTERNANTES («CASE-CROSSOVER»)

Definiciones

Se trata de un estudio donde cada caso es su propio control. Lo que se compara es la exposición existente en la persona que presenta el desenlace (caso) inmediatamente antes de producirse éste, con la exposición existente en esa misma persona en algún momento anterior (fig. 6.15).

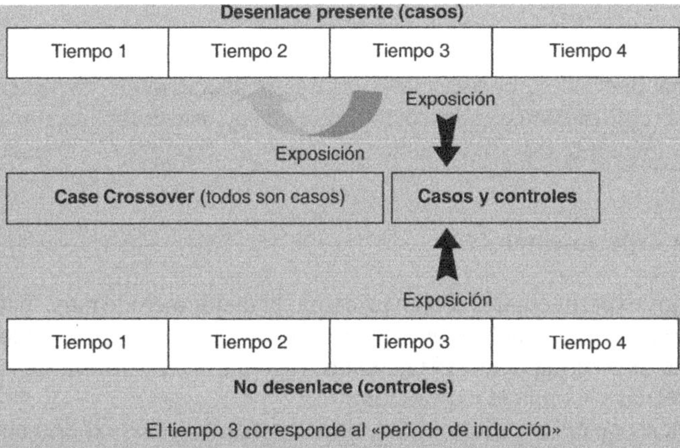

Adaptado de S. Hernández-Díaz *et al.*, 2003.

FIG. 6.15. *Estudio de casos y controles alternantes («Case-Crossover») y estudios de casos y controles.*

Aplicaciones

Se suelen utilizar cuando se valoran desenlaces con *comienzo abrupto* que suceden *poco después* de una *exposición transitoria o intermitente que sea breve y que supone un cambio transitorio en el riesgo de que se produzca el desenlace* (por ejemplo, el consumo de alcohol previo a un infarto o el riesgo de enfermedad de transmisión sexual después de una relación sexual) (K. J. Rothman, 2002).

Por ejemplo, se realizó un estudio de casos y controles alternantes para valorar si el empleo de teléfonos móviles al conducir un coche se asociaba a una mayor incidencia de accidentes (D. A. Redelmeier,1997). Los casos eran personas con accidentes de tráfico. Se valoraba si los conductores utilizaron el teléfono 10 minutos antes del accidente gracias a la información detallada que aparece en las facturas telefónicas y se comparaba esta exposición del accidentado con la utilización o no del móvil en otros 10 minutos a la misma hora y del mismo día de la semana pero de la semana anterior a la del accidente (por ejemplo, si el accidente tuvo lugar un lunes a las 10:00, se comparaba la exposición al móvil diez minutos antes de dicho día y hora con la exposición el lunes de la semana anterior y también 10 minutos antes de las 10:00). Los autores llegaban a la conclusión de que la utilización del móvil multiplica por cuatro el riesgo de accidente; riesgo que también es alto aunque el móvil sea de «manos libres» debido a la distracción del conductor por el contenido de la conversación (D. A. Redelmeier, 1997).

Ventajas

La ventaja principal de este diseño es el tipo de emparejamiento que se produce (cada participante consigo mismo), de manera que quedan controladas diferentes variables como el sexo, la susceptibilidad genética, etc., que pudieran distorsionar las medidas de asociación (M. Szklo y J. Nieto, 2000).

Desventajas

La principal desventaja de este diseño es que se asume que la exposición no es acumulativa y que la enfermedad o el desenlace no tiene una fase preclínica que pudiera modificar inadvertidamente la exposición que se estudia (M. Szklo y J. Nieto, 2000).

6.4. **Estudios experimentales**

Los estudios experimentales son en principio el mejor método para sustentar las relaciones causa-efecto. Esto se debe a que el investigador interviene para establecer las condiciones necesarias dirigidas a que el resultado responda a las hipótesis de relaciones causa-efecto planteadas y asigna la exposición.

La diferencia con los estudios observacionales es que, en los experimentales el investigador es quien introduce la exposición, de tal forma que si un sujeto no participa en el estudio no podrá estar expuesto. La ventaja principal de este enfoque es que si la asignación se hace de forma aleatoria y la muestra es lo suficientemente grande la validez de los resultados obtenidos será difícil de igualar mediante estudios observacionales. Si la asignación aleatoria funciona correctamente los grupos de comparación serán semejantes en cuanto a la distribución dc las posibles variables que pueden influir en el resultado final, de tal forma que si se encuentran diferencias entre ambos grupos podrán ser atribuibles a la intervención. En la figura 6.16 se resume el diseño general de los estudios experimentales.

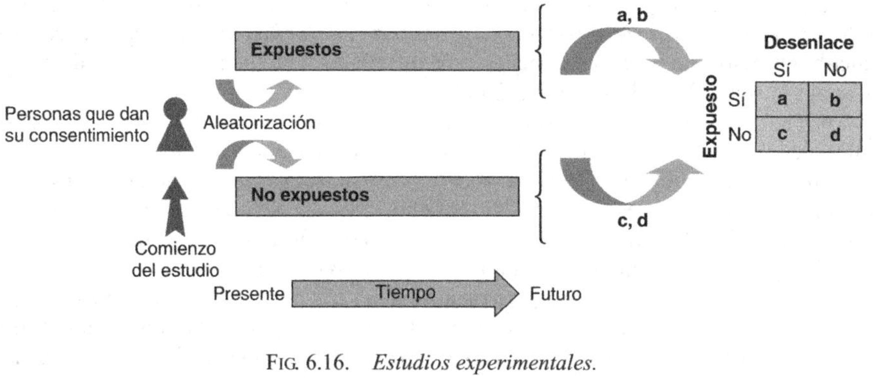

FIG. 6.16. *Estudios experimentales.*

En un estudio experimental se puede evaluar una intervención diagnóstica, terapéutica o preventiva. Se habla de «ensayos clínicos» cuando un tratamiento u otra intervención se aplican a sujetos enfermos con una intención diagnóstica, terapéutica o de prevención secundaria (diagnóstico y tratamiento precoz) o terciaria (rehabilitación y reinserción del sujeto). Se habla de «ensayos de campo» cuando una medida de prevención primaria (destinada a que no se produzca la enfermedad) se aplica a sujetos sanos. En los ensayos de campo también pueden evaluarse medidas de prevención secundaria destinadas al cribado y diagnóstico precoz de la enfermedad durante una fase preclínica. Los ensayos de campo se pueden realizar sobre grupos pequeños de personas como por ejemplo un ensayo de una vacuna en una población con alto riesgo de enfermar, o sobre poblaciones más amplias como en el estudio de caries dental que se realizó en Newburgh-Kingston (D. B. Ast *et al.*, 1950). En este estudio experimental comunitario, una población entera (Newburgh) fue sometida a la exposición al flúor mediante la introducción de fluoruro sódico en las centrales de agua, y la otra comunidad (Kingston) siguió con su abastecimiento normal (la comunidad que recibió la intervención se seleccionó al azar y no por conveniencia). Al cabo del tiempo se pudo demostrar que existía una menor incidencia, estadísticamente significativa, de caries en Newburgh.

6.4.1. ENSAYOS CLÍNICOS

El ensayo clínico aleatorizado es la mejor herramienta metodológica para la evaluación de la eficacia y seguridad de nuevos fármacos[5] así como de otros tipos de intervención terapéutica (L. Gordis, 2000). Desde 1948, fecha en la que se publica el primer ensayo clínico aleatorizado (F. D. Fuchs *et al.*, 2000), se han realizado miles de ensayos, muchos de los cuales han sido decisivos para la implantación o retirada de tratamientos o pruebas diagnósticas en la práctica clínica. Otras utilidades incluyen la evaluación de pruebas diagnósticas y de intervenciones aplicadas a la población mediante la planificación y desarrollo de programas sanitarios.

Tipos de Ensayos Clínicos

— *Según la fase de investigación con un fármaco*

Fase I:

Son los primeros pasos en la investigación de un fármaco en seres humanos. El objetivo principal es definir la tolerancia y seguridad así como las principales características de farmacocinética y farmacodinámica. Generalmente, los participantes son un grupo reducido de voluntarios sanos ($n = 20 - 80$). No suele contar con un grupo de comparación que no recibe el tratamiento.

Fase II:

Son ensayos pequeños ($n = 100 - 200$) en pacientes con la enfermedad de interés. Su objetivo es proporcionar una información preliminar sobre la eficacia del fármaco, establecer la relación dosis-respuesta, tolerancia y ampliar los datos de seguridad obtenidos en la fase I. Deben ser preferentemente controlados (cuentan con un grupo de comparación de pacientes sin el tratamiento o con el tratamiento convencional) y aleatorizados.

Fase III:

Los ensayos clínicos son controlados y aleatorizados. Se realizan sobre una muestra más numerosa, cuyo objetivo principal es evaluar la eficacia y seguridad del nuevo fármaco considerando las alternativas terapéuticas disponibles (placebo, si no existe ninguna). Se trata del tipo de ensayo más frecuentemente encontrado en las publicaciones médicas.

5. En España los ensayos clínicos con medicamentos están regulados por el Real Decreto 223/2004. En él se establecen los requisitos metodológicos, éticos y administrativos para su realización. Este Real Decreto incorpora las directrices de la Directiva 2001/20/CE del Parlamento Europeo y del Consejo sobre la aplicación de buenas prácticas clínicas en la realización de ensayos clínicos de medicamentos en seres humanos y modifica la directiva anterior y Real Decreto correspondiente del año 1993.

Fase IV:

Son estudios de vigilancia postcomercialización y a largo plazo. Su objetivo es evaluar la seguridad y la efectividad mediante el estudio de nuevas indicaciones, monitorización de efectos secundarios, estudio de morbilidad y mortalidad a largo plazo. Deben ser preferentemente controlados (es decir, debe existir un grupo control) y aleatorizados (es decir, con asignación aleatoria del tratamiento investigado). El estudio de los efectos secundarios de un fármaco nunca será el objetivo principal de un ensayo clínico, aunque sea en fase IV. Su análisis está íntimamente ligado a los procesos de farmacovigilancia en los que se utilizarán fundamentalmente estudios observacionales.

— *Según el diseño*

Ensayos con grupos paralelos:

Dos grupos o más son asignados a diferentes intervenciones y seguidos a lo largo del tiempo.

Ensayos cruzados («crossover»):

Cada paciente es asignado aleatoriamente a una secuencia temporal de dos o más tratamientos, así cada paciente sirve como su propio control (ver fig. 6.17). El objetivo de este diseño es aumentar la eficiencia del estudio.

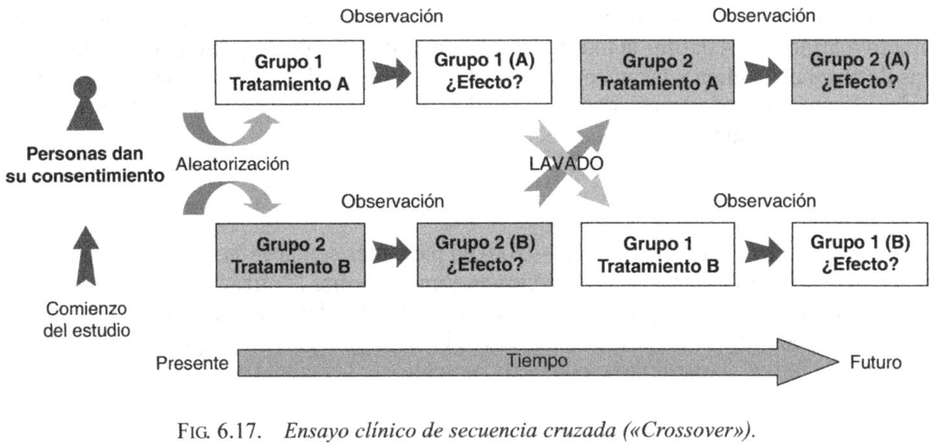

FIG. 6.17. *Ensayo clínico de secuencia cruzada («Crossover»).*

La principal ventaja de los ensayos cruzados es que elimina la variabilidad de la respuesta a las intervenciones atribuible a las diferencias entre los participantes. Pero tienen inconvenientes que hay que tener en cuenta (L. Gordis, 2000):

a) Al observar el efecto de un tratamiento se asume la ausencia de efectos residuales del tratamiento anterior *(carryover* en inglés). Debe existir un periodo de blanqueo, lavado *(washout period)* suficiente para asegurar que no permanece ninguno de los efectos residuales del primer tratamiento asignado.
b) El orden por el cual se administran los diferentes tratamientos puede provocar

respuestas psicológicas: pueden reaccionar de manera diferente al primer tratamiento como resultado de un mayor entusiasmo al principio del estudio que disminuye con el tiempo.

c) Este diseño no es posible cuando la nueva terapia es quirúrgica o el primer tratamiento cura la enfermedad. Estos estudios sólo se utilizan cuando la enfermedad es estable a lo largo del tiempo o se presenta de forma episódica o recurrente (crisis epilépticas, ataques de artritis, trastornos menstruales, etc.).

d) Resulta difícil adjudicar los efectos secundarios tardíos.

e) El análisis estadístico es complejo.

Ensayos factoriales:

Cuando se quieren evaluar dos terapias asumiendo que son diferentes y que su mecanismo de acción es independiente, se puede utilizar la misma población de estudio, aumentando así la eficiencia del estudio. El diseño se muestra en la tabla 6.8 y la figura 6.18:

TABLA 6.8. *Diseño factorial de un ensayo clínico*

		Tratamiento B	
		–	+
Tratamiento A	–	Ninguno *a*	*b* Sólo B
	+	Sólo A *c*	*d* A y B

a, b, c y *d* corresponden a la designación de cada celda de la tabla de contingencias.

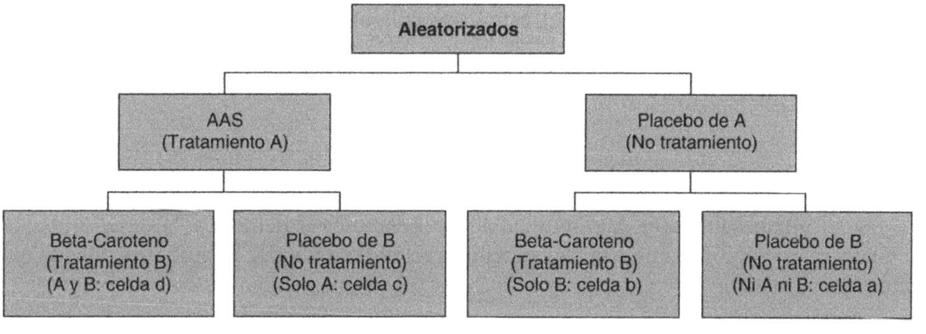

Adaptado de *Physicians' Health Study*, 1989.
Las celdas a, b, c y d son las que figuran en la tabla 6.8.
Tenga en cuenta que los placebos que se utilizan tienen que parecerse al tratamiento asignado al otro grupo en cada secuencia. Es la razón por la que se habla de «placebo de A» y «placebo de B» para los dos tratamientos A y B respectivamente.
AAS: Aspirina.

FIG. 6.18. *Ensayos factoriales. Asignación de tratamientos siguiendo el esquema de la tabla 6.8.*

Es posible evaluar los efectos del tratamiento A comparando los resultados de las celdas $c + d$ con los de las celdas $a + b$, y de manera similar para el tratamiento B ($b + d$ con $a + c$). Estas comparaciones son válidas si no hay interacción entre las intervenciones; es decir, si la magnitud del efecto de una de ellas no cambia en función de la presencia de la otra. No obstante, este estudio también permite cuantificar la posible interacción entre las dos intervenciones, en caso de haberla.

Un ejemplo de diseño factorial es el «Physicians' Health Study» (Physicians' Health Study, 1989; C. H. Hennekens *et al.,* 1996) donde se evaluó la aspirina para la prevención primaria de enfermedad cardiovascular y el betacaroteno para la prevención primaria de cáncer; los participantes fueron aleatorizados para recibir una de las cuatro posibles intervenciones: aspirina más betacaroteno, aspirina más placebo, betacaroteno más placebo o ninguno, como se resume en la figura 6.18.

El diseño factorial también se utiliza cuando se quiere estudiar la eficacia de terapias combinadas (por ejemplo en oncología). En este caso, los medicamentos que se utilizan pueden tener efectos diferentes cuando se combinan y al final nos interesará comparar por separado los cuatro grupos de la figura 6.18.

— *Según su aplicabilidad*

Ensayos explicativos:

El efecto de la intervención se valora en condiciones lo más experimentales posibles. Los criterios de inclusión son muy estrictos. Se encuentran por tanto más alejados de la práctica clínica habitual. Son más frecuentes en los procesos de aprobación de nuevos fármacos. Informan acerca de la eficacia de los tratamientos.

Ensayos pragmáticos:

Estudian el efecto de las intervenciones en un ámbito más real, considerando su efectividad, coste o aceptación. Requieren unos criterios de selección amplios, de tal forma que los participantes del estudio son muy parecidos a los enfermos que se ven en la asistencia clínica rutinaria. Informan más acerca de la efectividad (y a veces hasta de la eficiencia) del tratamiento que los estudios explicativos (que informan más de su eficacia).

— *Según su finalidad*

Estudios de superioridad:

Son los más habituales. La finalidad de estos estudios es demostrar la superioridad de la nueva intervención frente a la ya existente (pretenden rechazar la hipótesis nula de que ambos son iguales).

Estudios de equivalencia:

También conocidos como estudios de no inferioridad. Estos ensayos se emplean parar demostrar que a menor coste (o menos efectos adversos u otra ventaja), un nuevo tratamiento tiene, al menos, igual eficacia que el tratamiento estándar.

La hipótesis se suele valorar con pruebas de significación a una cola de tal manera que un valor de significación estadística mayor que el nivel arbitrario habitual de 0,05 significa que el tratamiento alternativo se puede considerar al menos equivalente al tradicional. Debido a este planteamiento, los ensayos de equivalencia requieren un mayor tamaño muestral. El tamaño de muestra lo es todo cuando lo que se quiere demostrar es que no hay diferencias y cuanto menores sean las diferencias importantes mayor deberá ser el tamaño de muestra. En este sentido, Moher *et al.*, en una revisión sobre el tamaño de muestra, potencia y resultados de los ensayos clínicos, comprobaron que el 84 % de los estudios de equivalencia eran demasido pequeños para identificar diferencias superiores al 25 % (Moher *et al.*, 1994). El análisis está basado en un margen mínimo de diferencia fijado a priori. El medicamento nuevo *no* deberá tener un efecto clínico relevante *menor* que el límite inferior del margen de eficacia aceptable con el tratamiento habitual que se pretende mejorar. Por ejemplo, si el tratamiento habitual tiene un rango de efecto entre 10 y 20 en una escala que midiese «eficacia de tratamiento», y si asumimos que necesitamos un efecto de al menos 10 para la clínica, el tratamiento alternativo no debería tener una eficacia menor que 10 (R. Temple y S. S. Ellenberg, 2000).

Selección de los participantes

Los criterios de selección, inclusión y de exclusión, deben especificarse con gran precisión y por escrito para evitar cualquier componente subjetivo que pueda influir en la elección de quienes se acaban incluyendo en el estudio.

El objetivo es obtener resultados relevantes con el menor número de participantes posibles. El número de participantes estará determinado por el cálculo del tamaño de la muestra que dependerá del error tipo I que se desea asumir, la potencia estadística que se necesita para los objetivos del estudio (o su complementario, el riesgo beta de cometer un error tipo II), y por la diferencia mínima que se detectará entre las intervenciones evaluadas.

En tanto que la intervención la introduce el equipo investigador, la participación en el estudio debe ser voluntaria. Esto conlleva la obtención del consentimiento informado de los participantes de forma previa a la realización del ensayo (preferiblemente antes de aleatorizar a los participantes y de asignar el tratamiento). Si no se hace así puede cometerse un sesgo de selección, ya que su consentimiento para participar en el estudio podría depender de sus características personales y grupo al que ha sido asignado. En la selección de los participantes se debe tener en cuenta que:

- No es práctico el muestreo probabilístico, ya que habitualmente no se disponen de listas de candidatos que presenten la enfermedad de interés y se van incluyendo progresivamente los casos nuevos que aparecen (no suelen ser muestras «representativas» en el sentido estadístico del término).
- Si se incluyen sólo participantes de alto riesgo se disminuye la capacidad de generalizar los resultados a la población de referencia. Por tanto, si lo que se busca es la aplicabilidad clínica, es recomendable la inclusión de pacientes con un espectro clínico amplio.
- Es deseable que los participantes se puedan beneficiar de los resultados del estudio.

Las características anteriores hacen que no sea aventurado afirmar que ningún ensayo clínico es «representativo» (L. M. Friedman y E. B. Schron, 2002).

En la figura 6.19 se muestran las diferentes etapas de un ensayo clínico desde el momento de la selección hasta la evaluación de los resultados.

Comentarios sobre el grupo control

Normalmente, los ensayos clínicos incluyen varios grupos de pacientes que son asignados a diferentes intervenciones. Los más sencillos son los ensayos con dos grupos, uno

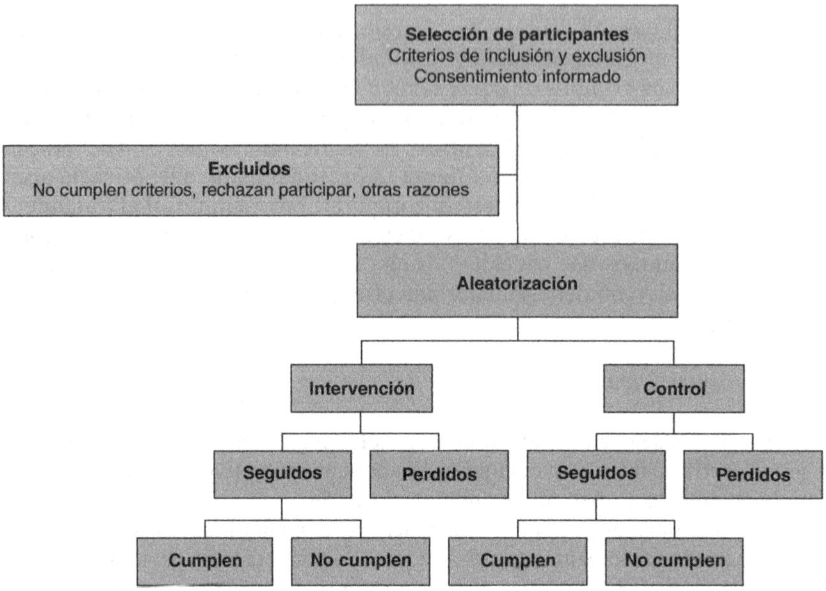

FIG. 6.19. *Diagrama de flujo de los participantes de un ensayo clínico.*

que recibe la intervención nueva que se desea evaluar y otro denominado grupo control. La presencia de un control que sirva de referencia al comprobar la eficacia de una intervención es un elemento esencial de los ensayos clínicos. Se habla de Ensayos Clínicos Controlados cuando existe un grupo control y su seguimiento se hace de forma concurrente en el tiempo con el seguimiento del grupo de intervención.

Placebo

En muchas ocasiones lo que recibe el grupo control es un tratamiento o una intervención placebo. Recuerde que distinguimos «*el placebo*» del «*efecto placebo*» presente ante cualquier intervención real o no (fig. 6.20). Cualquier intervención o tratamiento produce un efecto que no necesariamente tiene que ver con el tratamiento o la intervención propiamente dicha. A este efecto se le llama el «efecto placebo». El efecto placebo consiste en la suma de varios efectos: el efecto inespecífico del médico (relación médico-paciente), el efecto inespecífico del medicamento (el hecho de darle un cápsula a alguien aunque no contenga nada) y la regresión a la media* (fig. 6.20). Por otra parte, el tratamiento produce su propio efecto, «el efecto farmacodinámico», que es el que nos interesa directamente y necesitamos un grupo de comparación para distinguirlo del efecto placebo. Esto permite restar el efecto placebo a la eficacia atribuible al tratamiento evaluado (fig. 6.20).

Se ha argumentado que el efecto placebo no es muy fuerte (A. Hrobjartsson y P. C. Gotzsche, 2001), y esto ha levantado cierta polémica (Beldoch *et al.*, 2001). Esta idea es especialmente atractiva en los ensayos clínicos explicativos ya que pretenden evaluar la eficacia intrínseca de las nuevas intervenciones.

En términos generales, no se puede considerar ético el uso del placebo cuando ya

* El concepto de «regresión a la media» se explica detalladamente en el capítulo 7.

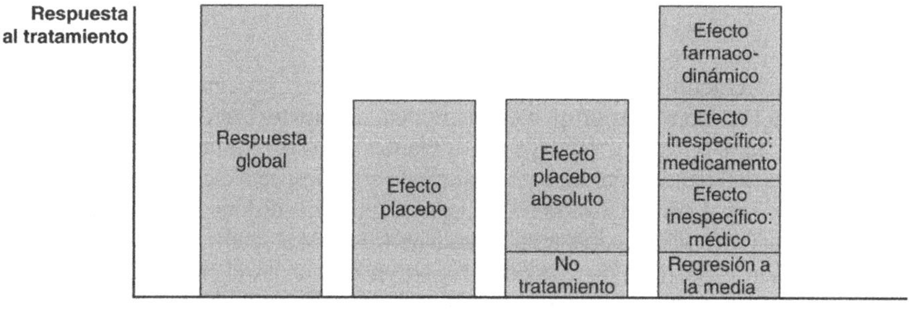

F. García Alonso *et al.*, 1997.

FIG. 6.20. *El efecto placebo.*

existe un tratamiento convencional de eficacia probada. Además, en ensayos pragmáticos el objetivo es comprobar la eficacia del nuevo tratamiento frente a los ya existentes.

Finalmente, los participantes no se pueden someter a una exposición injustificada. No sería admisible, por tanto, provocar una enfermedad en una persona para estudiar el efecto que puede tener un tratamiento sobre la misma.

CONCEPTOS AVANZADOS

«Equipoise»

En general, los ensayos clínicos deben basarse en el principio de incertidumbre clínica *(clinical equipoise)*. Esto significa que antes de la realización del ensayo no debe haber evidencias que hagan pensar que la comunidad científica se hubiese decantado claramente a favor de una de las intervenciones evaluadas. El uso de placebo (o no tratamiento) para el grupo control sólo se justifica si no hay un tratamiento eficaz en ese momento reconocido por la comunidad científica (K. J. Rothman *et al.*, 1994; T. Reynolds, 2000; C. Weijer y K. C. Glass, 2002; E. J. Emanuel y F. G. Miller, 2001; R. Temple y S. S. Ellenberg, 2000*a,b*; R. Simon, 2000). El concepto de *incertidumbre clínica* se puede expresar de la manera siguiente: debe existir una duda razonable sobre la eficacia de un tratamiento para permitir que un grupo —el control— no lo reciba pero, al mismo tiempo, debemos tener la confianza suficiente sobre la existencia de un posible efecto beneficioso para permitir que el otro grupo —el tratado— sí lo reciba.

Tratamientos add-on-study

Existen otras circunstancias en las que los participantes pueden recibir placebo como por ejemplo en los periodos de lavado *(wash-out)* previos a la administración de un tratamiento en un ensayo, con el fin de evitar los efectos que puedan tener tratamientos anteriores. También cuando se quiere comprobar la eficacia de un tratamiento nuevo como complementario al ya existente *(add-on study)*. En este caso, uno de los grupos recibe el tratamiento convencional más el experimental y el otro grupo recibe el tratamiento convencional más placebo.

Aleatorización

Uno de los elementos esenciales del ensayo clínico es la asignación aleatoria de las intervenciones a los diferentes grupos de pacientes. La aleatorización (*randomization* en inglés) consiste en asignar al azar a los participantes a los diferentes grupos del estudio.

La aleatorización tiende a producir grupos comparables respecto a características conocidas (como la edad o el sexo), así como las desconocidas que pudieran distorsionar la comparación entre grupos. De esta forma se obtendrán grupos similares (respecto al sexo, edad, etc...) excepto en el tipo de intervención al que han sido asignados. No obstante, para que el proceso de aleatorización sea eficaz son necesarios tres requisitos importantes: 1) que el tamaño de muestra sea suficientemente grande, 2) que se utilice un método de asignación verdaderamente aleatorio y, por tanto, no predecible (no son métodos válidos, por ejemplo, usar el orden de reclutamiento, o asignar según el día sea par o impar o según el día de la semana u hora de llegada a la consulta), y 3) que el método de asignación aleatoria sea enmascarado, lo que se conoce como OSA u ocultación de la secuencia aleatorización. Si esto no se cumple, puede perderse el papel del azar en la asignación.

En resumen, teniendo en cuenta las condiciones señaladas, la aleatorización presenta tres ventajas importantes (D. G. Altman *et al.,* 2001):

a) Elimina el sesgo en la asignación de las diferentes intervenciones. Por tanto, es un método para controlar factores de confusión conocidos y no conocidos (los factores de confusión se explican en otro capítulo más adelante).
b) La aleatorización facilita que el proceso de evaluación posterior pueda ser ciego.
c) Permite aplicar el método estadístico que muestre la probabilidad de que cualquier diferencia encontrada entre la intervención y el grupo control sea debida sólo al azar (simple error de muestreo).

Métodos de aleatorización

Existen varios métodos de aleatorización. En este punto hablaremos sólo de la aleatorización simple. La aleatorización estratificada y la aleatorización por bloques se comentan en el apartado «Conceptos avanzados».

Aleatorización simple

Se utiliza una tabla de números aleatorios o una secuencia generada por ordenador. Tiene el inconveniente de que cuando el tamaño muestral es pequeño no garantiza que los grupos sean comparables, ya que el azar puede hacer que la mayor parte de individuos (o los que reúnen una determinada característica) sean asignados a uno de los grupos de intervención. La alternativa a este tipo de aleatorización es la aleatorización restrictiva que hace referencia a la utilización de cualquier procedimiento que permita una mayor igualdad entre los grupos tanto en cuanto al tamaño (por bloques) como en las características de los participantes (estratificada).

CONCEPTOS AVANZADOS

Aleatorización por bloques

Se hacen grupos de 4 a 8 pacientes, en cada grupo el 50 % de los pacientes irán al grupo de control y el 50 % al grupo de tratamiento activo, lo que varía aleatoriamente dentro de cada grupo es el orden en que los pacientes son asignados. Por ejemplo, para un bloque de 4 pacientes, si llamamos A al grupo activo y B al grupo control, hay seis posibles alternativas de secuencias a las que se les puede aleatorizar: 1) AABB; 2) BBAA; 3) ABAB; 4) BABA; 5) ABBA; 6) BAAB (D. G. Altman, 1991; D. G. Altman, J. M. Bland, 1999). Lo que se hace es elegir aleatoriamente la secuencia de bloques de asignación. Por ejemplo, si los dos primeros bloques elegidos son 3 y 6 entonces el orden de asignación será: ABAB BAAB, y así sucesivamente hasta completar el tamaño de muestra. De este modo se consigue que no haya desequilibrios y que el grupo control y el de tratamiento activo tengan el mismo número de participantes asignados. Para mantener la ocultación de la secuencia aleatoria se recomienda el uso alternante de bloques de tamaño diferente.

Aleatorización estratificada:

Primero se estratifica por cada variable que se considere importante, y después se aleatoriza a cada grupo de intervención dentro de cada estrato (L. Gordis, 2000). De esta forma, se evitan desequilibrios en la distribución de factores pronósticos en los grupos. Por ejemplo, el sexo y la edad son en la mayoría de las ocasiones factores pronósticos. Se puede estratificar por estas dos variables y luego realizar una aleatorización dentro de cada grupo resultante (ver fig. 6.21). Habiendo estratificado inicialmente, aumentamos la probabilidad de que los dos grupos sean comparables respecto a la edad y el sexo.

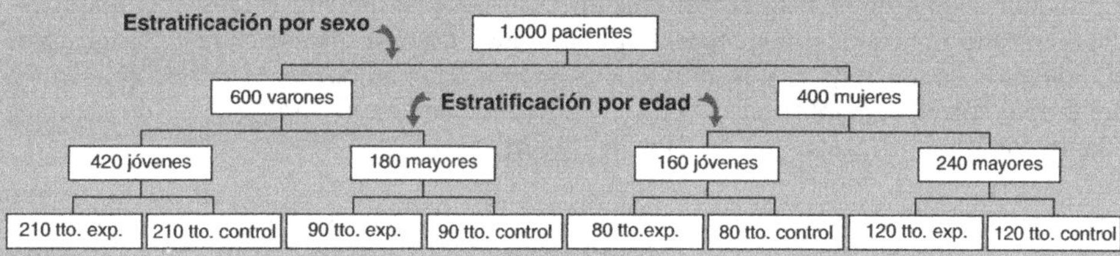

Tratamiento experimental $n = 500$	
Varones y jóvenes:	210 (42 %)
Varones y mayores:	90 (18 %)
Mujeres y jóvenes:	80 (16 %)
Mujeres y mayores:	120 (24 %)

Tratamiento convencional $n = 500$	
Varones y jóvenes:	210 (42 %)
Varones y mayores:	90 (18 %)
Mujeres y jóvenes:	80 (16 %)
Mujeres y mayores:	120 (24 %)

Población total $N = 1.000$	
Varones y jóvenes:	420 (42 %)
Varones y mayores:	180 (18 %)
Mujeres y jóvenes:	160 (16 %)
Mujeres y mayores:	240 (24 %)

Nota: Al final, obsérvese que los grupos comparados tienen la misma distribución de las variables sexo y edad que la población inicial y esto hubiera sido más difícil de conseguir con una asignación aleatoria simple.

FIG. 6.21. *Aleatorización estratificada.*

Minimización

Se trata de un procedimiento no aleatorizado. El uso de procedimientos no aleatorios reduce la credibilidad de un ensayo. De todos modos la minimización es considerada como la única alternativa válida a la aleatorización, y en algunas circunstancias puede tener ventajas, especialmente cuando la muestra no es grande (D. G. Altman, 1991).

El procedimiento consiste en buscar para cada paciente asignado al grupo activo, un control con el que tenga mínimas diferencias en cuanto a sus factores pronósticos y, en general, en cuanto a sus características basales. La ventaja de este método es que permite obtener grupos muy semejantes con un número reducido de participantes. Se van asignando pacientes al grupo de tratamiento o al grupo control con el fin de ir *minimizando las diferencias* en las características de los participantes entre los dos grupos. Para cada paciente que se incorpora se busca intencionadamente qué tratamiento conduciría a un mejor equilibrio entre los dos grupos en cuanto a igualdad de factores pronósticos. Por ejemplo, si el grupo tratamiento experimental tiene más mujeres que el grupo tratamiento convencional, se asignaría a la siguiente mujer que entra en el estudio al grupo tratamiento convencional para ir igualando los grupos en cuanto a la distribución de la variable sexo. Habitualmente, en lugar de asignarle directamente el tratamiento que interese en ese momento, lo que se suele hacer es una aleatorización ponderada, dándole un mayor peso a la intervención de preferencia en ese caso (por ejemplo, probabilidad de 0,8). Siguiendo con nuestro ejemplo de la variable sexo, se asignaría el tratamiento al azar a la siguiente mujer que entra en el estudio pero con un mayor peso (una mayor probabilidad, p = 0,8) de que «le toque» recibir el tratamiento convencional.

Aleatorización por conglomerados (por clusters)

La unidad de asignación al azar no es el individuo sino el grupo. No se asignan al azar individuos, sino grupos. Esto no garantiza necesariamente que los grupos a comparar estén bien equilibrados u homogéneos. Por ello es mejor que se aleatoricen muchos grupos, aunque en cada uno haya pocos individuos. Se debe tener en cuenta la correlación dentro del grupo (correlación intra-cluster) para estimar el tamaño muestral (S. M. Kerry y J. M. Bland, 1998*a*; S. M. Kerry y J. M. Bland, 1998*b*).

Enmascaramiento de la aleatorización u ocultación de la secuencia aleatoria (OSA)

Sólo si la secuencia de asignación de los tratamientos se realiza de forma enmascarada se puede asegurar la eficacia del método de aleatorización (F. Rodríguez Artalejo *et al.*, 2001; D. G. Altman, K. F. Schulz, 2001). La ocultación de la secuencia de aleatorización (OSA) consiste en que se desconozca la secuencia de aleatorización hasta que vaya a aplicarse a cada enfermo reclutado para el estudio. El investigador no sabe si la siguiente asignación será de una rama del estudio o de la otra (en cualquier caso, si el tratamiento también está enmascarado, tampoco sabe qué rama corresponde al tratamiento). De esta forma, se evita mejor cualquier tipo de preferencia para que un enfermo determinado sea expuesto o no a la intervención que se va a evaluar, evita por tanto que los participantes se asignen caprichosamente.

Existen diversos métodos para la OSA. En primer lugar es deseable que dicho proceso sea llevado a cabo por alguien externo al ensayo como el servicio de farmacia o un sistema de aleatorización central por teléfono, en definitiva un investigador que no forme parte del equipo de trabajo. Si no es posible utilizar un sistema externo, resulta eficaz el uso de sobres numerados, opacos y lacrados, de forma que primero se apunta el nombre en el sobre y luego se abre. En este caso es importante que los sobres se abran de forma secuencial (empezando por ejemplo por el primer sobre y no por el quinto sobre) (D. G. Altman *et al.*, 2001).

Valoración del éxito de la aleatorización

Aunque la aleatorización tiende a conseguir una distribución similar de las variables de interés en los dos grupos de comparación, puede que de hecho esto no se cumpla (D. G.

Altman y J. M. Bland, 1999; D. G. Altman y C. J. Dore, 1990). Por tanto, hay que confirmar que la aleatorización fue eficaz, es decir, ver si el grupo experimental y el grupo control son comparables y homogéneos. Las características basales de las personas de los diferentes grupos se presentan generalmente en la primera tabla de los resultados de un ensayo clínico publicado. Ahí se puede apreciar si realmente la aleatorización fue o no eficaz. Hay que recordar que cuanto mayor sea el tamaño de muestra, mayor es la probabilidad de que éstos sean homogéneos. En la tabla 6.9 se presenta un ejemplo de este tipo de tabla descriptiva.

TABLA 6.9. *Características basales de los pacientes según el grupo de tratamiento*

Características	*Placebo* (N = *1.267)*	*Tratamiento* (N = *1.264)*
Edad (años)	64 ± 7	64 ± 7
Edad > 60 años (%)	77	76
Grupo étnico (%)		
Blancos	90	89
Negros	8	8
Otros	2	3
Educación ≥ 12 años (%)	47	47
Fumadores (%)	19	22
Consumo de alcohol (%)		
< 1 bebida/día	94	93
1-3 bebidas/día	6	7
> 3 bebidas/día	< 1	< 1
Hipertensión (%)	57	57
Diabetes (%)	25	24
(...)	(...)	(...)

Nota: Los datos presentados sugieren que la aleatorización fue correcta.

CONCEPTOS AVANZADOS

No debemos basarnos en test de hipótesis «no significativos» para confirmar que los grupos son comparables (tabla 6.10): hay que fijarse en la magnitud de las diferencias de estas variables. No es útil ni necesaria la realización de pruebas de hipótesis para valorar la adecuación de una aleatorización. En primer lugar, porque pueden existir diferencias que sean de suficiente magnitud como para que ambos grupos no se consideren homogéneos en esa variable aunque el valor de significación estadística no sea significativa por falta de potencia. En segundo lugar, puede existir una diferencia estadísticamente significativa en la distribución de una variable a pesar de que la magnitud de esta diferencia sea irrelevante en cuanto a la validez de la comparación que queremos realizar, por ejemplo en muestras grandes con mucha potencia estadística. En tercer lugar, cualquier resultado estadístico puede deberse simplemente al azar. Sin embargo, una comparación estadísticamente significativa podría resultar interesante si quisiéramos confirmar que la aleatorización se ha realizado especialmente mal (por ejemplo por un seguimiento incorrecto del protocolo de aleatorización preestablecido) (D. G. Altman, 1991).

TABLA 6.10. *Características basales de los pacientes según el grupo de tratamiento. Utilización innecesaria de valores* p

Características	*Control* (n = *414)*	*Educación + Incentivo* (n = *198)*	*Educación* (n = *197)*	p
Edad (media)	38,0	38,5	38,6	0,3
Fumadores (%)	16,0	15,2	18,7	0,6
Mujeres (%)	81,9	77,7	79,3	0,44
Nivel de educación bajo (%)	12	10	10	0,79
IMC ((peso en kg)/(talla en metros)^2)	26,5	26,1	27,5	0,05
Ingesta de energía (calorías)	1.702	1.682	1.753	0,83

Nota: Se ha efectuado un innecesario test de contraste de hipótesis (valores *p* de la última columna). Los datos sin los valores de significación *p* ya sugieren que la aleatorización fue aceptable (observe que los valores de las columnas educación + incentivo y educación son de magnitudes similares a los de la columna de controles).

El resto de tratamientos que se programan antes de la aleatorización (co-tratamientos) deben ser iguales para todos los participantes de manera que los grupos comparados solamente se diferencien en el tratamiento objeto de estudio. Por otra parte, no es recomendable ajustar por variables que se hayan medido en los participantes de un ensayo clínico *después* de haber sido aleatorizados y asignados a uno de los grupos del estudio. Por ejemplo, los tratamientos concomitantes que se hayan tenido que administrar durante el estudio porque algunos pacientes lo necesitan, biomarcadores medidos durante el seguimiento, y en general cualquier variable independiente que se mida después de la aleatorización (L. M. Friedman y E. B. Schron, 2002).

Enmascaramiento de la intervención

El enmascaramiento o carácter ciego en un ensayo clínico *(blinding* en inglés) es el conjunto de medidas que se toman con el fin de que el paciente, médico o evaluador desconozcan el tratamiento al que el paciente ha sido asignado (S. J. Day, D. G. Altman, 2000; K. F. Schulz, D. A. Grimes, 2002). El enmascaramiento es tan importante como la aleatorización ya que previene el sesgo del observador, o del paciente al referir síntomas, al permitir la valoración del desenlace sin conocer la intervención. De hecho, cuando algunos autores se refieren al ensayo clínico como el método experimental de referencia *(gold standard),* sólo consideran válido el ensayo clínico aleatorizado, doble ciego y controlado aunque no necesariamente frente a placebo (K. J. Rothman, 1996; N. L. Farr, 2000).

La técnica de enmascaramiento es recomendable en cualquier ensayo clínico si bien cuanto más «blando» (menos objetivo) sea el dato que se usa como variable de resultado más importante será que su medición se haga de modo ciego. El enmascaramiento es indispensable cuando el conocimiento del grupo al que un paciente ha sido asignado puede condicionar la respuesta de los pacientes al tratamiento o la valoración de los resultados por parte del investigador. No obstante, el enmascaramiento sólo será posible cuando se puedan administrar de manera idéntica las diferentes intervenciones a cada uno de los grupos de pacientes. A veces no es posible o práctica la utilización de esta técnica, bien sea por motivos éticos, bien por motivos metodológicos. Para que el enmascaramiento sea bueno, a veces es preciso producir efectos colaterales similares en ambos grupos. Por ejemplo, si un tratamiento determinado tiñese la orina de los pacientes, se podría añadir un tinte inócuo en aquellos pacientes que toman el placebo. Es bueno evitar que los participantes de un ensayo clínico coincidan en una sala de espera. Al hablar mientras esperan, se podrían dar cuenta (por ejemplo al comentar efectos secundarios) de la asignación de tratamiento que han recibido.

Según su grado de enmascaramiento los ensayos clínicos se pueden clasificar en:

Abiertos. No existe enmascaramiento. En este caso, se deben explicar los motivos que justifiquen esta opción.

Simple ciego. El participante desconoce el tipo de intervención que recibe.

Doble ciego. Pacientes e investigadores desconocen la intervención. Con respecto a los investigadores, pueden estar enmascarados tanto los que administran la intervención como los que evalúan los resultados o ambos (este último se puede denominar «triple ciego»).

Evaluación ciega por terceros. En este caso otro investigador que no ha intervenido en el seguimiento de los pacientes es el que realiza el análisis estadístico para evaluar el resultado y no sabe qué código corresponde al tratamiento y cuál al control. Es especialmente útil cuando la intervención no se puede ocultar a quienes administran la intervención.

Debido a que en ocasiones existe cierta confusión entre la OSA y el enmascaramiento de la intervención, es importante recalcar las diferencias entre ambas (F. Rodríguez-Artalejo *et al.*, 2001):

- — La OSA es previa a la aleatorización y el enmascaramiento es posterior.
- — La OSA pretende garantizar el control de factores de confusión al inicio del estudio y el enmascaramiento pretende evitar sesgos de información en la medida de la variable resultado y posibles cointervenciones a lo largo del ensayo.
- — La OSA es factible en todo ensayo, a diferencia del enmascaramiento que puede resultar muy difícil de aplicar en algunos tipos de intervenciones (quirúrgica, técnicas de educación sanitaria...).
- — La OSA es una característica que afecta a todo el ensayo, mientras que el enmascaramiento es específico para cada variable resultado e incluso, en algunos casos, para ciertos desenlaces. Por ejemplo, si un antibiótico produjera un cambio del color de la orina o una colitis, se perdería el enmascaramiento cuando el paciente se diera cuenta de ello. A pesar de que el enmascaramiento se pierda para ese paciente, gracias a la OSA, el investigador sigue sin saber lo que le corresponde asignar al siguiente paciente y sigue siendo útil a lo largo del ensayo.
- — Si no existe OSA puede resultar imposible el enmascaramiento.

Análisis de los resultados

Análisis por intención de tratar y análisis por protocolo

Es habitual que en el desarrollo de un ensayo clínico se produzcan cambios no deseados y que los asignados al tratamiento activo no cumplan el tratamiento previsto o bien que los asignados al grupo control decidan autoadministrarse por su cuenta un tratamiento que han oído que es eficaz y que corresponde al tratamiento activo que se está experimentando en el ensayo. También puede haber pacientes que reciban una intervención diferente o incluso que se hayan retirado del estudio (fig. 6.22). En estos casos se plantea la cuestión sobre quiénes deben ser incluidos en el análisis de los resultados y de qué manera.

El análisis por intención de tratar es una técnica para el análisis de los resultados de un

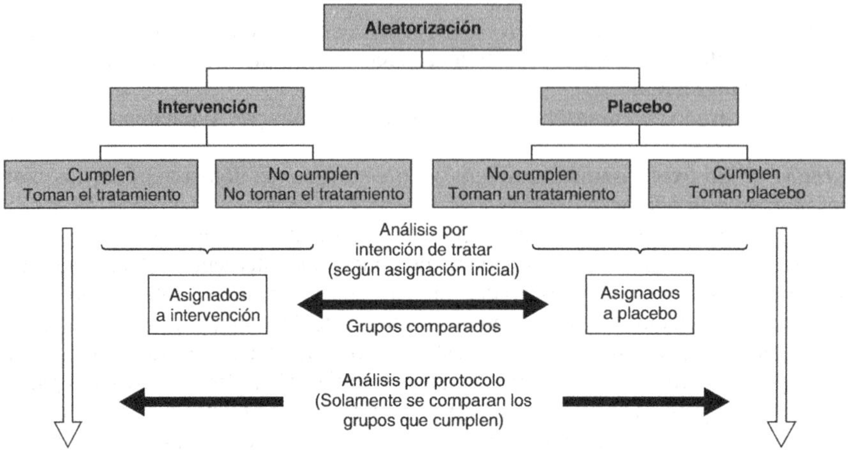

FIG. 6.22. *Análisis por intención de tratar.*

ensayo clínico aleatorizado que consiste en incluir en el análisis a todos los participantes aleatorizados *según su grupo original de asignación.* La ventaja de esta técnica es garantizar que los grupos permanezcan comparables independientemente de las pérdidas en el seguimiento o cambios que se produzcan a lo largo del estudio. Si se analizase de acuerdo con el tratamiento que el paciente realmente ha recibido se rompería el efecto de la asignación aleatoria y por tanto uno de los elementos esenciales para la eficacia del ensayo clínico. Además, se trata de un método pragmático que se aproxima más a la realidad de la práctica clínica en la que es frecuente el incumplimiento del tratamiento o la auto-prescripción de fármacos por parte del paciente. El efecto que tiene el no cumplimiento de un protocolo suele sesgar la medida de asociación hacia el valor nulo (H_0 = el tratamiento nuevo no tiene efecto, ambos grupos obtienen la misma frecuencia de desenlace). Los pacientes asignados al tratamiento experimental que no toman el tratamiento presentarán una frecuencia de desenlace propia del grupo control mientras que los asignados al grupo control que toman el tratamiento presentarán una frecuencia de desenlace propia del grupo asignado al tratamiento en estudio. El resultado es una disminución de las diferencias entre los grupos de comparación que nos aproxima a la hipótesis nula. En estas circunstancias, si a pesar de realizar un análisis «conservador» por intención de tratar, objetivamos diferencias entre los grupos comparados, podemos estar más seguros de la validez de los resultados.

Ruiz-Canela *et al.* han encontrado una asociación entre la aplicación del principio de intención de tratar en el análisis y una serie de características de calidad metodológica de los ensayos. Es decir, los ensayos que reunían mejores características de calidad metodológica eran los que más tendían a usar el principio de intención de tratar en el análisis (Ruiz-Canela *et al.,* 2000).

Si en el análisis sólo se incluyen los participantes que han cumplido con la intervención a la que fueron asignados, llegan al final del estudio y de los que se recoge toda la información, se habla de *Análisis por Protocolo.* Cuando el objetivo de un ensayo clínico sea demostrar que el tratamiento alternativo es similar a un tratamiento convencional, nos interesará hallar resultados similares en ambos grupos y confirmaremos que los resultados son comparables incluso a pesar de realizar un análisis de «casos válidos», «según protocolo» *(per -protocol)* o según el cumplimiento del tratamiento asignado (fig. 6.22). Este análisis exageraría cualquier diferencia existente entre los grupos comparados y por lo tanto daría más validez a una *ausencia de diferencias* al haber tenido en cuenta solamente a quienes han seguido el protocolo (J. M. Argimon, 2002).

En cualquier caso, es importante intentar conseguir un buen cumplimiento de los protocolos por los pacientes. Se les puede indicar, al principio, que se recogerán muestras de orina o de sangre que pondrán de manifiesto si cumplen bien con el tratamiento asignado. Cuando se valoran fármacos o drogas, es posible valorar el consumo del paciente realizando análisis del cabello. En el cabello se almacena bien la información del consumo de algunas drogas o fármacos por una persona durante las semanas anteriores al análisis. Por ejemplo, al comparar programas de deshabituación para usuarios de drogas, se confirmaba el éxito de la cesación autodeclarada por los participantes mediante la búsqueda de drogas en muestras de pelo que entregaban a los investigadores previo consentimiento informado (de Irala-Estévez *et al.,* 1996). El almacenamiento de esta información se realiza además de manera cronológica conforme va creciendo el pelo.

Los resultados del Coronary Drug Project (tabla 6.11) pueden servir de ejemplo para comprobar las diferencias que se pueden encontrar dependiendo del criterio seguido en el análisis de los resultados (P. L. Canner *et al.,* 1980). En la tabla 6.11 se muestra el porcentaje de mortalidad en los pacientes que recibieron clofibrato y placebo de manera global y se presentan también los resultados teniendo en cuenta el cumplimiento dentro del grupo que recibió clofibrato.

TABLA 6.11. *Mortalidad a 5 años en el Coronary Drug Project*

	N.º pacientes	*Mortalidad (%)*
Clofibrato	1.065	18,2
Mal cumplidor (< 80 %)	357	24,6
Buen cumplidor (≥ 80 %)	708	15,0
Placebo	2.695	19,4

P. L. Canner, 1980.

Si sólo se tuviese en cuenta a los buenos cumplidores en el análisis, la mortalidad con clofibrato sería muy inferior a la del placebo (15 % y 19,4 % respectivamente). Sin embargo, de esta forma se producen problemas de validez en los resultados, ya que estas personas son diferentes a la población de referencia donde existen cumplidores y no cumplidores. Suelen ser personas más cuidadosas en general, en cuestiones relacionadas con su salud. Observe en la tabla 6.11, que los malos cumplidores tienen, de hecho, una mayor mortalidad incluso al compararlos con el grupo placebo.

Al realizar un análisis por intención de tratar, se aprecia que se eliminan estas diferencias. Por lo tanto, las características de estilo de vida o de preocupación por la salud en general de los buenos cumplidores pueden explicar gran parte de la diferencia entre clofibrato y placebo que observábamos. No parece que las diferencias entre los grupos sean muy relevantes cuando realizamos la comparación por intención de tratar entre el tratamiento y el placebo (18,2 % y 19,4 % respectivamente).

La situación podría ser aún más complicada si en el grupo control hubiese personas que —contrariamente a lo asignado— sí recibieron el tratamiento (se lo auto-prescribieron). En este caso habría menos diferencias respecto al tratamiento evaluado y si realmente existen diferencias en los tratamientos evaluados, éstas se subestimarían.

Por otra parte, los pacientes que son malos cumplidores o los que no participan en los estudios suelen diferir de aquellos que cumplen o participan, por lo que no se puede comparar los efectos de una intervención en pacientes que cumplen con los efectos en aquellos que no cumplen porque los dos grupos son diferentes respecto a características basales (demográficas, sociales, psicológicas, culturales...) que desempeñan un papel importante en los resultados (P. L. Canner, 1980). Por esta razón, se afirma que, cuando no se realiza un análisis por intención de tratar, queda eliminado, en la práctica, el efecto que tuvo la aleatorización inicial distribuyendo estas diferencias aleatoriamente en ambos grupos de manera que fueran homogéneos.

Por tanto, el análisis de resultados debe hacerse siempre por *Intención de Tratar.* El análisis por Intención de Tratar está basado en los grupos de comparación tal y como fueron asignados inicialmente, lo que incluye a las pérdidas y malos cumplidores del protocolo. Si sólo se incluyen los pacientes que llegan al final del estudio, que cumplen el protocolo y de los que se recoge toda la información se habla de *Análisis por Protocolo*. Este último análisis puede conllevar problemas en tanto que puede perderse el efecto de la asignación aleatoria inicial, que es precisamente la que convierte al Ensayo Clínico Controlado y Aleatorizado en el estudio que da evidencias más firmes de causalidad.

CONCEPTOS AVANZADOS

Análisis intermedios

En términos generales se conoce por análisis intermedios *(interim analysis)* aquellos análisis que se realizan de manera formal o informal con datos generados en un ensayo clínico antes de realizar el análisis definitivo. Estos análisis se pueden realizar durante o después de finalizar el ensayo clínico. Se pueden realizar análisis intermedios por razones éticas y científicas, para conocer pronto un posible efecto beneficioso de un tratamiento nuevo, por razones económicas, para valorar la posibilidad de acortar la duración del ensayo, por razones prácticas o administrativas para valorar si el protocolo se va siguiendo bien, si existen efectos secundarios o para valorar cualquier aspecto relacionado con el buen funcionamiento del proyecto. Para compensar el aumento de la probabilidad de hallar una asociación estadísticamente significativa debido a la realización de múltiples contrastes de hipótesis (sobre todo si se van repitiendo a lo largo del seguimiento), se usan valores p penalizados, asumiendo un error alfa global del 5 %.

Cuando el análisis intermedio es de tipo formal, se suele realizar con el fin de valorar la necesidad o no de detener el estudio. Este tipo de análisis preestablecido se llama «análisis secuencial» y precisa de ciertas condiciones para utilizarse (B. Spilker, 1991): 1) que los pacientes puedan evaluarse rápidamente, 2) que el diseño del ensayo sea sencillo, 3) que el desenlace sea claro, y 4) que el número de hipótesis a valorar sea pequeño. En estos casos hay que definir los criterios para detener el ensayo, lo que se hará bien cuando aparezcan diferencias entre ambos grupos con el fin de evitar un daño o la privación de un beneficio, o bien cuando ya hay evidencia estadística suficiente a favor de la ausencia real de diferencias entre los grupos de comparación. Este tipo de análisis es propio de los Ensayos Secuenciales en los que el tamaño de muestra no está prefijado de antemano.

En la figura 6.23 se presenta un esquema del análisis secuencial. Los pacientes van entrando paulatinamente en el estudio y los resultados alcanzados se van introduciendo en el programa estadístico que va analizando el conjunto de datos disponibles hasta llegar a un resultado concluyente. Las estrellas de la figura 6.23 corresponden a la interpretación de los resultados cada vez que se añade un paciente en el estudio. Pueden ocurrir tres cosas: *a)* que el tratamiento B sea mejor que el A y entonces la estrella acaba tocando el límite superior de la gráfica como en el panel 1 de la figura 6.23, *b)* que el tratamiento A sea mejor que el B en cuyo caso las estrellas acabarían tocando el límite inferior de la gráfica como en el panel 2 de la misma figura o bien, *c)* que ambos tratamientos sean similares y

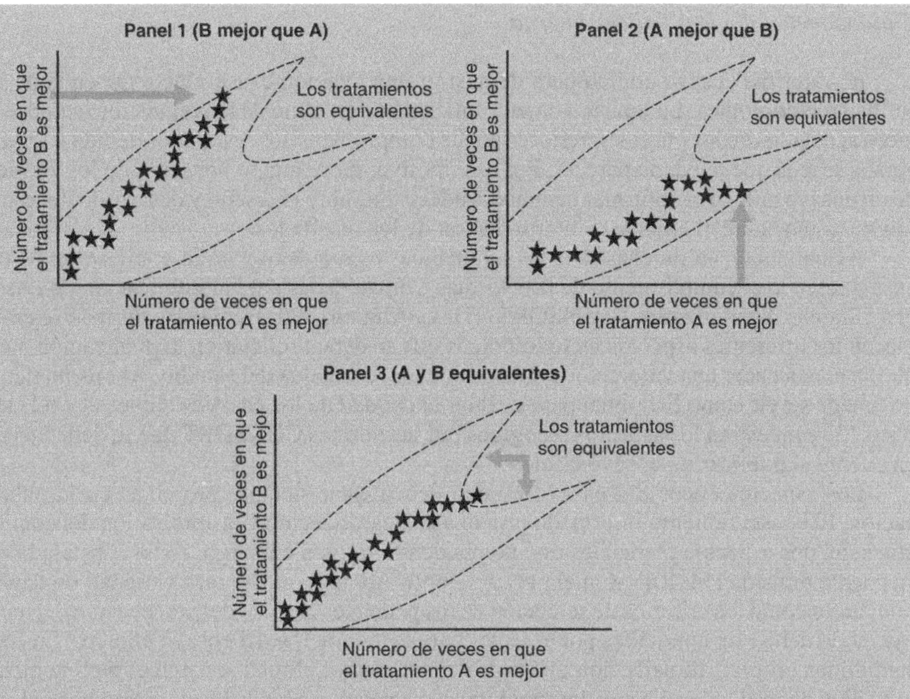

FIG. 6.23. *Análisis secuencial en un estudio que compara dos tratamientos A y B.*

entonces, cuando se consiga la suficiente evidencia estadística las estrellas acabarían situándose entre los límites que forman una «U» y señalados con una flecha de dos cabezas en el panel 3 de la figura 6.23. La ventaja de este tipo de análisis es que cualquiera de las tres conclusiones anteriores se realizarán con la suficiente potencia estadística pero con el menor número de personas necesarias para el estudio. El ensayo clínico tendrá validez estadística y eficiencia por contener al mínimo los gastos derivados del estudio de pacientes. La desventaja fundamental es que el análisis secuencial no se puede aplicar a cualquier ensayo clínico sino sólo cuando se cumplen las 4 condiciones enumeradas en el párrafo anterior.

Análisis por subgrupos

Al margen del objetivo principal que se plantee en un ensayo clínico, también se pueden realizar análisis por subgrupos. Este análisis consiste en medir la eficacia en subgrupos de pacientes con ciertas características clínicas o demográficas (por ejemplo, la eficacia en diabéticos, jóvenes, etc.).

Dado que este análisis implica comparaciones múltiples, habría que ajustar el nivel de significación usando valores de p «penalizados» que ayuden a mantener un error alfa global del 5 % (Wang, 2007). Lo que está claro respecto al análisis por subgrupos es que su utilidad principal es para plantear nuevas hipótesis, en tanto que no se corresponden con la hipótesis inicial del ensayo.

Calidad metodológica: validez interna

El valor del ensayo clínico para demostrar una relación causa-efecto depende de su calidad metodológica. La omisión o mala aplicación de alguno de los requisitos metodológicos señalados en los puntos anteriores puede comprometer los resultados debido a los diversos sesgos que pueden aparecer. Por este motivo, un requisito por parte de los autores de un ensayo clínico es informar de manera adecuada sobre el diseño y desarrollo del estudio así como sobre el análisis e interpretación de los resultados.

Actualmente, en muchas revistas biomédicas es requisito para la publicación de un ensayo clínico el cumplimiento de las Normas Consolidadas para la Publicación de Ensayos Clínicos Aleatorizados (CONSORT) (D. G. Altman, 2001). En estas normas se establecen los diferentes aspectos metodológicos que se deben reflejar en la publicación para que se pueda hacer una valoración adecuada de los resultados del estudio. Al mismo tiempo, puede servir como lista-guía para evaluar la calidad de los ensayos clínicos.[6] En la tabla 6.12 se muestran los aspectos recogidos por las normas CONSORT que se deben tener en cuenta al publicar un ensayo clínico.

Los aspectos éticos del ensayo clínico deben estar siempre presentes en la publicación. El consentimiento informado previo a la aleatorización y la aprobación del comité ético son dos aspectos esenciales que no pueden faltar; sin embargo, se ha constatado su frecuente omisión (M. Ruiz-Canela *et al.,* 1999). Además, existe otra variedad de temas relevantes como los criterios de selección de los pacientes o el uso del placebo que del mismo modo deben ser conocidos por el lector para la valoración del ensayo clínico.[7] En este sentido los criterios de selección utilizados en un ensayo clínico son claves para la interpretación de resultados, ya que determinarán la semejanza o no de los participantes del estudio con los pacientes de nuestra consulta.

Otro aspecto importante recomendado en las Normas Consolidadas para la Publicación de Ensayos Clínicos Aleatorizados (CONSORT) es que se presenten diagramas de flujo que muestren el curso que siguieron los participantes en el estudio. En la figura 6.24 se presenta un ejemplo de diagrama de flujo utilizado en el estudio experimental de cesación tabáquica realizada en pacientes diabéticos de Navarra (N. Canga *et al.,* 2002).

Por último, comentar que en una amplia base de datos de las características éticas y metodológicas de ensayos publicados entre 1993-1995 se pudo constatar empíricamente que:

a) Los ensayos clínicos que mejor cuidaban y reflejaban en su publicación los aspectos éticos, también presentaban características de una mayor calidad metodológica (M. Ruiz-Canela *et al.,* 2001).
b) Los ensayos clínicos en los que participaba como coautor un epidemiólogo/bioestadístico, presentaban características de una mayor calidad metodológica (M. Delgado-Rodríguez *et al.,* 2001).
c) Los ensayos publicados por autores españoles presentaban diferencias respecto a los publicados en la misma época por no españoles en las revistas médicas más conocidas. Los ensayos españoles tendían a tener menor tamaño muestral,

6. Existe un programa CASP *(Critical Appraisal Skills Programme)* para ayudar a adquirir habilidades para hacer una lectura crítica y obtener así la evidencia científica necesaria para tomar las decisiones. En este programa colabora el *Centre for Evidence-Based Medicine* de la Universidad de Oxford. En España existe un grupo CASP (CASPe) que utiliza la aproximación CASP a la lectura crítica y que forma parte de una organización internacional (CASPi). Las herramientas y guías para la lectura crítica se pueden consultar en la siguiente dirección: http://www.redcaspe.org/.

7. La Declaración de Helsinki es el documento de referencia a nivel internacional sobre los principios éticos que deben respetarse en la investigación con seres humanos.

TABLA 6.12. *Lista-guía* (check-list) *de las normas CONSORT*

Sección del artículo y tema	*N.º ítem*	*Descriptor*	*N.º página**
Título y resumen	1	Cómo fueron los participantes asignados a las intervenciones (aleatorizada...)	
Introducción	2	Antecedentes científicos y justificación.	
Métodos			
Participantes	3	Criterios de selección y lugar donde se recogían los datos.	
Intervenciones	4	Detalles precisos sobre las intervenciones de cada grupo; cómo y cuándo fueron administrados.	
Objetivos	5	Objetivos específicos e hipótesis.	
Variable resultado	6	Definir claramente las variables dependientes, primarias y secundarias, y cuando corresponda, cualquier método empleado para mejorar la calidad de las medidas (observaciones múltiples, evaluadores entrenados...).	
Tamaño de muestra	7	Cómo se calculó el tamaño de muestra, y cuando corresponda, explicación de los análisis intermedios y reglas para detener el ensayo.	
Aleatorización	8	Métodos utilizados para generar la secuencia de asignación aleatoria, incluyendo detalles sobre tipos de restricción (por bloques, estratificada...).	
Generación de la secuencia, ocultación de la secuencia	9	Método utilizado para ocultar la secuencia de aleatorización (teléfono central...), señalando si la ocultación se mantuvo hasta que las intervenciones fueron administradas.	
Puesta en marcha	10	Indicar quién generó la secuencia, quién reclutó a los participantes, y quién asignó a los participantes a sus grupos.	
Enmascaramiento	11	Si se habían enmascarado las intervenciones a los participantes, a los que administraron la intervención y a los que evaluaron los resultados. En caso positivo, si se había evaluado la eficacia del enmascaramiento.	
Métodos estadísticos	12	Métodos estadísticos utilizados para comparar la variable dependiente principal entre los grupos; métodos para análisis adicionales como análisis de subgrupos y ajuste de análisis.	
Resultados			
Flujo de participantes	13	Flujo de participantes en cada etapa (se recomienda un organigrama, ver figuras 6.19 y 6.24). Específicamente, para cada grupo informar sobre el número de personas que fueron aleatorizadas, recibieron la intervención prevista, terminaron el estudio, y se incluyeron en el análisis principal. Describir y justificar las variaciones sobre el protocolo previsto inicialmente.	
Reclutamiento	14	Fechas que indiquen los periodos de reclutamiento y seguimiento de los participantes.	
Datos basales	15	Características clínicas y demográficas basales.	
Números analizados	16	Número de participantes (denominador) de cada grupo incluidos en cada análisis y si el análisis fue por intención de tratar. Indicar los resultados en números absolutos cuando sea posible (10 o 20, no 50 %).	
Resultados y estimación	17	Para cada variable dependiente primaria y secundaria, indicar un resumen de los resultados para cada grupo junto con la magnitud del efecto y su precisión (por ejemplo, intervalo de confianza).	
Análisis secundarios	18	Tener en cuenta los análisis múltiples, indicando los análisis de subgrupos y ajustados y diferenciando entre análisis especificados previamente y exploratorios.	
Efectos adversos	19	Todos los efectos adversos importantes en cada grupo.	
Discusión			
Interpretación	20	Interpretación de los resultados, teniendo en cuenta la hipótesis del estudio, posibles sesgos o errores, y los riesgos asociados con los análisis múltiples.	
	21	Validez externa de los resultados.	
	22	Interpretación general de los resultados en el contexto de la evidencia disponible actualmente.	

* Al realizar la comprobación, uno va indicando el número de página donde figura cada concepto en el trabajo revisado (D. G. Altman, 2001).

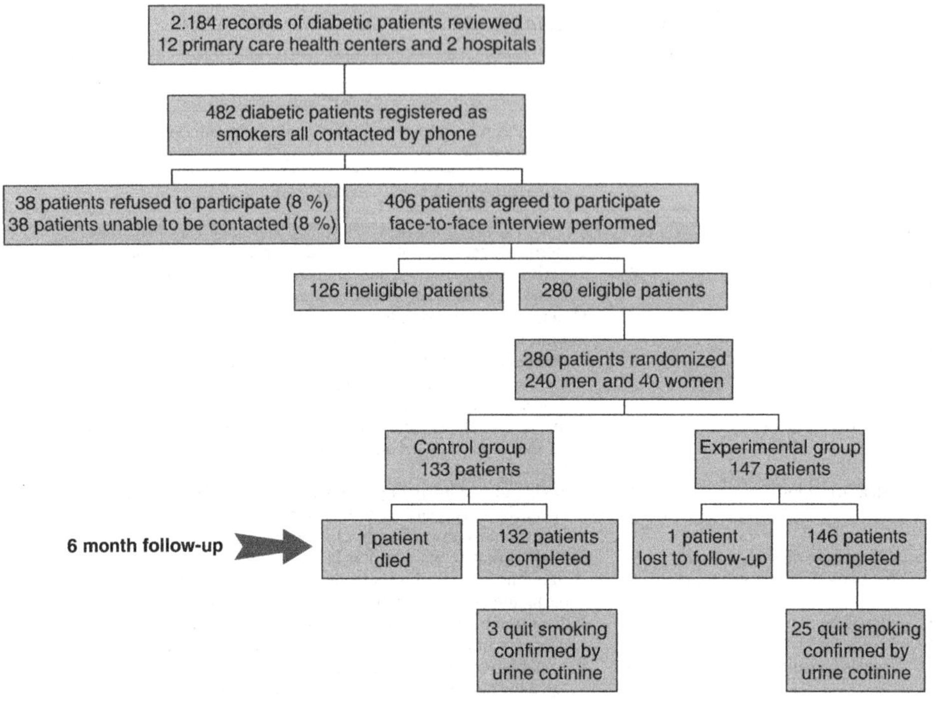

N. Canga *et al.*, 2002.

FIG. 6.24. *Diagrama de flujo. Estudio de intervención para la cesación tabáquica en pacientes diabéticos.*

contaban menos frecuentemente con la participación de epidemiólogos, omitían con mayor frecuencia la mención del consentimiento informado y la aprobación por un comité ético, era menos frecuente que especificasen a priori el tamaño muestral necesario, que explicitasen bien los criterios de inclusión, que incluyesen una descripción clara del flujo de pacientes y omitían otros importantes detalles metodológicos. En resumen, su calidad metodológica era inferior (M. Delgado-Rodríguez *et al.,* 2001).

Relevancia clínica: validez externa

El objetivo final de muchos ensayos clínicos es trasladar los resultados obtenidos a la práctica clínica. Sin embargo, incluso los resultados de ensayos clínicos de gran calidad metodológica pueden tener escasa relevancia clínica. Para valorar las consecuencias que los resultados de un ensayo pueden tener para la clínica se deben tener en cuenta los siguientes aspectos:

a) Para valorar la importancia clínica lo que cuenta es la magnitud del efecto. En ocasiones, ensayos clínicos con un gran tamaño de muestra pueden encontrar diferencias estadísticamente significativas pero sin relevancia clínica porque su magnitud sea escasa. Hay que valorar la significación clínica por encima de la significación estadística.

b) Utilizar preferiblemente, si es posible, estimadores de efectos absolutos en lugar de relativos. Por ejemplo: RAR, NNT, NNH, IAR, RAE.[8]
En concreto, la relevancia clínica se mide por la reducción absoluta del riesgo y por el número de pacientes que se necesita tratar (NNT) por cada desenlace que se consigue evitar.

c) Junto al valor de estimación puntual hay que dar más importancia a los intervalos de confianza de las medidas epidemiológicas de asociación e impacto que a los valores *p* de significación estadística.[9]

d) En algunos ensayos clínicos se pueden utilizar variables intermedias, como los marcadores bioquímicos, en lugar de eventos clínicos. Esto puede disminuir la duración del ensayo pero limita su aplicación en la práctica clínica.

e) Causalidad: se deben tener en cuenta los criterios generales para valorar la causalidad apuntada por el ensayo clínico:

— La magnitud del riesgo relativo.
— La plausibilidad biológica de la asociación encontrada.
— La consistencia de los resultados con otros estudios.
— La existencia de un gradiente dosis-respuesta.

Ventajas

— Los ensayos clínicos son los estudios que dan evidencias más firmes de causalidad. La asignación aleatoria es clave: se espera que si el azar funciona adecuadamente, los grupos de comparación sean semejantes en todo excepto en la intervención, de tal forma que si se encuentran diferencias en los resultados, éstas puedan atribuirse a la intervención y no a otras variables relacionadas con el pronóstico y evolución de la enfermedad.
— Son los estudios ideales, pues el investigador controla las condiciones en que se produce el fenómeno, evitando al máximo la producción de sesgos. Por esta razón, junto con la anterior, los estudios experimentales puros constituyen el mejor instrumento para demostrar una hipótesis de causalidad en seres humanos.
— Útiles en investigación evaluativa (comparación de la eficacia de intervenciones médicas o sanitarias).

Limitaciones

— Coste generalmente elevado.
— Utilidad limitada en investigación causal por problemas éticos (no podemos exponer a seres humanos a ciertos factores de riesgo presumiblemente responsables de enfermedades). *A priori*, el efecto esperado de la intervención sólo puede ser beneficioso en comparación con lo que ocurre en el grupo control. Así:

8. RAR = reducción absoluta del riesgo, NNT = número necesario para tratar, NNH = número necesario para dañar, IAR = incremento absoluto del riesgo, RAE = riesgo atribuible en expuestos (ver capítulo 5).

9. El intervalo de confianza y la *p*, aunque similares en concepto, poseen interesantes diferencias. Así como el valor *p* nos indica el valor preciso de la probabilidad de encontrar el hallazgo calculado debido a asociaciones fortuitas, el intervalo de confianza (IC) nos da más información sobre la estimación puntual. Nos indica también el grado de precisión de la estimación y no solamente si «es significativa». Cuando sea posible, es mejor presentar IC que valores de *p*. (K. Rothman, 1986).

- Sólo deben asignarse exposiciones que se sospeche aporten algún beneficio.
- No deben existir mejores posibilidades de tratamiento que las alternativas que ofrece el estudio.
- Las alternativas que ofrece el estudio para el grupo de intervención y el grupo control deben ser igualmente aceptables a la luz de los conocimientos existentes.
- Si hay un tratamiento convencional de eficacia probada, no debe compararse el nuevo tratamiento frente a placebo.
- Los sujetos deben estar plenamente informados de las consecuencias derivables de su participación en el ensayo.

— Utilidad escasa para el estudio de reacciones adversas graves. Su análisis siempre será secundario al estudio de los beneficios de una intervención. Sin embargo, las reacciones adversas graves suelen ser infrecuentes y pueden acontecer tiempo después de finalizado el estudio, motivo por el que para su estudio los diseños observacionales son la elección, sobre todo los Estudios de Casos y Controles.

— Generalmente baja validez externa de sus resultados, al trabajar con poblaciones muy seleccionadas.

6.4.2. Estudios cuasi experimentales

Definiciones

Son muy parecidos a los estudios experimentales con la diferencia de que la asignación de la exposición no es aleatoria. El investigador controla el factor estudiado, pero no existe aleatorización de la asignación de dicho factor. Por ejemplo, podríamos estudiar el efecto que tienen los programas de intercambio de jeringuillas estériles a los usuarios de drogas por vía parenteral (UDVP) en la reducción de la transmisión del virus VIH y el de la hepatitis B. Para ello, escogeríamos dos ciudades similares e introduciríamos el programa de jeringuillas estériles en una de ellas. Al cabo de un tiempo compararíamos las seroconversiones de los drogadictos de ambas ciudades. De realizarse un estudio experimental introduciríamos el programa de manera aleatoria en una de las dos ciudades. Evidentemente, aunque no tiene sentido hablar de aleatorización cuando $n = 2$, lo que se pretende es evitar asignar el tratamiento por conveniencia. Sin embargo, pueden existir razones logísticas que nos obliguen a escoger una de las ciudades para introducir el programa. Por ejemplo, es posible que en una de las ciudades ya exista un programa preparado por su ayuntamiento para llevar a cabo el intercambio de jeringuillas. Entonces, nuestro estudio sería un estudio cuasi-experimental por razones de «conveniencia» y perderían fuerza las inferencias causales que se obtuviesen.

Aplicaciones

Las propias de estudios experimentales. La asignación de las intervenciones no se hace de manera aleatoria cuando no es posible o por razones de conveniencia o eficiencia.

Ventajas

— Las mismas que el estudio experimental exceptuando las ventajas propias de la aleatorización.

Desventajas

— Las mismas que el estudio experimental.
— Además, la falta de aleatorización puede ser responsable de sesgos. Es posible que la ciudad que ya estaba preparada para el intercambio de jeringuillas fuera una ciudad más «dinámica», «motivada» y por lo tanto su población de UDVP también podría ser diferente. Los UDVP de la ciudad más organizada podrían ser también personas más «informadas» y en consecuencia ya limpiaban sus jeringuillas con lejía antes de compartirlas y antes de la implantación del programa de intercambio. En este caso tendríamos dificultad para atribuir un descenso de la incidencia de infección al éxito del programa de intercambio o al efecto de esterilizar las jeringuillas con lejía antes de compartirlas entre ellos. Por otra parte, el descenso de infección podría deberse también a una combinación de efectos del programa y otros factores.

6.5. **Calidad de los estudios epidemiológicos**

Pese a que la calidad de cada uno de los estudios específicos puede variar enormemente incluso dentro de un mismo diseño, las características generales de los estudios nos permiten clasificarlos en un «orden de credibilidad» que se utiliza en ocasiones para juzgar la calidad de los resultados provenientes de diferentes estudios. Así por ejemplo, en el desarrollo de las recomendaciones de los *US Preventive Services Task Force (Guide to Clinical Preventive Services)* se incluyen criterios para valorar las evidencias científicas a la luz de las características de los estudios y de sus diseños. Los estudios se clasifican entonces en una escala del I al III como se describe en la tabla 6.13 (*U.S. Preventive Services Task Force Ratings;* 1996).

Por otra parte, en la edición 2002-2003 de la *US Task Force,* la calidad de la evidencia se describe sin hacer referencias específicas a diseños concretos de estudios y más bien centrándose en características concretas de la metodología empleada para implementarlos (*U.S. Preventive Services Task Force Ratings;* 2002-2003). Esta clasificación aún sigue vigente. La calidad de la evidencia se clasifica entonces de la manera siguiente:

Calidad buena: la evidencia incluye resultados consistentes de estudios bien diseñados e implementados en poblaciones representativas y que valoran efectos sobre desenlaces relacionados con la salud.

Calidad aceptable: la evidencia es suficiente para determinar el efecto sobre desenlaces relacionados con la salud pero la fuerza de la evidencia está limitada por el número, calidad o consistencia de los estudios individuales, por la dificultad de generalizarlos a la práctica rutinaria o por la naturaleza indirecta de la evidencia sobre los desenlaces relacionados con la salud.

Calidad pobre: la evidencia es insuficiente para valorar los efectos sobre los desenlaces relacionados con la salud porque el número de estudios o su potencia es limitado, porque existen problemas importantes en su diseño o implementación, por la falta de información en algún aspecto de la cadena de la evidencia o por falta de información sobre desenlaces importantes.

En términos generales y a igualdad de calidad en la metodología e implementación, podemos decir que para la evaluación de la eficacia de fármacos o procedimientos diagnósticos y terapéuticos el ensayo clínico (doble, triple ciego) se ha convertido en la referencia, es decir, se trata del diseño ideal para estos fines.

TABLA 6.13. *Calidad de la evidencia según la 2.ª edición del US Task Force*

Nivel de evidencia	*Descripción de características*
I	Evidencia obtenida de al menos un ensayo controlado y adecuadamente aleatorizado.
II-1	Evidencia obtenida de ensayos controlados bien diseñados pero sin aleatorización.
II-2	Evidencia obtenida de estudios analíticos de cohortes o de casos y controles bien diseñados, preferiblemente de más de un centro o grupo de investigación.
II-3	Evidencia obtenida de múltiples series temporales con o sin la intervención. Resultados llamativos en experimentos no controlados (como por ejemplo el caso de la introducción del tratamiento con penicilina en los años 1940).
III	Opiniones de autoridades respetables, basado en la experiencia clínica; estudios descriptivos y estudios de casos; informes de comisiones de expertos.

Guide to Clinical Preventive Services, 1996

Resumen

En la tabla 6.14 se presentan las principales características de los estudios epidemiológicos.

TABLA 6.14. *Principales características de los diseños epidemiológicos más habituales*

Características	*Ecológico*	*Transversal*	*Casos y controles*	*Cohortes prospectivos*	*Cohortes retrospectivo*	*Ensayo clínico*
Valorar exposiciones o causas raras.	+	+	–	++	++	++
Valorar múltiples desenlaces (efectos).	+	+	–	++	++	++
Valorar múltiples causas o determinantes.	+	+	++	++	++	+
Secuencia temporal clara.	–	– –	+	++	+	++
Se miden incidencias directamente.	+	–	–	++	++	++
Estudio de periodos de latencia largos.	–	–	++	+	++	–
El principal problema son las pérdidas durante el seguimiento.	–	–	–	++	–	++
El principal problema es el sesgo de información (memoria) o de selección.	–	–	++	–	–	–
Son caros y largos.	–	–	–	++	+	+
Mayor eficiencia estadística.	–	– –	++	–	–	–
Son más fácilmente reproducibles por otros.	+	–	++	–	–	–
Nivel de evidencia de la tabla 6.13 al que pueden contribuir los estudios.	III	III	II-2	II-2	II-2	I

+: Estudios que más poseen dicha característica.
–: Estudios que menos poseen dicha característica.

6.6. **Problemas**

6.6.1. PROBLEMA SOBRE LA OBTENCIÓN DE UNA MUESTRA ALEATORIA

Existen diferentes maneras de obtener muestras aleatorias. Una de ellas es sencilla y se puede realizar con el programa de Microsoft EXCEL, presente en la mayoría de ordenadores. Vamos a suponer que tenemos 500 personas en nuestra base de datos que llevan el número de identificación (ID) del 1 al 500 y que queremos escoger aleatoriamente, de entre ellos, a un número determinado de estas personas. Se procede de la manera siguiente con EXCEL:

1. En primer lugar se asigna un número aleatorio a cada persona de la base de datos utilizando la FUNCIÓN MATEMÁTICA ALEATORIO incorporada en EXCEL.
   Se empieza escribiendo =ALEATORIO() en la casilla contigua de la primera persona de la base de datos.

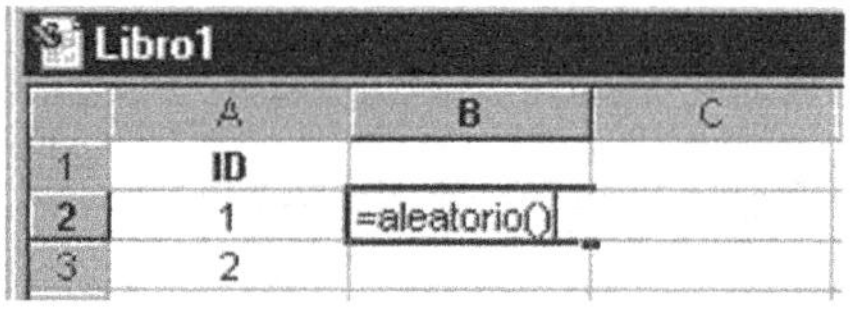

   Al aceptar esta función dándole al «enter» aparecerá en esta celda un número aleatorio con un valor entre 0 y 1.
   A continuación, poniendo el cursor en la esquina inferior derecha de esa primera celda (el cursor se transforma entonces en un signo positivo), se arrastra el cursor hasta la última persona en la base de datos (hasta la persona 500 en nuestro ejemplo) y aparecerán números aleatorios que se distribuyen uniformemente entre las personas de la base de datos y con rango entre 0 y 1. En la figura siguiente solamente mostramos los números aleatorios de las primeras 4 personas.

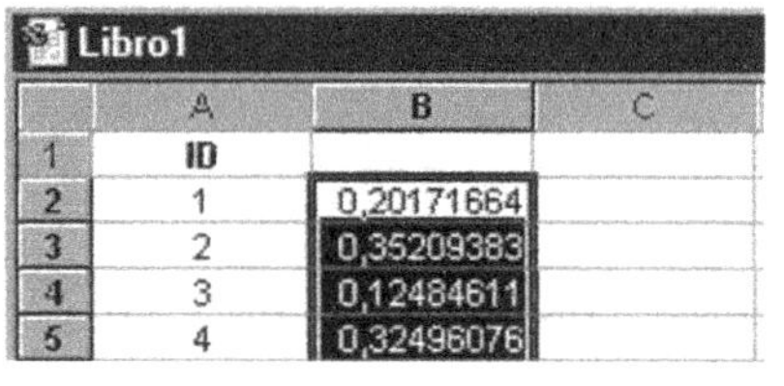

2. En segundo lugar se ordenan los valores aleatorios en orden ascendente pero antes de hacer esto es preciso copiar la columna de números aleatorios y pegar otra vez en la misma columna siguiendo las instrucciones:

   EDICIÓN - COPIAR
   EDICIÓN - PEGADO ESPECIAL - PEGAR - VALORES

   Queremos que en cada celda se quede el «valor» del número aleatorio sin la función subyacente responsable de crear dicho número porque cada vez que una celda cambia de posición, EXCEL cambia también el número aleatorio de manera automática y nunca sería posible ordenar los números aleatorios del menor al mayor.
3. Una vez ordenados los números aleatorios, fíjese que el rango de los 500 números aleatorios se distribuye efectivamente de manera uniforme en valores entre 0 y 1. Esto quiere decir que

el 5 % de las 500 personas, es decir aproximadamente las 25 primeras personas de la base de datos así ordenada, tendrán un valor de número aleatorio menor o igual a 0,05 (en nuestro ejemplo hay exactamente 23 personas). Ver figura a continuación, con las primeras 25 personas de nuestra muestra.
El 10 % de las 500 personas, es decir más o menos las primeras 50 personas, tendrán un valor de número aleatorio menor o igual a 0,1(no se muestran estos datos) y así sucesivamente con cualquier proporción de muestreo que usted quiera conseguir.
Este sistema de aleatorización es más preciso con muestras grandes. Lo interesante de este procedimiento es que es fácil elegir a las primeras «n» personas después de ordenarlas por orden de número aleatorio, y que este orden es absolutamente impredecible ya que la asignación de un valor entre 0 y 1 es aleatoria. Si quisiéramos, obtener una muestra aleatoria de «10» personas de esta base de datos, sería suficiente escoger a las primeras 10 personas del ejemplo ya que su posición en ese orden es aleatoria una vez que se ha ordenado la base de datos siguiendo los números aleatorios.

Pruebe usted a realizar un muestreo aleatorio de personas a partir de una base de datos creada por usted. No anticipe encontrar exactamente los mismos números que nuestro ejemplo porque el programa EXCEL nunca da el mismo valor de número aleatorio cada vez que se intenta utilizar la función.

Libro1

	A	B	C
1	**ID**		
2	300	0,00014753	
3	46	0,00193175	
4	303	0,00328009	
5	21	0,00342072	
6	194	0,00709603	
7	141	0,00749405	
8	55	0,0079789	
9	15	0,01391506	
10	295	0,01602818	
11	72	0,0163406	
12	154	0,0309046	
13	95	0,03159272	
14	477	0,03205702	
15	119	0,03255753	
16	219	0,03300363	
17	429	0,03693032	
18	164	0,03793113	
19	42	0,03845239	
20	358	0,04324003	
21	478	0,04334633	
22	277	0,04482071	
23	69	0,04504385	
24	181	0,05225271	← Hasta aquí aproximadamente 25 personas
25	446	0,06280004	
26	107	0,06572194	

Hoja1 / Hoja2 / Hoja3

6.6.2. Problema sobre la clasificación de variables en epidemiología

Complete la tabla siguiendo el ejemplo en cursiva de la primera fila. Representa la lista de variables recogidas en un estudio realizado en un servicio de medicina de familia:

Variable	*Descripción*	*Característica*	*Escala de medida*
Sexo	0 = Femenino 1 = Masculino	*Cualitativa*	*Nominal*
Edad	Rango de 15 a 75		
Presión sistólica	Rango de 10 a 200 mmHg		
Temperatura corporal	Rango de 36 a 40 °C		
Problemas afectivos	0 = Ninguno 1 = Moderado 2 = Grave		
Diagnóstico psiquiátrico	0 = Normal 1 = Diagnóstico A 2 = Diagnóstico B 3 = Otros diagnósticos		
Escala de fuerza física (de 50 pesas pequeñas, cuántas levanta a la vez)	Rango de 0 a 50		
Escala de fuerza física (tirando de una palanca)	Rango de 0 a 50		
Número de resfriados por año	Rango de 0 a 12		
Calcio en sangre	Meq/litro		
Altura	En centímetros		
Edad	0 = Edad < = 40 años 1 = Edad > 40 años		
Desea participar en estudio	0 = No 1 = Sí		
Grado de independencia social	0 = Bajo 1 = Moderado 2 = Alto		
Estado civil	0 = Soltero/a 1 = Casado/a 2 = Viudo/a 3 = Divorciado/a o separado/a		

6.6.3. Solución del problema sobre la clasificación de variables en epidemiología

Variable	*Descripción*	*Característica*	*Escala de medida*
Sexo	0 = Femenino 1 = Masculino	Cualitativa	Nominal
Edad	Rango de 15 a 75	Cuantitativa-Continua	Razón[1]
Presión sistólica	Rango de 10 a 200 mmHg	Cuantitativa-Continua	Razón
Temperatura corporal	Rango de 36 a 40 °C	Cuantitativa-Continua	Intervalo
Problemas afectivos	0 = Ninguno 1 = Moderado 2 = Grave	Cualitativa	Ordinal
Diagnóstico psiquiátrico	0 = Normal 1 = Diagnóstico A 2 = Diagnóstico B 3 = Otros diagnósticos	Cualitativa	Nominal[2] Ordinal
Escala de fuerza física (de 50 pesas pequeñas, cuántas levanta a la vez)	Rango de 0 a 50	Cuantitativa-Discreta	Razón
Escala de fuerza física (tirando de una palanca)	Rango de 0 a 50	Cuantitativa-Continua[3]	Razón
Número de resfriados por año	Rango de 0 a 12	Cuantitativa-Discreta	Razón
Calcio en sangre	Meq/litro	Cuantitativa-Continua	Razón
Altura	En centímetros	Cuantitativa-Continua	Razón
Edad	0 = Edad ≤ 40 años 1 = Edad > 40 años	Cualitativa	Nominal[4] Ordinal
Desea participar en estudio	0 = No 1 = Sí	Cualitativa	Nominal[5] Ordinal
Grado de independencia social	0 = Bajo 1 = Moderado 2 = Alto	Cualitativa	Ordinal
Estado civil	0 = Soltero/a 1 = Casado/a 2 = Viudo/a 3 = Divorciado/a o separado/a	Cualitativa	Nominal

1. Aunque el valor cero no exista en esta base de datos concreta (el rango no comienza en cero) la variable sí admite, al menos teóricamente, el valor cero (ausencia de atributo); no es un valor arbitrario sino posible en la realidad.
2. La variable será nominal si el diagnóstico A no es menos o más grave que el diagnóstico B. Será ordinal si los diagnósticos se pudieran ordenar conforme a su gravedad.
3. Es cuantitativa continua porque, al tirar de una palanca, hay cierta continuidad y posibilidad de encontrar valores intermedios entre dos valores
4. Esta variable puede considerarse como ordinal en tanto que el grupo 1 tiene más edad que el grupo 0. Sin embargo, las variables cualitativas *ordinales* dicotómicas (con dos categorías) se analizan de la misma manera que las cualitativas *nominales* dicotómicas y la diferencia en clasificación acaba siendo semántica en estos casos.
5. No es incorrecto argumentar que «sí» (presencia de atributo) es más que «no» (ausencia de atributo) y por lo tanto la variable puede considerarse ordinal. Sin embargo los comentarios en (4) se aplican también en este caso.

6.6.4. PROBLEMAS SOBRE EL DISEÑO DE ESTUDIOS EPIDEMIOLÓGICOS

1. *Transfusiones y hepatitis*

Realizando un estudio en la actualidad, hemos obtenido los datos siguientes: de 595 pacientes que habían recibido transfusiones de sangre en el pasado y 712 que no la recibieron, sabemos que 75 y 12, respectivamente, desarrollaron hepatitis después de la transfusión.

a) ¿De qué tipo de estudio se trata?
b) Utilice uno de los esquemas del capítulo 6 (figuras que ilustran cada diseño de investigación) para añadir los datos de este estudio en los lugares adecuados.
c) Calcule la medida de asociación más apropiada a este estudio, con su correspondiente intervalo de confianza al 95 %
d) ¿Existe una asociación entre la transfusión y la hepatitis?

2. *Leucemia y derivados del petróleo*

En un estudio sobre la asociación entre la Leucemia Aguda No Linfocítica y la exposición laboral a los derivados del petróleo, se empleó el procedimiento siguiente:

— Se registraron los 50 primeros casos diagnosticados en una clínica y se utilizaron datos sobre su exposición a los derivados del petróleo remitidos por el servicio de Prevención de Riesgos Laborales de la empresa del trabajador. Se valoraba la exposición acumulada en años anteriores al diagnóstico.
— Se estudiaron a 100 pacientes que acudieron a la clínica por motivos no relacionados con un cáncer y se valoró la misma información a partir de las empresas de estas personas.

Los datos obtenidos se presentan en la tabla siguiente.

Asociación entre las Leucemias Agudas No Linfocíticas y la exposición laboral a los derivados del petróleo

	LANL	*Otros enfermos*
Expuesto	18	10
No expuesto	32	90
TOTALES	50	100

LANL = Leucemias agudas no linfocíticas.

a) ¿De qué tipo de estudio se trata?
b) Utilice uno de los esquemas del capítulo 6 (figuras que ilustran cada diseño de investigación) para añadir los datos de este estudio en los lugares adecuados.
c) Calcule la medida más apropiada de asociación con su correspondiente intervalo de confianza al 95 %.
d) ¿Existe una asociación entre la exposición laboral a los derivados del petróleo y el cáncer estudiado?
e) A la luz de la magnitud de los resultados y sin necesidad de conocer más datos sobre el estudio, ¿podemos hablar de asociación causal entre los derivados del petróleo y la leucemia? ¿Por qué?

3. *Accidentes por exposición percutánea*

En el estudio de casos y controles sobre accidentes por exposición percutánea se encontró una asociación entre los pinchazos accidentales y el lugar de trabajo del personal de enfermería (M. T. Gallardo, *et al.*, 1997). En la tabla siguiente se resumen los datos de esta asociación:

Lugar de trabajo	*No accidente*	*Accidente*
Planta médica	124	44
Unidad de Cuidados Intensivos (UCI)	22	13
Urgencias	20	15

a) Estime las medidas de asociación pertinentes y sus intervalos de confianza al 95 % para valorar las siguientes cuestiones:
   *a*1) Comparar el riesgo de trabajar en la UCI con el de trabajar en la planta médica (tomando a la planta médica como referencia).
   *a*2) Comparar el riesgo de trabajar en Urgencias con el de trabajar en la planta médica (tomando a la planta médica como referencia).
   *a*3) Comparar el riesgo de trabajar en Urgencias con el de trabajar en la UCI (tomando a la UCI como referencia).

   Tenga en cuenta que deberá construir una tabla de contingencia diferente para cada comparación.

b) ¿Qué lugar de trabajo estaría más asociado a un mayor riesgo de accidentes por exposición percutánea en personal de enfermería de este hospital de tercer nivel?

c) ¿Cómo presentaría usted estos resultados en un trabajo científico?

4. *Vacuna nasal contra la gripe*

Al revisar un artículo sobre la efectividad de la vacuna nasal contra la gripe, leemos «La gripe con cultivo positivo fue significativamente menos frecuente en el grupo vacunado (14 casos nuevos entre 1.070 personas) que en el grupo aleatoriamente asignado a placebo (95 casos nuevos entre 532 personas)» (*N. Engl. J. Med.*, 1998; 338: 1405-12).

a) ¿De qué tipo de estudio se trata?
b) Estime la medida de asociación apropiada a este estudio con su intervalo de confianza al 95 %.
c) Interprete la medida de asociación.
d) ¿Cuáles son las reducciones relativas y absolutas de riesgo?
e) ¿A cuántas personas hay que vacunar para prevenir un caso de gripe?

5. *Sexualidad y cáncer de cuello uterino*

Se publican los resultados obtenidos tras estudiar la asociación entre el número de parejas sexuales a lo largo de la vida y el riesgo de padecer cáncer de cuello uterino (*Int. J. Epidemiol.*, 2002; 31: 202).

Parejas sexuales	*N.º de casos de cáncer de cérvix*	*N.º de controles*
1	31	47
2-3	39	44
> 3	12	6

a) ¿De qué tipo de estudio se trata?
b) Calcule las medidas de asociación para cada nivel de exposición (sin intervalos de confianza).
c) Valore la existencia de causalidad entre el número de parejas y el cáncer.
d) Si tuviera que presentar solamente una medida de asociación colapsando categorías de la variable exposición si fuera necesario, ¿cuál presentaría?, calcúlela con su intervalo de confianza.

6. *Tabaquismo y mortalidad*

En un estudio dirigido a analizar si el abandono sólo parcial del tabaco (reducción del número de cigarrillos en un 50 % o más) disminuye la mortalidad (*Am. J. Epidemiol.*, 2002; 156: 994-1.001) se encuentran los siguientes resultados:

Categoría	*N.º de muertes*	*Personas-año*
Nunca fumadores	1.049	56.566
Ex-fumadores (abandonaron totalmente el tabaco)	577	19.556
Abandono parcial (reducción del número de cigarrillos ≥ 50%)	434	11.479
Fumadores ligeros (1-14 cig/día)	1.073	44.648
Fumadores intensos (> 14 cig/día)	3.136	97.634

a) ¿De qué tipo de estudio se trata?
b) Calcule medidas de asociación (sin intervalos de confianza) y de impacto. (Diferencia de Tasas de Incidencia y Fracción Atribuible en Expuestos.) Se trata de comparar los ex-fumadores y los que reducen parcialmente su tabaquismo con la referencia de «nunca fumadores»
c) ¿Existen diferencias estadísticamente significativas entre el abandono parcial y los ex-fumadores?
d) Puesto que dejar de fumar por completo o parcialmente se puede considerar como actuaciones «más perjudiciales» que «no fumar», podemos calcular el NNH (número necesario para dañar) asociado a cada una de estas decisiones personales.
e) Estime los NNH correspondientes al abandono completo del tabaquismo y al abandono parcial.

7. *Cannabis y esquizofrenia*

Zammit *et al.* (*BMJ*, 2002; 325: 1.199) valoraron la asociación entre el uso de cannabis (porro, marihuana, hachís) y el desarrollo posterior de esquizofrenia en varones suecos que hacían el servicio militar y que posteriormente fueron seguidos durante 26 años.

Esquizofrenia	*Consumieron < 2 veces en toda su vida (datos recogidos en 1969-1970)*	*Consumieron 2 o más veces (datos recogidos en 1969-1970)*
No desarrollaron nunca esquizofrenia (de 1970 a 1996)	36.820	3.548
Desarrollaron esquizofrenia en los 26 años siguientes (de 1970 a 1996)	217	58
TOTAL	37.037	3.606

Dentro de los que habían consumido 2 o más veces, había un grupo especialmente expuesto, que había consumido más de 50 veces en su vida. Este grupo estaba formado por 731 participantes en el estudio y de entre ellos se diagnosticaron 28 casos de esquizofrenia entre 1970 y 1996.

a) ¿De qué tipo de estudio se trata?
b) Calcule las medidas de asociación (con intervalos de confianza) y de impacto (RAE y FEE) para estos consumidores de más de 50 veces en su vida, en comparación con el menor nivel de consumo.

8. *Consumo de pescado e infarto de miocardio*

En un estudio de casos y controles emparejados sobre consumo de pescado (al menos 2 raciones/semana = expuestos; en caso contrario, no expuestos) y ocurrencia de infarto agudo de miocardio (IAM), se asignó el código 1 a los expuestos y el código 0 a los no expuestos al pescado. Cada caso de IAM se comparó con su respectivo control en cuanto a la exposición. Los resultados fueron:

Exposición (en el caso)	*Exposición (en el control)*	*N.º de parejas con esa combinación*
1	0	23
1	1	39
0	1	88
0	0	21

a) ¿Cuánto vale la medida de asociación que se debe calcular para valorar el efecto de la exposición al pescado sobre la incidencia de IAM? Calcúlela con su intervalo de confianza.

9. *Diseños de investigación*

A continuacíon, clasifique cada una de las descripciones de estudios que se enumeran, utilizando el código siguiente:

A. Ensayo Clínico o Estudio Experimental.
B. Estudio de Cohortes.
C. Estudio de Casos y Controles.
D. Estudio Transversal.
E. Estudio Ecológico.
F. Descriptiva de una serie de casos.

Descripción de estudios:

☐ **1.** Se ha realizado un estudio para valorar la eficacia de la vitamina C como agente preventivo del resfriado común. Se pudo conseguir dos grupos de estudiantes de tercero de medicina de una universidad para el estudio. Un grupo tomó una dosis diaria de vitamina C durante el invierno y el otro no tomó vitamina C. Ambos grupos eran bastante parecidos con respecto a otras variables como nota media, sexo, nivel económico, provincia de origen, etc. Se valoró la incidencia de resfriados en ambos grupos al cabo de unas semanas de seguimiento.

☐ **2.** Los residentes de un pueblo descubren, recientemente, que viven cerca de un vertedero de material radioactivo. Se promueve un estudio para comparar la incidencia de abortos espontáneos en un año, entre los pueblos de la comarca que rodean al vertedero radioactivo y los pueblos de otra comarca que se sitúa en un valle alejado de la radiactividad.

☐ **3.** Se identifica a un grupo de 8.000 mujeres postmenopáusicas y se les invita a participar en un estudio sobre factores de riesgo de fracturas de cadera. De estas mujeres, 1.000 tuvieron historia previa de fractura de cadera y se excluyeron del estudio. Más del 90 % de las restantes 7.000, participaron en el estudio. Basándonos en sus respuestas a un cuestionario detallado, se asignó una puntuación del 0 al 3 como medida de menor a mayor riesgo de fractura. Se compararon las tasas de fracturas, entre estos tres grupos, después de un seguimiento de 5 años.

☐ **4.** Se envió un cuestionario a todos los miembros de una comunidad para determinar si la utilización de aparatos de gas butano estaba asociada a síntomas respiratorios altos. Cada persona debía indicar si, en ese momento, utilizaba gas butano y si presentaba síntomas respiratorios.

☐ **5.** El objetivo del estudio consiste en comparar frecuencias de infecciones respiratorias bajas entre niños alimentados con una fórmula artificial y otros alimentados con leche materna desde el nacimiento hasta el primer cumpleaños.

☐ **6.** El estudio consiste en medir los niveles sanguíneos de alcohol en conductores de accidentes mortales para compararlos con los niveles en conductores de accidentes leves.

☐ **7.** Un grupo de personas con obesidad se reparten entre dos programas de adelgazamiento según la terminación de sus DNI. El objetivo es estudiar cuál es el programa con efecto adelgazante más rápido.

☐ **8.** Los fotógrafos que procesan sus películas en sus domicilios fueron objeto de un proyecto de investigación sobre el efecto de los productos químicos que utilizan y las posibles afecciones dermatológicas que estos productos pudieran ocasionar. Se preguntó a los fotógrafos si presentaban lesiones dermatológicas y la frecuencia semanal de utilización de los productos químicos.

☐ **9.** Se compararon tasas de mortalidad por cáncer entre los empleados que trabajaron en tres plantas de polímeros entre 1950 y 1990, con las tasas de mortalidad por cáncer del resto de empleados de la empresa.

☐ **10.** A los 5 años de comenzar un estudio de seguimiento longitudinal cuya duración anticipada era de 10 años, se comparó la prevalencia del factor de riesgo entre casos incidentes y entre una muestra aleatoria de personas sanas.

☐ **11.** ¿Qué estudio se utilizaría para investigar la posible asociación entre el cáncer hepático (relativamente raro) y la ingesta de alcohol y la aflatoxina (presente en cacahuetes y en el maíz)?

☐ **12.** Para responder a la pregunta sobre si la desnutrición puede estar asociada a un aumento de diarreas en la infancia, se ha realizado el estudio siguiente en el distrito de Tlalpan en la ciudad de México: se seleccionó una población de 300 niños de 2 años de edad. Mediante entrevistas en sus domicilios, se obtuvo la información sobre su estado nutricional valorando el peso normal para su edad y otras clasificaciones del nivel nutricional. A partir de ese momento y durante unos meses, se contaron los episodios de diarrea en esta muestra.

☐ **13.** Los pacientes con carcinoma de estómago son emparejados por edad y sexo con otros pacientes sin diagnóstico de cáncer, y ambos grupos son encuestados sobre la frecuencia habitual de consumo de alimentos ahumados, para valorar la posible relación entre éstos y el cáncer de estómago.

☐ **14.** Existe cierta evidencia de que algunas vitaminas pueden reducir el riesgo de cáncer. Se estudió el efecto de los niveles sanguíneos de las vitaminas A, E y de carotenos sobre el riesgo de cáncer entre participantes en un programa de detección y seguimiento de hipertensos. En este programa participaron 10.940 pacientes hipertensos de ambos sexos, de edades comprendidas entre 30-69 años. Dichos pacientes iban a ser sometidos, de manera aleatoria, a diferentes tratamientos contra la hipertensión. Antes de la aleatorización de los participantes se obtuvieron muestras séricas de todos los pacientes. Dichas muestras se conservaron a – 70 °C para poder medir niveles vitamínicos cuando conviniera. Para valorar la asociación entre los niveles vitamínicos y el cáncer, se identificaron todos los casos incidentes de cáncer durante los cinco años subsiguientes y se compararon sus niveles séricos de vitaminas con los de personas sin cáncer. ¿Cómo clasificaría este último estudio?

☐ **15.** Identificamos en la práctica clínica diaria pacientes con agranulocitosis y comparamos su exposición a fármacos con la de un grupo de personas de características similares pero que no padecen la enfermedad.

☐ **16.** Se ha publicado un estudio para valorar el efecto que tiene el periodo de formación de una especialidad en médicos que empiezan a trabajar en un hospital de EE. UU. (L. M. Bellini *et al.*, *Variation of Mood and Empathy During Internship*. JAMA 2002; 287: 3.143-3.146). Se han seguido a 61 residentes desde el comienzo de su periodo de formación hasta un año después, estimando en diferentes momentos de dicho periodo los siguientes parámetros: Perfil de estado de ánimo (*Profile of Mood States*; POMS) y un Índice de reactividad Interpersonal (*Interpersonal Reactivity Index*; IRI). La idea era valorar si ciertas características iniciales de personalidad se ven más o menos afectadas por el trabajo como médicos residentes.

☐ **17.** Se describen 100 pacientes con cáncer de tiroides. Los pacientes han sido identificados y entrevistados acerca de su exposición a radiaciones en el pasado en un estudio multicéntrico. Se publican estos datos descriptivos y se constata que todos tienen en común un determinado perfil genético.

☐ **18.** A un total de 100 veteranos de guerra, que tuvieron niños con malformaciones se les pregunta sobre su exposición pasada a un tóxico; a otro grupo similar de soldados que tuvieron niños normales se les pidió la misma información.

☐ **19.** Ingresan 20 pacientes con neumonía por Legionella y se busca, al realizar la historia clínica, una posible exposición a fuentes de infección como el agua o la alimentación.

☐ **20.** Se recogió información de todos los habitantes de un pueblo para determinar si existían diferentes proporciones de personas con bocio entre dos zonas residenciales del pueblo.

☐ **21.** Administramos dos marcas de vacunas al azar a un grupo de niños en edad escolar. Se trata de observar si una vacuna es más eficaz que la otra para prevenir infecciones de vías respiratorias altas.

☐ **22.** A los 5 años de comenzar un estudio de seguimiento cuya duración anticipada era de 10 años, se comparó la incidencia de enfermedad en el grupo expuesto con la incidencia de la enfermedad en el grupo no expuesto al factor de riesgo. Se recogen todos los casos que aparecieron *al cabo de 2 años* de comenzar el estudio.

☐ **23.** Con un total de 300 pacientes recientemente diagnosticados de cáncer de laringe y otro grupo de personas sin cáncer, se compara la prevalencia de antecedente de pólipos en las cuerdas vocales.

☐ **24.** Se describe la historia de unas personas con 39 años de edad media, que se quejan de un ligero dolor de garganta, fiebre, malestar y cefalea y que son tratadas con penicilina por una supuesta infección por estreptococos. Al cabo de una semana, algunos vuelven con hipotensión, fiebre, exantemas y dolor abdominal. Tras el diagnóstico de «Fiebre Exantemática de las Montañas Rocosas» estos responden satisfactoriamente al tratamiento con cloranfenicol. El estudio consiste en comparar las incidencias de Fiebre Exantemática, entre personas tratadas inicialmente con penicilina, según vivieran o no en una localización determinada antes de dicha Fiebre Exantemática.

☐ **25.** En 10.000 veteranos de Vietnam de los que se sabe, por informes de combate, que la mitad estuvieron en áreas donde se usó el Agente Naranja, y la otra mitad donde este agente no se usó, se estudian sus historias clínicas para valorar si en el mismo momento de la exposición presentaban alteraciones dermatológicas.

☐ **26.** Utilizando la información de un total de 10.000 veteranos de Vietnam de los que se sabe, por informes de combate, que la mitad estuvieron en áreas donde se usó el Agente Naranja, y la otra mitad donde este agente no se usó, se revisan las historias clínicas para comparar la incidencia de infertilidad al regresar de la guerra, en ambos grupos de exposición.

☐ **27.** Los pacientes con carcinoma de estómago que siguen fumando, y piensan seguir haciéndolo en el futuro, son encuestados sobre su historial de tabaquismo, para valorar la posible relación entre el tabaco y futuros cambios de peso.

☐ **28.** Es un estudio donde podemos comparar tanto las prevalencias de exposición en enfermos y sanos como las prevalencias de enfermedad en expuestos o no expuestos.

☐ **29.** Es un estudio que consiste en comparar la prevalencia de una o varias exposiciones entre enfermos y sanos.

☐ **30.** La asociación entre bajo peso al nacer y tabaquismo materno durante el embarazo se podría estudiar obteniendo la información sobre el tabaquismo materno durante las visitas prenatales y comparando/relacionando, posteriormente, el peso de los niños al nacer con las historias de tabaquismo.

☐ **31.** Es un estudio que no mide ni la exposición ni el desenlace de manera individual sino de manera agregada.

☐ **32.** Si en un grupo de mujeres seleccionadas para un estudio de cohortes quisiéramos relacionar el consumo de alcohol con la presencia de hirsutismo sin seguimiento longitudinal, ¿cómo se clasificaría este análisis concreto?

☐ **33.** ¿Cuál sería el estudio menos adecuado para estudiar la multiefectividad?

☐ **34.** ¿Cuál sería el estudio analítico que utiliza una medida de asociación que se basa en prevalencias de exposición?

☐ **35.** ¿Cuál sería el estudio más adecuado para estudiar la multicausalidad?

☐ **36.** Se realiza un estudio para determinar si beber más de 8 tazas de café al día se asocia con hipertensión. Para ello, se mide la tensión arterial (para diagnosticar la prevalencia de hipertensión) en personas con un consumo de café mayor de 8 tazas al día y en otras con un consumo menor de 8 tazas.

☐ **37.** En un estudio publicado en el *British Medical Journal (BMJ)* se sugiere una asociación entre el aumento de las ventas de teléfonos móviles en adolescentes y la disminución del consumo de tabaco. Los autores han comparado las ventas de teléfonos móviles con la prevalencia de tabaquismo en adolescentes en 4 años consecutivos utilizando datos nacionales en el Reino Unido (A. Charlton, C. Bates, «Decline in teenage smoking with rise in mobile phone ownership: hypothesis». *BMJ*, 2000; 321: 1.155).

6.6.5. Soluciones de los problemas sobre el diseño de estudios epidemiológicos

1. *Transfusiones y hepatitis*

a) Se trata de un estudio de cohortes retrospectivo. Se empieza buscando a personas conforme su exposición para luego valorar la incidencia del desenlace (se dice que los casos aparecieron «después de la transfusión»).

b)

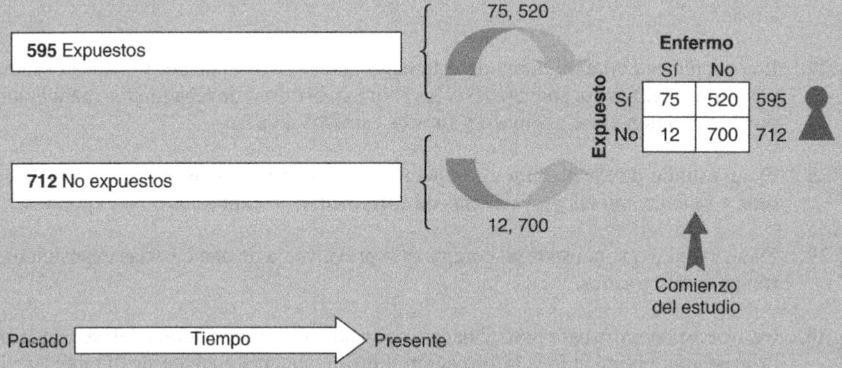

c) La medida de asociación más apropiada a este estudio es el Riesgo Relativo:

$$\text{Riesgo Relativo} = \frac{IA_1}{IA_0} = \frac{75/595}{12/712} = 7{,}48$$

La transfusión multiplica por 7,48 el riesgo de padecer hepatitis. Se asocia a un incremento relativo del riesgo de un 648 % ((7,48 – 1) × 100).

$$\text{EE (ln RR)} = \sqrt{\frac{1}{75} + \frac{1}{12} - \frac{1}{595} - \frac{1}{712}} = 0{,}30591$$

$$\text{IC 95 \%} = \text{RR} \times e^{[\pm 1{,}96 \text{ EE (ln RR)}]}$$

$$\text{IC 95 \%} = 7{,}48 \times e^{[\pm 1{,}96 \times 0{,}30591]} = 4{,}1 - 13{,}6$$

d) Asumiendo que el estudio se haya diseñado bien, parece que hay una asociación estadísticamente significativa entre la exposición a las transfusiones y la incidencia posterior de hepatitis.

2. *Leucemia y derivados del petróleo*

Asociación entre las Leucemias Agudas No Linfocíticas y la exposición laboral a los derivados del petróleo

	LANL	*Otros enfermos*
Expuesto	18	10
No expuesto	32	90
Totales	50	100

LANL = Leucemias agudas no linfocíticas.

a) Se trata de un estudio de Casos y Controles. Lo primero que se hace es identificar a personas con cáncer y a otras sin cáncer para valorar y comparar la presencia, en el pasado, de una exposición laboral a derivados del petróleo.

b)

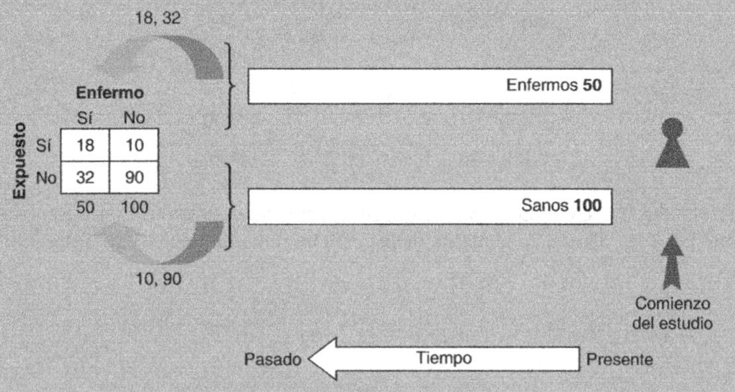

c) La medida más apropiada de asociación es la Odds Ratio:

$$\text{Odds Ratio} = \frac{a \times d}{b \times c} = \frac{18 \times 90}{10 \times 32} = 5{,}06$$

La odds de la prevalencia de exposición a derivados del petróleo es 5,06 veces mayor en personas con leucemias que en las que no presentan este cáncer.
Podemos decir también que la exposición a los derivados del petróleo multiplica por 5,06 el riesgo de presentar una leucemia.

$$\text{EE (ln RR)} = \sqrt{\frac{1}{18} + \frac{1}{10} + \frac{1}{32} + \frac{1}{90}} = 0{,}4448783$$

$$\text{IC 95 \%} = \text{OR} \times e^{[\pm 1{,}96\ \text{EE (ln OR)}]}$$

$$\text{IC 95 \%} = 5{,}06 \times e^{\pm 1{,}96 \times 0{,}4448783} = 2{,}12 - 12{,}10$$

La OR es de 5,06 (IC al 95 %: 2,12 − 12,10)

d) Asumiendo que el estudio se haya diseñado bien, parece que existe una asociación estadísticamente significativa entre la exposición a derivados del petróleo y la Leucemia Aguda No Linfocítica.

e) La magnitud de la OR es importante y es un resultado estadísticamente significativo. Si asumimos que el diseño ha sido adecuado podemos afirmar que existe una asociación causal. Ahora bien, el diseño utilizado permite comprobar la existencia de una secuencia temporal correcta (requisito imprescindible para hablar de causalidad) y fuerza de asociación importante, criterios que no son los únicos para considerar que una relación es de tipo causal.

3. *Accidentes por exposición percutánea*

Lugar de trabajo	*No accidente*	*Accidente*
Planta médica	124	44
Unidad de Cuidados Intensivos (UCI)	22	13
Urgencias	20	15

a) Medidas de asociación:

*a*1) Comparación del riesgo de trabajar en la UCI con el de trabajar en la planta médica (tomando a la planta médica como referencia).

$$\text{Odds Ratio} = \frac{a \times d}{b \times c} = \frac{124 \times 13}{44 \times 22} = 1{,}67$$

$$\text{IC } 95\,\% = \text{OR} \times e^{[\pm\, 1{,}96\ \text{EE (ln OR)}]}$$

$$\text{IC } 95\,\% = 2{,}11 \times e^{\pm\, 1{,}96 \times 0{,}38400} = 0{,}99 - 4{,}47$$

La OR es de 2,11 (IC al 95 %: 0,99 – 4,47)

Los que trabajan en la UCI, presentan un riesgo de accidente por exposición percutánea 1,67 veces mayor que los que trabajan en la planta médica. El incremento relativo de riesgo es de un 67 %.

$$\text{EE (ln RR)} = \sqrt{\frac{1}{124} + \frac{1}{44} + \frac{1}{22} + \frac{1}{13}} = 0{,}391369$$

$$\text{IC } 95\,\% = \text{OR} \times e^{[\pm\, 1{,}96\ \text{EE (ln OR)}]}$$

$$\text{IC } 95\,\% = 1{,}67 \times e^{\pm\, 1{,}96 \times 0{,}391369} = 0{,}76 - 3{,}6$$

La OR es de 1,67 (IC al 95 %: 0,76 – 3,6)

*a*2) Comparación del riesgo de trabajar en Urgencias con el de trabajar en la planta médica (tomando a la planta médica como referencia).

$$\text{Odds Ratio} = \frac{a \times d}{b \times c} = \frac{124 \times 15}{44 \times 20} = 2{,}11$$

Los que trabajan en Urgencias, presentan un riesgo de accidente por exposición percutánea 2,11 veces mayor que los que trabajan en la planta médica. El incremento relativo de riesgo es de un 111 %.

$$\text{EE (ln OR)} = \sqrt{\frac{1}{124} + \frac{1}{44} + \frac{1}{20} + \frac{1}{15}} = 0{,}38400$$

$$\text{IC } 95\,\% = \text{OR} \times e^{[\pm\, 1{,}96\ \text{EE (ln OR)}]}$$

$$\text{IC } 95\,\% = 2{,}11 \times e^{\pm\, 1{,}96 \times 0{,}38400} = 0{,}99 - 4{,}47$$

La OR es de 2,11 (IC al 95 %: 0,99 – 4.47)

*a*3) Comparación del riesgo de trabajar en Urgencias con el de trabajar en la UCI (tomando a la UCI como referencia).

$$\text{Odds Ratio} = \frac{a \times d}{b \times c} = \frac{22 \times 15}{13 \times 20} = 1{,}27$$

Los que trabajan en Urgencias presentan un riesgo de accidente por exposición percutánea 1,27 veces mayor que los que trabajan en la UCI. El incremento relativo de riesgo es de un 27 %.

$$\text{EE (ln OR)} = \sqrt{\frac{1}{22} + \frac{1}{13} + \frac{1}{20} + \frac{1}{15}} = 0{,}48892$$

$$\text{IC } 95\,\% = \text{OR} \times e^{[\pm\, 1{,}96\ \text{EE (ln OR)}]}$$

$$\text{IC } 95\,\% = 1{,}27 \times e^{\pm\, 1{,}96 \times 0{,}48892} = 0{,}49 - 3{,}31$$

La OR es de 1,27 (IC al 95 %: 0,38 – 4,21)

b) Parece que hay más accidentes asociados con trabajar en Urgencias aunque ninguno de los resultados haya sido estadísticamente significativo porque incluyen el valor nulo.

c) Se podrían presentar los resultados en forma de una tabla como sigue:

En esta tabla, al presentar un riesgo de 1 para la planta médica, se entiende que lo tomamos como valor de referencia. Las demás Odds Ratios correspondientes a la UCI y a Urgencias, son valores que comparan el riesgo en dichos trabajos con el de la planta médica.

Variables	*Riesgo de accidente por exposición percutánea Odds Ratio (IC al 95 %)*
Lugar de trabajo	
Planta médica	1 (referencia)
UCI	1,67 (0,76 – 3,6)
Urgencias	2,11 (0,99 – 4,48)

4. *Vacuna nasal contra la gripe*

a) Si asumimos que se asigna la vacuna a ciertas personas y un placebo a otras, diríamos que es un Ensayo Clínico. Por otra parte, si el estudio consiste en observar incidencias («casos nuevos») de gripe en personas que pueden o no estar previamente vacunados hablaríamos de un estudio de Cohortes Prospectivo, lo que no es posible en este caso debido a la presencia de asignación aleatoria.

b) En cualquier caso, la medida pertinente de asociación es el Riesgo Relativo:

$$\text{Riesgo Relativo} = \frac{IA_1}{IA_0} = \frac{14/1.070}{95/532} = 0{,}073$$

$$\text{EE (ln RR)} = \sqrt{\frac{1}{c_1} + \frac{1}{c_0} - \frac{1}{N_1} - \frac{1}{N_0}} = \sqrt{\frac{1}{14} + \frac{1}{95} - \frac{1}{1.070} - \frac{1}{532}} = 0{,}2813194$$

$$\text{IC 95 \%} = \text{RR} \times e^{[\pm 1{,}96\ \text{EE (ln RR)}]}$$

$$\text{IC 95 \%} = 0{,}073 \times e^{[\pm 1{,}96 \times 0{,}2813194]} = 0{,}042 - 0{,}127$$

El RR es de 0,073 (IC al 95 %: 0,042 – 0,127)

c) Interpretación de la medida de asociación.
El riesgo de gripe en personas vacunadas se multiplica por 0,073 en comparación con las no vacunadas (multiplicar por una cifra menor de «1» significa, de hecho, una disminución del riesgo). La vacuna se asocia de manera significativa con una menor incidencia de gripe. Para una interpretación más clara podríamos calcular su inverso, 1/0,073 = 13,7, por lo que también se podría afirmar que el riesgo de gripe es 13,7 veces mayor en gente no vacunada.

d) Reducción Relativa del riesgo:
La vacuna disminuye el riesgo de gripe en un 92,7 % (1 – 0,073 = 0,927) en términos relativos. Se asocia a una reducción relativa del riesgo del 92,7 %
Reducción absoluta de riesgo:

$$\text{RR} = IA_0 - IA_1 = \frac{95}{532} - \frac{14}{1.070} = 0{,}1655$$

La frecuencia de personas vacunadas que no tendrán gripe gracias a la vacuna es del 16,55 %. Lo que es lo mismo, el 16,55 % de los no vacunados podrían haber evitado la enfermedad vacunándose.

e) ¿A cuántas personas hay que vacunar para prevenir un caso de gripe?

$$\text{NNI} = \frac{1}{0{,}1655} = 6{,}04$$

Por cada 6-7 personas vacunadas, evitamos un caso de gripe.

5. *Sexualidad y cáncer de cuello uterino*

Parejas sexuales	*N.º de casos de cáncer de cervix*	*N.º de controles*
1	31	47
2-3	39	44
> 3	12	6

a) A juzgar por la terminología utilizada en la tablas, se trataría de un estudio de Casos y Controles. Los casos son mujeres que presentan cáncer de cervix y a quienes se les pregunta por el número de parejas sexuales en el pasado, y los controles son mujeres sin este cáncer de quienes se obtiene la misma información.

b) Las medidas de asociación para cada nivel de exposición serán Odds Ratios. Recuerde que para utilizar la fórmula de la Odds Ratio debe situar bien los efectivos en la tabla de contingencia:

	Grupo	
Exposición	*Caso*	*Control*
Sí	a	b
No	c	d

Presencia de exposición y de enfermedad en celda superior izquierda.

O bien

	Grupo	
Exposición	*Control*	*Cáncer*
No	d	c
Sí	b	a

Ausencia de exposición y de enfermedad en celda superior izquierda.

Para hallar el Riesgo de haber tenido 2-3 parejas sexuales en vez de 1 a lo largo de la vida, dispondremos los datos de la manera siguiente:

	Grupo	
N.º de parejas	*Cáncer*	*Control*
2-3	39	44
1	31	47

O bien

	Grupo	
N.º de parejas	*Control*	*Cáncer*
1	47	31
2-3	44	39

$$\text{Odds Ratio} = \frac{a \times d}{b \times c} = \frac{39 \times 47}{44 \times 31} = 1{,}34$$

En ambas tablas la misma fórmula de Odds Ratio lleva al mismo resultado.
El intervalo de confianza al 95 % de la OR es: 0,72 – 2,51.
Para hallar el Riesgo de cáncer de cérvix por haber tenido más de 3 parejas sexuales en vez de 1 a lo largo de la vida, la Odds Ratio es:

$$\text{Odds Ratio} = \frac{a \times d}{b \times c} = \frac{12 \times 47}{6 \times 31} = 3{,}03$$

El intervalo de confianza al 95 % de la OR es: 1,03-8,92.
En el caso de haber tenido más de 3 parejas sexuales en la vida, el riesgo de cáncer de cervix se multiplica por 3 y es estadísticamente significativo.
En este ejemplo, se intuye que hay probablemente un gradiente biológico (efecto dosis-respuesta) entre el número de parejas sexuales y la aparición de cáncer de cérvix.
El riesgo de tener más de 3 parejas en vez de 2-3 es intermedio entre los valores 1,34 y 3,03 (OR = 2,25).

c) Valore la existencia de causalidad entre el número de parejas y el cáncer.
Sin haber estimado los intervalos de confianza podía caber la duda sobre la existencia de causalidad porque la significación estadística, además de la magnitud de la medida de asociación, nos ayuda a hacer esta valoración. Sin embargo, ambas estimaciones puntuales (1,34 y 3,03) son mayores que el valor nulo y se percibe un efecto dosis-respuesta al pasar de tener 1 pareja sexual a más de 3 parejas. Probablemente, todos los resultados serían significativos con un tamaño muestral mayor. De hecho, se sabe que el agente causante de más del 95 % de cánceres de cervix es el virus del papiloma humano (VPH) que se transmite por contacto sexual y no exclusivamente a través del semen (por ejemplo también por contacto piel-piel). Por esta razón, se afirma que el preservativo protege mal contra esta infección. Para valorar la causalidad habría que examinar el diseño del estudio y ajustar por variables de confusión si las hubiera. En cualquier caso, da la impresión de que el número de parejas sexuales sí es un factor de riesgo a tener en cuenta y de hecho las recomendaciones de agencias internacionales al respecto es de dar el consejo de salud pública de reducir al máximo el número de parejas sexuales y de intentar tener relaciones mutuamente monógamas.

d) Si tuviera que presentar solamente una medida de asociación colapsando categorías de la variable exposición si fuera necesario, ¿cuál presentaría?, calcúlela con su intervalo de confianza.
Probablemente lo más lógico sería comparar a las personas que tienen más de una pareja sexual con aquellas que han sido monógamas.
Para hallar el Riesgo de cáncer de cérvix por haber tenido más de 1 pareja sexual en vez de 1 a lo largo de la vida, dispondremos los datos de la manera siguiente:

N.º de parejas	*Grupo*	
	Cáncer	*Control*
> 1	39 + 12 = 51	44 + 6 = 50
1	31	47

$$\text{Odds Ratio} = \frac{a \times d}{b \times c} = \frac{51 \times 47}{50 \times 31} = 1{,}55$$

Las mujeres que tienen más de una pareja sexual a lo largo de la vida, presentan un riesgo de cáncer de cervix 1,55 veces mayor que las que solamente tienen una pareja. El incremento relativo de riesgo es de un 55 %.

$$\text{EE (ln OR)} = \sqrt{\frac{1}{51} + \frac{1}{50} + \frac{1}{31} + \frac{1}{47}} = 0{,}3051926$$

$$\text{IC 95 \%} = \text{OR} \times e^{[\pm\ 1{,}96\ \text{EE (ln OR)}]}$$

$$\text{IC 95 \%} = 1{,}55 \times e^{\pm\ 1{,}96 \times 0{,}3051926} = 0{,}85 - 2{,}82$$

La OR es de 1,55 (IC al 95 %: 0,85 – 2,82)

El dato es consistente con la consideración de esta variable como un factor de riesgo de cáncer de cervix. Con este tipo de datos, y con tamaños muestrales mayores, se podría estimar el riesgo de cáncer de cervix por cada pareja sexual adicional que se tiene a lo largo de la vida, utilizando la variable «número de parejas sexuales» de forma *cuantitativa* y no cualitativa como lo hemos hecho en el ejemplo.

6. *Tabaquismo y mortalidad*

Categoría	*N.º de muertes*	*Personas-año*
Nunca fumadores	1.049	56.566
Ex-fumadores (abandonaron totalmente el tabaco)	577	19.556
Abandono parcial (reducción del número de cigarrillos ≥ 50 %)	434	11.479
Fumadores ligeros (1-14 cigarrillos/día)	1.073	44.648
Fumadores intensos (> 14 cigarrillos/día)	3.136	97.634

a) Se trata probablemente de un estudio de cohortes prospectivo. Observamos a personas basándonos en el grado de abandono del tabaquismo hasta que aparezca la incidencia del desenlace, es decir, la mortalidad. Si nos fijamos en la tabla hay un dato que obliga a que el estudio sea con sentido hacia delante, la tabla no informa de cuántos fumadores y no fumadores hay sino del conjunto de personas-tiempo para los fumadores y no fumadores (por tanto, están trabajando con Densidades de Incidencia).

b) Medidas de asociación (Razón de Tasas) y de impacto (DDIE y FEE).

Razón de Tasas	*Diferencia de Tasas de Incidencia en Expuestos*	*Fracción Etiológica*
$\text{RDI} = \text{Razón de Tasas} = \frac{\text{DI}_1}{\text{DI}_0}$	$\text{DDIE} = \text{DI}_1 - \text{DI}_0$	$\text{FEE} = \frac{\text{DDIE}}{\text{DI}_1}$
Ex fumadores (abandono total)/Nunca fumadores		
$\text{RDI} = \frac{577/19.556}{1.049/56.566} = 1{,}59$	$\text{RAE} = \frac{577}{19.556} - \frac{1.049}{56.566} = 0{,}011\ \text{a}^{-1}$	$\text{FEE} = \frac{0{,}011}{577/19.556} = 0{,}37$
Abandono parcial/Nunca fumadores		
$\text{RDI} = \frac{434/11.479}{1.049/56.566} = 2{,}04$	$\text{RAE} = \frac{434}{11.479} - \frac{1.049}{56.566} = 0{,}019\ \text{a}^{-1}$	$\text{FEE} = \frac{0{,}019}{434/11.479} = 0{,}51$

Comentario: Parece que el abandono *total* del tabaquismo se sigue asociando a una mayor tasa de muerte respecto a los no fumadores pero el abandono *parcial* se asocia a una mayor tasa que el abandono total (RT de 1,59 y 2,04 respectivamente). El hecho de que la fracción etiológica en expuestos en ex-fumadores sea 0,37 se interpreta de la manera siguiente: «en los ex fumadores, el 37 % de fallecimientos se debe precisamente a que han sido fumadores en el pasado». En otras palabras, la exposición acumulada antes del abandono sigue teniendo un cierto efecto respecto al que nunca ha fumado, el 37 % de los fallecimientos, entre estos ex-fumadores, se debe a este efecto residual.

c) Para saber si existen diferencias estadísticamente significativas entre el abandono parcial y los nunca fumadores, debemos hallar los intervalos de confianza de las medidas de asociación:

Abandono total/Nunca fumadores:

$$\text{EE (ln OR)} = \sqrt{\frac{1}{577} + \frac{1}{1.049}} = 0{,}0518304$$

$$\text{RT} = 1{,}59$$

$$\text{IC 95 \%} = 1{,}59 \times e^{[\pm\, 1{,}96\, \times\, 0{,}0518304]}$$

$$\text{IC 95 \%} = 1{,}44 - 1{,}76$$

Los que abandonan totalmente el tabaquismo se mueren antes (Tasa = rapidez de cambio de estado) que los que nunca han fumado

Abandono parcial/Nunca fumadores

$$\text{EE (ln OR)} = \sqrt{\frac{1}{434} + \frac{1}{1.049}} = 0{,}05707395$$

$$\text{RT} = 2{,}04$$

$$\text{IC 95 \%} = 2{,}04 \times e^{[\pm\, 1{,}96\, \times\, 0{,}05707395]}$$

$$\text{IC 95 \%} = 1{,}82 - 2{,}28$$

Los que abandonan parcialmente el tabaquismo se mueren antes que los que nunca han fumado. Los intervalos de confianza de estas dos razones de tasas excluyen el valor nulo y esto indica que el que nunca ha fumado tiene una tasa de fallecimiento significativamente menor. Por otra parte, los dos intervalos de confianza (1,44 − 1,76 y 1,82 − 2,28) no se solapan (el valor máximo del primer intervalo —1,76— es menor que el valor mínimo del segundo intervalo —1,82—) y podemos afirmar que no es lo mismo abandonar parcialmente el tabaquismo que abandonarlo totalmente. Los que solamente lo abandonan parcialmente siguen teniendo mayores tasas de fallecimiento que los que lo hacen completamente.

d) ¿Cuánta gente tiene que fumar y posteriormente dejar *totalmente* de fumar para producir así un fallecimiento?

$$\text{NNH} = \frac{1}{0{,}011} = 90{,}9$$

Por cada 91 personas que fuman y posteriormente abandonan completamente el tabaquismo se produce un fallecimiento.

e) ¿Cuánta gente tiene que fumar y posteriormente dejar *parcialmente* de fumar para producir así un fallecimiento?

$$\text{NNH} = \frac{1}{0{,}019} = 52{,}6$$

Por cada 53 personas que fuman y posteriormente abandonan parcialmente el tabaquismo se produce un fallecimiento.

Como era de esperar, el número necesario para *dañar* es menor en aquellos que solamente abandonan parcialmente el tabaquismo en comparación con los ex fumadores. Al comparar dos decisiones (ambas peores que la de nunca fumar), es mejor dejar completamente el tabaquismo que abandonarlo parcialmente.

7. *Cannabis y esquizofrenia*

Esquizofrenia	*Consumieron < 2 veces en toda su vida (datos recogidos en 1969-1970)*	*Consumieron 2 o más veces (datos recogidos en 1969-1970)*
No desarrollaron nunca esquizofrenia (de 1970 a 1996)	36.820	3.548
Desarrollaron esquizofrenia a los 26 años siguientes (de 1970 a 1996)	217	58
TOTAL	37.037	3.606

a) Se trata de un estudio de cohortes prospectivo. En primer lugar, se recoge la información sobre el consumo de cannabis y posteriormente se sigue a la cohorte durante muchos años para valorar la incidencia de esquizofrenia.

b) Riesgo Relativo (con intervalos de confianza) y de impacto (RAE y FEE).
Lo que se plantea en esta pregunta se puede resumir en la siguiente tabla de contingencia:

Exposición	*Esquizofrenia*		*Totales*
	Sí	*No*	
> 50 veces en toda su vida	28	703	731
< 2 veces en toda su vida	217	36.820	37.037

$$\text{Riesgo Relativo} = \frac{IA_1}{IA_0} = \frac{28/731}{217/37.037} = 6{,}54$$

El consumo de cannabis más de 50 veces en su vida multiplica por 6,54, el riesgo de presentar posteriormente una esquizofrenia.

$$\text{EE (ln RR)} = \sqrt{\frac{1}{28} + \frac{1}{217} - \frac{1}{731} - \frac{1}{37.037}} = 0{,}19730076$$

$$\text{IC 95 \%} = \text{RR} \times e^{[\pm\, 1{,}96\, \text{EE (ln OR)}]}$$

$$\text{IC 95 \%} = 6{,}54 \times e^{[\pm\, 1{,}96 \times 0{,}19730076]} = 4{,}44 - 9{,}63$$

El RR es de 6,54 (IC al 95 %: 4,44 − 9,63)

$$\text{RAE} = IA_1 - IA_0 = \frac{28}{731} - \frac{217}{37.037} = 0{,}0325$$

La frecuencia de esquizofrenia, en quienes consumieron cannabis más de 50 veces en su vida, que se puede atribuir a este nivel de consumo fue de 3,25 %. Es decir, por cada 100 sujetos que consumieron cannabis más de 50 veces en su vida 3,25 presentan una esquizofrenia como consecuencia de su nivel de consumo.

$$\text{FEE} = \frac{\text{RAE}}{IA_1} = \frac{IA_1 - IA_0}{IA_1} = \frac{0{,}0325}{28/731} = 0{,}848$$

El 84,8 % de los *casos de esquizofrenia* que se produjeron en quienes consumieron cannabis más de 50 veces en su vida, se puede atribuir a este nivel de consumo.
Nota: En la publicación de este estudio, la medida de asociación ajustada se mantiene en el mismo orden de magnitud y es incluso mayor (RR = 6,7; IC al 95 %: 2,1 − 21,7), aunque el intervalo de confianza es más amplio porque ajustan por varias posibles variables de confusión y se pierde algo de precisión estadística. Los autores afirman que estos resultados son incluso independientes del consumo de otras drogas o de rasgos de personalidad asociadas a la falta de integración social.

8. *Consumo de pescado e infarto de miocardio*

En un estudio de casos y controles emparejados sobre consumo de pescado (al menos 2 raciones/semana = expuestos; en caso contrario, no expuestos) y ocurrencia de infarto agudo de miocardio (IAM), se asignó el código 1 a los expuestos y el código 0 a los no expuestos al pescado. Cada caso de IAM se comparó con su respectivo control en cuanto a la exposición. Los resultados fueron:

Exposición (en el caso)	*Exposición (en el control)*	*N.º de parejas con esa combinación*
1	0	23
1	1	39
0	1	88
0	0	21

a) Estimaremos la Odds Ratio para datos emparejados:

$$\text{OR} = \frac{Z_{10}}{Z_{01}} = \frac{23}{88} = 0{,}26$$

El error estándar (EE) de esta OR:

$$\text{EE}(\ln \text{OR}) = \sqrt{\frac{1}{z_{10}} + \frac{1}{z_{01}}} = 0{,}2341835$$

El intervalo de confianza al 95 %:

$$\text{IC } 95\ \% = 0{,}26 \times e^{[\pm\, 1{,}96\, \times\, 0{,}23418347]}$$

$$\text{IC al } 95\ \%\text{: } 0{,}16 - 0{,}41$$

Se ve que el consumo de pescado es protector con una OR = 0,26 (IC al 95 %: 0,16 − 0,41). Se asocia a una reducción relativa del riesgo de un 74 % ((1 − 0,26) × 100).

9. *Diseños de investigación*

A continuación, clasifique cada una de las descripciones de estudios que se enumeran, utilizando el código siguiente:

A. Ensayo Clínico o Estudio Experimental.
B. Estudio de Cohortes.
C. Estudio de Casos y Controles.
D. Estudio Transversal.
E. Estudio Ecológico.

Descripción de estudios:

1. *Respuesta correcta:* A y B son aceptables
Se puede considerar como un Ensayo Clínico si usted asume que la vitamina C es asignada por la persona que realiza la investigación. Si se limita uno a observar quiénes toman o no la vitamina C, clasificaríamos el estudio como de Cohortes Prospectivo. En cualquier caso es longitudinal, hay seguimiento y se miden incidencias.

2. *Respuesta correcta:* B
Se valoran incidencias. Esto quiere decir que hay seguimiento previo de personas sanas susceptibles. Hay un grupo expuesto (los que viven cerca de la radioactividad y otro no expuesto (aquellas personas que no viven cerca de este lugar). Es verdad que hay un componente ecológico en este estudio ya que la exposición no se mide de manera individual propiamente dicha, sin embargo, tratándose de «radioactividad» se puede asumir que todo el mundo que vive cerca del vertedero está expuesto. Por otra parte la incidencia sí se mide de manera individual.

3. *Respuesta correcta:* B
Es un estudio de Cohortes. Hay seguimiento, es prospectivo, y se valoran tasas (incidencias). Sin embargo, la exposición NO es «ser premenopáusica», observe que todas las mujeres del estudio lo son, y no habría entonces un grupo «no expuesto». La exposición es presentar diferentes grados de riesgo para las fracturas. El cuestionario detallado puede preguntar por diferentes factores que favorezcan o que protejan de la osteoporósis (ejercicio físico, consumo de calcio y lácteos, tabaquismo, dieta, consumo de anticonceptivos orales, etc.). Posteriormente se puede clasificar a las mujeres en diferentes niveles de riesgo para fracturas (diferentes grados de exposición) y valorar al final, qué niveles de riesgo se asocian con una mayor incidencia de fracturas.

4. *Respuesta correcta:* D
La recogida de información sobre la exposición y el desenlace se hace sin ninguna referencia temporal, sin ni siquiera asegurarse de que el desenlace fue posterior al comienzo de la exposición. Se compararán prevalencias de desenlace en grupos de exposición.

5. *Respuesta correcta:* B
Es un estudio de Cohortes Prospectivo porque hay seguimiento de personas previamente sanas y susceptibles de presentar el desenlace. En principio, no sería lógico pensar que pudiéramos asignar la exposición, no le asignaríamos a una mujer a optar por la lactancia natural o por la artificial (puesto que se han comprobado los beneficios de la lactancia natural sobre la artificial) y por eso no clasificaríamos este diseño como Ensayo Clínico.

6. *Respuesta correcta:* D y C
En principio, el estudio se describe como si fuera un Transversal porque la medición del desenlace (fallecimiento por accidente) y la exposición (alcohol en sangre) se miden simultáneamente cuando llega el paciente al servicio de Urgencias. Sin embargo, este diseño puede considerarse como un estudio de Casos y Controles. Sabemos que el alcohol en sangre va eliminándose y los niveles de alcohol en sangre, al llegar a urgencias, se pueden utilizar para estimar los niveles existentes en el momento de producirse el accidente. Si hiciéramos esto, estaríamos en un diseño de Casos y Controles donde en primer lugar nos llega la persona con el desenlace y a continuación estimamos la exposición existente antes de producirse el accidente y el fallecimiento.

7. *Respuesta correcta:* A
Es un Estudio Cuasiexperimental. Si los números de DNI fuesen aleatorios se trataría de un Ensayo Clínico aleatorio. Sin embargo, los números de DNI se asignan por lotes a los equipos de expedición. Así cada comisaría o equipo móvil que tramita el DNI cuenta

con un margen suficiente de números libres. Por tanto, si el número tuviera una relación con el lugar de residencia, ya no sería un buen sistema de aleatorización ya que nos podríamos encontrar con más personas de un lugar de residencia, por ejemplo más personas de niveles socioeconómicos altos, en uno de los dos grupos de comparación.

☐ **8.** *Respuesta correcta:* D
La recogida de la información sobre exposición y desenlace se realiza de manera simultánea y no tenemos ninguna indicación de que haya un seguimiento en este estudio.

☐ **9.** *Respuesta correcta:* B
Se comparan incidencias entre dos grupos de exposición laboral. La palabra tasa (incidencia) implica necesariamente un sentido hacia delante. Por otra parte, cuando se habla de «seguimiento» se aceptaría también un seguimiento implícito como el existente en un estudio de cohortes que fuera retrospectivo: si el desenlace ocurre después de iniciarse la exposición podemos asumir que ocurren después de pasar cierto tiempo (seguimiento implícito).

☐ **10.** *Respuesta correcta:* C
Es un estudio de Casos y Controles anidado en un estudio de Cohortes porque se compara la prevalencia de exposición en personas que se identifican como casos o controles.

☐ **11.** *Respuesta correcta:* C
Los estudios de Casos y Controles son muy idóneos para valorar enfermedades raras.

☐ **12.** *Respuesta correcta:* B
En este diseño se identifican grupos de exposición (diferentes niveles nutricionales) para posteriormente valorar y comparar la aparición del desenlace (episodios de diarrea).

☐ **13.** *Respuesta correcta:* C
Se empieza identificando personas con o sin enfermedad (cáncer de estómago) para valorar y comparar su exposición, en el pasado, al factor de riesgo (alimentos ahumados). Por cada caso se elige un control de igual sexo y edad semejante: emparejamiento por edad y sexo.

☐ **14.** *Respuesta correcta:* C
Es un estudio de Casos y Controles Anidado. La exposición de interés es el nivel de vitaminas séricas que había antes de aparecer el cáncer. La sangre estaba congelada y refleja los niveles séricos existentes en aquellos años anteriores a la aparición del cáncer.

☐ **15.** *Respuesta correcta:* C
Se empieza por identificar al grupo de enfermos (casos incidentes) y a otro grupo sin esa enfermedad para comparar la prevalencia de consumo de un fármaco entre ambos grupos.

☐ **16.** *Respuesta correcta:* B
La exposición consiste en «ciertas características de personalidad». Todos los médicos residentes están expuestos a la misma situación de «estar en su periodo de formación hospitalaria»; por lo tanto, esto no puede ser la exposición. Un ejemplo de resultado posible puede ser que las personas con una personalidad perfeccionista (exposición) padezcan una mayor incidencia de ansiedad (desenlace) que aquellos con una personalidad con mayor aceptación de la imperfección.

☐ **17.** *Respuesta correcta:* F
Es un estudio descriptivo de una serie de casos. Tenga en cuenta que no se habla de un grupo de comparación.

18. *Respuesta correcta:* C
Los casos tienen niños con malformaciones, los controles son los que tuvieron niños normales y se estudia la exposición, en el pasado, al tóxico.

19. *Respuesta correcta:* F
De momento no se menciona la existencia de un grupo de comparación sin Legionella sino que se intenta describir bien los casos diagnosticados en busca de una hipótesis.

20. *Respuesta correcta:* D
La recogida de la información se hace a nivel individual (existencia o no de bocio y lugar de residencia) pero de manera simultánea y sin secuencia temporal clara.

21. *Respuesta correcta:* A
Ensayo Clínico en paralelo y con asignación aleatoria de las vacunas. Podría ser triple ciego si la persona que realiza la investigación, los niños que reciben la vacuna y la persona que realiza la evaluación de incidencias o de los datos desconocen la marca asignada.

22. *Respuesta correcta:* B
Es un Estudio de Cohortes donde se realiza un análisis comparativo de incidencias en 2 grupos de exposición y antes de los 10 años de la finalización teórica del estudio. Dado que al cabo de 5 años de iniciarse el estudio se realiza el análisis de datos que ocurrieron al cabo de 2 años de comenzar el estudio (estamos contando incidencias, pero del pasado) sería un estudio de cohortes retrospectivo.

23. *Respuesta correcta:* C
Es un estudio de Casos y Controles en el que los casos serían los sujetos con cáncer de laringe y la exposición el antecedente de pólipos. En un estudio de cohortes no se compararían «prevalencias» sino incidencias. La palabra «antecedentes» nos conduce a pensar que la exposición estaba presente antes de aparecer la enfermedad (hay secuencia temporal implícita).

24. *Respuesta correcta:* B
Es un Estudio de Cohortes Retrospectivo. La exposición («vivir o no en una localización determinada») y la incidencia del desenlace (Fiebre Exantemática) ya han tenido lugar en el momento de realizar el estudio.

25. *Respuesta correcta:* D
Si los datos de exposición al Agente Naranja y sobre la presencia de lesiones se hace con la referencia temporal: «en el mismo momento de la exposición», este estudio se clasificaría como Estudio Transversal.

26. *Respuesta correcta:* B
En este ejemplo, el desenlace que se busca ocurrió después de la exposición aunque todo ello en el pasado. Es un estudio de Cohortes retrospectivo o «histórico». El paso del tiempo entre exposición (Agente Naranja) y desenlace (infertilidad) es aceptablemente claro, se puede decir que hay seguimiento «implícito» en el diseño y por esta razón se estiman incidencias porque en el momento de aparecer, eran probablemente en gran parte «nuevos casos». Para estar seguros de este hecho habría que introducir en el diseño que el diagnóstico de infertilidad fuera «posterior al regreso de la guerra».

27. *Respuesta correcta:* B
La exposición sería «diferentes grados de tabaquismo» en estos pacientes y el desenlace que mediríamos en el futuro sería «cambios de peso». Observe que todos los participantes en el estudio son sujetos con cáncer gástrico que siguen fumando.

28. *Respuesta correcta:* D
Debido a que no suele existir una secuencia temporal clara en estudios Transversales, ambos tipos de comparaciones son, en principio, igual de lógicas.

29. *Respuesta correcta:* C
Es lo que se haría en un estudio de Casos y Controles.

30. *Respuesta correcta:* B
Es un estudio de Cohortes porque se establecen en primer lugar los grupos de exposición. Es prospectivo porque los desenlaces se diagnosticarán conforme van sucediendo, durante el periodo del estudio.

31. *Respuesta correcta:* E
La frase coincide con la definición del Estudio Ecológico.

32. *Respuesta correcta:* D
Se miden simultáneamente los datos de exposición y desenlace.

33. *Respuesta correcta:* C
En un estudio de Casos y Controles se comienza identificando a personas con UN desenlace de interés.

34. *Respuesta correcta:* C
La Odds Ratio es, en realidad, una razón que pretende comparar dos prevalencias de exposición, la del grupo de enfermos con la del grupo de sanos.

35. *Respuesta correcta:* B y C
Las cohortes multipropósito permiten medir múltiples exposiciones al inicio y relacionarlas con diversos desenlaces; esto es posible porque la selección de los participantes no se hace directamente en función de su nivel de exposición, es decir, primero se selecciona la cohorte y después se mide la exposición. El estudio de Casos y Controles empieza con personas con una enfermedad y otras sin la enfermedad pero, en ambos grupos, podemos medir y comparar diferentes exposiciones (diferentes posibles causas de la enfermedad en cuestión).

36. *Respuesta correcta:* D
Cuando se mide la prevalencia del desenlace (no hay seguimiento), ya está presente la exposición.

37. *Respuesta correcta:* E
Era un estudio Ecológico porque la exposición (tener un teléfono móvil) y el desenlace (fumar menos) se midieron a nivel poblacional («ventas de teléfonos móviles» y «consumo de tabaco», respectivamente). Los autores sugieren, como una posible explicación de los resultados, que al tener teléfonos, los adolescentes disponen de menos dinero para poder comprar y consumir tabaco.

6.7. Preguntas de elección múltiple

6.7.1. PREGUNTAS

Para cada pregunta, seleccione la respuesta más correcta. Se aconseja intentar responder primero a TODAS las preguntas antes de ir revisando las respuestas comentadas.

1. *Un estudio ha codificado la intensidad del dolor de los pacientes como: sin dolor, dolor leve, dolor moderado, y dolor intenso. La variable ha sido medida en una escala:*
(1) Cualitativa nominal.

(2) Cualitativa ordinal.
(3) Cuantitativa discreta.
(4) Cuantitativa continua.
(5) Dicotómica.

2. *Las variables que MÁS procedimientos estadísticos permiten son:*
(1) Cuantitativas de intervalo.
(2) Cualitativas y nominales.
(3) Cualitativas y ordinales.
(4) Cuantitativas de razón.
(5) Todas son iguales en cuanto a posibilidades estadísticas.

3. *En la relación entre las variables TALLA y EDAD:*
(1) Ambas son independientes.
(2) La talla es independiente y la edad dependiente.
(3) La edad es independiente y la talla dependiente.
(4) Ambas son dependientes.
(5) La respuesta depende del diseño del estudio.

4. *Las variables que MENOS procedimientos estadísticos permiten son:*
(1) Cuantitativas de intervalo.
(2) Cualitativas y nominales.
(3) Cualitativas y ordinales.
(4) Cuantitativas de razón.
(5) Todas son iguales en cuanto a posibilidades estadísticas.

5. *¿Qué tipo de escala utiliza la variable talla?:*
(1) Numérica cuantitativa continua y de razón.
(2) Numérica continua.
(3) Numérica cualitativa.
(4) Numérica cualitativa discreta.
(5) Numérica discreta.

6. *El estadío de una enfermedad codificada en 4 grupos de menor a mayor gravedad suele ser una variable:*
(1) Cuantitativa (rango de 1 a 4).
(2) Cualitativa nominal (Grupos A, B, C, D).
(3) Ordinal.
(4) Cuantitativa agrupada en 4 grupos.
(5) Cuantitativa discreta.

7. *El BMI (índice de masa corporal o de Quetelet, «*body mass index*» en inglés) se calcula hallando un cociente con las variables cuantitativas Peso y Talla: BMI = Peso/(Talla)^2. Se pueden agrupar los valores del índice para determinar si una persona es delgada (BMI < 20), normal (BMI entre 20 y 25), tiene sobrepeso (BMI entre 25 y 30) o es obesa (BMI > 30). En este caso, el BMI sería una variable:*
(1) Numérica.
(2) Cualitativa nominal.
(3) Ordinal.
(4) Cuantitativa.
(5) Discreta.

8. *¿Cuál de estas afirmaciones es cierta con respecto a los estudios* prospectivos *en relación con el tiempo de estudio?:*
(1) Pueden ser transversales o longitudinales.
(2) Nunca son transversales.
(3) Nunca son longitudinales.

(4) Para que sean longitudinales debe existir capacidad para introducir nuevas personas a lo largo del estudio.
(5) Al ser prospectivos, nunca son estudios de casos y controles.

9. *Una diferencia* principal *entre un estudio observacional y otro experimental es:*
(1) Que el observacional es prospectivo.
(2) Que el experimental es un estudio de seguimiento longitudinal.
(3) Que el observacional es analítico.
(4) Que en el observacional se necesitan 2 grupos; uno expuesto y otro no expuesto al comienzo del estudio.
(5) Que en el observacional algunas personas ya presentan la exposición que queremos estudiar.

10. *¿Cuál de las siguientes NO es una característica de los estudios de cohortes:*
(1) Permiten estimar directamente la incidencia de la enfermedad.
(2) Pueden valorar la asociación entre un factor de riesgo y varias enfermedades.
(3) En los estudios prospectivos la recogida de datos puede durar mucho tiempo.
(4) Son especialmente eficientes en enfermedades raras.
(5) Pueden valorar factores de riesgo con un periodo de latencia muy largo.

11. *¿Cuál de los siguientes estudios es MÁS compatible con estas definiciones?: hay seguimiento, se estiman incidencias, es observacional, es analítico.*
(1) Transversal.
(2) Ecológico.
(3) Cohortes.
(4) Casos y controles.
(5) Experimental.

12. *¿Cuál de los siguientes estudios es MÁS compatible con estas definiciones?: no hay seguimiento, se comparan prevalencias, es individual y descriptivo.*
(1) Transversal.
(2) Ecológico.
(3) Cohortes.
(4) Casos y controles.
(5) Experimental.

13. *¿De cuál de los siguientes estudios podríamos afirmar que «no tenemos la seguridad de que los que padecen el desenlace son precisamente quienes suelen estar más expuestos al factor de riesgo que estudiamos»?:*
(1) Transversal.
(2) Ecológico.
(3) Cohortes.
(4) Casos y controles.
(5) Experimental.

14. *¿Cuál de estos estudios sería el más económico?*
(1) Transversal.
(2) Ecológico.
(3) Cohortes.
(4) Casos y controles.
(5) Experimental.

15. *Las siguientes afirmaciones son probablemente una ventaja de los estudios de casos y controles frente a los estudios de cohortes prospectivos EXCEPTO:*
(1) Más baratos.

(2) Pueden realizarse más rápidamente.
(3) Más eficiente para el estudio de enfermedades raras.
(4) Más eficiente en el estudio de enfermedades que se desarrollan lentamente.
(5) La relación temporal entre la exposición y la enfermedad está mejor definida.

16. *¿Cuál de los estudios siguientes sería el más rápido a igualdad de número de personas estudiadas?:*
(1) Cohortes prospectivas.
(2) Transversal.
(3) Ensayo clínico aleatorio.
(4) Ensayo clínico doble ciego.
(5) Casos y controles.

17. *En un ensayo clínico pequeño (con pocas personas estudiadas), ¿cuál es una razón suficiente para interrumpir el estudio?:*
(1) Razones éticas, si observáramos tres muertes en el grupo placebo y ninguna en el grupo tratado.
(2) Razones éticas, si existe menos mortalidad en el grupo tratado y aunque «la *p*» no alcance el límite de la significación estadística (por ejemplo, con una $p = 0{,}60$).
(3) Razones éticas, por el juicio y experiencia personal del investigador principal.
(4) Razones estadísticas preestablecidas: en cuanto exista una diferencia significativa entre los grupos estudiados.
(5) Cualquiera es razón suficiente.

18. *¿Cuál de estas series de características puede aplicarse a un estudio de cohortes?:*
(1) Observacional, prospectivo y transversal.
(2) Experimental, retrospectivo y longitudinal.
(3) Observacional, retrospectivo y longitudinal.
(4) Observacional, prospectivo y de corte.
(5) Experimental, prospectivo y transversal.

19. *Al inicio de un estudio de cohortes prospectivo, ¿cómo está la población?:*
(1) Todos sanos.
(2) Todos afectos del desenlace.
(3) La cohorte expuesta, enferma y la cohorte no expuesta, sana.
(4) La cohorte expuesta, sana y la cohorte no expuesta, enferma.
(5) En ambos grupos de comparación algunos están enfermos.

20. *¿Cuál de las siguientes afirmaciones es correcta con respecto a los estudios de casos y controles?:*
(1) En los controles la enfermedad ya ha sucedido en el momento del estudio.
(2) Los controles se toman entre los no expuestos al factor que se estudia.
(3) Los casos pueden ser personas con o sin enfermedad.
(4) Los casos pueden haber estado expuestos al factor o no.
(5) Cuando empieza el estudio nadie está expuesto todavía.

21. *Un médico realizó un estudio de prevalencia y observó que la prevalencia de enfermedades respiratorias era mayor en Marbella que en Madrid. La conclusión más apropiada que puede sacar de sus resultados es:*
(1) Vivir en Marbella causa enfermedad respiratoria.
(2) Quizás la gente con enfermedad respiratoria vive en Marbella por los efectos beneficiosos de su clima.
(3) La incidencia de enfermedad respiratoria es también mayor en Marbella.

(4) Una persona que vive en Marbella tiene más riesgo de desarrollar una enfermedad respiratoria que otra que viva en Madrid
(5) Sería prudente que las personas sensibles a enfermedades respiratorias no vivieran en Marbella.

22. *Un ensayo clínico con aleatorización fue diseñado para comparar dos tratamientos distintos contra los ataques de asma. El objetivo de la aleatorización en este estudio era:*
(1) Obtener grupos de tratamiento de tamaño similar.
(2) Seleccionar una muestra representativa de pacientes en el estudio.
(3) Aumentar el grado de cumplimiento del tratamiento por parte de los pacientes.
(4) Disminuir la probabilidad de que las diferencias observadas en los resultados clínicos, sean debidas al azar.
(5) Obtener grupos de tratamiento con características basales comparables.

23. *Del efecto placebo, podemos afirmar todo lo siguiente EXCEPTO que:*
(1) Es parte de la respuesta global a un tratamiento o intervención.
(2) Se puede dividir en efecto placebo absoluto y regresión a la media.
(3) Incluye al efecto fármaco-dinámico.
(4) Incluye al efecto inespecífico del medicamento o intervención y al efecto inespecífico del médico.
(5) Una cápsula inerte puede tener efecto placebo.

24. *Todas las afirmaciones siguientes respecto al «efecto placebo» son ciertas EXCEPTO una:*
(1) A condición de que igualemos la posibilidad de su aparición en ambos grupos comparados, no representará un problema para la persona que realiza la investigación.
(2) Se produce en el grupo de pacientes llamado «grupo control» y que recibe una sustancia inactiva.
(3) Puede producir en el paciente, tanto reacciones positivas como negativas.
(4) No es suficiente asignar el tratamiento de manera aleatoria para eliminar su efecto.
(5) Es un concepto útil para el diseño adecuado de estudios en epidemiología pero también para la práctica médica diaria.

25. *Una compañía farmacéutica realizó un ensayo clínico doble ciego y con aleatorización de una nueva droga antiprurítica. Tres grupos de personas con la misma intensidad inicial de prurito reciben: el primer grupo, una loción inerte que contenía la droga experimental; el segundo grupo, una loción idéntica pero a la que le faltaba el ingrediente activo; y el tercer grupo no recibió ningún tratamiento. Dos semanas después, los resultados sobre la «intensidad del picor» para los tres grupos fueron:*

Grupo 1: Loción con principio activo:	12
Grupo 2: Loción sin principio activo:	12
Grupo 3: Grupo sin tratamiento:	65

(cuanto más bajo el resultado, menor era la intensidad del picor).
Todas son conclusiones plausibles EXCEPTO:
(1) Que el ensayo clínico demuestra que no merece la pena comercializar la droga experimental.
(2) Que con la droga experimental y la loción sin ingrediente activo se ha logrado disminuir el picor en cierto grado.
(3) Que la loción inerte no se debe considerar como «un tratamiento eficaz».
(4) Que los efectos, tanto con la droga experimental como con la loción sin ingrediente activo, son debidos al «efecto placebo».
(5) El prurito hubiese disminuido igual en los grupos 1 y 2 de no ponerles nada.

26. *Si en un ensayo clínico se especifica que el análisis de los datos se ha efectuado siguiendo una estrategia de «análisis por intención de tratar» se debe interpretar que:*
(1) Sólo se han incluido participantes que han cumplido con el protocolo.
(2) Se ha hecho un diseño sin aleatorización.
(3) Se han excluido a los que no respondían al tratamiento.
(4) Todos los participantes se incluyen en el análisis para mantener la premisa inicial de aleatoriedad y obtener más bien una subestimación del efecto.
(5) Se analizan sólo a aquellas personas que dan su consentimiento para el análisis.

27. *¿Cuál de los siguientes tipos de diseño NO necesita un cálculo previo del tamaño de la muestra, sino que éste se define en función de las diferencias observadas durante el desarrollo del estudio?*
(1) Ensayo clínico cruzado.
(2) Ensayo secuencial.
(3) Ensayo de grupos paralelos.
(4) Ensayo de diseño factorial.
(5) Ensayo clínico enmascarado.

28. *Un laboratorio farmacéutico que está introduciendo en el mercado un nuevo fármaco antihipertensivo está interesado en realizar, entre otros, algunos de los siguientes ensayos clínicos. Señale el ensayo que está MAL planteado:*
(1) Un estudio de fase I en voluntarios sanos para verificar la seguridad del nuevo principio activo.
(2) Un ensayo clínico en fase II, doble ciego y controlado con tratamiento alternativo, en unos 100 pacientes hipertensos para delimitar el intervalo de dosis terapéuticas.
(3) Un ensayo clínico en fase II abierto, en unos 500 pacientes hipertensos para comprobar el efecto sobre la morbilidad cardiovascular.
(4) Un ensayo clínico en fase III, doble ciego y comparativo con otro fármaco antihipertensivo, en unos 100 pacientes hipertensos para verificar la eficacia y la seguridad a corto y largo plazo.
(5) Un estudio en fase IV postcomercialización para verificar la efectividad de la práctica habitual.

29. *Le encargan el diseño de un ensayo clínico en el que es muy importante que un factor pronóstico se distribuya por igual en los dos grupos de tratamiento. El método de aleatorización que usted utilizaría es:*
(1) Aleatorización simple.
(2) Aleatorización por bloques.
(3) Aleatorización estratificada.
(4) Aleatorización centralizada.
(5) Aleatorización ciega (se oculta la secuencia de aleatorización).

30. *¿Cuál de las siguientes afirmaciones es propia del ensayo clínico de diseño cruzado, y no de diseño de grupos paralelos?:*
(1) Cada participante recibe una de las opciones del estudio.
(2) Existe una mayor variabilidad entre poblaciones participantes que en el otro diseño, lo que modifica el tamaño muestral.
(3) En el análisis estadístico deben tenerse en cuenta los factores tiempo, tratamiento y secuencia.
(4) El periodo de lavado se encuentra únicamente al inicio de la experiencia.
(5) El número de participantes es mayor que en el otro diseño.

6.7.2. Respuestas comentadas de las preguntas

1.

Respuesta correcta: 2

La variable es *cualitativa*, los números no representan un valor cuantitativo sino una clasificación del dolor. Por otra parte existe un *orden* creciente de intensidad entre la ausencia de dolor y el dolor máximo, por eso es *ordinal*.

2.

Respuesta correcta: 4

Las variables que más procedimientos permiten son las cuantitativas de razón y permiten analizar entre otros: frecuencias, moda, medianas, percentiles, correlaciones, medias, desviación típica, correlaciones, coeficientes de correlación.

3.

Respuesta correcta: 3

Las variables independientes son aquellas cuyo valor no viene influido por el valor de otras variables en el estudio. La talla varía con la edad y por eso decimos que es dependiente. No es posible que exista un diseño de estudio donde la talla pueda «modificar», actuar sobre la edad.

4.

Respuesta correcta: 2

Las variables que menos procedimientos permiten son las variables cualitativas nominales ya que sólo permiten analizar la frecuencia (proporción de personas en cada categoría de la variable) y la moda (categoría de la variable cualitativa con mayor número de efectivos, es el «atributo más frecuente»).

5.

Respuesta correcta: 1

Es una variable cuantitativa ya que podemos realizar mediciones numéricas del atributo y es continua ya que es posible hallar un valor intermedio entre dos valores. Es de razón porque el valor cero es real y se pueden hallar razones entre dos valores.

6.

Respuesta correcta: 3

El estadío suele consistir en categorías que se encuentran jerarquizadas y ordenadas.

7.

Respuesta correcta: 3

El BMI sin categorizar es una variable cuantitativa y continua. Sin embargo, al transformarla y categorizarla en 3 grupos que además pueden ordenarse de menor a mayor estaríamos trabajando con una variable cualitativa ordinal.

8.

Respuesta correcta: 2

Los estudios prospectivos son siempre longitudinales porque estudiamos un fenómeno por un periodo de tiempo, hay seguimiento.

Los estudios de casos y controles pueden ser tanto retrospectivos como prospectivos.

9.

Respuesta correcta: 5

En el diseño experimental, el investigador controla la asignación del factor de riesgo (o tratamiento), mientras que en los estudios observacionales, el investigador se limita a clasificar a la muestra según la presencia o no de exposición.

Los diseños experimentales son prospectivos y analíticos y pueden realizarse con 2 o más grupos de comparación. Los observacionales pueden ser prospectivos y analíticos y pueden realizarse también con 2 o más grupos de comparación.

10.

Respuesta correcta: 4

Los estudios de cohortes son especialmente eficientes cuando el *factor de exposición* es raro. El estudio indicado cuando la enfermedad es rara es el estudio de casos y controles.

11.

Respuesta correcta: 3

El estudio compatible con estas definiciones es el estudio de cohortes.

El transversal no tiene seguimiento, no se estiman incidencias y es descriptivo.

El ecológico no suele tener seguimiento.

El estudio de casos y controles no suele estimar incidencias.

El experimental no es observacional.

12.

Respuesta correcta: 1

El ecológico no suele valorar exposiciones y desenlaces individuales.

El estudio de cohortes tiene seguimiento, compara incidencias y es analítico.

En el estudio de casos y controles se comparan prevalencias de exposición y es individual pero no es descriptivo sino analítico.

El estudio experimental tiene seguimiento, compara incidencias y es analítico.

13.

Respuesta correcta: 2

Una desventaja de los estudios ecológicos o correlacionales es que la correlación asume que todos los miembros de la población supuestamente expuesta, lo están a la misma cantidad media de factor de riesgo (falacia ecológica).

14.

Respuesta correcta: 2

Los estudios correlacionales o ecológicos puros suelen ser relativamente sencillos de realizar, económicos y rápidos porque su aplicación depende frecuentemente de información que ya existe (datos secundarios).

15.

Respuesta correcta: 5

La determinación de la relación temporal entre la exposición y la enfermedad puede ser difícil en algunos estudios de casos y controles. En los estudios de cohortes, la secuencia temporal entre exposición y efecto es bastante evidente.

16.

Respuesta correcta: 2

El estudio transversal no requiere seguimiento por lo que es más rápido a igualdad de número de personas estudiadas.

17.

Respuesta correcta: 4

En un ensayo clínico podemos realizar análisis estadísticos de los datos obtenidos antes de finalizarse el estudio (por ejemplo, análisis secuenciales), para valorar si un tratamiento es claramente mejor que el otro, en cuyo caso se justificaría interrumpir el ensayo clínico antes de su finalización teórica para que todos los pacientes puedan beneficiarse del tratamiento idóneo. Es importante, es lo ético, tomar esta decisión añadiendo criterios metodológicos y estadísticos claros a los juicios clínicos y experiencia del médico.

18.

Respuesta correcta: 3

En estudios de cohortes hay seguimiento, no son transversales. El seguimiento está implícito en cohortes históricos o retrospectivos porque se valoran desenlaces posteriores al comienzo de la exposición.

Los experimentales son siempre prospectivos.

Efectivamente, el estudio de cohortes prospectivo es longitudinal y el histórico es retrospectivo.

El estudio de cohortes tiene un seguimiento, «de corte» significa transversal, sin seguimiento.

19.

Respuesta correcta: 1

En los estudios de cohortes se definen los grupos según la presencia o no del factor de riesgo de interés (personas expuestas o no expuestas). En el *momento* en el que *comienza el estudio* todos los seleccionados tienen que estar *libres de enfermedad*. Si el estudio es de cohortes retrospectivo, la respuesta 5 es la correcta.

20.

Respuesta correcta: 4

En un estudio de casos y controles, se seleccionan los participantes según la presencia (casos) o no (controles) de una enfermedad cuya etiología queramos estudiar. Seguidamente, y en cada grupo, valoramos la presencia o no de factores de riesgo (exposición) en ambos grupos.

21.

Respuesta correcta: 2

Se trata de un estudio transversal que, como tal, es descriptivo y no analítico, de modo que no debe utilizarse para llegar a conclusiones sobre los determinantes de la enfermedad (relaciones causa-efecto). Sirven para generar hipótesis de asociaciones causales para estudios analíticos. Sólo la opción 2 plantea una hipótesis que, además, es una explicación razonable de los resultados.

22.

Respuesta correcta: 5

En la aplicación de los estudios experimentales a humanos (ensayos clínicos), es mejor asignar el factor de exposición de manera aleatoria porque no podemos obtener personas idénticas en los grupos de comparación. La aleatorización nos permite obtener grupos de tratamiento lo más parecidos posible en cuanto a sus características basales.

El cumplimiento del tratamiento se mejora con el enmascaramiento de la asignación y con medidas de control como pruebas de orina, etc.

23.

Respuesta correcta: 3

La respuesta global a un tratamiento se compone de efecto placebo y efecto farmacodinámico. El efecto placebo a su vez se compone de efecto placebo absoluto y un efecto que no se debe al tratamiento (por ejemplo por regresión a la media). El efecto placebo absoluto está constituido por el efecto inespecífico del medicamento y el efecto inespecífico del médico.

24.

Respuesta correcta: 2

No sería bueno que un grupo presentara más efecto placebo que otro porque resultaría difícil separarlo del posible efecto del tratamiento que nos interesa.

El efecto placebo se produce en cualquier grupo.

Puede producir también reacciones contrarias o adversas al tratamiento.

La aleatorización no es suficiente, sería necesario enmascarar el tratamiento para que el efecto placebo sea semejante en ambos grupos.

El «efecto placebo» es un concepto útil porque nos demuestra que el médico puede ayudar mejor a un paciente si es convincente y si cuida la empatía.

25.

Respuesta correcta: 5

La droga experimental no es eficaz ya que no supera la eficacia del grupo que solamente recibe la loción.

Al no poder separar el efecto placebo del posible efecto de la loción inerte, no podemos hablar de eficacia de la loción independientemente de su efecto placebo.

La prueba de que el prurito no hubiese disminuido es precisamente que el grupo sin tratamiento tiene un mayor prurito.

26.

Respuesta correcta: 4

Una peculiaridad de los ensayos clínicos es el hecho de que pueden existir personas que no siguen el tratamiento indicado. Se acepta que, en general, no es adecuado eliminarlas del análisis sino que es preferible analizar los datos asumiendo que han seguido lo prescrito. Este procedimiento se llama «análisis por intención de tratar». Preserva la aleatorización y si no se hiciera así se perdería el punto más fuerte de un ensayo clínico.

Este tipo de análisis siempre obtiene resultados más conservadores, que son subestimaciones.

27.

Respuesta correcta: 2

El ensayo clínico secuencial es el único que no necesita cálculo previo de tamaño muestral porque es una metodología que consiste precisamente en ir añadiendo pacientes en el ensayo clínico hasta que el análisis estadístico nos indique que hay suficiente evidencia estadística de efecto de uno de los tratamientos estudiados o de ausencia de diferencias entre ellos.

28.

Respuesta correcta: 3

Los ensayos en fase II son ensayos pequeños (100-200 pacientes) en pacientes con la enfermedad y con el objetivo de proporcionar información preliminar sobre eficacia, establecer dosis-respuesta, tolerancia y ampliar datos de seguridad de un ensayo de fase I. Deben ser preferentemente controlados y aleatorizados. La «morbilidad cardiovascular» es un desenlace que no se estudiaría en este tipo de ensayo clínico.

29.

Respuesta correcta: 3

Recuerde que a pesar de la aleatorización, los factores pronósticos pueden distribuirse de manera heterogénea (por razones aleatorias) en los grupos del estudio.

Una manera de garantizar mejor la distribución homogénea del factor pronóstico en ambos grupos es la aleatorización estratificada: si el sexo fuera el factor pronóstico importante, empezaríamos estratificando a las personas del estudio por sexo y en cada grupo de sexo procederíamos a la aleatorización del tratamiento.

30.

Respuesta correcta: 3

En el diseño cruzado cada participante recibe AMBOS tratamientos, existe una MENOR variabilidad porque cada participante hace de su propio control, se debe incluir un periodo de lavado al cambiar de un tratamiento al otro y el número de participantes es MENOR al existir menos variabilidad entre grupos (se obtiene una mayor potencia estadística pues no hay que ajustar por posibles diferencias entre las personas tratadas y sus controles).

CAPÍTULO 7

ERRORES EN LA ESTIMACIÓN DE MEDIDAS DE ASOCIACIÓN EN ESTUDIOS EPIDEMIOLÓGICOS

JOKIN DE IRALA
MIGUEL ÁNGEL MARTÍNEZ-GONZÁLEZ
ESTEFANÍA TOLEDO ATUCHA
F. JAVIER BASTERRA-GORTARI

7.1. **Enfoque contrafáctico de los modelos biológicos**

Con la ayuda de un ejemplo ficticio, vamos a explorar el efecto que tienen los errores sobre las medidas de asociación que se obtienen al realizar estudios epidemiológicos (J. de Irala *et al.*, 2001). Supongamos que tras observar una muestra de 10.000 mujeres embarazadas y con déficit de ácido fólico, nacen 15 niños con Defectos del Tubo Neural (DTN). La incidencia de malformaciones podría deberse al déficit de ácido fólico y resolver esta duda resulta importante porque, de ser cierta la hipótesis, el problema se prevendría con medidas sencillas como el enriquecimiento de alimentos con ácido fólico, recomendando el incremento del consumo de alimentos ricos en dicha vitamina o incluso recomendando suplementos vitamínicos a las mujeres antes de quedarse embarazadas.

La respuesta a dicha pregunta precisa de la comparación de los datos de estas mujeres con las de otro grupo que tuviera niveles normales de ácido fólico. De ser cierta la hipótesis de que el déficit de folato aumenta la incidencia de DTN en los recién nacidos, sería lógico hallar un número menor de recién nacidos con estas malformaciones, por ejemplo, 5 casos con DTN en otro grupo de 10.000 mujeres con niveles normales de ácido fólico (tabla 7.1).

TABLA 7.1. *Asociación entre el déficit de ácido fólico y defectos del tubo neural*

Niveles de ácido fólico	*Defectos del tubo neural*	*Madres*
Déficit	15	10.000
Normal	5	10.000

$$RR = \frac{15/10.000}{5/10.000} = 3$$

El RR correspondiente a estos datos es de 3 y se interpreta afirmando que el déficit de ácido fólico multiplica por tres el riesgo de que un niño nazca con algún DTN. Sin embargo, no podemos descartar que este segundo grupo de mujeres, con niveles normales de ácido fólico, presente, además, ciertas características saludables como una mejor dieta en general, una mejor dotación genética o una menor prevalencia de factores de riesgo como el consumo de tabaco o alcohol. La *menor* incidencia de DTN en estas mujeres puede deberse a dos fenómenos diferentes: a que tengan niveles suficientes de ácido fólico, o a que tengan otros hábitos y condiciones más saludables, con lo que el RR de 3 sería una sobreestimación del efecto pernicioso de los niveles bajos de ácido fólico en mujeres embarazadas, es decir, el efecto observado podría ser erróneo o estar confundido.

El procedimiento más perfecto para resolver la hipótesis sobre el efecto del déficit de ácido fólico consistiría en comparar a las primeras 10.000 mujeres que presentaban niveles insuficientes de ácido fólico con *ellas mismas* pero suponiendo que tuvieran niveles normales de ácido fólico. En este caso, ambos grupos solamente se distinguirían en su exposición al ácido fólico y cualquier valor de la medida de asociación sería realmente atribuible al déficit de ácido fólico. Sin embargo, dicho grupo de comparación no es posible en la práctica, no es «factible», va en contra de los hechos (cada mujer tiene o no un nivel adecuado de ácido fólico), y por ello ha sido llamado «grupo contrafáctico» (K. J. Rothman, S. Greenland, y T. L. Lash, 2008). De existir una asociación entre el déficit de ácido fólico y los DTN, obtendríamos probablemente una incidencia menor de 15/10.000 en estas mujeres «contrafácticas» con niveles normales de ácido fólico pero una frecuencia mayor que la incidencia hipotética de 5/10.000 que presentábamos anteriormente; obtendríamos, por ejemplo, otra incidencia que hemos asumido hipotéticamente que sería de 10/10.000 (tabla 7.2).

TABLA 7.2. *Asociación entre el déficit de ácido fólico y defectos del tubo neural. Grupo de comparación contrafáctico*

Niveles de ácido fólico	*Defectos del tubo neural*	*Madres*
Déficit	15	10.000
Normal	10	10.000

$$RR = \frac{15/10.000}{10/10.000} = 1{,}5$$

En el ejemplo de la tabla 7.2, la medida de asociación sería menor (RR = 1,5). Podemos concluir, por lo tanto, que siempre que estimamos una medida de asociación (RR = 3 de la tabla 7.1), esta medida es el resultado de la conjunción de dos valores: la medida del efecto real (RR = 1,5 de la tabla 7.2) y un valor que llamamos «confusión» o «error» que se debe al hecho de utilizar un grupo de comparación que difiere del grupo contrafáctico ideal (este valor correspondería a 2 en nuestro caso). De forma resumida:

Medida de asociación (RR = 3) = *Efecto real* (RR = 1,5) × *Confusión o error* (2)

En la medida en que consigamos grupos de comparación más similares al contrafáctico ideal, obtendremos medidas de asociación más cercanas a la medida del efecto real que le corresponde a la exposición que se estudia porque el valor de «confusión» o «error» será menor.

Esto es lo que, de hecho, se pretende al aplicar el método epidemiológico en los diseños de investigación. Veremos a continuación cómo los errores de medición y los sesgos afectan a este modelo contrafáctico y cómo las medidas de asociación no son válidas si no conseguimos cumplir mínimamente con las condiciones del modelo contrafáctico.

7.2. Validez y errores sistemáticos

La *validez* de una medición consiste en la capacidad de poder medir lo que realmente queremos medir. Afirmaremos que una medida de peso será «válida» si corresponde al peso real de la persona que estamos pesando en ese momento. Puesto que cuando no se consigue un grupo de comparación contrafáctico nos alejamos realmente de la verdadera medida de efecto, podemos afirmar también que la validez se relaciona directamente con la capacidad de lograr grupos de comparación contrafácticos.

La validez se puede valorar desde los dos aspectos siguientes: la *validez interna* y la *validez externa*.

7.2.1. Validez interna

La validez interna de un estudio epidemiológico valora el grado en que los resultados obtenidos son correctos para las personas incluidas en un estudio concreto. Se obtiene evitando errores en el diseño del estudio pero también en el análisis de los datos. Cuando no analizamos los datos de un estudio con el método estadístico correcto *(sesgo de mala especificación)* podemos afectar gravemente a la validez de los resultados alcanzados y en consecuencia la validez interna de un estudio. Por ejemplo, ante una epidemia, si medimos la frecuencia de enfermedad con la incidencia acumulada en vez de utilizar tasas, podría pasar desapercibida la virulencia real de la infección en cuestión, es decir, la rapidez con la que se infectan las personas. El estudio epidemiológico de Trastornos de la Conducta Alimentaria (TCA) realizado en una muestra de adolescentes y jóvenes navarras tiene una gran validez interna porque se realizó en una muestra amplia de adolescentes y jóvenes que permitió la aplicación de análisis estadísticos multivariables, con una proporción de seguimiento superior al 90 %. La muestra inicial estaba bien representada, con instrumentos de medición (cuestionarios y entrevistas con psiquiatras) validados anteriormente y con un seguimiento correcto de las participantes durante el tiempo de observación proyectado para que la medición de la incidencia de TCA fuera correcta (J. de Irala *et al.*, 2008).

7.2.2. Validez externa

La validez externa de un estudio es la capacidad de poder generalizar los resultados de la muestra en el estudio a la población de referencia o a aquella sobre la que se pretenden aplicar las conclusiones del estudio. Se obtiene trabajando con muestras representativas de la población de referencia (muestreo aleatorio probabilístico, o cualquiera de las otras variedades, cuando es posible) y evitando que el desarrollo del estudio o la falta de seguimiento adecuado de sus participantes modifiquen una selección de personas inicialmente adecuada. Podemos afirmar, siguiendo con el ejemplo anterior, que el estudio epidemiológico de TCA tiene también una gran validez externa porque se realizó en una muestra *representativa* de adolescentes y jóvenes de *toda* Navarra, teniendo en cuenta la distribución tanto rural como urbana de la población, y porque el seguimiento de dicha muestra representativa fue adecuado (J. de Irala *et al.*, 2008). Afirmaremos que «el estudio tiene validez externa para Navarra» pero tampoco podríamos afirmar que la validez externa sea extensible a «las chicas *españolas*» o a «los *varones* navarros o españoles».

Un estudio con validez interna puede tener validez externa o no tenerla. Un estudio sin validez interna nunca puede tener validez externa.

7.2.3. Errores sistemáticos

Un error sistemático o sesgo es un error que consistentemente tiene lugar en cada medición pero que además, ocurre siempre en la misma dirección (se mide un valor siempre mayor o siempre menor que el valor real). Por ejemplo, hablaríamos de error sistemático en el caso de una balanza que siempre pesara con 500 gr de exceso. Los *errores sistemáticos* afectan a la *validez interna* de un estudio y por lo tanto *indirectamente también* a la *validez externa* del mismo.

Si realizáramos la media de una serie de mediciones con errores sistemáticos, dicho valor medio se alejaría del valor real y afirmaríamos que es un valor con «poca validez» porque se alejaría del valor real que buscamos.

Los errores sistemáticos se caracterizan por:

a) Afectar más a la validez que a la precisión del estudio (la precisión se explica a continuación).

b) Desviar las estimaciones de la asociación en una sola dirección (sin embargo, varios errores simultáneos pueden contrarrestarse unos a otros).

c) Ser generalmente predecibles. En concreto, hay que identificar qué efecto tendrá el sesgo sobre la medida de asociación (subestimación o sobreestimación del efecto real).

   Cuando el sesgo implica que se obtengan valores de OR o RR mayores que el valor real cuando el factor estudiado es perjudicial (cuando la OR > 1 o el RR > 1), o bien OR o RR menores que el valor real cuando el factor estudiado es beneficioso (cuando la OR < 1 o el RR < 1), diremos que la medida de asociación observada sobreestima el efecto real. Cuando el sesgo implica que la medida de asociación observada esté más próxima al valor nulo que el efecto real, hablamos de subestimación.

d) Ser en parte evitables mejorando el diseño y/o el análisis de los datos.

7.3. **Precisión y errores aleatorios**

7.3.1. Precisión

La *precisión* o *fiabilidad* de una medición valora la reproducibilidad de una medición, es decir, la capacidad de poder obtener un mismo valor cuando una medición se realiza sobre la misma persona en más de una ocasión y en condiciones similares. Tiene sentido hablar de «reproducibilidad» tanto si utilizamos un instrumento de medida varias veces en una misma persona como si valoramos medidas realizadas en una misma persona pero por investigadores diferentes. La precisión se puede valorar examinando los intervalos de confianza de una estimación. A mayor precisión, menor rango entre los límites del intervalo de confianza o lo que es lo mismo, más estrecho será el intervalo de confianza (M. A. Martínez-González *et al.*, 2006).

7.3.2. Errores aleatorios

Un error aleatorio es un error que no es constante en cada medición, no ocurre siempre en la misma dirección. De manera aleatoria, obtenemos valores a veces mayores y a veces menores que el valor real. Por ejemplo, hablaríamos de error aleatorio en una báscula que a veces mide por defecto y otras por exceso.

Habrá mayor *precisión* o mayor *fiabilidad* de una medición, cuando los errores aleatorios sean pequeños. En ausencia de error sistemático, si realizáramos la media de una serie de mediciones con errores aleatorios, dicho valor medio se acercaría al valor real. El rango entre una serie de mediciones aumenta con el grado de errores aleatorios. El error aleatorio no afecta en sí a la validez interna pero sí dificulta la posibilidad de encontrar una asociación entre dos variables por la imprecisión de las medidas.

En la figura 7.1, esquematizamos estos conceptos con el ejemplo del lanzamiento de dardos sobre una diana, donde cada dardo representa una medición y el centro de la diana el valor real que deseamos alcanzar o medir.

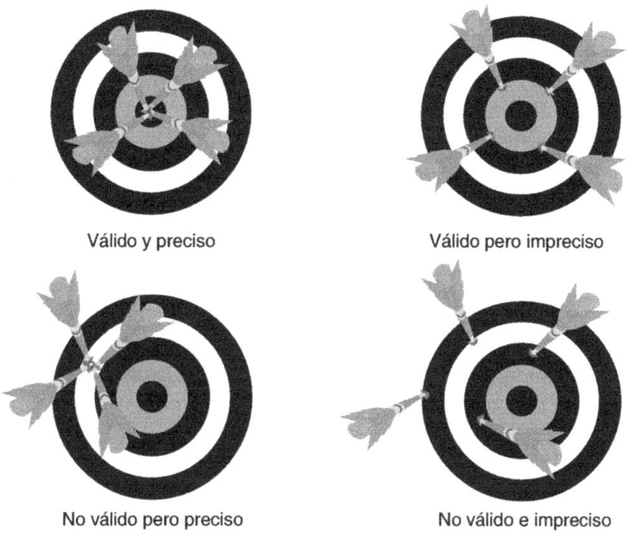

Fig. 7.1. *Errores sistemáticos y aleatorios, validez y precisión.*

Aplicando el ejemplo anterior al caso de la estimación del peso corporal, en kilogramos, en una persona cuyo *peso real es 80 kg*, obtendríamos las situaciones siguientes (tabla 7.3):

Tabla 7.3. *Validez y precisión de cuatro balanzas*

Características de las balanzas	*Cinco mediciones (kilogramos)*					*Media*	*Rango*
a) Aparato válido y preciso	80,01	80,02	80,00	79,99	79,98	80,00	0,04
b) Aparato válido pero impreciso	79,80	80,20	80,00	79,90	80,10	80,00	0,40
c) Aparato no válido pero preciso	75,50	75,50	75,50	75,50	75,50	75,50	0
d) Aparato no válido e impreciso	85,00	81,00	80,00	79,80	86,00	81,36	6,2

En la situación (*a*) de la tabla 7.3, la media de todos los pesos es el valor real (80 kg) y el rango entre todas las mediciones es pequeño (80,02 − 79,98 = 0,04). En la situación (*b*), la media es también 80 kg y, por lo tanto, es un instrumento válido pero el rango es mayor (80,2 − 79,8 = 0,4), es 10 veces mayor (0,4/0,04 = 10) que en el caso (*a*). En la situación (*c*), la media se aleja del valor real aunque siempre hallemos el mismo valor con alta precisión en las 5 mediciones. Finalmente, en la situación (*d*) ni la media ni el rango de los valores es aceptable.

7.4. **Sesgos**

Un sesgo se puede definir como un error sistemático en un estudio epidemiológico que tiene como consecuencia la estimación errónea de la asociación entre la exposición y el desenlace (entre variable independiente y variable dependiente) (C. H. Hennekens, 1987; J. M. Last, 1995). Como trabajamos con seres humanos, es prácticamente imposible eliminar los sesgos en su totalidad; no es posible obtener grupos de comparación idénticos que solamente se diferencien en la exposición de interés como en experimentos con animales genéticamente similares. Los sesgos pueden originarse en cualquier fase de nuestra investigación: la revisión bibliográfica, la selección de participantes, la obtención de datos de múltiples lugares o registros, en los procesos de medición, en el análisis e interpretación de los resultados y, finalmente, en la fase de publicación (fig. 7.3).

Dado que los sesgos pueden aparecer en cualquier fase de la investigación y es prácticamente imposible eliminarlos en su totalidad, hemos resaltado, en capítulos anteriores, la importancia de considerar siempre los errores y sesgos como una de las explicaciones de nuestros resultados; dicha valoración se suele hacer en la discusión de las publicaciones científicas. Los tipos de sesgos son tan variados que ya en 1979, David Sackett presentaba un catálogo de 35 sesgos posibles en las diferentes fases de los estudios epidemiológicos (D. L. Sackett, 1979).

La mayoría de los sesgos se pueden clasificar en dos grupos fundamentales: los *sesgos de selección* y los *sesgos de observación o de información*.

7.4.1. Sesgos de selección

La consecuencia de un «sesgo de selección» es que la comparación de la variable de interés en un estudio epidemiológico (desenlace en estudios de cohortes y experimentales, exposición en estudios de casos y controles) se realiza entre grupos que no cumplen el criterio de comparación contrafáctica explicado anteriormente debido a que uno o ambos grupos no contienen a las *personas adecuadas* para que el modelo contrafáctico se cumpla.

En la figura 7.2 se representa la situación ideal, *sin sesgo de selección*. La prevalencia de tabaquismo en la población de donde proceden ambos grupos de participantes que se comparan para valorar el efecto de la contaminación atmosférica es la misma que la prevalencia de tabaquismo en los grupos comparados al inicio y al final del estudio. A igualdad de todo lo demás, el RR de problemas respiratorios (RR = 0,1/0,05 = 2) se puede atribuir a la contaminación atmosférica y no al tabaquismo ya que ambos grupos tienen la misma prevalencia de fumadores.

Los dos grupos son representativos de una población donde la prevalencia de tabaquismo es del 30 %.

Las situaciones que pueden conducir a sesgos de selección son:

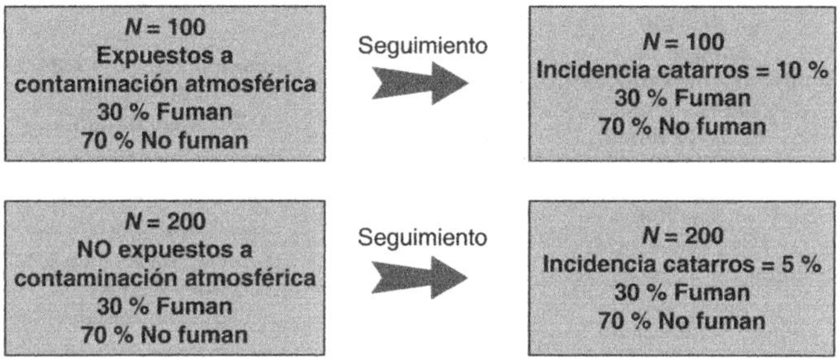

FIG. 7.2. *Comparación contrafáctica.*

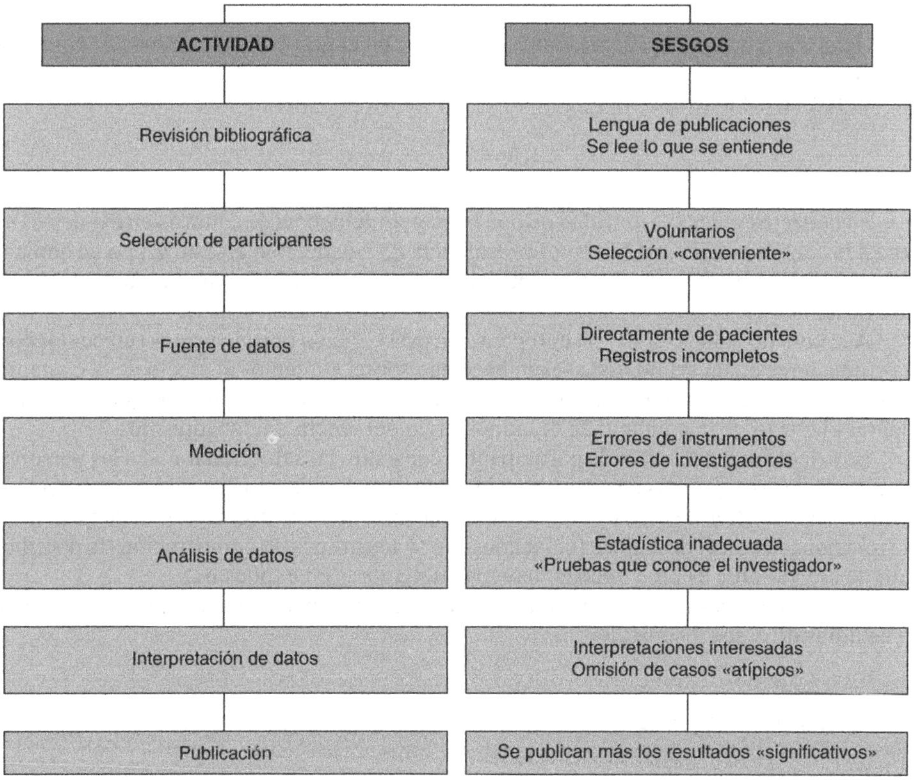

FIG. 7.3. *Sesgos en las diferentes fases de la investigación.*

Selección inadecuada de personas al comenzar el estudio

Los participantes incluidos en un estudio se seleccionan (normalmente de manera inconsciente) creando una asociación con las variables que se pretenden valorar (en estudios de cohortes, queremos valorar la aparición de la enfermedad y en estudios de casos y controles, la existencia de antecedentes de una exposición a un factor de riesgo). Siguiendo con el ejemplo del efecto de la contaminación atmosférica sobre catarros, es como si eligiéramos a más fumadores en el grupo de personas expuestas a la contaminación atmosférica (fig. 7.4).

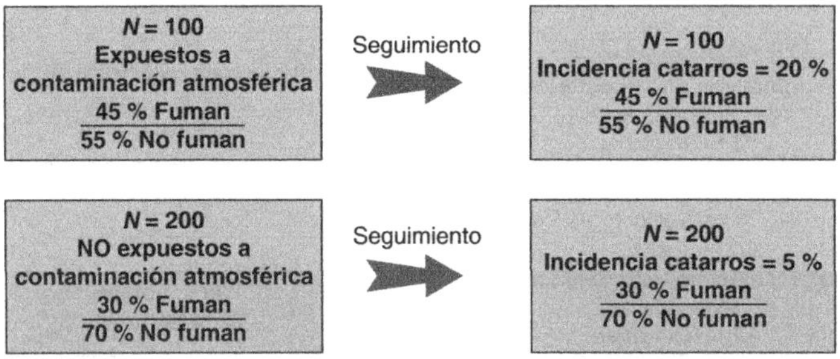

FIG. 7.4. *Sesgo de selección: no se seleccionan correctamente a los participantes iniciales del estudio.*

Hemos seleccionado a demasiados fumadores en el grupo de expuestos a la contaminación.

El RR de catarros es:

$$RR = \frac{0{,}2}{0{,}05} = 4$$

pero no podemos tener la seguridad de que la mayor incidencia de catarros en expuestos se deba a la contaminación o a la mayor prevalencia de tabaquismo en este grupo en comparación con el grupo de personas no expuestas a la contaminación (o incluso a la combinación de ambas).

A la hora de valorar el RR, la comparación está sesgada porque hemos seleccionado a más fumadores en un grupo. Este sesgo hace que sobreestimemos el efecto de la contaminación atmosférica (ya sabemos que el RR correcto es 2). Algo tendremos que hacer para separar el efecto de la contaminación atmosférica del efecto del tabaquismo.

La selección inadecuada de participantes consistirá en seleccionar mal a las personas expuestas y/o no expuestas en un estudio de cohortes o en seleccionar mal los casos y/o los controles en estudios de casos y controles. Se ha «creado» una asociación entre una variable relacionada con el desenlace (el tabaquismo) y los grupos de comparación (la distribución de esa variable es heterogénea, hay más fumadores en expuestos).

En cualquier caso, la selección inadecuada de participantes puede ser más frecuente en estudios de casos y controles

CONCEPTOS AVANZADOS

Sesgo del trabajador sano (healthy worker effect)

Es un caso de selección inadecuada de participantes propia de estudios de cohortes.

Es más frecuente en epidemiología laboral al estudiar factores de riesgo en el trabajo. Por ejemplo, al valorar a trabajadores con ocupaciones con alto riesgo de morbimortalidad y al compararlos con un grupo de la población general, puede suceder que no encontremos ningún problema en la ocupación estudiada o que el problema identificado sea menor al esperado porque estos trabajadores son personas especialmente sanas (más sanos que la media de la población general). El hecho de que sean especialmente sanos ha podido determinar la elección de esa ocupación y/o su permanencia en la misma (piénsese en ejemplos de condiciones de trabajo especialmente difíciles que «atraerían» más a personas especialmente sanas, como por ejemplo trabajar como minero en condiciones climatológicas extremas o con horarios muy difíciles, etc.).

La falacia de Neyman, el sesgo de Berkson y el sesgo de sospecha diagnóstica son ejemplos de sesgos de selección, por selección inadecuada de participantes al comienzo del estudio, en estudios de casos y controles.

Falacia de Neyman o sesgo de supervivencia

Como ya se explica en los capítulos previos, este sesgo consiste en realizar un estudio de casos y controles con casos prevalentes en vez de utilizar casos incidentes. Los factores de riesgo (exposición que valoramos en un estudio de casos y controles) pueden ser también factores pronósticos que determinan la duración de la enfermedad. Las personas con peor pronóstico fallecen antes por presentar formas más graves de la enfermedad y presumiblemente un mayor grado de exposición al factor de riesgo. Los casos prevalentes, probablemente los que más sobreviven, serían entonces personas menos expuestas, no representan la exposición realmente presente en todos los casos sino la exposición en *casos leves* y al comparar su grado de exposición con la de los controles, hallaremos una subestimación de la medida de asociación (recuerde el ejemplo de la fig. 6.12).

Sesgo de Berkson

Es un sesgo de selección que solamente se da en estudios de casos y controles hospitalarios. Ocurre cuando la presencia en el hospital de los casos y controles expuestos y no expuestos viene determinada por una variable relacionada con la exposición y de manera diferencial en los casos y en los controles de manera que la OR resultante está sesgada.

Por ejemplo, si realizáramos un estudio de casos y controles hospitalario con pacientes diagnosticados de cáncer de pulmón y controles provenientes de un hospital donde existe un programa de cesación tabáquica conocido por su eficacia, tendríamos con toda seguridad una mayor probabilidad de que cualquier posible control (alguien que se pasea por ese hospital) sea un fumador, que está ahí por la reputación del centro en ese área, que si escogiéramos controles de un hospital donde no se ofreciera un programa de cesación tabáquica. En este caso, el sesgo de Berkson resultaría en una subestimación del efecto perjudicial del tabaco.

La variable que introduce el sesgo en este ejemplo es la existencia del programa de cesación tabáquica, está relacionada con la exposición que nos interesa valorar (los que acuden al programa son fumadores) y afecta más, de manera diferencial, al grupo de controles ya que es responsable de que encontremos más controles fumadores que lo que hallaríamos en otras circunstancias. Es diferencial porque el programa de cesación tabáquica probablemente no afecta a la característica de los casos identificados en el hospital.

Varias circunstancias pueden provocar el sesgo de Berkson afectando, por el contrario, a la selección de casos: la gravedad de los síntomas que llevan a algunos pacientes a un hospital concreto, la mayor o menor facilidad de acceso al hospital donde se realiza el estudio o la mayor o menor popularidad de ciertos hospitales para ciertas enfermedades.

La paradoja de Berkson es difícil de identificar pero su presencia es posible en cualquier estudio de casos y controles con base hospitalaria.

Sesgo de sospecha diagnóstica

Precisamente el hecho de que un paciente esté expuesto a un factor de riesgo hace que se sospeche antes su diagnóstico. Se diagnosticará entonces la enfermedad en los expuestos con mayor facilidad y antelación, lo cual determina a su vez que los expuestos pasen más tiempo «etiquetados» como enfermos que los no expuestos y tengan mayor probabilidad de ser seleccionados como casos en un estudio de casos y controles. Este problema será peor aún si estudiamos casos prevalentes.

Seguimiento incompleto de los participantes (lost to follow-up *en inglés*)

Otra situación que puede conducir a un sesgo de selección es que perdamos a ciertas personas durante el seguimiento. El problema surge cuando la pérdida del seguimiento está relacionada con la variable que comparamos (ya sea esta el desenlace o la exposición). Por ejemplo, es posible que perdamos a más «no fumadores» que «fumadores» en uno de los grupos comparados (fig. 7.5).

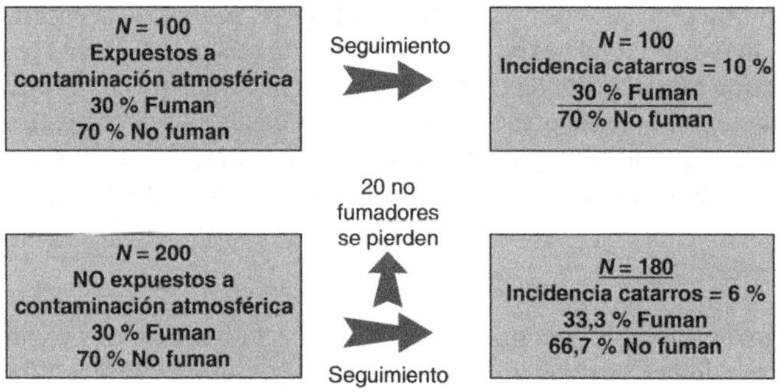

FIG. 7.5. *Sesgo de selección: seguimiento incompleto.*

Hemos seleccionado bien los dos grupos pero 20 *no fumadores* del grupo *no expuesto* a la contaminación se van del estudio porque nada les motiva permanecer en él.

El RR de catarros es:

$$RR = 0{,}1/0{,}06 = 1{,}67$$

Pero no podemos tener la seguridad de que la mayor incidencia de catarros en expuestos a la contaminación refleje correctamente el efecto de contaminación porque algunos casos que se han producido en no expuestos pueden deberse a la mayor prevalencia de tabaquismo.

El sesgo de selección debido al seguimiento incompleto de no fumadores en el grupo no expuesto a la contaminación atmosférica produce una subestimación del efecto real de la contaminación (recuerde que el valor real era RR = 2), porque algunos casos que se contabilizan en el grupo de no expuestos se deben a la mayor prevalencia de tabaquismo en este grupo en comparación con el grupo expuesto a la contaminación (60/180 = 33,3 % y 30/100 = 30 % respectivamente).

Los sesgos de selección por seguimiento incompleto de los participantes son propios de estudios donde se precisa un seguimiento de los participantes, como los estudios de cohortes prospectivos y los estudios experimentales. El dato crucial a la hora de valorar el efecto del seguimiento incompleto es ver en qué medida el abandono o la falta de seguimiento se relaciona con el desenlace que estamos valorando y en qué medida se produce más en uno de los grupos estudiados. Cuando los abandonos o las pérdidas son «informativas» (se asocian con las variables que estudiamos) y se producen más en un grupo, se introduce el sesgo de selección.

Valores ausentes en el momento de realizar el análisis

A veces, nos encontramos con valores faltantes en algunas variables y para ciertas personas de nuestra base de datos. Cuando queremos realizar un análisis estadístico con variables donde faltan valores para ciertas variables, los programas estadísticos de análisis multivariable no pueden incluir en dicho análisis a personas para quienes faltan esos datos y estas personas quedan automáticamente excluidas del mismo. En la práctica, el análisis se realiza como si las personas con valores faltantes no estuvieran presentes en la base de datos. En la figura 7.7, se representa la situación donde no ha sido posible obtener la información sobre tabaquismo en 20 fumadores del grupo expuesto. Estas personas quedan por lo tanto automáticamente eliminadas por el programa estadístico al realizar el análisis comparativo de incidencia de catarros entre los dos grupos de exposición y ahora tendremos un 12,5 % (10/80) de fumadores y un 87,5 % (70/80) de no fumadores en el grupo de personas expuestas durante este análisis concreto. Lógicamente, al contar con menos fumadores en el grupo de expuestos, obtenemos una menor incidencia de catarros atribuible al menor tabaquismo (fig. 7.6).

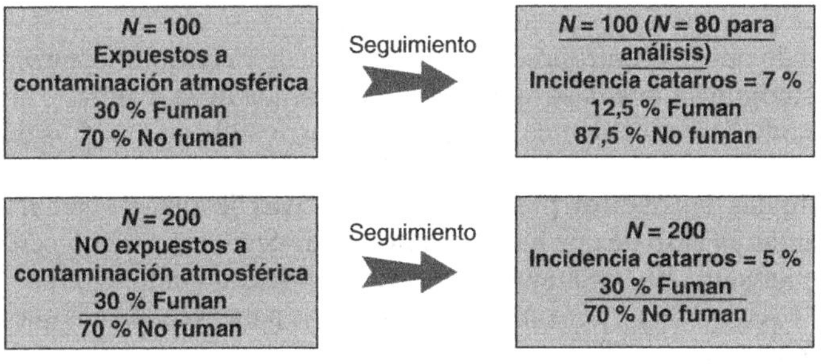

FIG. 7.6. *Sesgo de selección: valores faltantes.*

El RR de catarros es:

$$RR = 0{,}07/0{,}05 = 1{,}4$$

Pero la incidencia de catarros en el grupo de expuestos es menor que la que cabría esperar porque ahora hay menos fumadores que en el grupo de NO expuestos.

En el ejemplo, el efecto de este sesgo de selección es que se subestima la asociación entre la contaminación y la incidencia de catarros.

Tenga en cuenta que, a diferencia de la situación con selección inadecuada de participantes, en las situaciones de seguimiento incompleto de participantes y de valores ausentes no existe propiamente dicha una selección inadecuada de participantes para el estudio. Se empieza con muestras correctamente seleccionadas y los problemas surgen después de la correcta selección de los grupos. Sin embargo, no cabe duda de que los problemas de seguimiento incompleto y de valores faltantes resultan, al final, en grupos de comparación que son inadecuados, como si los hubiésemos *seleccionado* mal desde el principio. Por esta razón queda claramente justificado el término de «sesgo de selección».

En resumen, podemos decir que se produce un sesgo de selección en situaciones (selección inicial de muestras inadecuada, seguimiento incompleto de muestras y valores faltantes en el análisis) que alteran la composición final de los grupos que queremos comparar en un estudio epidemiológico. Estas situaciones se convierten en un problema cuando la composición de los grupos a comparar deja de ser contrafáctica porque aparecen (en el diseño o en el proceso del estudio) distribuciones heterogéneas de características que se asocian a la variable que nos interesa comparar (desenlace en estudios de cohortes o exposición en casos y controles) en los grupos estudiados.

7.4.2. Control de los sesgos de selección

Los sesgos de selección deben controlarse en las diferentes situaciones donde se originan:

En la fase de diseño del estudio

— Procurando no seleccionar a los participantes en función de criterios que pudieran estar relacionados con las variables que queremos estudiar (desenlace en cohortes o exposición en casos y controles).
— Evitando que los controles de estudios de casos y controles conozcan la hipótesis del estudio para que la participación no dependa de la misma.
— Eligiendo casos incidentes siempre que sea posible en estudios de casos y controles.
— En estudios de cohortes, preparando alternativas de toma de contacto con los participantes en caso de que haya cambios de direcciones para no perderlos durante el seguimiento. En ocasiones, sobre todo si el seguimiento es largo, puede ser pertinente seleccionar a personas muy motivadas para asegurarnos que el seguimiento sea bueno.

Durante el transcurso del estudio

— Manteniendo contactos frecuentes para evitar abandonos o pérdidas en el seguimiento. Es importante, mantener la motivación de los participantes para que nadie abandone el estudio.

En la fase de recogida de datos

— Evitando los valores faltantes asegurándose de que toda la información se recoge de manera exhaustiva.

En la fase de análisis de datos

— El análisis estadístico de los datos puede permitir identificar la presencia de sesgos de selección y valorar su efecto sobre la medida de asociación. Por ejemplo, al comparar los grupos en estudio, podemos darnos cuenta de que hubo una mayor pérdida de seguimiento en un grupo y que además los abandonos son «informativos», es decir, que se asocian con la variable que estamos investigando. También es posible valorar la magnitud de este efecto y en consecuencia realizar un análisis de sensibilidad estimando diferentes medidas de asociación teniendo en cuenta las características de las personas que han abandonado el estudio.
— Si disponemos de la información relativa a las variables responsables del sesgo

de selección, podemos proceder a controlar la distorsión realizando los ajustes estadísticos pertinentes, por ejemplo, con la ayuda de análisis multivariables. Siguiendo con nuestros ejemplos anteriores, podremos ajustar la estimación del RR por tabaquismo a condición de saber si las personas de nuestro estudio fuman o no. Nótese que no siempre tendremos esta información a nuestro alcance porque el sesgo de selección puede estar presente sin que hayamos recogido la información sobre las variables responsables del mismo. En este caso será difícil controlar el sesgo de selección en el análisis.

7.4.3. Sesgos de información o de clasificación

El sesgo de información o de clasificación, también llamado sesgo de observación, se define como la incorrecta clasificación de los participantes de un estudio con respecto a las variables dependientes (desenlaces) o independientes (variables predictoras, exposición, factores de riesgo, tratamiento, medida preventiva, etc.) recogidas por el investigador.

Los sesgos de información son *no diferenciales* cuando existe la misma proporción de personas mal clasificadas con respecto a la otra variable objeto de comparación. Por ejemplo, cuando existe la misma proporción de mala clasificación de la exposición en enfermos y en sanos. Serán *diferenciales* cuando no existe la misma proporción de personas mal clasificadas con respecto a la otra variable objeto de comparación.

El sesgo de información no diferencial *suele* distorsionar la medida de asociación hacia el valor nulo, subestimando el efecto de la exposición, mientras que el efecto del sesgo de información diferencial es más grave porque, al ser más impredecible, puede llegar a invalidar los resultados de un estudio.

En la práctica, la clasificación incorrecta de la exposición suele ser más frecuente que la clasificación incorrecta del desenlace. Por otra parte, la clasificación incorrecta de la exposición suele ser más frecuente en estudios de casos y controles mientras que la clasificación incorrecta del desenlace suele ser más frecuente en estudios de cohortes o estudios experimentales.

Clasificación errónea no diferencial *del* desenlace

Es más frecuente en estudios de cohortes y estudios experimentales.

La clasificación errónea del desenlace es no diferencial cuando los errores son independientes de la exposición de las personas estudiadas. En otras palabras, tiene que existir la misma probabilidad de clasificaciones erróneas del desenlace tanto en los expuestos como en los no expuestos. Esto podría ocurrir cuando el diagnóstico se realiza por un procedimiento o aparato con poca sensibilidad o poca especificidad (poco válidos), o cuando se realiza por una persona con poca experiencia en el diagnóstico de la enfermedad en cuestión. Las equivocaciones ocurrirán por igual en ambos grupos independientemente de la exposición del participante.

Los errores de clasificación no diferenciales del desenlace habitualmente se caracterizan por sesgar los resultados hacia el valor nulo en estudios de cohortes cuando la exposición es dicotómica porque hacen que los grupos comparados se parezcan más entre ellos. Tienden a diluir el efecto, disminuyendo cualquier asociación que pudiera existir. Sin embargo, cuando el problema surge por fallos en los aparatos, criterios diagnósticos o investigadores que hallan la misma proporción de falsos negativos en ambos grupos por igual, el sesgo no modifica ni el RR ni la OR, pero sí modifican los riesgos atribuibles.

En la tabla 7.4, se observa un sesgo de clasificación no diferencial en un ejemplo ficticio. En cada grupo de exposición, el 50 % de personas sanas (1/2 en expuestas, 2/4 en no expuestas) son erróneamente clasificadas como enfermas. La consecuencia es un riesgo relativo menor que el real.

Clasificación errónea diferencial *del* desenlace

Es más frecuente en estudios de cohortes y en estudios experimentales.

Obtendremos una clasificación de la enfermedad distinta dependiendo de la exposición de las personas estudiadas. En otras palabras, no existe la misma proporción de participantes erróneamente diagnosticadas en ambos grupos de exposición. Este tipo de sesgo podría ocurrir si el diagnóstico o la evaluación del desenlace se realiza con procedimientos, criterios diagnósticos o aparatos diferentes en expuestos y no expuestos, por investigadores con diferente nivel de experiencia en cada grupo (expuesto/no expuesto) o por investigadores que conocen a qué grupo pertenecen los participantes (expuesto/no expuesto).

Clasificación errónea *no diferencial* de la *exposición*

TABLA 7.4. *Clasificación errónea no diferencial del desenlace en un estudio de cohortes prospectivo*

Exposición	*Enfermos reales*	*Enfermos (clasificación errónea no diferencial)*
Sí	Sí	Sí
Sí	Sí	Sí
Sí	Sí	Sí
Sí	Sí	Sí
Sí	**No**	**Sí**
Sí	No	No
No	Sí	Sí
No	Sí	Sí
No	**No**	**Sí**
No	**No**	**Sí**
No	No	No
No	No	No
Riesgo Relativo	(4/6)/(2/6) = 4/2 = 2	(5/6)/(4/6) = 5/4 = 1,25

	Enfermedad	
Exposición	*Sí*	*No*
Sí	4	2
No	2	4

	Enfermedad	
Exposición	*Sí*	*No*
Sí	5 ←	— 1
No	4 ←	— 2

Es más frecuente en los estudios de casos y controles.

La clasificación errónea de la exposición es no diferencial cuando los errores son independientes de la pertenencia de los participantes estudiados al grupo de casos o al de controles. En otras palabras, tiene que existir la misma probabilidad de clasificaciones erróneas de la exposición tanto en los casos como en los controles.

Ejemplo: En un estudio de casos y controles para valorar la relación entre la utilización de espermicidas y las malformaciones congénitas, los autores utilizaron la existencia de una receta médica para dichos espermicidas en la historia clínica de las mujeres, como signo de exposición al fármaco. La prescripción tenía que estar presente en los 600 días anteriores al parto. Al definir la exposición de este modo, podemos comprender que existieron muchas clasificaciones erróneas de la exposición (algunas mujeres sin receta médica habrán utilizado el espermicida y otras han podido decidir no utilizar el espermicida a pesar de poseer una receta médica para su utilización). Sin embargo, todo hace pensar que las clasificaciones erróneas serían no diferenciales (aleatorias), es decir, independientes de que los niños tuvieran o no malformaciones, ya que la prescripción del espermicida fue anterior a los nacimientos.

Recordemos que los errores de clasificación no diferenciales suelen caracterizarse por sesgar los resultados hacia el valor nulo cuando el desenlace es dicotómico porque hacen que los grupos comparados se parezcan más entre ellos. En otras palabras, tienden a diluir el efecto, a disminuir cualquier asociación que pudiera existir. En el ejemplo anterior los autores encontraron una asociación positiva y leve entre los espermicidas y las malformaciones, lo que a la luz de un sesgo que tiende a disminuir el efecto es signo de que el efecto hallado era bastante válido y probablemente real.

No obstante, es preciso aclarar que, en estudios de casos y controles, cuando la variable de exposición no es dicotómica sino policotómica (es decir, con más de dos categorías), la medida de asociación resultante puede, en vez de acercarse, alejarse del valor nulo, produciéndose entonces una sobreestimación del efecto en ciertos casos.

CONCEPTOS AVANZADOS

Hay otros tres sesgos que pueden ser tanto diferenciales como no diferenciales: el sesgo de inaceptabilidad, el sesgo de obsequiosidad y el efecto Hawthorne.

Sesgo de inaceptabilidad

Puede suceder que los participantes se inhiban más acerca de ciertas exposiciones o intenten encubrirlas cuando sospechan que no son exposiciones «socialmente aceptadas» (por ejemplo, el consumo excesivo del alcohol o el consumo de drogas ilegales). En este caso suelen ser no diferenciales.

Sesgo de obsequiosidad

El sesgo de obsequiosidad o de deseabilidad social consiste en que, por el contrario, una persona sobrevalora su exposición a factores considerados socialmente como aceptables (ejercicio físico, consumo de frutas y verduras) o puede orientar sus respuestas en función de lo que cree que el entrevistador quiere oír.

Sesgo de atención o efecto Hawthorne

El nombre de «Hawthorne» es el de un lugar en Cicero Illinois (EE. UU.), donde la compañía de electricidad, *Western Electric* tenía ubicada una de sus fábricas (R. H. Franke y J. D. Kaul, 1978). Entre los años 1927 y 1932 se realizaron diferentes experimentos para valorar qué factores podían mejorar la productividad de los trabajadores (iluminación, grado de humedad, horarios, relaciones humanas con supervisores, etc.). Se llevaron una sorpresa al observar que cualquier intervención mejoraba la productividad. Una de las conclusiones a las que llegaron es que los trabajadores mejoraban su producción por el simple hecho de estar contentos porque «había investigadores interesados en ellos» e independientemente de la intervención concreta que estaban valorando. El proyecto de investigación tenía que durar un año pero tuvo que extenderse hasta 5 años para llegar a conclusiones válidas debido a este efecto que había que tener en cuenta a la hora de valorar las intervenciones.

El efecto Hawthorne consiste en que los participantes de un estudio pueden alterar sistemáticamente su comportamiento y su exposición, cuando saben que están siendo observados o vigilados o al enterarse de que se les ha asignado un tratamiento. En estudios de cohortes, puede producir una mala clasificación no diferencial de la exposición.

Clasificación errónea *diferencial* de la *exposición*

Es más frecuente en los estudios de casos y controles.

La clasificación errónea de la exposición es diferencial cuando los errores de clasificación dependen de o se asocian a la pertenencia de las personas estudiadas al grupo de casos o al de controles. En otras palabras, en el grupo de casos no existirá la misma proporción de participantes con la exposición erróneamente clasificada que en los controles.

Los dos ejemplos clásicos de clasificación errónea diferencial de la exposición en estudios de casos y controles son el sesgo anamnésico y el sesgo del entrevistador. Por otra parte hay otros tres sesgos que pueden ser tanto diferenciales como no diferenciales: el sesgo de inaceptabilidad, el sesgo de obsequiosidad y el efecto Hawthorne y que ya hemos descrito en el apartado anterior.

CONCEPTOS AVANZADOS

Sesgo de migración diagnóstica

Un ejemplo clásico de sesgo de información diferencial de la exposición es el sesgo de la migración diagnóstica o fenómeno de Will Rogers que suele ocurrir en estudios que se desarrollan durante varios años coincidiendo con cambios de criterios diagnósticos o con cambios de sensibilidad de los aparatos diagnósticos (tabla 7.5). Habitualmente lo que suele ocurrir es que al diagnosticar mejor a un paciente, se suelen ver mejor ciertas lesiones (por ejemplo, ganglios afectados) y algunos pacientes suelen acabar clasificándose en un estadio superior al que estaban. Evidentemente estos pacientes tienen una forma de enfermedad más grave que la del grupo donde estaban inicialmente (estadio II) aunque por otra parte tienen una gravedad menor que la del grupo donde ahora se sitúan (estadio III). Ocurre algo aparentemente paradójico; la mortalidad es menor en los dos grupos objetos de la migración diagnóstica: la mortalidad del estadio II bajará porque hay menos pacientes graves (el RR pasa de 3,75 a 2,85; tabla 7.5) y la mortalidad del estadio III también baja porque ahora hay personas con una gravedad de enfermedad menor que la que le corresponde al grupo (el RR pasa de 30 a 23,35; tabla 7.5). Podríamos explicar este fenómeno con el símil de la altura. Si la persona más alta de un grupo de gente baja pasa a pertenecer a otro grupo de personas con mayor altura, ambos grupos verán disminuir la media de sus alturas.

TABLA 7.5. *Sesgo de migración diagnóstica*

	Antes de migración diagnóstica			*Después de migración diagnóstica**		
Estadio	*Frecuencia n (%)*	*Mortalidad n (%)*	*RR*	*Frecuencia n (%)*	*Mortalidad n (%)*	*RR*
I	500 (50)	10 (2)	1 (refer.)	500 (50)	10 (2)	1 (refer.)
II	400 (40)	30 (7,5)	3,75	350 (35)	20 (5,7)	2,85
III	100 (10)	60 (60)	30	150 (15)	70 (46,7)	23,35

* Con los cambios de criterios diagnósticos y la mejora de aparatos diagnósticos hay 50 personas que pasan del estadio II al III.

Es preciso prestar atención a este sesgo cuando el estudio de seguimiento es muy largo de tal manera que puedan cambiar los criterios diagnósticos o la experiencia de quienes realizan el diagnóstico, o también la sensibilidad de los aparatos que se utilicen para realizar el diagnóstico. Por las mismas razones, hay que ser prudentes cuando se comparan series de pacientes diagnosticados en períodos de tiempo diferentes. Por ejemplo, comparar una serie de pacientes de hace 10 años con una serie actual.

El sesgo anamnésico o sesgo de recuerdo (recall bias)

En un estudio de casos y controles, los pacientes afectados de una enfermedad, precisamente porque están enfermos, tienden a recordar mejor que los controles los posibles factores de riesgo que hayan podido padecer en el pasado. También puede ocurrir lo contrario, es decir, que precisamente por estar enfermos recuerden peor la exposición. Piénsese en enfermedades que producen deterioro cognitivo.

Los estudios de casos y controles donde la información se recoge por entrevistas, son muy susceptibles al sesgo anamnésico: los casos suelen recordar mejor los datos sobre la exposición o tienden a considerarse como expuestos con más frecuencia. Por ejemplo, una madre que acaba de tener un niño con alguna malformación recordará mejor todo lo que ha tomado durante el embarazo que una madre con un niño normal y esto produciría al final una sobreestimación de la OR en el estudio de casos y controles correspondiente (tabla 7.6).

Sesgo del entrevistador o del observador

Este sesgo se origina cuando, conscientemente o no, existe una diferencia en la intensidad de indagación de la información entre los grupos comparados. En estudios de casos y controles puede existir una diferencia en la intensidad de búsqueda de la información sobre la exposición, sobre todo cuando el entrevistador conoce el estado del participante (caso o control). También es posible que el caso mienta sobre su exposición si percibe por parte del entrevistador una desaprobación de la exposición estudiada (por ejemplo el consumo de drogas en adolescentes entrevistados por alguien visiblemente contrario a este consumo).

Los sesgos de la memoria y del entrevistador también se pueden dar en estudios de cohortes, aunque en menor medida, sobre todo cuando el diagnóstico de la enfermedad estudiada se realiza mediante una entrevista y/o cuando tanto los participantes como los investigadores conocen los objetivos y las hipótesis del estudio.

Sesgo de inaceptabilidad

Puede suceder que los participantes mientan o se inhiban más acerca de exposiciones cuando sospechan que pudieran estar asociadas con su enfermedad (por ejemplo, el consumo

TABLA 7.6. *Clasificación errónea diferencial de la exposición en un estudio de casos y controles*

Caso «malformación congénita»	*Exposición a fármaco durante embarazo (sin error de clasificación)*	*Exposición a fármaco durante embarzo (clasificación errónea diferencial)*
Sí	Sí	Sí
Sí	Sí	Sí
Sí	Sí	Sí
Sí	Sí	Sí
Sí	No	No
No	Sí	Sí
No	Sí	Sí
No	**Sí**	**No**
No	No	No
No	No	No
Odds Ratio	(4 × 2)/(3 × 1) = 8/3 = 2,7	(4 × 3)/(2 × 1) = 12/2 = 6

	Enfermedad	
Exposición	*Sí*	*No*
Sí	4	3
No	1	2

	Enfermedad	
Exposición	*Sí*	*No*
Sí	4	2 ↓
No	1	3

de tabaco en un paciente con cáncer de pulmón). En este caso, suele ser más bien diferencial y en estudios de casos y controles porque los casos infravalorarían su exposición.

Sesgo de obsequiosidad

Por el contrario, una persona puede sobrevalorar su exposición a factores considerados socialmente como aceptables (ejercicio físico, consumo de frutas y verduras) o puede orientar sus respuestas en función de lo que cree que el entrevistador quiere oír.

Sesgo de atención o efecto Hawthorne

El efecto Hawthorne también puede dar lugar a un sesgo de información diferencial cuando solamente uno de los grupos observados cambia su comportamiento. El efecto del sesgo dependerá de qué grupo lo hace y del cambio concreto de comportamiento o exposición.

7.4.4. CONTROL DE LOS SESGOS DE INFORMACIÓN O DE CLASIFICACIÓN

Los sesgos de mala clasificación no pueden solucionarse en la fase de análisis estadístico mediante técnicas como el análisis multivariable. La prevención de estos sesgos mediante el diseño y ejecución adecuada del estudio es por ello especialmente importante. En la fase de diseño de un estudio epidemiológico, se deben asentar los mecanismos para evitarlos. La prevención de los sesgos diferenciales es especialmente crucial para garantizar la validez de una medida de asociación. En el peor de los casos, se intentará cuantificar la magnitud de un sesgo de información para poder valorar la medida de asociación a la luz de un análisis de sensibilidad, teniendo en cuenta o no la presencia del sesgo de información.

Para evitar las clasificaciones incorrectas de los *desenlaces* es importante:

— Utilizar procedimientos o aparatos diagnósticos válidos (sensibles y específicos) en los grupos comparados.
— Si el diagnóstico se realiza por un investigador, que tenga la preparación y experiencia suficiente para realizar el diagnóstico.
— Utilizar un mismo procedimiento o aparato diagnóstico, mismos criterios diagnósticos y niveles comparables de experiencia diagnóstica de los investigadores en los grupos comparados.
— Evitar que la persona que realiza el diagnóstico o que valora los desenlaces conozca las hipótesis del estudio (exposición concreta que estamos valorando) para que no busque más o mejor el desenlace en un grupo de exposición. Se puede informar sobre el proyecto de manera general para evitar que la persona que valora el desenlace conozca la hipótesis concreta. Cuando no es posible que la persona desconozca la hipótesis concreta del estudio debe seguir un protocolo estricto para llegar al diagnóstico o para valorar el desenlace y debe existir un control de calidad para asegurar que el protocolo se sigue adecuadamente.

Para evitar las clasificaciones incorrectas de las *exposiciones* es importante:

— Utilizar un mismo procedimiento, cuestionario o criterios de recogida de datos y niveles comparables de experiencia para recoger los datos en quienes hacen este trabajo en los dos grupos comparados. En su defecto que lo haga la misma persona en los dos grupos.
— Motivar y ayudar al grupo menos motivado para recordar exposiciones pasadas en estudios de casos y controles o facilitar que los casos digan la verdad cuando la exposición es considerada «socialmente inaceptable» o cuando se estudian cuestiones íntimas como las relacionadas con la sexualidad o la vida familiar.
— Evitar que la persona que realiza la recogida de datos conozca las hipótesis del estudio (exposición concreta que estamos valorando en un estudio de casos y controles) para que no busque más o mejor la exposición en el grupo de casos si la exposición es perjudicial o en los controles si es beneficiosa (por ejemplo, una vacuna). Se puede informar sobre el proyecto de manera general para evitar que la persona que valora el desenlace conozca la hipótesis concreta. Cuando no es posible que la persona desconozca la hipótesis concreta del estudio debe seguir un protocolo estricto para la recogida de datos de exposición en casos y controles y debe existir un control de calidad para asegurar que el protocolo se sigue adecuadamente.
— Para que los participantes de un estudio no modifiquen su comportamiento o exposición es bueno evitar que conozcan la hipótesis concreta del estudio. Si se asignan a un tratamiento (mejor asignación ciega), se les debe informar que existirá un tipo de procedimiento para valorar si efectivamente siguen la pauta asignada o no.

7.4.5. Otros sesgos

Regresión a la media

Los individuos que presentaron en una determinación aislada un valor extremadamente alto o bajo de una variable es probable que cuando al cabo del tiempo se les vuelva a medir ese valor, el segundo resultado se acerque más a la media del grupo. Esto se debe tanto a los mecanismos homeostáticos del propio organismo, como a que muchas mediciones extremas y valores raros surgen de errores o circunstancias peculiares que coincidieron en la primera ocasión y que es excepcional que se repitan la segunda vez. Por ejemplo, cuando un grupo de pacientes se ha seleccionado porque tiene el colesterol elevado y se somete a una intervención dietética, simplemente por el fenómeno de regresión a la media (aunque la intervención sea ineficaz), en una segunda medición los pacientes tenderán a presentar valores más bajos, más cercanos a la media poblacional.

CONCEPTOS AVANZADOS

Sesgo de publicación

El sesgo de publicación consiste en que los estudios con resultados no significativos, porque no hay diferencias entre los grupos comparados o porque el tamaño muestral es insuficiente, tienden a ser rechazados por las revistas científicas e incluso a no ser enviados a publicar por sus autores. Podríamos deducir ingenuamente, al observar dos resultados significativos en la literatura científica, que un tratamiento es eficaz, cuando en realidad a lo mejor existen decenas de estudios no publicados que no encuentran diferencias significativas. De conocer estos resultados, seríamos más prudentes a la hora de sacar conclusiones. Cuando existe un sesgo de publicación, suelen faltar estudios con pequeños tamaños muestrales y con medidas de asociación más bien pequeñas o protectoras.

Existe un método gráfico llamado diagrama en embudo (*funnel plot* en inglés, P. Macaskill *et al.*, 2001) para identificar la presencia de este sesgo en la revisión bibliográfica que se realiza antes de iniciar una investigación epidemiológica (fig. 7.7). Se suele realizar la gráfica «en embudo» o en «árbol de navidad» representando las medidas de asociación de los estudios valorados (a veces se representan los logaritmos de las medidas de asociación), en el eje de las abscisas y una estimación de la precisión del dato como el error estándar o la varianza (se valora indirectamente el tamaño muestral), en el eje de ordenadas.

Cuando existe un sesgo de publicación, suelen faltar estudios con pequeños tamaños muestrales y con medidas de asociación más bien pequeñas o protectoras. Entonces, al realizar el diagrama en embudo, éste pierde su forma habitual de embudo o de árbol de navidad. Se observa en la figura 7.7, que faltan estudios en la zona marcada con «?».

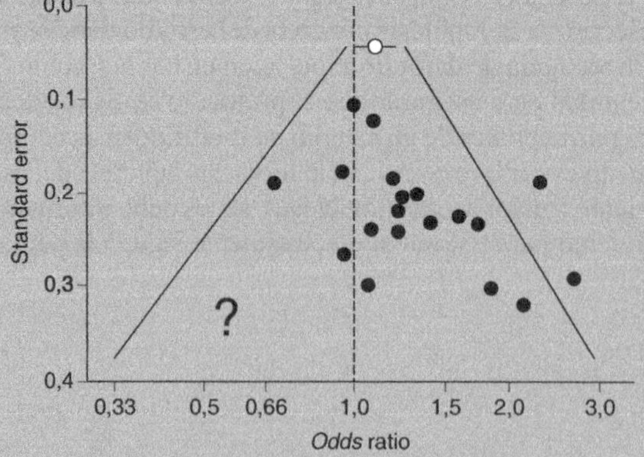

Adaptado de M. Egger *et al.*, 2002.

FIG. 7.7. *Método gráfico para detectar el sesgo de publicación.*

Falacia ecológica

Las características que están asociadas colectivamente, no tienen por qué estarlo a nivel individual, como ya se explicó con un ejemplo en el capítulo anterior. Los países con mayor consumo medio de grasas tienen mayor incidencia de cáncer de mama y esta asociación es fuerte. Pero, dentro de cada país, cuando se compara la incidencia de cáncer de mama entre las mujeres que consumen mucha grasa y las que consumen poca, no existen diferencias (D. J. Hunter *et al.*, 1996).

Sesgo de mala especificación

Se refiere a la utilización de un método analítico o estadístico inadecuado en una base de datos. Por ejemplo, al realizar una correlación (en vez de la prueba de concordancia de *kappa*) para demostrar que existe una concordancia entre dos variables cuantitativas podríamos hallar un valor de $r = 1$ (correlación perfecta) cuando los valores de las dos variables tienen sistemáticamente un sesgo por aumento o por defecto el uno respecto al otro. Encontraríamos este fenómeno si analizáramos los datos representados por la ecuación $y = 2x$. Los valores de la variable dependiente «*y*» valen sistemáticamente el doble que la variable independiente «*x*» para cada punto de la recta. En este ejemplo la correlación sería 1 (tenemos una recta perfecta) y sin embargo ninguno de los valores «*x*» *concuerda* con el valor «y», los valores de «*y*» son siempre el doble que el valor de «*x*» que les corresponde.

Se cometería también un sesgo de mala especificación al utilizar un análisis para datos independientes en el caso de que los datos estuvieran, de hecho, emparejados. Por otra parte, el ajuste innecesario de variables que no son variables de confusión produce una distorsión residual de la medida de asociación.

CONCEPTOS AVANZADOS

A continuación, se resumen los sesgos más importantes que hemos descrito en este capítulo (tabla 7.7).

TABLA 7.7. *Sesgos de selección y de información más frecuentes*

Sesgos	*Estudios de cohortes o experimentales*	*Estudios de casos y controles*
Sesgos de selección	Sesgo del trabajador sano. Seguimiento incompleto de participantes. Sesgo por valores faltantes.	Falacia de Neyman. Sesgo de Berkson. Sesgo de sospecha diagnóstica. Sesgo por valores faltantes.
Sesgos de información	Efecto Hawthorne. Sesgo de migración diagnóstica.	Efecto Hawthorne. Sesgo del entrevistador. Sesgo anamnésico. Sesgo de inaceptabilidad. Sesgo de obsequiosidad.
Otros sesgos	Regresión a la media. Sesgo por mala especificación.	Sesgo por mala especificación.

Nota: La falacia ecológica es un sesgo propio de los estudios ecológicos o de correlación.

7.5. Variables de confusión

Uno de los conceptos más importantes de la Epidemiología General es el de confusión. Todo el trabajo que se realiza al escoger, diseñar e implementar el mejor diseño posible para responder a una pregunta científica consiste precisamente en lograr grupos de comparación que sean contrafácticos (J. de Irala *et al.*, 2001). En definitiva, se intenta reducir al máximo ese componente de la medida de asociación que en apartados anteriores hemos llamado «error» o «sesgo» y conseguir así que la medida de asociación coincida con la medida del efecto que queremos conocer y valorar.

Por otra parte, para interpretar de manera crítica y correcta los resultados de los estudios que se publican en la literatura científica, es también imprescindible comprender el fenómeno de confusión.

7.5.1. El Concepto de Variable de Confusión

El primer autor que trató explícitamente el tema de la confusión fue el filósofo y economista británico John Stuart Mill. Al referirse a los criterios necesarios para el establecimiento de una relación causal, Mill señalaba la necesidad de asegurarse de que no estuviese presente ningún factor que tuviera efectos susceptibles de «confundirse con el agente que se quisiera estudiar» (J. S. Mill, 1974). Esto ocurre cuando el modelo contrafáctico no se cumple, es decir, cuando existe un componente de error o de confusión tan importante que la medida de asociación se aleja del efecto real del fenómeno que estamos estudiando (ver apartado 7.1).

En consecuencia, una variable (o factor) de confusión se puede definir como una variable que distorsiona la medida de la asociación entre otras dos variables. El resultado de la presencia de una variable de confusión puede ser la observación de un efecto donde en realidad no existe o la exageración de una asociación que realmente existe (confusión positiva) o, por el contrario, la atenuación de una asociación real e incluso una inversión del sentido de una asociación real (confusión negativa).

En el ejemplo ficticio presentado en el panel A de la figura 7.8, la fuerza muscular está aparentemente asociada a la presión arterial porque los 8 círculos presentan un orden claramente ascendente, sistemático y monótono. Al aumentar la fuerza muscular, aumenta la presión arterial.

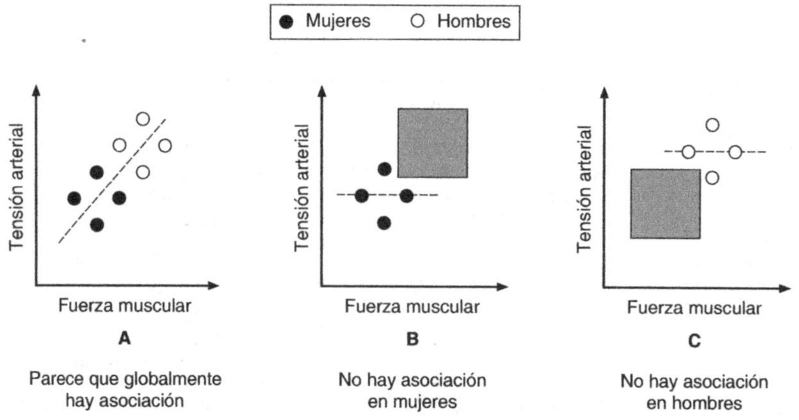

Modificado de G. D. Friedman, 1994 y J. de Irala *et al.*, 2001.

Fig. 7.8. *Ejemplo ficticio de la asociación entre la fuerza muscular y la presión arterial.*

Sin embargo, cuando observamos los círculos correspondientes a cada sexo por separado sin modificar los dibujos (paneles B y C de la fig. 7.8) la asociación desaparece sorprendentemente (no hay asociación entre la fuerza muscular y la presión arterial ni entre los hombres ni entre las mujeres) y se deduce que la aparente asociación que observábamos en el primer panel solamente existe porque hemos incluido ambos sexos en un mismo análisis. Por lo tanto, las diferencias entre ambos sexos (los hombres suelen tener una mayor fuerza muscular y valores más altos de presión arterial) surgen como la única explicación de la asociación observada inicialmente entre la fuerza muscular y la presión arterial. Esta asociación acaba considerándose como errónea y se dice que está «confundida» por la variable sexo.

Los sesgos son típicamente fenómenos ligados a la selección inadecuada de los participantes de un estudio, a problemas (seguimiento incompleto, datos faltantes) que equivalen a haber seleccionado mal a las personas presentes en el momento de realizar un análisis comparativo entre grupos o a problemas en la obtención de la información sobre la exposición o el desenlace. Sin embargo, el fenómeno de confusión es más bien el resultado de relaciones específicas existentes entre las variables de una base de datos que no tienen por qué ser el resultado de errores cometidos por parte del investigador o por problemas con la valoración de los participantes en el estudio. Es cierto que los sesgos conducen a la aparición de variables de confusión en un estudio pero un factor de confusión puede estar presente en una base de datos a pesar de los esfuerzos que se hacen para evitarlo.

Una variable (por ejemplo el sexo) puede ser un factor de confusión en una base de datos (de un estudio determinado) y no serlo en otra (K. J. Rothman, S. Greenland y T. L. Lash, 2008).

Sigamos explorando el fenómeno de confusión con la adaptación de datos clásicos de un análisis propuesto por Norell en el estudio de la asociación entre el consumo moderado de alcohol y el infarto de miocardio (S. E. Norell, 1995). En este ejemplo, prescindiremos de los intervalos de confianza para facilitar la exposición. En la tabla 7.8 se presenta la razón de tasas (RT) asociada al consumo moderado de alcohol y obtenemos un valor mayor que el valor nulo, que sugiere que el consumo moderado de alcohol estaría asociado a una mayor tasa de infarto de miocardio (J. de Irala *et al.*, 2001).

TABLA 7.8. *Asociación entre el consumo moderado de alcohol y el infarto de miocardio*

Consumo moderado de alcohol	*Infarto de miocardio*	*Personas año*	*Tasas (por 1.000)*	*Razón de tasas*
No	42	20.400	2,1	1 (referencia)
Sí	187	39.600	4,7	2,2

Adaptado de S. E. Norell, 1995.

Sin embargo, el consumo de alcohol está frecuentemente asociado al tabaquismo y sería lógico tener en cuenta que el tabaco podría confundir o distorsionar la asociación protectora del consumo moderado de alcohol frente al infarto de miocardio: si exploramos los datos anteriores, separando a los fumadores de los no fumadores en dos grupos o «estratos», obtendríamos las tablas de contingencia de la tabla 7.9.

Podemos deducir los siguientes hechos:

— El consumo moderado de alcohol protege del infarto de miocardio en personas fumadoras (Estrato 1: RT = 0,80; valor inferior al nulo).
— El consumo moderado de alcohol protege del infarto de miocardio, en personas no fumadoras (Estrato 2: RT = 0,80; valor inferior al nulo).

TABLA 7.9. *Razones de tasas de infarto de miocardio asociadas al consumo moderado de alcohol, por grupos de tabaquismo*

Estimación global

Todos	*Consumo moderado de alcohol*	
Infarto de miocardio	*Sí*	*No*
Casos	187	42
Personas-año	39.600	20.400
Tasas (por 1.000)	4,7	2,1

$$\text{Razón de Tasas} = \frac{4,7}{2,1} = 2,2$$

Estrato 1: Fumadores

	Consumo moderado de alcohol	
Infarto de miocardio	*Sí*	*No*
Casos	173	24
Personas-año	21.600	2.400
Tasas (por 1.000)	8	10

$$\text{Razón de Tasas} = \frac{8}{10} = 0,8$$

Estrato 2: No fumadores

	Consumo moderado de alcohol	
Infarto de miocardio	*Sí*	*No*
Casos	14	18
Personas-año	18.000	18.000
Tasas (por 1.000)	0,8	1

$$\text{Razón de Tasas} = \frac{0,8}{1} = 0,8$$

Los resultados son en ambos estratos idénticos.

Sin embargo, cuando observamos el efecto global del consumo moderado de alcohol (combinando los datos de ambos grupos de hábito tabáquico), nos sorprende que el efecto protector de este consumo de alcohol no solamente desaparece sino que cambia de dirección y encontramos una RT mayor que el valor nulo. Estos resultados se deben a que el tabaco actúa como un factor de confusión.

La diferencia entre el valor global y las estimaciones en cada estrato de hábito tabáquico se debe a la conjunción de los siguientes hechos:

En primer lugar, el tabaco está asociado a una mayor tasa de infarto de miocardio independientemente del consumo de alcohol o, dicho de otra forma, es un factor de riesgo en personas sin consumo moderado de alcohol. Efectivamente, se puede comprobar, al comparar las tasas de infarto de miocardio entre fumadores y aquellos que no fuman, que la razón de tasas es mayor que el valor nulo entre las personas que no presentan un consumo moderado de alcohol (RT = 10 / 1 = 10 en personas sin consumo moderado de alcohol) y esto constituye la primera condición para que el tabaquismo pueda distorsionar el efecto entre consumo de alcohol e infarto de miocardio; en otras palabras, para que pueda ser una variable de confusión. Esta primera condición consiste en que *la posible variable de confusión tiene un efecto independiente sobre el desenlace a estudiar.*

Por otra parte, el hábito tabáquico no se distribuye de manera homogénea en ambos grupos de consumo de alcohol, ya que observamos que el 55 % (21.600 / 39.600) de las unidades de personas-año de personas con consumo moderado de alcohol y que además son fumadoras, mientras que solamente el 12 % (2.400 / 20.400) de las unidades de personas-año de observación de personas sin consumo moderado de alcohol corresponden a personas que son fumadoras (hay más fumadores entre los bebedores que entre los no bebedores). Es la segunda condición para que una variable pueda considerarse como un factor de confusión. Esta segunda condición se refiere a que *la posible variable de confusión está relacionada con la variable de exposición estudiada.*

En consecuencia, al estimar la razón de tasas global del efecto protector del consumo moderado de alcohol sobre la incidencia del infarto de miocardio, éste es contrarrestado por el mayor riesgo asociado al tabaco, ya que existe una mayor prevalencia del hábito tabáquico en las personas que consumen alcohol. El beneficio del alcohol se ve contrarrestado por el perjuicio del tabaquismo en los que consumen alcohol.

La tercera condición que se debe cumplir para que se pueda hablar de confusión es que *la variable de confusión no sea un eslabón intermedio* mediante el cual actúa una exposición para producir el desenlace. Ciertamente no es plausible que el consumo moderado de alcohol ejerza su papel protector del infarto de miocardio a través de la modificación del hábito tabáquico de los participantes del estudio. Por lo tanto, esta condición se cumple claramente en nuestro ejemplo.

El resultado al que nos referíamos como «global» en el primer panel de la tabla 7.9 es una razón de tasas llamada «bruta» o «cruda» porque no se tiene en cuenta el hábito tabáquico de los participantes a la hora de estimarse y, por lo tanto, es posible que su valor esté distorsionado (confundido) por el hábito tabáquico.

Por el contrario, las estimaciones de las razones de tasas obtenidas en cada estrato de hábito tabáquico se llaman estimaciones «ajustadas», «controladas» o «estratificadas» por hábito tabáquico. Las diferencias en las tasas entre los grupos de exposición no pueden ser atribuibles a diferencias en tabaquismo entre personas expuestas y/o no expuestas porque cada estimación de razón de tasas se ha realizado en grupos donde todos son o bien fumadores o bien no fumadores. Se puede afirmar que las medidas de asociación han sido estimadas «a igualdad de tabaquismo» o eliminando el efecto de distorsión que pudiera tener el hábito tabáquico. El ajuste por una variable de confusión consiste, por lo tanto, en la eliminación del efecto de distorsión de dicho factor de confusión.

Este ejemplo facilita la comprensión de la definición de una variable de confusión. En concreto, para que una variable pueda considerarse como un factor de confusión de la asociación entre una exposición o factor de riesgo y una respuesta o desenlace, tiene que cumplir las siguientes tres condiciones (K. J. Rothman, S. Greenland y T. L. Lash, 2008):

— *Estar asociada con el desenlace*, independientemente de su asociación con la exposición de interés (es decir, estar asociada con el desenlace en personas no expuestas).

— *Estar asociada con la exposición.*
— *No ser un eslabón causal intermedio* entre la exposición y el desenlace, como lo serían, por ejemplo, los niveles de colesterol HDL entre una causa como el consumo de aceite de oliva y su efecto correspondiente, la menor incidencia de infarto de miocardio (el consumo de aceite de oliva produciría un determinado incremento de colesterol HDL que, a su vez, reduce el riesgo de infarto de miocardio).

CONCEPTOS AVANZADOS

Antes de continuar profundizando en el tema de los factores de confusión quizás valga la pena reflexionar sobre el hecho de que lo que frecuentemente denominamos «factores de confusión» no son sino marcadores de otros factores, más difíciles de estudiar y desconocidos que son verdaderos responsables del efecto que estamos investigando. Hay autores (K. J. Rothman, 2002) que hacen una analogía entre los factores de confusión y una maraña de efectos y causas. El estudio de esa maraña nos permite ir desubriendo más y más detalles de la verdad en pasos sucesivos. Con cada paso eliminamos elementos «confusores» y nos acercamos a la biología subyacente del problema a estudiar. Por ejemplo, la asociación existente entre la edad materna y la incidencia de nacimientos de niños con Síndrome de Down se debe probablemente a un factor desconocido que es más prevalente en mujeres de mayor edad pero que no podemos medir directamente de momento. La asociación entre edad materna y Síndrome de Down desaparecería en la medida en que podamos medir y establecer que el factor desconocido realmente se asocia directamente con el Síndrome de Down (K. J. Rothman, 2002).

La relación entre una variable de confusión y las otras dos variables cuya medida de asociación queda distorsionada por el confusor se suele representar por el esquema que se observa a continuación y que autores como Greenland, Pearl y Robins denominan «gráficos acíclicos dirigidos» porque las variables están unidas por flechas (dirigidas) y porque no forman un ciclo cerrado, es decir, no se puede volver al origen siguiendo la dirección de las flechas (acíclicos) («Directed Acyclic Graphs «*DAG*» en inglés; figura 7.9, panel de la izquierda) (S. Greenland *et al.*, 1999).

En el panel de la derecha introducimos las variables del primer ejemplo sobre alcohol e infarto de miocardio donde corresponde (fig. 7.9).

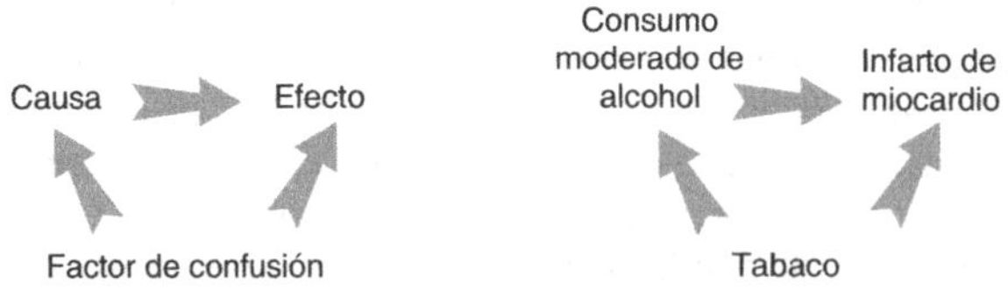

FIG. 7.9. *Gráficos acíclicos dirigidos (GAD).*

Y se cumplen las tres condiciones:

— El riesgo de un infarto aumenta con el hábito tabáquico (el tabaco está asociado con el riesgo de infarto en los no consumidores moderados de alcohol).
— La proporción de fumadores entre quienes consumen alcohol es mayor que en los no consumidores (asociación entre consumo de alcohol y hábito tabáquico).
— Por último, no es plausible que el efecto beneficioso del consumo moderado de alcohol se realice a través del hábito tabáquico.

CONCEPTOS AVANZADOS

Se define como *puerta trasera* al camino abierto en redes causales, como la representada en la figura 7.9, donde una asociación puede ponerse de manifiesto por otras vías alternativas a la que estamos valorando en un estudio determinado (ver panel de la izquierda, fig. 7.10) (S. Greenland *et al.*, 1999). Cuando se elimina el efecto de una variable de confusión, se «cierra» esta puerta trasera y se elimina la distorsión de la asociación real (o, en su caso, la ausencia de asociación) entre la exposición y el desenlace (ver panel de la derecha, fig. 7.10). «Cerrar la puerta trasera» supone eliminar la confusión.

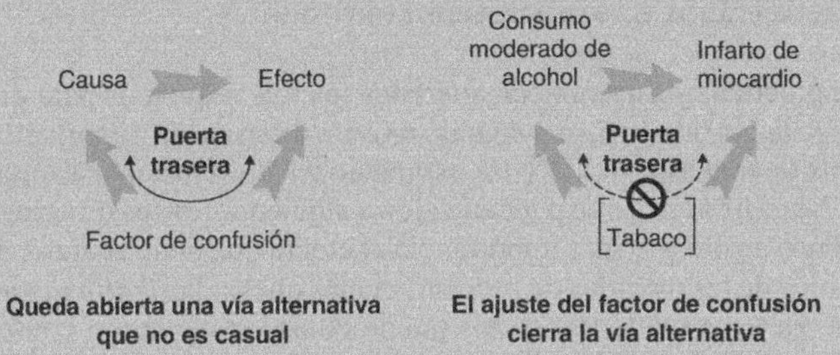

FIG. 7.10. *El concepto de puerta trasera.*

En muchos estudios epidemiológicos, la edad y el sexo son variables típicamente descritas como factores de confusión hasta el punto de que son pocos los trabajos que no presentan datos ajustados por edad o por sexo. Esto es tan común que hasta los estudios descriptivos presentan información como las tasas de mortalidad o morbilidad ajustando por edad y por sexo. (Estas tasas ajustadas se discuten más adelante en el libro.)

En otro trabajo sobre el tabaquismo y las fracturas de cadera, se hallaba en varones fumadores de más de 15 cigarrillos al día y en comparación con varones que nunca fumaron una RT de fracturas de cadera de 1,68 que aumentaba hasta 2,2 una vez que se ajustaba por la edad (S. Hoidrup *et al.*, 2000). La diferencia entre la RT bruta y la ajustada refleja el hecho de que, en el análisis bruto, el efecto nocivo del tabaco quedaba en cierta medida enmascarado por el efecto beneficioso de la menor edad de los varones fumadores en comparación con los que nunca fumaron.

A diferencia de la edad o el sexo (tan ubicuos como confusores), los factores de confusión pueden ser muy específicos de los estudios que se estén realizando. Por ejemplo, una vez que se ha difundido en la población que la toma de ácido fólico periconcepcional previene los defectos del tubo neural y ante la evidencia de que muchos embarazos son imprevistos, se han propuesto diferentes medidas para mejorar la prevención primaria de estas malformaciones en mujeres en edades de reproducción. Estas medidas incluyen el enriquecimiento de alimentos básicos (cereales), el incremento de consumo de ácido fólico a través de suplementos (por ejemplo en forma de multivitaminas) o el aumento de consumo de alimentos ricos en folatos naturales (como las frutas y verduras) (R. J. Berry *et al.*, 1999; L. D. Botto *et al.*, 1999). Estos hechos tienen implicaciones en el caso de realizar estudios observacionales, por ejemplo, para valorar el efecto protector de una pauta determinada de ácido fólico, porque se tendrá que considerar el efecto de cada una de estas medidas de prevención primaria como posibles variables de confusión. Son explicaciones alternativas (vías alternativas en el gráfico acíclico dirigido) de cualquier medida de asociación entre el consumo de la pauta de folatos estudiada y una posible disminución de defectos del tubo neural. Tendremos que ajustar por las otras fuentes de folatos para valorar el efecto real de esa pauta que estamos estudiando (fig. 7.11).

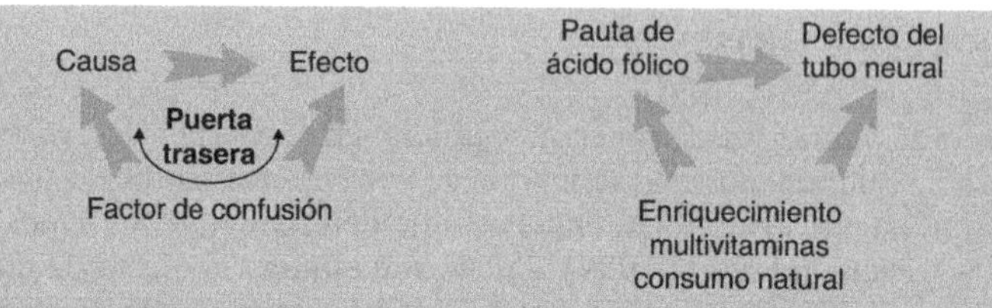

FIG. 7.11. *Factores de confusión en la valoración del efecto protector del ácido fólico.*

7.5.2. LA IDENTIFICACIÓN DE VARIABLES DE CONFUSIÓN

A efectos prácticos y una vez considerados los tres requisitos para que una variable sea confusora, se habla de confusión cuando existen diferencias importantes entre las estimaciones brutas de una asociación y las estimaciones ajustadas por los posibles factores de confusión. Estas diferencias se pueden valorar siguiendo varios criterios, aunque existe un cierto consenso en otorgar más importancia al efecto que tiene el ajuste sobre la *magnitud* de los cambios de las medidas de asociación más que en la *significación estadística* de las diferencias. De este modo, un factor puede considerarse como confusor cuando su ajuste es responsable de un cambio de al menos un 10 % en la magnitud de la diferencia entre las estimaciones ajustadas y las brutas (G. Maldonado, S. Greenland, 1993; J. Sonis, 1998). Este valor del 10 % es, en cierto modo, arbitrario.

$$\text{Magnitud de cambio} = \frac{|\text{Valor crudo} - \text{Valor ajustado}|}{\text{Valor ajustado}} \times 100$$

Volviendo a los datos de la tabla 7.9 donde la estimación bruta era RT = 2,2 y las estimaciones ajustadas por tabaquismo RT = 0,8, la diferencia entre el valor bruto y el ajustado es 1,4 (2,2 – 0,8 = 1,4) y este valor de la diferencia corresponde a un cambio de magnitud del 175 % ((1,4/0,8) x 100 = 175 %). El cambio que sufre la medida de asociación al pasar de 2,2 a 0,8 cuando se realiza el ajuste es una variación del 175 % de su valor. Como 175 % > 10 %, se confirma así que efectivamente el tabaquismo confunde la medida de asociación inicial de 2,2.

Antes de realizar estas comparaciones es preciso estimar los valores ajustados. El método más clásico para obtener valores ajustados de medidas de asociación es el que hemos presentado en el ejemplo de la tabla 7.9 y que consiste en volver a calcular nuevas estimaciones dentro de cada estrato de la variable posiblemente de confusión.

Cuando queremos valorar varios factores de confusión simultáneamente (por ejemplo la edad categorizada en dos grupos, el sexo y la ingesta de un alimento determinado como variable dicotómica) llegamos fácilmente a la situación donde nos faltan personas en los estratos para poder llegar a una estimación válida en cada estrato. Por ejemplo, las medidas de asociación que obtendríamos en la columna B de la figura 7.12 estarían ajustadas por edad e ingesta de alimento. Las medidas de la columna C estarían ajustadas por edad, ingesta del alimento y por sexo pero los participantes del estudio se tienen que repartir entre 8 estratos y habrá muy pocos (o ninguno) dentro de alguno de estos estratos. En este caso, si empezamos con unas 80 personas en el estudio, tendremos, en el mejor de los casos, aproximadamente a 10 personas por estrato, dificultándose así la aplicación de pruebas estadísticas (fig. 7.12). Esta situación empeora en estudios donde existe más variables por las que ajustar o cuando la muestra es menor. Si empezáramos con 10 personas en cada estrato de edad, más de una celda de la columna C se quedaría sin efectivos.

Una alternativa más eficiente para poder considerar el papel de confusión de diversas

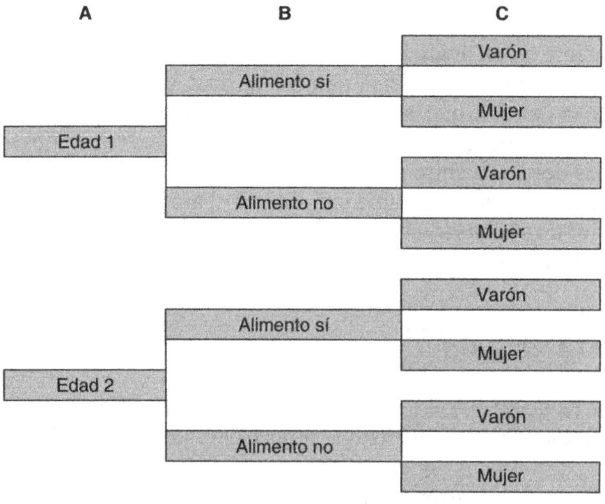

FIG. 7.12. *Estratificación por grupos de edad, ingesta de alimento y sexo.*

variables simultáneamente es el análisis multivariable. El análisis multivariable es un procedimiento complejo que realizan más o menos automáticamente los programas estadísticos en uso y que consiste en obtener, a partir de un número inicialmente importante de variables, el conjunto de variables (llamadas indistintamente variables independientes, covariables o variables predictoras) que están más intensamente asociadas con el desenlace de interés (variable dependiente). Este conjunto de variables constituye lo que llamamos el «modelo estadístico multivariable». A partir de este modelo obtenemos las medidas de asociación de las diferentes variables que la componen pero con la ventaja adicional de que cada una de estas estimaciones está ajustada por las demás variables que integran el modelo (fig. 7.13). Según la escala de la variable que cuantifica el desenlace se utilizan diferentes tipos de modelos multivariables: regresión lineal múltiple (desenlace cuantitativo), regresión logística (desenlace dicotómico) o regresión múltiple de Cox (función de supervivencia como desenlace de interés), regresión de Poisson (desenlace en forma de tasas, desenlace dicotómico raro o eventos contables), aunque una descripción detallada de estas técnicas estadísticas está más allá del alcance de este libro (M. A. Martínez-González *et al.*, 2006; M. H. Katz, 2006).

La ventaja principal del análisis multivariable frente al análisis estratificado es que los modelos multivariables son más eficientes. Es decir, a igualdad del tamaño muestral

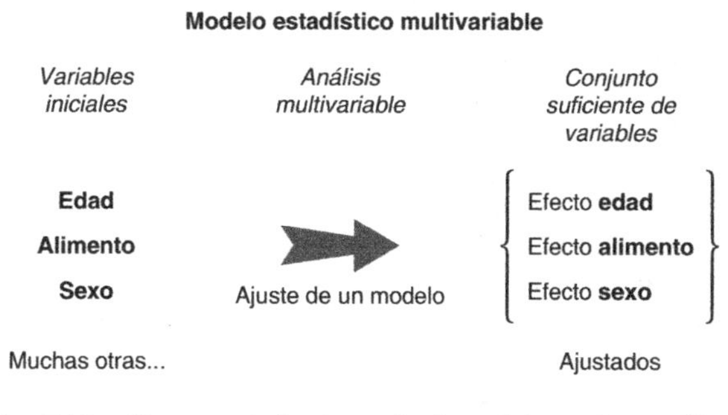

FIG. 7.13. *Esquema de la obtención de modelos multivariables.*

utilizado, se obtienen estimaciones más precisas y con un número mayor de variables que lo que sería admisible en un análisis estratificado.

Cuando se estiman estos modelos para identificar variables de confusión, se recomienda escoger toda variable que, a la vez que cumple con los criterios generales de variables de confusión (criterios resumidos en los gráficos acíclicos dirigidos), sea responsable de cambios de más del 10 % entre medidas de asociación brutas (sin dicha variable en el modelo) y ajustadas (con dicha variable incluida en el modelo) y que presente un nivel de significación (valor de *p*) conservador, aproximadamente menor que 0,20 (K. J. Rothman, S. Greenland y T. L. Lash, 2008).

CONCEPTOS AVANZADOS

Sin embargo, recuerde que ninguno de estos criterios debe realizarse de manera automática sin el criterio crítico del investigador que conoce bien sus datos por las razones siguientes:

1. En primer lugar, existen diversos criterios para identificar variables de confusión. Por ejemplo, hay quienes afirman que sólo existe confusión cuando la exposición y el desenlace «comparten una causa común».[1] Esa causa compartida tanto por la exposición como por el desenlace puede ser la propia variable de confusión u otra variable asociada a ella (M. A. Hernan *et al.*, 2002).
2. En segundo lugar, existen circunstancias en las que podemos objetivar cambios de la magnitud de la medida de asociación al comparar medidas crudas y medidas ajustadas *sin que haya realmente confusión*:

TABLA 7.10. *Diferencias entre valores crudos y ajustados de la Odds Ratio en un ejemplo sin confusión*

	Total (N = 500)		*Estrato 1: fumadores (n_1 = 100)*		*Estrato 2: no fumadores (n_2 = 400)*	
	Casos	*No casos*	*Casos*	*No casos*	*Casos*	*No casos*
Expuestos	85	165	45	5	40	160
No expuestos	60	190	40	10	20	180

OR_{CRUDA} = 1,63 $OR_{ESTRATO\ 1}$ = 2,25 $OR_{ESTRATO\ 2}$ = 2,25

En el ejemplo descrito en la tabla 7.10, podemos observar una situación donde el valor crudo y los valores ajustados difieren entre sí en más de un 10 % y, sin embargo, no estaríamos ante un fenómeno de confusión.

Una visión superficial y una aplicación «automática» de la regla del cambio en el valor de la medida de efecto llevaría a pensar que la OR válida es la estratificada (OR = 2,25) y que la OR cruda (1,63) está confundida por tabaco. Lo correcto es *precisamente lo contrario*, ya que el tabaco no se asocia en este ejemplo a la exposición, pues la proporción de expuestos al factor en estudio es el 50 % tanto en fumadores (45 + 5)/100 como en no fumadores (40 + 160)/400. En este caso la OR válida es sólo la cruda porque el ajuste es innecesario. No hay confusión por ta-

1. Al hablar de «causa» común, no se requiere que sean variables que cumplan todos los criterios clásicos de causalidad. En la práctica pueden existir distribuciones peculiares de variables en un estudio que introduzcan confusión aunque no exista una asociación de «causalidad» propiamente dicha.

baco, ya que no se cumplen todas las condiciones antes descritas. En este caso, el tabaco no se asocia con la exposición. El error aquí se debe a que cuando el *riesgo absoluto es alto* en alguno de los estratos (en nuestro ejemplo hay un 85 % de casos en fumadores), no es correcto comparar OR de los estratos con la OR global porque al depender del tamaño muestral, sus valores están distorsionados y las Odds Ratios ya no estiman válidamente los riesgos relativos. Esto hace que los valores globales dejen de ser un promedio ponderado de los valores de cada estrato. A este fenómeno se le llama «*la no colapsabilidad de la OR*» (K. J. Rothman, S. Greenland y T. L. Lash, 2008). De hecho, si estimáramos Riesgos Relativos, se encontrarían los siguientes valores: $RR_{crudo} = 1{,}42$, $RR_{Estrato\ 1} = 1{,}13$, $RR_{Estrato\ 2} = 2{,}00$. El RR crudo sería la media ponderada de los otros dos (para ponderarlo se usaría el método de Mantel y Haenszel, ver más adelante) que nos daría RR = 1,42. Este ejemplo demuestra el peligro de usar acríticamente el criterio del cambio de un 10 % o más entre la OR cruda y ajustada sin antes verificar las otras tres condiciones para que una variable sea confusora y sin excluir el ajuste innecesario de variables como las de colisión mediante el estudio de diagramas acíclicos dirigidos para comprender mejor la relación existente entre las variables de nuestra investigación.

El sobreajuste

A veces, algunas variables pueden considerarse equivocadamente como variables de confusión. El ajuste innecesario por estas variables se llama «sobreajuste» y puede resultar en lo contrario de lo que se busca al ajustar, es decir, en la distorsión de la medida de asociación, la exageración o subestimación, eliminación o atenuación de una asociación real.

CONCEPTOS AVANZADOS

Es posible que se ajuste inadvertidamente por variables que en realidad están en el camino causal entre una exposición y un desenlace. Por ejemplo, parte de la controversia respecto al efecto de la obesidad sobre la enfermedad coronaria ha sido debido a la atenuación de las medidas de asociación entre estas variables en estudios que han ajustado por factores de riesgo como los lípidos en sangre, la diabetes e hipertensión, que empeoran y/o son producidos por la obesidad (W. C. Willett *et al.*, 1999). Siguiendo este criterio de análisis, el panel izquierdo de la figura 7.14 valora el efecto global de la obesidad, actuando tanto a través de los eslabones intermedios como por la vía directa sin pasar por los eslabones intermedios. El ajuste por los lípidos en sangre, diabetes y la hipertensión, que no son más que eslabones intermedios, sería adecuado en el caso de querer valorar si la obesidad

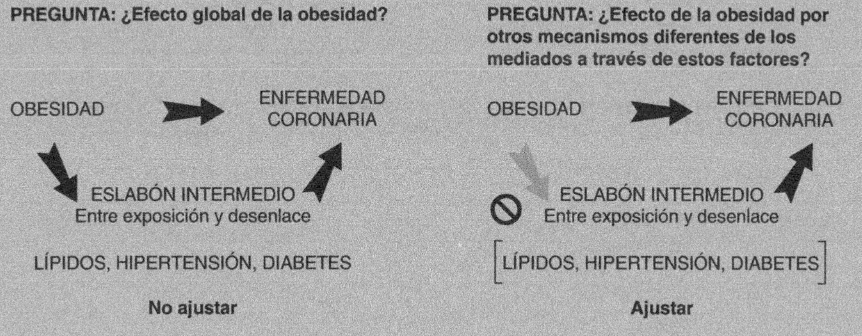

FIG. 7.14. *Ajuste innecesario por variables del eslabón causal entre exposición y desenlace.*

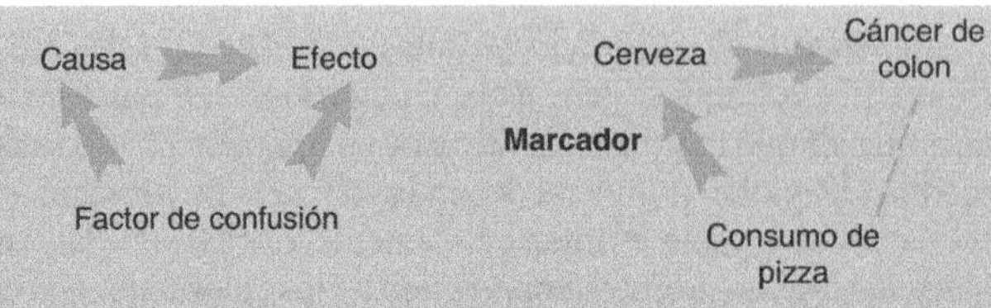

FIG. 7.15. *Ajuste innecesario por variables marcadoras de la exposición.*

aumenta el riesgo de enfermedad coronaria por otros mecanismos diferentes de los mediados a través de estos factores de riesgo (fig. 7.14) (G. D. Friedman, 1994).

Algunas variables son marcadores de la exposición (pueden ser producidas por la exposición) y solamente están asociadas al desenlace a través de la asociación que existe entre la exposición y dicho desenlace. Estos marcadores no estarían, por lo tanto, asociados con el desenlace independientemente de la exposición (esta asociación estaría ausente en personas no expuestas) y no cumplirían con una de las características de las variables de confusión (línea discontinua de la fig. 7.15).

El control de este tipo de variables también daría lugar a un sobreajuste. En el ejemplo siguiente presentado por Rothman y Greenland, si quisiéramos valorar el riesgo de cáncer de colon asociado al consumo de cerveza, y existiese una asociación positiva entre ambos, encontraríamos probablemente una asociación estadística entre el consumo de pizza y el de cerveza (ambos se consumen simultáneamente con frecuencia) y también una asociación entre el consumo de pizza y el cáncer de colon. Sin embargo, la variable «consumo de pizza» no estará asociada al cáncer de colon en personas que no consumen cerveza y, por lo tanto, al no cumplir todas las condiciones para ser variable de confusión, no habría que ajustar por ella (K. J. Rothman, S. Greenland y T. L. Lash, 2008).

Existen variables en las redes causales representadas por gráficos acíclicos dirigidos que se caracterizan por el hecho de que dos caminos confluyen en la misma variable (dos cabezas de flecha llegan a ella). Estas variables han sido denominadas «colliders» en la terminología anglosajona por Greenland, Pearl y Robins y su nombre en castellano toda-

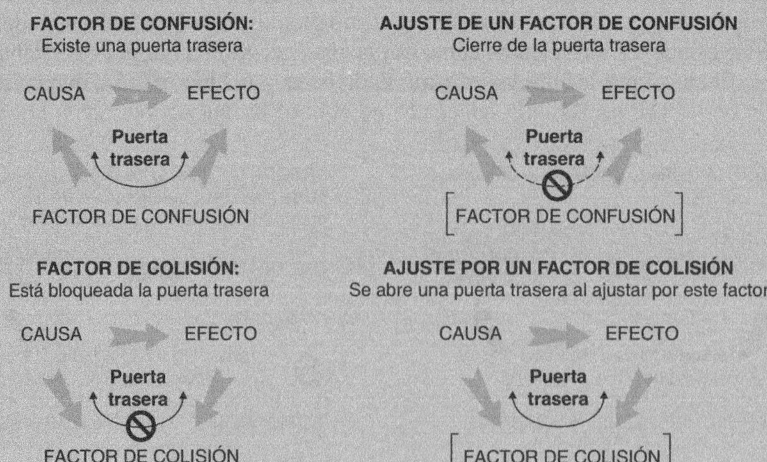

FIG. 7.16. *Factor de confusión y factor de colisión.*

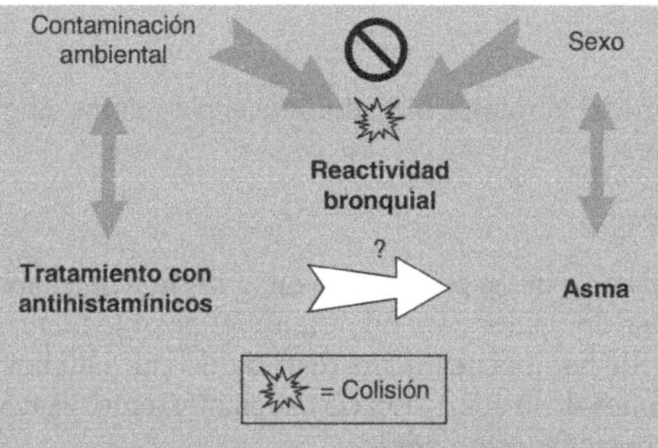

Adaptado de S. Greenland *et al.*, 1999.

FIG. 7.17. *Ejemplo de factor de colisión.*

vía no está establecido por ser un concepto reciente (S. Greenland *et al.*, 1999). Hemos propuesto traducirlo por «factor de colisión» por su semejanza con el concepto de factor de confusión (J. de Irala *et al.*, 2001). Se ha utilizado también la terminología «factor colisionador» (M. Delgado-Rodríguez *et al.*, 2001) (fig. 7.16).

La relevancia de estos factores de colisión radica en el hecho de que se asemejan a factores de confusión por su asociación con la exposición y el desenlace, aunque no deben considerarse como tales porque no distorsionan la medida de asociación. Un factor de colisión bloquea el camino que pasa por él; sin embargo, si ajustáramos por un factor de colisión, paradójicamente causaríamos la apertura de una puerta trasera e introduciríamos un sesgo de confusión, allá donde no existía previamente (fig. 7.16).

Un ejemplo que pudiera ayudarnos a entender el concepto de factor de colisión es el de la situación que se crea cuando queremos valorar el efecto de los antihistamínicos sobre la incidencia del asma. Una confusión en esta asociación podría ponerse de manifiesto en el caso de ajustar por la reactividad bronquial de una persona siguiendo el diagrama acíclico dirigido de la figura 7.17. Evidentemente, para que este diagrama corresponda a la realidad, debería llevar muchas más flechas que obviamos para simplificar la explicación de lo que es una variable de colisión.

Salvando la excesiva e ingenua simplicidad de la figura, la reactividad bronquial individual de cada participante sería un factor de colisión puesto que tanto la contaminación ambiental como el sexo condicionan el mayor grado de reactividad bronquial (ambas flechas direccionales terminan en reactividad bronquial). Si ajustáramos por reactividad bronquial (es decir, si valoráramos la asociación entre recibir tratamiento con antiasmáticos y el asma mediante un análisis estratificado por reactividad bronquial, separando las personas con cierta reactividad bronquial de las que no tienen reactividad bronquial), acabaríamos encontrando asociaciones falsas entre el tratamiento con antihistamínicos y el asma dentro de los dos estratos de reactividad bronquial (la prevalencia de asma no es la misma en los grupos de consumo de antihistamínicos).

7.5.3. PREVENCIÓN Y CONTROL DEL SESGO DE CONFUSIÓN

Los factores de confusión introducen, por definición, un sesgo en las medidas de asociación. En consecuencia, se debe intentar prevenir y controlar esta distorsión antes de utilizar o presentar los resultados definitivos de una investigación. Los factores de confusión pueden prevenirse en la fase de diseño o pueden eliminarse en la fase de análisis de un estudio epidemiológico.

Fase de diseño

Se suelen utilizar tres variantes metodológicas para evitar el efecto de distorsión de variables de confusión.

— *Aleatorización*

La aleatorización consiste en asignar al azar, a los que participan en un estudio, a los grupos que se pretenden comparar para que cualquier posible factor de confusión, conocido o desconocido, quede homogéneamente distribuido entre dichos grupos, rompiéndose así una de las condiciones de la confusión (la asociación entre esas variables, conocidas o desconocidas, y la exposición estudiada).

Este método es el utilizado en ensayos clínicos o estudios de intervención.

CONCEPTOS AVANZADOS

La aleatorización elimina mejor la confusión cuando el tamaño muestral es grande. Sin embargo, la aleatorización nunca debe considerarse como una garantía absoluta de ausencia de variables de confusión que nunca deben descartarse por completo a la hora de discutir nuestros datos en una publicación científica. Por otra parte, la aleatorización no es siempre posible por problemas éticos (M. Ruiz-Canela *et al.*, 1999) o por el diseño observacional del estudio. Incluso cuando es posible, pueden surgir problemas tales como la pérdida diferencial de participantes entre los brazos del estudio o la no adherencia al protocolo que podrían introducir diferencias entre los grupos (sesgos de selección). Se ha intentado soslayar este problema mediante el análisis según «intención de tratar» que, durante el análisis, mantiene a cada participante en el grupo al que fue asignado aunque no haya cumplido con el tratamiento o con la intervención que se le asignó. Sin embargo, esto no evita la existencia de factores de confusión ya que la adherencia puede ser diferencial dependiendo de otras variables. Por otra parte, desde Fisher se ha considerado que teóricamente la aleatorización permite el control tanto de los factores conocidos como los desconocidos o no medidos pero ha existido controversia sobre la presencia o no de factores de confusión en ensayos clínicos aleatorizados ya que la afirmación de Fisher se basaba en la ley de los grandes números, con grandes tamaños muestrales, por lo que un factor de confusión podría surgir por el azar al producirse desequilibrios entre los grupos durante la aleatorización (R. A. Fisher, 1935).

— *Restricción*

Consiste en incluir en el estudio sólo a aquellas personas que estén en una de las categorías del factor de confusión (por ejemplo, todos serán no fumadores para prevenir la confusión por tabaco) y con ello se consigue romper también la distribución heterogénea del factor de confusión entre los grupos comparados.

Es posible utilizar la restricción en estudios de cohortes, de casos y controles y experimentales.

CONCEPTOS AVANZADOS

La restricción tiene varios inconvenientes desde el punto de vista práctico al reducir el número de individuos en el estudio, lo que implica una pérdida de potencia. También puede ser importante la menor validez externa, ya que puede ser difícil la generalización de los resultados. La restricción no permite estudiar el efecto de la variable restringida. Así como en la aleatorización existen personas con diferentes valores de las variables de confusión en los grupos que se comparan, en la restricción eliminamos sistemáticamente, por diseño, ciertos valores y esto reduce la variabilidad en los grupos «restringidos» lo que puede impedir contar con suficiente potencia para realizar un estudio estadístico correcto de las variables confusoras cuyos valores no estarán presentes en la base de datos. Por ejemplo, si restringimos nuestro estudio a no fumadores, no tendremos información sobre los fumadores y por lo tanto no podremos saber si fumar se asocia o no con el desenlace estudiado ni cuál sería la magnitud de la medida de asociación. Pese a estas limitaciones, algunos autores (K. J. Rothman, 2002) defienden la restricción como una muy buena solución para los estudios analíticos observacionales. Según Rothman, en años previos se ha idealizado el concepto de representatividad (el opuesto a la restricción) debido a la influencia de la Epidemiología descriptiva que utiliza muestras para medir fenómenos en la población. Pero este autor reclama que el objeto de la Epidemiología analítica no es necesariamente generar conclusiones que se apliquen a una población determinada, sino generar conclusiones que aunque no estén ligadas a poblaciones particulares, sean científicamente válidas a pesar de esto. La consistencia y validez de los resultados y su contribución al conocimiento científico de la relación causa-efecto de dos variables debería ser estudiada en grupos que se consideren pertinentes independientemente de consideraciones de representatividad estadística. Por ejemplo, la falta de respuesta o de datos de las personas con exposiciones extremas en un estudio inicialmente representativo puede conducir a una incapacidad de valorar el efecto de una exposición y en consecuencia en una menor validez interna del estudio (M. Feinleib y N. E. Breslow, 2002).

— *Emparejamiento (*matching *en inglés)*

Cada participante del grupo de expuestos, se empareja con una o más personas del grupo de no expuestos que se encuentran en la misma categoría del factor de confusión que se quiere controlar. Por ejemplo, si se trata de valorar el efecto del consumo moderado de alcohol, ante un participante fumador que consuma alcohol de manera moderada buscaremos a otro, también fumador pero que no consuma alcohol. Cualquier diferencia entre los grupos de consumo no podrá, en principio, atribuirse al tabaco y diremos que la asociación observada está «ajustada por el tabaco».

El problema, tanto de la restricción como del emparejamiento, es que no pueden controlarse los factores de confusión desconocidos o no medidos.

Hay que tener en cuenta que cuando se utiliza el emparejamiento en un estudio de casos y controles es imprescindible analizar esos datos con pruebas estadístias específicas para datos emparejados.

CONCEPTOS AVANZADOS

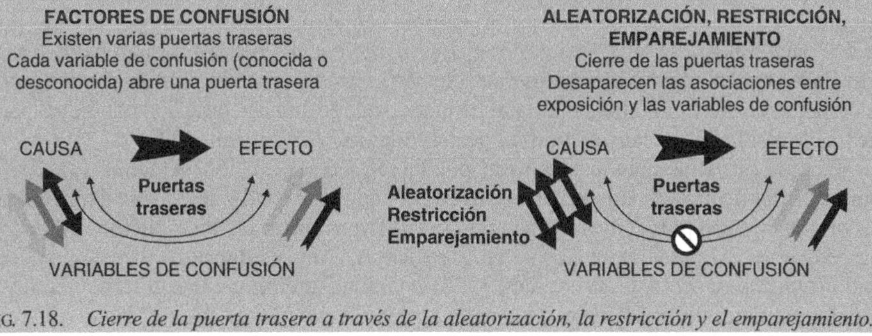

FIG. 7.18. *Cierre de la puerta trasera a través de la aleatorización, la restricción y el emparejamiento.*

En los estudios de casos y controles, por el contrario, el emparejamiento se realiza para obtener una mayor eficiencia en el estudio, es decir, para poder trabajar con una menor muestra y no sólo no controla la confusión sino que introduce artificialmente un sesgo de selección que debe corregirse en el análisis, utilizando métodos especiales como la regresión logística condicional (K. J. Rothman, S. Greenland y T. L. Lash, 2008).

Fase de análisis

En la fase de análisis existen dos metodologías fundamentales de ajuste:

— *La estratificación*

Consiste en realizar estimaciones de las medidas de asociación en cada subgrupo de la variable de confusión. Es precisamente lo que hemos realizado con el ejemplo del consumo moderado de alcohol y el infarto de miocardio en la tabla 7.9. Las estimaciones ajustadas, o estratificadas son aquellas que se consiguen dentro de cada estrato (categoría) de la variable de confusión.

— *Análisis multivariable*

Cualquier estimación que produzca un modelo multivariable se puede considerar como ajustada por las demás variables que constituyen el modelo. Para ajustar por una variable de confusión utilizando modelos multivariables, basta con introducir el factor de confusión en el modelo.

CONCEPTOS AVANZADOS

En el ajuste multivariable, es preciso llegar a un equilibrio entre la necesidad de ajustar por muchas variables, introduciendo el máximo número de variables en el modelo, con la necesidad de obtener estimaciones precisas (se pierde precisión cuantas más variables se introducen en un modelo multivariante). Autores como Kleinbaum abogan por la búsqueda del «grupo de confusión suficiente», definiéndolo como el grupo mínimo de variables que pueden eliminar sustancialmente la confusión a través de su inclusión en los modelos pero con la menor pérdida de precisión (potencia estadística) de las estimaciones obtenidas por este modelo (D. G. Kleinbaum *et al.*, 1982). La palabra «mínima» se refiere a que ninguna variable se podría eliminar del análisis sin por ello afectar a la validez de las estimaciones.

A la hora de realizar un estudio observacional en vez de un ensayo clínico para estudiar el efecto de un tratamiento, con el argumento de que los factores de confusión pueden ajustarse en la fase del análisis, es preciso no perder de vista que los pacientes que toman un tratamiento siempre son diferentes de aquellos que no lo toman en al menos los criterios utilizados por el médico para indicar ese tratamiento (por ejemplo, diferencias en estadio, en gravedad, en enfermedades concomitantes o criterios de exclusión). Estas diferencias introducen un sesgo en la comparación entre el grupo tratado y el no tratado que se llama «confusión por indicación» y que puede resultar especialmente difícil de controlar (K. J. Rothman, 2002).

Existen otros métodos para ajustar por factores de confusión. Algunos son clásicos como las tasas de mortalidad ajustadas o estandarizadas por edad y se utilizan para comparar la mortalidad entre poblaciones, ajustando por diferencias en las distribuciones de edades como veremos más adelante. Otros son más recientes, como el algoritmo de cálculo generalizado *(G-estimation)* (J. C. Witteman, 1998) o la ponderación inversa al tratamiento y los modelos estructurales marginales *(marginal structural models)* (J. M. Robins *et al.*, 2000).

Explicar en detalle estos métodos excede el ámbito de este libro. Nos limitaremos a ilustrar el ajuste de la confusión por el método de estandarización usando la ponderación[2] inversa al tratamiento (en este caso «inversa a la exposición») con un ejemplo sencillo.

Puede ajustarse por un factor de confusión con métodos de estandarización, en los que a cada grupo de personas se le da un peso o ponderación distintos y después se calcula la medida de efecto. Este procedimiento puede ser ventajoso, y además está en la base de algunos de los métodos más avanzados que se han propuesto recientemente para la inferencia causal. Imaginemos que deseamos verificar en 10.000 mujeres el efecto de los anticonceptivos orales (AO) sobre el infarto agudo de miocardio (IAM), y se desea ajustar por edad (2 estratos, con 35 años como límite). Se representan las probabilidades junto a cada rama en la figura 7.19.

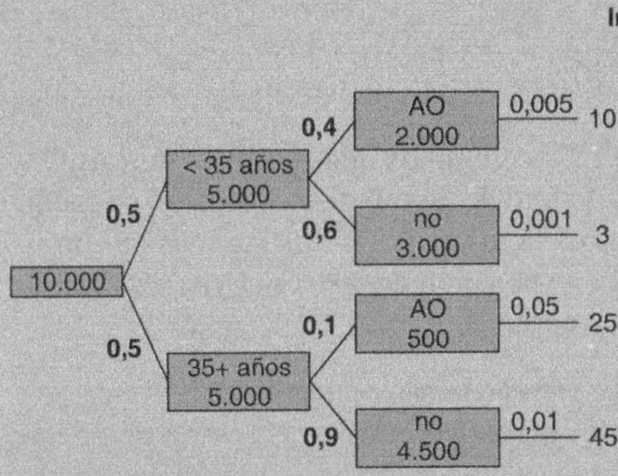

Tabla < 35 años

	CASOS	TOTAL
AO	10	2.000
no AO	3	3.000

Tabla 35+ años

	CASOS	TOTAL
AO	25	500
no AO	45	4.500

Tabla total

	CASOS	TOTAL
AO	35	2.500
no AO	48	7.500

FIG. 7.19. *Efecto de anticonceptivos orales (AO) sobre el infarto agudo de miocardio (IAM) ajustando por edad.*

La edad es una variable de confusión a la hora de valorar el efecto de los AO sobre el IAM. El RR crudo sería 2,19 y estaría confundido. En cambio, los RR de los estratos ($RR_{<35} = RR_{\geq 35} = 5$) serían válidos.

La estandarización usando la ponderación inversa al tratamiento (en este caso «inversa a la exposición») consiste en crear unos pesos (w_i) para cada mujer de la base de datos que equivalen a la inversa de la probabilidad de que esa mujer esté expuesta a AO para cada estrato del factor de confusión (la edad en el ejemplo). Así, la probabilidad de estar expuesta a AO entre las mujeres menores de 35 años es 0,4 y su peso sería 1/0,4 = 2,5. A cada una de estas mujeres menores de 35 años se le otorga un peso $w_i = 2{,}5$, por lo que contará en el análisis como si fuesen 2,5 personas. Es decir,

$$w_i = \frac{1}{p(\text{Expos.}|\text{F. confusión})} = \frac{1}{p(AO|< 35\ \text{años})} = \frac{1}{0{,}4} = 2{,}5$$

El denominador es una probabilidad *condicionada* (eso es lo que representa la barra vertical). En el ejemplo, por lo tanto, los pesos w_i serían:

$w_1 = 1/0{,}4 = 2{,}5$ para las 2000 mujeres expuestas a AO y < 35 años.
$w_2 = 1/0{,}6 = 1{,}67$ para las 3000 mujeres NO expuestas y < 35 años.
$w_3 = 1/0{,}1 = 10$ para las 500 mujeres expuestas a AO y ≥ 35 años.
$w_4 = 1/0{,}9 = 1{,}11$ para las 4500 mujeres NO expuestas y ≥ 35 años.

2. El concepto de ponderación se puede repasar en cualquier libro de Bioestadística. Martínez-González, M.A.; Sánchez-Villegas, A. y Faulin Fajardo, J. (eds,) (2006), *Bioestadística Amigable*, 2.ª ed., Díaz de Santos, Madrid, 919 págs.

Con estos pesos se crea una nueva *pseudopoblación* en la que se puede calcular un RR *estandarizado*, que ya está ajustado por la edad.

El análisis estandarizado creando la pseudopoblación para calcular un RR ajustado se presenta en la tabla 7.11.

TABLA 7.11. *Cálculo del Riesgo relativo estandarizado por el método de la ponderación inversa*

	Casos	*Total*
Expuestas a AO	(10 × 2,5) + (25 × 10) = 275	(2.000 × 2,5) + (500 × 10) = 10.000
No expuestas a AO	(3 × 1,67) + (45 × 1,11) = 55	(3.000 × 1,67) + (4.500 × 1,11) = 10.000

$$RR_{\text{estandarizado}} = \frac{275/10.000}{55/10.000} = 5$$

Los gráficos acíclicos dirigidos pueden ser más complejos que lo visto anteriormente. Los GAD ayudan a comprender también el concepto de factores de confusión no medidos (se representan como «NM») como se recoge en la figura 7.20. Los factores de confusión que sí se han medido se representan por C. La exposición de interés cuyo efecto se intenta valorar se representa como E y el desenlace como D.

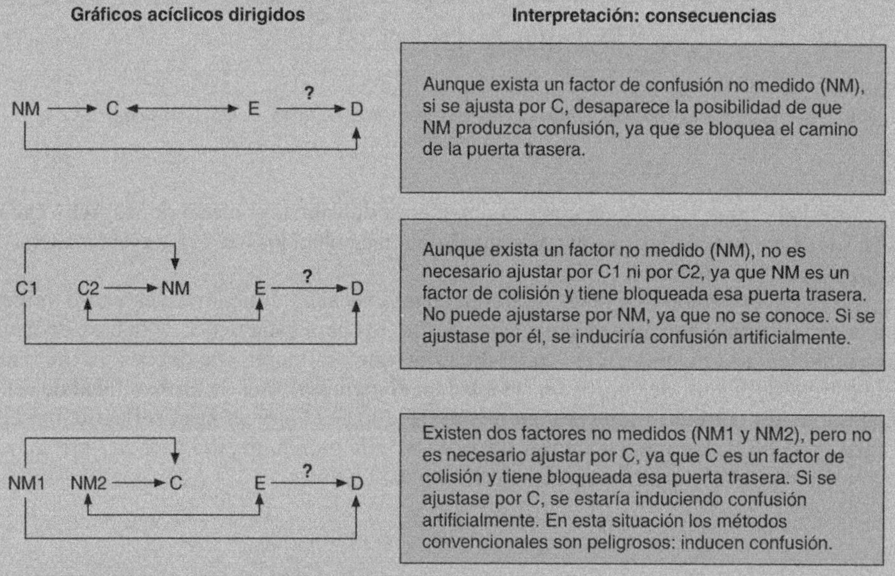

Se pretende valorar (?) la existencia de una asociación entre una exposición E y un desenlace D.

FIG. 7.20. *Varios ejemplos de situaciones de investigación representadas mediante gráficos acíclicos dirigidos (GAD).*

7.5.4. PRESENTACIÓN DE MEDIDAS DE ASOCIACIÓN EN PRESENCIA DE CONFUSIÓN

Teniendo en cuenta que una estimación adecuadamente ajustada es más válida que otra bruta, se deben presentar siempre las estimaciones ajustadas. Cuando las estimaciones en cada estrato de la variable de confusión difieren ligeramente entre sí, podemos combinarlas en una estimación global (ajustada) y para ello se procede a calcular la media ponderada de las estimaciones en cada estrato para llegar a una cifra única que represente la medida de asociación global. El estimador de Mantel y Haenszel realiza, mediante un promedio ponderado, este tipo de estimación global (K. J. Rothman, S. Greenland y T. L. Lash, 2008). Por ejemplo, si tuviéramos que hallar una OR ajustada global a partir de varias Odds Ratios que provienen de un número k de estratos de una variable de confusión en un estudio de casos y controles, utilizaríamos el procedimiento siguiente:

$$\mathrm{OR_{MH}} = \frac{\sum_{i=1}^{k} a_i d_i / n_i}{\sum_{i=1}^{k} b_i c_i / n_i}$$

Donde a_i y b_i, c_i y d_i corresponden a las celdas de las tablas tetracóricas que se construyen en los k estratos de la variable de confusión y n_i los efectivos totales en cada estrato i.

También existen fórmulas para estimar valores globales ajustadas en estudios de cohortes y para datos emparejados (K. J. Rothman, S. Greenland y T. L. Lash, 2008). Estas fórmulas junto con las de sus errores estándar se explican en el apartado 11.4.5 de este libro.

Es importante detallar en el texto, o a pie de tabla en su caso, todas las variables por las cuales están ajustadas las estimaciones y cómo se codificó cada una de ellas.

Sin embargo, tampoco es incorrecto presentar las estimaciones brutas junto con las ajustadas porque permite al lector valorar los cambios existentes entre los valores brutos y los ajustados. En cualquier caso, las conclusiones de nuestro trabajo siempre tienen que referirse a los valores ajustados por ser éstos los que están más libres de sesgos.

Cuando las estimaciones ajustadas se obtienen con la ayuda de un análisis multivariable se presentarían como en la tabla 7.12.

Las estimaciones presentadas en la tabla 7.12 se han obtenido mediante un análisis multivariable y esto significa que todas las medidas de asociación (RT) que se presentan están ajustadas por las demás variables del modelo además de por las variables citadas a pie de tabla (edad y presencia de enfermedad crónica). Por ejemplo, se podría afirmar interpretando la tabla que la ventilación mecánica multiplica el riesgo de infección nosocomial por 7,5 independientemente de (o ajustando por) la gravedad de la enfermedad, el sexo del paciente, que el paciente haya padecido o no un traumatismo cráneo-encefálico o una desnutrición, que haya recibido sedantes, y también independientemente de su edad y de antecedentes de presencia de enfermedad crónica (presentes a pie de tabla). Interpretaríamos cada medida de asociación, del mismo modo, como

TABLA 7.12. *Factores de Riesgo de Infección Nosocomial en pacientes ingresados en UCI*

Factores de Riesgo	*Razón de Densidades de Incidencia**	*IC al 95 %*
APACHE II	1,36	1,14-1,61
Sexo (ser varón)	0,61	0,38-0,98
Traumatismo cráneo-encefálico	2,59	1,53-4,36
Desnutrición (albúmina < 3g/dl)	1,84	1,04-3,24
Recibir sedantes	2,01	1,14-3,56
Ventilación mecánica	7,51	2,95-19-13

* La Densidad de Incidencia se midió como número de infecciones por 1.000 personas/día.

APACHE II: Escala que mide la gravedad del estado del paciente en función de una serie de parámetros clínico-diagnósticos.

Las estimaciones también están ajustadas por edad y presencia de enfermedad crónica previa.

Adaptado de J. de Irala *et al.*, 1997.

«ajustada» por las demás variables del modelo que aparecen en la tabla y/o las nombradas por los investigadores a pie de tabla.

CONCEPTOS AVANZADOS

7.5.5. El ajuste de tasas como ejemplo de control de confusión

La utilización de datos de mortalidad es muy frecuente en estudios epidemiológicos y se suelen comparar «experiencias de mortalidad» entre varios grupos expuestos a diferentes niveles de un factor de riesgo o entre poblaciones o países diferentes. La medida básica de mortalidad es la tasa de mortalidad bruta (TMB) (J. Last, 1995).

$$\text{TMB} = \frac{\text{Número de fallecimientos durante un periodo determinado}}{\text{Número de personas con riesgo de fallecer durante este periodo}} \times 10^n$$

El factor 10^n se utiliza para obtener cifras enteras.

Es preciso tener en cuenta que a pesar de llamarse «tasa» de mortalidad, la TMB no es una tasa sino una proporción de mortalidad durante un período determinado. Como las poblaciones suelen ser dinámicas, solemos utilizar la población total a mitad del tiempo de observación. Utilizamos la terminología de «tasa» porque la TMB es una estimación de la densidad de incidencia de fallecimientos, la tasa por 10^n personas-año. Si la tasa es baja, podemos considerarla, también, como una estimación de la incidencia acumulada porque, en este caso, el denominador «a mitad del tiempo de observación» es parecido al concepto «personas a riesgo al empezar el periodo de observación» de la incidencia acumulada (J. Last, 1995).

La tasa de mortalidad bruta de una población es un dato que resume el grado de mortalidad existente en dicha comunidad. La mortalidad se puede asociar a muchos factores pero no cabe duda de que la edad es una variable que siempre estará asociada a la mortalidad. La TMB de una población dependerá entonces de dos aspectos que se relacionan con la edad:

1. Las tasas de mortalidad en cada grupo de edad que llamaremos tasas de mortalidad específicas por cada grupo de edad.
2. La proporción de personas de la población en cada grupo de edad.

Tabla 7.13. *Ajuste de tasas: componentes de una tasa de mortalidad bruta. Tasas de mortalidad en una población A*

Población A				
Edad agrupada	*Personas en cada grupo (na)*	*Proporción de la población (pa = (na)/(Na))*	*Personas fallecidas (ma)*	*Tasas de mortalidad específicas por grupos de edad (ta = (ma)/(na))*
0-4	720	0,072	2	0,0028
5-14	1.550	0,155	1	0,0006
15-44	4.630	0,463	7	0,0015
45-64	1.970	0,197	19	0,0096
≥ 65	1.130	0,113	36	0,0319
Total	*Na* = 10.000	1,000	65	No se suman tasas específicas

TMBa = 65/10.000 = 0,0065 (65 por 10.000 habitantes en un año).

Una tasa de mortalidad bruta se puede obtener hallando el promedio ponderado de las tasas de mortalidad específicas por cada grupo de edad, donde los pesos aplicados a las tasas son las proporciones de personas de la población en cada grupo de edad o la proporción del tiempo de observación, en personas-tiempo, en cada grupo de edad cuando conozcamos los periodos de observación de cada persona. En la tabla 7.13 se ilustran estos conceptos y la tabla 7.14 muestra el cálculo de la TMB utilizando el método del promedio ponderado de tasas de mortalidad específicas por cada grupo de edad.

TABLA 7.14. *Ajuste de tasas: componentes de una tasa de mortalidad bruta. Tasas de mortalidad calculadas con el método del promedio ponderado de las tasas de mortalidad específicas por cada grupo de edad*

Población A			
Edad agrupada	*Proporción de la población (pa)*	*Tasas de mortalidad específicas por grupo de edad (ta = (ma)/(na))*	*Media ponderada (pa) × (ma/na)*
0-4	0,072	0,0028	0,0002
5-14	0,155	0,0006	0,0001
15-44	0,463	0,0015	0,0007
45-64	0,197	0,0096	0,0019
≥ 65	0,113	0,0319	0,0036
TOTAL	1,000	No se suman tasas específicas	0,0065

$$\text{TMB} = \sum_{i=0-4}^{i=65+} ((p_i) \times (m_i/n_i)) = 0{,}0065 \text{ (65 por 10.000 habitantes en un año).}$$

El cálculo del promedio ponderado utilizado en la tabla 7.14 nos demuestra que un determinado grupo de edad tendrá una mayor influencia, al calcular la tasa de mortalidad bruta, cuanto mayor sea su peso, es decir, cuanto mayor sea la proporción de sujetos de la población que pertenezcan a dicho grupo, y cuanto mayor sea su tasa de mortalidad específica. Se deduce entonces, que una TMB es una combinación de tasas específicas y de pesos.

A continuación vamos a comparar las TMB de dos poblaciones (poblaciones A y B, tabla 7.15). Al comparar las tasas de mortalidad crudas deduciríamos que la población B tiene una mayor mortalidad que la población A (en valores absolutos esto es correcto; 0,0091 > 0,0065).

Sin embargo, no podríamos concluir que es preferible vivir en la población A, si queremos sufrir un menor riesgo de mortalidad, porque la diferencia de mortalidad que hemos hallado podría ser debida a que la población B tiene una mayor proporción de personas mayores de 65 años, los cuales tienen una mayor tasa de mortalidad en comparación con otros grupos de edad. Estaríamos realizando una comparación de *tasas brutas* sin cumplirse el modelo contrafáctico. Al valorar si vivir en A o en B (exposición) se asocia a una mayor o menor mortalidad, debemos comparar tasas de mortalidad entre poblaciones, asumiendo que la estructura de edad es la misma en ambas para que cualquier diferencia en edad no nos distorsione la medida de asociación, es decir, para que la comparación sea contrafáctica al menos en cuanto a la edad. En este ejemplo, la edad sería una variable de confusión y necesitamos comparar tasas ajustadas por edad.

De hecho, si estudiamos la estructura de los grupos de edad de cada población (tabla 7.15), podemos observar que el 20 % (4.520/22.240) de las personas de la población B son mayores de 65 años, proporción dos veces mayor a la de la población A (1.130/10.000 = 0,11). En otras palabras, el grupo de edad de «mayores de 65 años» tiene un «mayor peso» en la po-

TABLA 7.15. *Ajuste de tasas. Mortalidad observada en dos poblaciones*

Edad agrupada	Población A			Población B		
	Personas (na)	Fallecidos (ma)	Tasas de mortalidad (ta = (ma)/(na))	Personas (nb)	Fallecidos (mb)	Tasas de mortalidad (tb = (mb)/(nb))
0-4	720	2	0,0028	1.420	4	0,0028
5-14	1.550	1	0,0006	3.100	2	0,0006
15-44	4.630	7	0,0015	9.260	14	0,0015
45-64	1.970	19	0,0096	3.940	38	0,0096
≥ 65	1.130	36	0,0319	4.520	144	0,0319
TOTAL	10.000	65	—	22.240	202	—

TMBa = 65/10.000 = 0,0065 (65 por 10.000 habitantes en un año).
TMBb = 202/22.240 = 0,0091 (91 por 10.000 habitantes en un año).

blación B. Deberíamos concluir que la población B tiene una mayor proporción de ancianos que la población A y es la razón por la cual hallamos una mayor tasa de mortalidad bruta.

No podemos concluir que el «riesgo de morir» es mayor en la población B. Prueba de ello es que las poblaciones A y B poseen las mismas tasas de mortalidad en cada grupo de edad (tabla 7.15). A igualdad de edad, no hay diferencia de mortalidad entre ambas poblaciones.

Este ejemplo nos demuestra que no se debe nunca llegar a conclusiones sobre diferencias entre poblaciones, al comparar tasas brutas, porque las poblaciones pueden tener diferentes estructuras de edad o diferente distribución de un factor relacionado con la mortalidad y la comparabilidad de dos tasas depende tanto de las tasas específicas por cada grupo de edad o diferente distribución de un factor relacionado con la mortalidad como del «peso» que tiene cada grupo de edad en el conjunto de la población. Las comparaciones de tasas crudas pueden ser sesgadas porque no cumplen el modelo contrafáctico respecto a una variable como la edad que acaba siendo una variable de confusión (fíjese que la edad cumple con los criterios que se han descrito en apartados anteriores para que una variable sea confusora).

Para realizar comparaciones correctas, sin las distorsiones aportadas por diferencias en estructuras de edades, se deben eliminar estas diferencias entre los grupos comparados, es decir, se debe «ajustar» por dichas diferencias. Utilizaremos *tasas estandarizadas por edades*, o *tasas ajustadas por edades*. El proceso de estandarización o de ajuste tiene como efecto la eliminación de la confusión por edad al calcularse una tasa, a fin de poder obtener tasas que resuman la mortalidad de las poblaciones que sean comparables entre sí, aunque las poblaciones sean, de hecho, heterogéneas. Existen dos métodos principales de estandarización de tasas, el método llamado «directo» y el método «indirecto» de estandarización.

El método directo de estandarización de tasas

En el método directo de estandarización, se calcula el promedio *ponderado* de las tasas específicas por cada grupo de edad de una población en estudio. La ponderación utiliza la distribución por edades de una determinada población llamada «población de referencia». En otras palabras, las tasas son las de la población en estudio pero dichas tasas son ponderadas utilizando pesos de otra población que llamamos estándar o de referencia. Obtendremos una tasa que llamamos *tasa de estandarización directa*, que representa la tasa de mortalidad que hubiese tenido la población en estudio, de haber tenido la misma distribución de edades que la población de referencia. Cuando se utiliza la misma población estándar, para ajustar las tasas de mortalidad de diferentes poblaciones, podemos comparar dichas tasas entre sí porque utilizamos el mismo punto de referencia (la estructu-

TABLA 7.16. *Ajuste de tasas. Población D*

Población D				
Edad agrupada	*Personas en cada grupo (nd)*	*% de población (pd)*	*Personas fallecidas (md)*	*Tasas de mortalidad específicas por grupos de edad (td = (md)/(nd))*
0-4	13.100	0,205	33	0,0025
5-14	2.700	0,042	14	0,0050
15-44	45.950	0,721	60	0,0013
45-64	1.148	0,018	110	0,0958
≥ 65	870	0,014	28	0,0322
TOTAL	63.768	1,000	245	No se suman tasas específicas

TMBd = 245/63.768 = 0,0038 (38 por 10.000 habitantes en un año).

ra de edad de la población de referencia) para comparar las diferentes tasas de mortalidad. La comparación de tasas se hace «a igualdad» de estructura poblacional.

Por ejemplo, comparemos la mortalidad de la población A descrita en la tabla 7.13 con otra población D (tabla 7.16). Parece que la tasa de mortalidad bruta de la población A (65 por 10000 habitantes en un año) es mayor que la de la población D (38 por 10000 habitantes en un año) pero son tasas crudas. Podemos observar que la población D posee un número alto de personas con edades entre 15 y 44 años y entre 0 y 4 años (el 72 % y el 20 % respectivamente), y relativamente menos personas en las otras edades, en comparación con la población A de la tabla 7.13.

Para realizar un ajuste por el método directo, utilizaremos como población de referencia, la estructura de grupos de edad (proporción de personas en cada grupo de edad) de una tercera población R (tabla 7.17).

Para hallar tasas de mortalidad estandarizadas por el método directo hemos de realizar los pasos siguientes (tabla 7.18):

1. Obtener el número de personas en cada grupo de edad de la población de referencia y hallar las correspondientes proporciones de la población en cada grupo, es decir los pesos (*pr*, tabla 7.18);
2. Obtener las tasas de mortalidad específicas de cada grupo de edad de las poblaciones en estudio (*ta* y *td*, tabla 7.18);

TABLA 7.17. *Ajuste de tasas. Población estándar R*

Población R				
Edad agrupada	*Personas en cada grupo (nr)*	*% de población (pr)*	*Personas fallecidas (mr)*	*Tasas de mortalidad específicas por grupos de edad (tr = (mr)/(nr))*
0-4	13.100	0,131	389	0,0297
5-14	27.000	0,270	27	0,0010
15-44	45.950	0,460	115	0,0025
45-64	11.480	0,115	146	0,0127
≥ 65	2.470	0,024	180	0,0729
TOTAL	100.000	1,000	857	No se suman tasas específicas

TABLA 7.18. *Ajuste de tasas. Cálculo de tasas ajustadas por edad, utilizando el método directo*

Edad agrupada	*Población R (pesos) (pr)*	*Población A (tasas) (ta)*	*Población D (tasas) (td)*	*Tasas ponderadas (A) (pr) × (ta)*	*Tasas ponderadas (D) (pr) × (td)*
0-4	0,131	0,0028	0,0025	0,0004	0,0003
5-14	0,270	0,0006	0,0050	0,0002	0,0014
15-44	0,460	0,0015	0,0013	0,0007	0,0006
45-64	0,115	0,0096	0,0958	0,0011	0,0110
≥ 65	0,024	0,0319	0,0322	0,0008	0,0008
TOTAL	1,000	—	—	0,0032*	0,0141*

* Solamente tiene sentido sumar las tasas cuando son *ponderadas*.
$TMEA_r$ = 0,0032 (32 por 10.000 habitantes en un año).
$TMED_r$ = 0,0141 (141 por 10.000 habitantes en un año).

3. Realizar el promedio ponderado de dichas tasas, ponderando con los pesos de la población estándar: en cada población estudiada (A y D, tabla 7.18), y en cada grupo de edad, multiplicar los pesos de la población de referencia por las tasas de mortalidad correspondientes de las poblaciones en estudio ((*pr*) × (*ta*) y (*pr*) × (*td*), tabla 7.18) y sumar el conjunto de estos productos (tasas ponderadas de A y D, tabla 7.18);
4. Multiplicar el resultado por 10^n para hallar la tasa de mortalidad ajustada y por 10^n personas.

Ahora podemos observar que cuando comparamos las poblaciones A y D, con tasas ajustadas, llegamos a una conclusión opuesta: la población D posee una mayor mortalidad ajustada por edad que la población A. Es posible valorar cuántas veces mayor es la mortalidad en la población D, hallando la razón de mortalidad estándar por el método directo (RMED):

$$RMED = TMED_r / TMEA_r = 0{,}0141 / 0{,}0032 = 4{,}4$$

La mortalidad de la población D es 4,4 veces mayor que la mortalidad de la población A.

Es evidente que en vez de multiplicar la proporción de personas en los grupos de edades de la población de referencia por las tasas de mortalidad correspondientes de la población en estudio, es lo mismo multiplicar el número de personas en cada grupo de edad de la población de referencia por las tasas de mortalidad de la población en estudio y una vez obtenida la suma de estos productos, dividir el resultado por el número total de personas en la población de referencia:

$$TMEA_R = \sum_{i=0-4}^{i=65+} \left((pr_i \times (ma_i / na_i) \right) = \frac{\sum_{0-4}^{65+} \left((nr_i) \times (ma_i / na_i) \right)}{Nr}$$

Porque en cada grupo de edad $p_{ri} = n_{ri} / Nr$.

Por otra parte, también es preciso observar que si bien la tasa de mortalidad de una población se considera como una tasa «bruta» cuando la comparamos con la tasa de otra población con estructura poblacional diferente, podemos, sin embargo, considerarla como una tasa estándar respecto a sí misma. Efectivamente, la tasa bruta de una población A también se puede hallar mediante el promedio ponderado de las tasas específicas, utilizando como ponderación su propia estructura de población, y por esta razón podemos considerarla como una «tasa estandarizada» respecto a sí misma.

$$\text{TMBA} = \frac{\text{Número de muertes en A}}{\text{Población total en A}} = \frac{65}{10.000} = 0{,}0065 =$$

$$= \sum_{0-4}^{65+} \left((pa_i) \times (ma_i / na_i) \right) = \text{TMEA}_A$$

Respecto a sí misma, la TMBA es la TMEA utilizando a sí misma como la población de referencia.

Con el método directo de estandarización, la elección de la población estándar dependerá de la naturaleza de las comparaciones que deseemos realizar. Por ejemplo, cuando queramos comparar diferentes poblaciones de una comunidad autónoma, podremos elegir la combinación de dichas poblaciones (el conjunto de la comunidad autónoma) como población estándar. Cuando nos interese realizar comparaciones en el tiempo como la valoración de la evolución temporal de la mortalidad de una población, se suelen utilizar los datos de la población al principio del intervalo de tiempo que estemos considerando. Las tasas ajustadas obtenidas de este modo se interpretarían como la mortalidad de la población, en el tiempo t, de no haber cambiado la estructura de edades de dicha población a lo largo del tiempo considerado.

Para facilitar la comparación de tasas ajustadas por edades, diferentes organizaciones internacionales han propuesto una serie de «poblaciones tipo» que se pueden utilizar como poblaciones de referencia para ajustar las tasas brutas (tabla 7.19). Gracias a estas poblaciones de referencia, las tasas ajustadas realizadas en diferentes países se podrían comparar entre sí a condición de que se haya utilizado la misma «población tipo». Estas poblaciones de

TABLA 7.19. *Ejemplo de poblaciones tipo para estudios internacionales*

Grupos de edad	*OMS*	*Mundial*	*Europa*	*Grupos de edad*	*OPS*
0-4	8.860	12.000	8.000	0	3.156
5-9	8.690	10.000	7.000	1-4	12.625
10-14	8.600	9.000	7.000	5-14	26.004
15-19	8.470	9.000	7.000	15-24	18.489
20-24	8.220	8.000	7.000	25-34	13.791
25-29	7.930	8.000	7.000	35-44	10.404
30-34	7.610	6.000	7.000	45-54	7.393
35-39	7.150	6.000	7.000	55-64	4.666
40-44	6.590	6.000	7.000	65-74	2.299
45-49	6.040	6.000	7.000	75+	1.173
50-54	5.370	5.000	7.000		
55-59	4.550	4.000	6.000		
60-64	3.720	4.000	5.000		
65-69	2.960	3.000	4.000		
70-74	2.210	2.000	3.000		
75-79	1.520	1.000	2.000		
80-84	910	500	1.000		
+85	630	500	1.000		
TOTAL	100.000	100.000	100.000	TOTAL	100.000

OMS: Organización Mundial de la Salud. Estandarización de tasas de edad: un nuevo Standar de la OMS. Disponible en: http://www.who.int/healthinfo/paper31.pdf
Mundial, Europa: *Cáncer Incidence in Five Continents*, vol. III, IARC, 1976.
OPS: Organización Panamericana de Salud, *Anuario de Estadísticas Sanitarias Mundiales*.

referencias son especialmente útiles en Demografía Sanitaria. Por otra parte, en vez de utilizar poblaciones estándar para hallar los pesos necesarios en el cálculo del promedio ponderado, también es posible servirse de pesos arbitrarios. Por ejemplo, podemos decidir utilizar un mismo peso arbitrario para todos los grupos de edades de las poblaciones comparadas.

En general, se recomienda utilizar poblaciones de referencia lo más parecidas posible, en cuanto a sus estructuras de edad, a las poblaciones cuyas tasas de mortalidad pretendemos valorar y/o comparar.

El método indirecto de estandarización de tasas

Cuando no podemos comparar las tasas de mortalidad de varias poblaciones por desconocer las tasas específicas por cada grupo de edad o porque estas tasas son estadísticamente inestables, utilizamos el *método indirecto de estandarización de tasas*. Hablamos de inestabilidad cuando existe un número insuficiente de efectivos en los estratos para la estandarización por el método directo (problemas numéricos; intervalos de confianza imprecisos). En el método indirecto de estandarización de tasas hallamos el promedio ponderado de las tasas específicas por grupos de edad en la *población de referencia* y utilizamos para la ponderación la distribución de la población en estudio (los pesos son las proporciones de personas en cada grupo de edad de la *población en estudio*). A continuación, se halla el cociente entre la tasa bruta de la población en estudio y este promedio ponderado, obteniéndose el cociente estandarizado de mortalidad (o de morbilidad), también llamado RME o razón de mortalidad estándar (SMR, *Standardized Mortality Ratio* en inglés).

Para hallar tasas de mortalidad estandarizadas por el método indirecto hemos de realizar los pasos siguientes (tabla 7.20):

1. Obtener las tasas de mortalidad específicas por cada grupo de edad de una población de referencia (tr, tabla 7.20).
2. Obtener el número de personas en cada grupo de edad de las poblaciones en estudio y hallar las correspondientes proporciones de la población en cada grupo, es decir, los pesos (pesos pa, tabla 7.20).
3. Realizar el promedio ponderado de las tasas específicas de la población de referencia, ponderando con las proporciones de la población en estudio: en cada grupo de edad, multiplicar los *pesos* de la población en *estudio*, por las *tasas* de mortalidad correspondientes de la población de *referencia* y sumar el conjunto de estos productos.
4. Dividir la tasa de mortalidad bruta de la población en estudio por este promedio ponderado y multiplicar el resultado por 100 para obtener un porcentaje.

TABLA 7.20. *Ajuste de tasas. Cálculo de tasas ajustadas por edad, utilizando el método indirecto*

Edad agrupada	*Población A (personas) (na)*	*Población A (pesos) (pa)*	*Población A (tasas) (ta)*	*Población R (tasas) (tr)*	*Tasas ponderadas (R) (pa) × (tr)*
0-4	720	0,072	?	0,0297	0,0021
5-14	1.550	0,155	?	0,0010	0,0002
15-44	4.630	0,463	?	0,0025	0,0012
45-64	1.970	0,197	?	0,0127	0,0025
≥ 65	1.130	0,113	?	0,0729	0,0082
TOTAL	10.000	1,000	65	—	0,0142

RMEa = (0,0065/0,0142) × 100 = 45,8 %. (Se multiplica por 100 cuando se desea expresar la RME en porcentajes y compararlo con el valor nulo: 100.)

También se puede definir la razón de mortalidad estándar como la comparación entre el número observado de casos en la población de estudio A (O), con el número esperado de muertes (E), es decir, el número de muertes que hubiesen ocurrido en la población de estudio A, en el caso de que dicha población A hubiese sufrido las mismas tasas de mortalidad, específicas por edad, que la población de referencia (R):

$$\text{RME} = \frac{\text{O}}{\text{E}} \times 100$$

En el ejemplo anterior:

$$\begin{aligned} \text{O} &= 65 \\ \text{E} &= (0{,}0297 \times 720) + (0{,}001 \times 1.550) + (0{,}0025 \times 4.630) + \\ &\quad + (0{,}0127 \times 1.970) + (0{,}0729 \times 1.130) = 141{,}9 \\ \text{RME}a &= (\text{O/E}) \times 100 = (65/142) \times 100 = 45{,}8\ \% \end{aligned}$$

En el método indirecto de estandarización, la estructura de edades de la población *en estudio* es la que sirve de «*estándar*». Se comparan dos tasas de incidencia, la de la población de estudio con la de la población de referencia, utilizando como estándar a la estructura de edades de la población en estudio.

El significado de este resultado es que la población A tiene una mortalidad que es un 54 % (100 – 45,8) menor que lo esperado si dicha población hubiese sufrido o padecido *la mortalidad* de la población de referencia.

Se puede entender mejor la relación existente entre ambas fórmulas de la razón de mortalidad estándar (cociente entre la tasa bruta de la población en estudio y un promedio ponderado, por una parte, y la razón entre muertes observadas y muertes esperadas, por otra), examinando detenidamente las fórmulas siguientes:

$$\text{RME} = \frac{\text{TMB}_A}{\text{TMER}_A} = \frac{\text{TMB}_A}{\text{Promedio ponderado } (tr,\ pa)} = \frac{Ma/Na}{\sum_{i=0-4}^{i=65+}\left((pa_i) \times (mr_i/nr_i)\right)}$$

o también

$$\frac{\sum_{i=0-4}^{i=65+}\left((pa_i) \times (ma_i/na_i)\right)}{\sum_{i=0-4}^{i=65+}\left((pa_i) \times (mr_i/nr_i)\right)} = \frac{\sum_{i=0-4}^{i=65+}\left((na_i/NA) \times (ma_i/na_i)\right)}{\sum_{i=0-4}^{i=65+}\left((na_i/NA) \times (tr_i)\right)} =$$

$$= \frac{\frac{1}{Na} \times \sum_{i=0-4}^{i=65+}\left((na_i) \times (ma_i/na_i)\right)}{\frac{1}{Na} \times \sum_{i=0-4}^{i=65+}\left((na_i) \times (tr_i)\right)} = \frac{\sum_{i=0-4}^{i=65+}(ma_i)}{\sum_{i=0-4}^{i=65+}\left((na_i) \times tr_i\right)} = \frac{\text{O}}{\text{E}}$$

Es muy importante recordar que se pueden comparar diferentes tasas de mortalidad estandarizadas por el método directo, como en el caso de las tasas que se hallaban en las poblaciones A y D de la tabla 7.18. Sin embargo, no es correcto comparar entre sí, diferentes cocientes estandarizados de mortalidad hallados por el método *indirecto*, aunque se haya utilizado la misma población de referencia para calcular todos los cocientes. En el método directo, la población de referencia es un verdadero punto de referencia ya que aporta los pesos específicos utilizados para ponderar las tasas de mortalidad. Todas las tasas de mortalidad están estandarizadas según una misma estructura de población (la de la referencia R). Aplicamos diferentes experiencias de mortalidad (poblaciones A y D, tabla 7.18 sobre una misma estructura poblacional (la distribución de grupos de edades de la población de referencia R). Por el contrario, en el método indirecto, la población de referencia no es realmente «un punto de referencia»: utilizamos las tasas de mortalidad de la población de referencia (no su distribución de edades) y cada población es la que aporta su estructura de edades para la ponderación. En cada cociente de mortalidad estándar la población en estudio sirve de referencia porque es la que aporta los pesos para hallar la mortalidad estándar. Tendremos tantas referencias como cocientes calculados. Ninguna es comparable a otra porque cada tasa está estandarizada utilizando su propia estructura de población. Cada tasa estandarizada por el método indirecto permite comparar la mortalidad de una población con la de la referencia pero no es posible sacar conclusiones comparando las tasas de las poblaciones estudiadas entre sí.

La figura 7.21 resume las diferencias entre el método directo y el indirecto.

Recuerde que en la figura 7.19 se describía también un método de estandarización usando la ponderación inversa al tratamiento. Efectivamente, la estandarización no es solamente útil para ajustar tasas de mortalidad por edad sino que se puede utilizar para ajustar Riesgos Relativos.

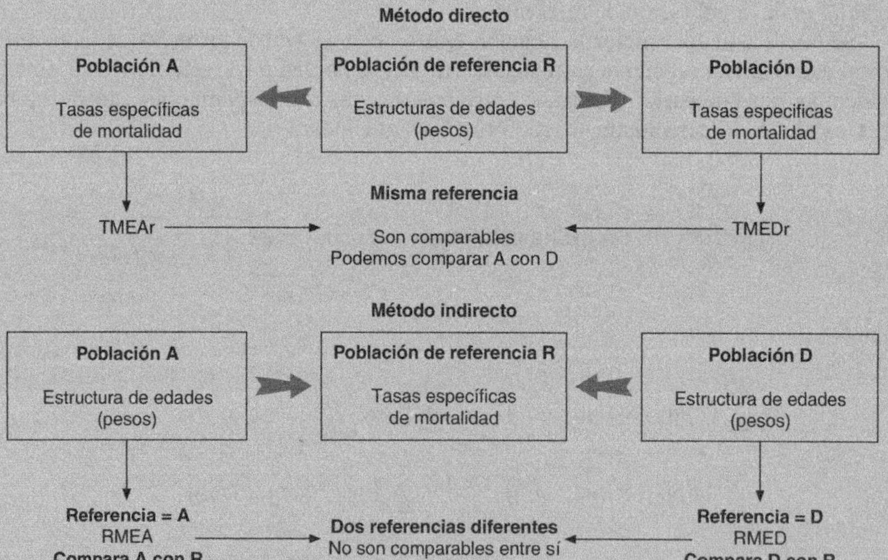

TMEAr = Tasa de mortalidad estándar de A utilizando la población de referencia R. Estima la mortalidad de A, de haber tenido la misma estructura de población que R.

TMEDr = Tasa de mortalidad estándar de D utilizando la población de referencia R. Estima la mortalidad de D, de haber tenido la misma estructura de población que R.

RMEA = Razón de mortalidad estándar de A (A sirve de referencia). Compara la mortalidad en A con la mortalidad en R de haber tenido la misma estructura poblacional que A.

RMED = Razón de mortalidad estándar de D (D sirve de referencia). Compara la mortalidad en D con la mortalidad en R de haber tenido la misma estructura poblacional que D.

FIG. 7.21. *Métodos directo e indirecto de ajuste de tasas.*

Resumen

El modelo contrafáctico es un modelo, imposible de llevar a la práctica, que compara a un grupo de personas «expuestas», con ellas mismas si no hubieran estado expuestas. La medida de asociación que se estima en un estudio es el resultado de la conjunción del efecto real y de la confusión o el error que se deben a la utilización de un grupo de comparación que difiere del grupo contrafáctico ideal.

Medida de asociación = efecto real × confusión o error

Validez interna: se da cuando los resultados obtenidos son correctos para las personas estudiadas.

Validez externa: se da cuando los resultados obtenidos son adecuados para la población de referencia que queremos estudiar. Para que un estudio tenga validez externa es *imprescindible* que tenga *validez interna.*

	Error sistemático	*Error aleatorio*
Cuándo se produce	De forma sistemática.	Al azar, no es constante en cada medición.
Desviación de las estimaciones	En una sola dirección.	No ocurre siempre en la misma dirección.
Posibilidad de ser predicho	Generalmente sí.	Generalmente no.
Cómo evitarlo	Mejorando el diseño y/o el análisis de los datos.	Aumentando el tamaño muestral.
Su ausencia proporciona	**Validez:** capacidad de medir lo que realmente queremos medir.	**Precisión o fiabilidad:** capacidad de obtener un mismo valor cuando una medición se realiza de forma repetida en condiciones similares.
Consecuencias	Afecta a la validez de un estudio.	Dificulta la posibilidad de encontrar una asociación entre dos variables por la imprecisión de las medidas.

— **Sesgo**: es un tipo de error sistemático en un estudio epidemiológico que tiene como consecuencia la estimación errónea entre la exposición y el desenlace.

Sesgo de selección: se produce al seleccionar participantes en función de criterios que pudieran estar relacionados con variables que queremos estudiar (desenlace en cohortes o exposición en casos y controles). De esta forma los grupos que se comparan no siguen el modelo contrafáctico. El sesgo de selección se puede producir por una selección inicial inadecuada, por un seguimiento incompleto de las muestras o por valores faltantes

Control de sesgos de selección

A) *En la fase de diseño del estudio*

1. Procurar no seleccionar a los participantes en función de criterios que pudieran estar relacionados con las variables que queremos estudiar.
2. Elegir casos incidentes en estudios de casos y controles.
3. Preparar alternativas de toma de contacto con los participantes en estudios de cohortes *para no perderlos durante el seguimiento* en el caso de que haya cambio de direcciones.

B) *Durante el transcurso del estudio*

1. Mantener contactos frecuentes para evitar abandonos o pérdidas en el seguimiento.

C) *En la fase de recogida de los datos*

1. Evitar valores faltantes.

D) *En la fase de análisis de los datos*

1. Identificar sesgos de selección y valorar su efecto sobre la medida de asociación.
2. Si se dispone de la información relativa a las variaciones responsables del sesgo de selección, controlar la distorsión realizando los ajustes estadísticos permanentes.

Sesgo de clasificación o información: se produce por una incorrecta clasificación de los participantes de un estudio con respecto a las variables dependientes o independientes recogidas por el investigador.

a) Sesgo de información no diferencial: existe la misma proporción de participantes mal clasificados con respecto a la otra variable objeto de comparación. Suele distorsionar la medida de asociación hacia el valor nulo, subestimando el efecto de la asociación.

b) Sesgo de información diferencial: NO existe la misma proporción de participantes mal clasificados con respecto a la otra variable objeto de comparación. Puede subestimar o sobreestimar el efecto de la asociación.

Control de los sesgos de información o de clasificación

Los sesgos de mala clasificación NO pueden solucionarse en la fase del análisis estadístico mediante técnicas como el análisis multivariante.

a) Para evitar clasificación incorrecta del desenlace:

1. Utilizar procedimientos o aparatos diagnósticos válidos (sensibles y específicos) en los grupos comparados.
2. Si el diagnóstico se realiza por un investigador, que este preparado y que tenga suficiente experiencia.
3. Utilizar procedimientos, aparatos o criterios diagnósticos similares y que todos los investigadores tengan una experiencia diagnóstica similar.
4. Evitar que la persona que realiza el diagnóstico o que valora los desenlaces conozca las hipótesis del estudio.

b) Para evitar clasificación incorrecta de la exposición:

1. Utilizar el mismo procedimiento, cuestionario o criterio de recogida de datos y niveles comparables de experiencia para recoger los datos de ambos grupos.
2. Motivar y ayudar al grupo menos motivado para recordar exposiciones pasadas en estudios de casos y controles y facilitar que los casos digan la verdad cuando la exposición es socialmente inaceptable.
3. Evitar que la persona que realiza la recogida de los datos conozca las hipótesis del estudio.
4. Evitar que los participantes del estudio conozcan la hipótesis concreta del estudio para que no modifiquen su comportamiento.

Variable o factor de confusión: es una variable que distorsiona la medida de asociación entre otras dos variables. Sus consecuencias pueden ser:

a) **Confusión positiva:** observación de un efecto donde en realidad no existe o la exageración de una asociación que realmente existe.

b) **Confusión negativa**: atenuación de una asociación real o incluso inversión del sentido de una asociación real.

Criterios para que una variable pueda considerarse como un factor de confusión de la asociación entre una exposición o factor de riesgo y una respuesta o desenlace

1. Estar asociado con el desenlace, independientemente de su asociación con la exposición de interés.
2. Estar asociado con la exposición pero no ser un resultado o efecto de la misma.
3. No ser un eslabón causal intermedio entre la exposición y el desenlace.

Desde un punto de vista práctico, se considera que una tercera variable confunde la asociación entre una exposición o factor de riesgo y una respuesta o desenlace cuando existen diferencias importantes (> 10 %) entre la estimación bruta de la asociación y la ajustada por el posible factor de confusión.

$$\textit{Magnitud de cambio \%} = \left| \frac{\textit{Valor crudo} - \textit{Valor ajustado}}{\textit{Valor ajustado}} \right| = \times 100 > 10\,\%$$

Prevención y control del sesgo de confusión

a) Fase de diseño:
1. Aleatorización.
2. Restricción.
3. Emparejamiento.

b) Fase de análisis:
1. Estratificación.
2. Análisis multivariable.

7.6. **Problemas**

7.6.1. PROBLEMAS SOBRE VALIDEZ Y PRECISIÓN

1. *Validez y precisión de esfigmomanómetros*

Examine estas tres series de presiones arteriales sistólicas (en unidades de mm de Hg) tomadas en una sola persona, en un intervalo de tiempo corto y con tres esfigmomanómetros diferentes.

Tres esfigmomanómetros	*Medida 1*	*Medida 2*	*Medida 3*	*Medida 4*	*Medida 5*
Esfigmomanómetro I	134	140	138	128	136
Esfigmomanómetro II	136	138	140	144	142
Esfigmomanómetro III	134	134	136	134	136

Considerando que la presión sistólica verdadera del voluntario durante este experimento es de 138 mmHg y que siempre tomamos varias medidas de presión arterial:

a) ¿Cuál es el esfigmomanómetro con mayor validez? ¿Por qué?
b) ¿Cuál es el esfigmomanómetro más fiable? ¿Por qué?
c) ¿Cuál es el esfigmomanómetro con mayor componente sistemático en su error ? ¿Por qué?
d) ¿Cuál es el esfigmomanómetro con mayor componente aleatorio en su error? ¿Por qué?
e) Si se utilizan varias medidas en un mismo paciente, ¿cuál es el mejor esfigmomanómetro para diagnosticar hipertensión? ¿Por qué?
f) Suponga que diagnostica una hipertensión en un paciente, con un esfigmomanómetro válido y fiable. En el mismo momento, toma la tensión del paciente con los esfigmomanómetros I y III. Después de prescribir el tratamiento adecuado y al cabo de un tiempo determinado, suponga que no dispone del esfigmomanómetro válido y fiable inicialmente utilizado: ¿con qué esfigmomanómetro (I o III) preferiría valorar la respuesta del paciente al tratamiento si solamente puede realizar una medida? ¿Por qué?

2. *Validez de estudios sobre la vitamina C*

Se han realizado dos estudios para valorar la eficacia de la vitamina C como agente preventivo del catarro común:

Estudio A: estudio de cohortes prospectivos. Solamente se pudieron conseguir dos grupos de estudiantes de medicina de una universidad para el estudio. Un grupo tomó una dosis diaria de vitamina C durante el invierno y el otro no tomó vitamina C. Ambos grupos eran bastante parecidos con respecto a otras variables como nota media, sexo, nivel económico, provincia de origen, etc.

Estudio B: ensayo clínico, con una muestra representativa de la población general. Se asignó la exposición (vitamina C a diario, durante el invierno) de manera aleatoria. Los investigadores se dieron cuenta de que muchos participantes del grupo que no tenía que tomar la vitamina, se enteraron de que la vitamina C podía prevenir los resfriados y la tomaron esporádicamente a pesar de la asignación del protocolo del estudio pero sin poder cuantificar exactamente el problema. Esto se tuvo en cuenta en el análisis y se excluyeron a los que no siguieron el protocolo.

a) ¿Cuál de estos estudios parece estar más libre de posibles errores de medición?
b) ¿Cuál de los resultados de estos estudios sería más adecuado para generalizarse a la totalidad de estudiantes de tercero de medicina del país? ¿Por qué?
c) ¿Cuál de los resultados de estos estudios sería más adecuado para generalizarse a la población general? ¿Por qué?

d) Valore cada estudio bajo el punto de vista de la validez interna y la validez externa.
e) Suponiendo que el estudio B fue más rápido y necesitó menos participantes, y que usted tuviera que financiar la publicación de uno de estos estudios, ¿cuál escogería? y ¿Por qué?

7.6.2. Soluciones de los problemas sobre validez y precisión

1. *Validez y precisión de esfigmomanómetros*

Tres esfigmomanómetros	*Medida 1*	*Medida 2*	*Medida 3*	*Medida 4*	*Media 5*	*Media*	*Rango*
Esfigmomanómetro I	134	140	138	128	136	135,2	10
Esfigmomanómetro II	136	138	140	144	142	140,0	8
Esfigmomanómetro III	134	134	136	134	136	134,8	2

Considerando que la presión sistólica verdadera del voluntario durante este experimento es de 138 mmHg y que siempre tomamos varias medidas de presión arterial:

a) El esfigmomanómetro con mayor validez es el II porque la media de los valores se acerca más al valor real de presión sistólica.
b) El esfigmomanómetro más fiable es el III porque es el que tiene el menor rango de variabilidad al repetir las medidas en una persona.
c) El esfigmomanómetro con mayor componente sistemático en su error es el III porque la media de los valores de una misma persona se aleja más del valor real.
d) El esfigmomanómetro con mayor componente aleatorio en su error es el I porque el rango entre los valores de una misma persona es mayor.
e) Para diagnosticar una hipertensión, nos interesa medir lo que realmente tiene una persona así que utilizaremos el esfigmomanómetro más válido, el II.
f) Para valorar la respuesta a un tratamiento, necesitamos comparar la presión arterial antes y después del tratamiento. El instrumento que nos resultará más útil en la segunda medida post tratamiento es el III porque es el que presenta el menor rango de variabilidad al repetir las medidas en una persona.

Con la medida inicial *válida y fiable*, podemos contrastar los instrumentos I (poco válido y poco fiable) y III (poco válido pero más fiable), y deducir para cada instrumento el desvío que tiene respecto al valor real. Posteriormente, el instrumento III nos resultará el más útil para comprobar la respuesta al tratamiento. Podemos corregir su falta de validez restando o añadiendo el valor pertinente que le alejaba del valor real en la primera medida y, como es el instrumento más preciso, nos basta con aplicarle dicha corrección cuando tomamos la segunda medición después del tratamiento para obtener el valor real de presión arterial del paciente.

2. *Validez de estudios sobre la vitamina C*

a) El estudio B tiene sesgo de información y además no se ha analizado con un análisis por intención de tratar. El estudio A parece por lo tanto más libre de errores de medición.
b) El más adecuado para generalizarse a la totalidad de estudiantes de medicina del país sería probablemente el estudio A (aunque no sea totalmente representativo de *todos* los estudiantes de medicina) porque, aunque el estudio B sea representativo de la población, tiene menos validez interna.
c) Si tuviéramos que elegir entre los dos estudios habría que elegir probablemente el estudio A. El estudio B es el que en principio sería representativo de la población general pero al no tener validez interna, tampoco tiene validez externa.
d) El estudio A tiene probablemente buena validez interna pero menos validez externa (ni siquiera podemos decir que es representativo de todos los estudiantes de medicina del país). El estudio

B empezó como un estudio representativo pero, al no tener validez interna (sesgo de información no cuantificable y análisis incorrecto de datos), acaba perdiendo también generalizabilidad (validez externa).

e) En este caso tendríamos que financiar el estudio con más validez interna, el estudio A. Los resultados del estudio B no se pueden utilizar.

7.6.3. Problemas sobre sesgos de selección e información

1. *Sesgos en estudios de cohortes y de casos y controles*

A continuación se presentan dos tablas de contingencia de dos estudios epidemiológicos ficticios. El primero puede representar un estudio de cohortes (o también un estudio experimental) y el segundo un estudio de casos y controles.

Estudio de cohortes			
	Enfermedad		
Exposición	*Sí*	*No*	*Totales*
Sí	10	190	200
No	6	294	300

Estudio de casos y controles		
	Enfermedad	
Exposición	*Sí*	*No*
Sí	100	80
No	50	220
Totales	150	300

a) Complete la tabla siguiente utilizando los datos del estudio de *cohortes* y una vez que haya estimado el valor correcto de la medida de asociación:

Estudio de cohortes: RR = ??? (calcúlelo)

	Caso 1				
Se pierde del seguimiento al 20 % de expuestos que hubiesen enfermado de seguir en el estudio.		*Enfermedad*			*RR sesgado:* *RR =*
	Exposición	*Sí*	*No*	*Totales*	
	Sí				*Tipo de sesgo:**
	No				

* S = Selección; ID = Información Diferencial; IND = Información No Diferencial.

	Caso 2				
Por falta de interés, abandonan el estudio 20 personas no expuestas que no hubiesen enfermado de quedarse en el estudio.		*Enfermedad*			*RR sesgado:* *RR =*
	Exposición	*Sí*	*No*	*Totales*	
	Sí				*Tipo de sesgo:**
	No				

* S = Selección; ID = Información Diferencial; IND = Información No Diferencial.

Abandonan el estudio el 50 % de participantes en expuestos y en no expuestos, pero no son «informativos».

Caso 3

Exposición	*Enfermedad*		
	Sí	*No*	*Totales*
Sí			
No			

RR sesgado:

RR =

*Tipo de sesgo:**

* S = Selección; ID = Información Diferencial; IND = Información No Diferencial.

La persona que realiza el diagnóstico no tiene experiencia y no detecta la enfermedad en el 50 % de los enfermos (los clasifica como sanos).

Caso 4

Exposición	*Enfermedad*		
	Sí	*No*	*Totales*
Sí			
No			

RR sesgado:

RR =

*Tipo de sesgo:**

* S = Selección; ID = Información Diferencial; IND = Información No Diferencial.

El aparato diagnóstico tiene demasiados falsos positivos. Diagnostica erróneamente la enfermedad en la mitad de las personas sanas.

Caso 5

Exposición	*Enfermedad*		
	Sí	*No*	*Totales*
Sí			
No			

RR sesgado:

RR =

*Tipo de sesgo:**

* S = Selección; ID = Información Diferencial; IND = Información No Diferencial.

La exposición es «dieta mediterránea», pero el cuestionario clasifica erróneamente al 50 % de las personas que NO consumen dicha dieta.

Caso 6

Exposición	*Enfermedad*		
	Sí	*No*	*Totales*
Sí			
No			

RR sesgado:

RR =

*Tipo de sesgo:**

* S = Selección; ID = Información Diferencial; IND = Información No Diferencial.

A la hora de dar información sobre promiscuidad, la mitad de jóvenes «expuestos» mienten y se clasifican como «no expuestos».

Caso 7

Exposición	*Enfermedad*		
	Sí	*No*	*Totales*
Sí			
No			

RR sesgado:

RR =

*Tipo de sesgo:**

* S = Selección; ID = Información Diferencial; IND = Información No Diferencial.

b) Complete la tabla siguiente utilizando los datos del estudio de *casos y controles* y una vez que haya estimado el valor correcto de la medida de asociación:

Estudio de Casos y Controles: OR = ?? (calcúlelo)

El 10 % de los casos expuestos miente sobre su exposición porque no se fían del entrevistador.	*Caso 1*			*OR sesgado:* *OR =*
		Enfermedad		
	Exposición	*Sí*	*No*	
	Sí			
	No			
	TOTALES			*Tipo de sesgo:**

* S = Selección; ID = Información Diferencial; IND = Información No Diferencial.

El cuestionario clasifica mal como «no expuestos» al 20 % de «expuestos».	*Caso 2*			*OR sesgado:* *OR =*
		Enfermedad		
	Exposición	*Sí*	*No*	
	Sí			
	No			
	TOTALES			*Tipo de sesgo:**

* S = Selección; ID = Información Diferencial; IND = Información No Diferencial.

El cuestionario clasifica mal como «expuestos» al 10 % de «no expuestos».	*Caso 3*			*OR sesgado:* *OR =*
		Enfermedad		
	Exposición	*Sí*	*No*	
	Sí			
	No			
	TOTALES			*Tipo de sesgo:**

* S = Selección; ID = Información Diferencial; IND = Información No Diferencial.

La prevalencia de exposición en controles es un 10 % menor porque 8 expuestos rehúsan ser controles al enterarse del objetivo del estudio.	*Caso 4*			*OR sesgado:* *OR =*
		Enfermedad		
	Exposición	*Sí*	*No*	
	Sí			
	No			
	TOTALES			*Tipo de sesgo:**

* S = Selección; ID = Información Diferencial; IND = Información No Diferencial.

2. *Selección de estudios y sesgos*

Para cada una de las situaciones siguientes, identifique el tipo de sesgo (selección o información diferencial o no diferencial) y valore su efecto sobre la medida de asociación (sobreestimación, subestimación, etc.).

Sesgo[1]	*Dirección*[2]	*Situaciones*
		Los casos en un estudio de casos y controles tienen más conocimiento sobre el factor de riesgo estudiado y lo describen con mayor frecuencia al entrevistador.
		Las historias sobre la exposición, en los casos con leucemia y los controles sin enfermedad, se concentran en un período de exposición que se sitúa en los 10-20 años anteriores al estudio en vez de hacerlo en los 2-10 años anteriores al estudio.
		Los participantes de un ensayo clínico que tienen efectos secundarios con el tratamiento y peor pronóstico tienden a abandonar el estudio con mayor frecuencia que los controles.
		Un estudio transversal que valora el efecto de vivir cerca de un vertedero de desechos nucleares podría obtener una tasa de respuesta mayor entre sujetos que viven cerca del vertedero y que, además, presentan síntomas.
		En un estudio sobre la incidencia de enfermedad pulmonar en hijos de padres y/o madres fumadores, el técnico del laboratorio encargado de la prueba de espirometría no hace un esfuerzo suficiente para que los sujetos estudiados realicen bien dicha prueba.
		En un estudio de casos y controles para valorar la relación entre la ingesta de alcohol y el cáncer esofágico, las personas que tienen una historia de ingesta de alcohol tienden menos a aceptar ser controles en este estudio que las que no han ingerido alcohol en el pasado.
		En un estudio de casos y controles para valorar la relación entre la ingesta de alcohol y el cáncer esofágico, los pacientes con cáncer esofágico tienden a infravalorar su ingesta de alcohol.
		En un estudio de casos y controles para valorar la relación entre la ingesta de alcohol y el cáncer esofágico, los casos de cáncer esofágico se obtienen de un registro llevado por la asociación de alcohólicos anónimos.
		En un estudio de cohortes los adjuntos valoran el grupo de expuestos y los residentes son los que realizan el seguimiento de los no expuestos.
		En un estudio de casos y controles sobre factores de riesgo para enfermedades de transmisión sexual, el entrevistador no es capaz de disimular su opinión sobre ciertas prácticas sexuales.
		En un estudio de casos y controles sobre la mutilación genital femenina (MGF) (los casos son incidentes y mujeres que han padecido el procedimiento), se pretende valorar si hay un menor conocimiento sobre efectos secundarios en el año anterior a la intervención en las mujeres que padecen la MGF. Los casos aparentemente tienen más conocimientos pero el entrevistador no se da cuenta que, de hecho, estan relatando complicaciones que han padecido DESPUÉS de la MGF y no su conocimiento previo a la intervención.

1. Indique si el sesgo es de selección (S), información diferencial (ID), información No Diferencial (IND) o si no hay sesgo (NS).

2. Indique si el efecto del sesgo es probablemente de sobreestimar (SOBRE) o subestimar (SUB) la medida de asociación.

7.6.4. Soluciones de problemas sobre sesgos de selección e información

Recuerde que los sesgos son diferenciales cuando hay errores en los valores de una variable que afecta más a un eje de la otra variable objeto de comparación. Por ejemplo, la exposición se mide mal con más frecuencia en casos o en controles; el desenlace se diagnostica o valora mal con más frecuencia en expuestos o en no expuestos. Los sesgos serán no diferenciales cuando los errores en los valores de una variable se producen con la misma frecuencia en todos los ejes de la otra variable. Por ejemplo, la exposición se mide igual de mal tanto en casos como en controles; el desenlace se diagnostica o valora igual de mal tanto en expuestos como en no expuestos.

En las tablas de contingencia siguientes, los efectivos que sufren un cambio respecto a la tabla original, se representan en negrita.

1. *Sesgos en estudios de cohortes y de casos y controles*

Estudio de cohortes			
	Enfermedad		
Exposición	*Sí*	*No*	*Totales*
Sí	10	190	200
No	6	294	300

Estudio de casos y controles		
	Enfermedad	
Exposición	*Sí*	*No*
Sí	100	80
No	50	220
Totales	150	300

a) Complete la tabla siguiente utilizando los datos del estudio de *cohortes* y una vez que haya estimado el valor correcto de la medida de asociación:

$$\text{Estudio de cohortes: RR} = \frac{10/200}{6/300} = 2{,}5$$

Se pierde del seguimiento al 20 % de expuestos que hubiesen enfermado de seguir en el estudio.	*Caso 1*				*RR sesgado:* $RR = \frac{8/198}{6/300} = 2{,}02$
		Enfermedad			
	Exposición	*Sí*	*No*	*Totales*	
	Sí	**8**	190	**198**	Se subestima el RR
	No	6	294	300	*Tipo de sesgo:** S

* S = Selección; ID = Información Diferencial; IND = Información No Diferencial.

Por falta de interés, abandonan el estudio 20 personas no expuestas que no hubiesen enfermado de quedarse en el estudio.	*Caso 2*				*RR sesgado:* $RR = \frac{10/200}{6/280} = 2{,}33$
		Enfermedad			
	Exposición	*Sí*	*No*	*Totales*	
	Sí	10	190	200	Se subestima el RR
	No	6	**274**	**280**	*Tipo de sesgo:** S

* S = Selección; ID = Información Diferencial; IND = Información No Diferencial.

Abandonan el estudio el 50 % de participantes en expuestos y en no expuestos, pero no son «informativos».

Caso 3			
	Enfermedad		
Exposición	*Sí*	*No*	*Totales*
Sí	**5**	**95**	**100**
No	**3**	**147**	**150**

RR sesgado:

$$RR = \frac{5/100}{3/150} = 2{,}5$$

El RR no está sesgado

Tipo de sesgo: * No sesgo

* S = Selección; ID = Información Diferencial; IND = Información No Diferencial.

La persona que realiza el diagnóstico no tiene experiencia y no detecta la enfermedad en 50 % de los enfermos (los clasifica como sanos).

Caso 4			
	Enfermedad		
Exposición	*Sí*	*No*	*Totales*
Sí	**5** →	**195**	200
No	**3** →	**297**	300

RR sesgado:

$$RR = \frac{5/200}{3/300} = 2{,}5$$

El RR no está sesgado

Tipo de sesgo: * IND

* S = Selección; ID = Información Diferencial; IND = Información No Diferencial.

El aparato diagnóstico tiene demasiados falsos positivos. Diagnostica erróneamente la enfermedad en la mitad de las personas sanas.

Caso 5			
	Enfermedad		
Exposición	*Sí*	*No*	*Totales*
Sí	**105** ←	**95**	200
No	**153** ←	**147**	300

RR sesgado:

$$RR = \frac{105/200}{153/300} = 1{,}03$$

Se subestima el RR

Tipo de sesgo: * IND

* S = Selección; ID = Información Diferencial; IND = Información No Diferencial.

La exposición es «dieta mediterránea», pero el cuestionario clasifica erróneamente al 50 % de las personas que NO consumen dicha dieta.

Caso 6			
	Enfermedad		
Exposición	*Sí*	*No*	*Totales*
Sí	**13** ↑	↑ **337**	**350**
No	**3**	**147**	**150**

RR sesgado:

$$RR = \frac{13/350}{3/150} = 1{,}86$$

Se subestima el RR

Tipo de sesgo: * IND

* S = Selección; ID = Información Diferencial; IND = Información No Diferencial.

A la hora de dar información sobre promiscuidad, la mitad de jóvenes «expuestos» mienten y se clasifican como «no expuestos».

Caso 7			
	Enfermedad		
Exposición	*Sí*	*No*	*Totales*
Sí	**5**	**95**	**100**
No	**11** ↓	↓ **389**	**400**

RR sesgado:

$$RR = \frac{5/100}{11/400} = 1{,}82$$

Se subestima el RR

Tipo de sesgo: * IND

* S = Selección; ID = Información Diferencial; IND = Información No Diferencial.

b) Complete la tabla siguiente utilizando los datos del estudio de *casos y controles* y una vez que haya estimado el valor correcto de la medida de asociación:

$$\textit{Estudio de casos y controles: } \mathrm{OR} = \frac{100 \times 220}{80 \times 50} = 5{,}5$$

	Caso 1			*OR sesgado:*
El 10 % de los casos expuestos miente sobre su exposición porque no se fían del entrevistador.		*Enfermedad*		$OR = \frac{90 \times 220}{80 \times 60} = 4{,}13$
	Exposición	*Sí*	*No*	
	Sí	**90** ↓	80	Se subestima la OR
	No	**60**	220	*Tipo de sesgo:** ID
	TOTALES	150	300	

* S = Selección; ID = Información Diferencial; IND = Información No Diferencial.

	Caso 2			*OR sesgado:*
El cuestionario clasifica mal como «no expuestos» al 20 % de «expuestos».		*Enfermedad*		$OR = \frac{80 \times 236}{64 \times 70} = 4{,}21$
	Exposición	*Sí*	*No*	
	Sí	**80** ↓	↓ **64**	Se subestima la OR
	No	**70**	**236**	*Tipo de sesgo:** IND
	TOTALES	150	300	

* S = Selección; ID = Información Diferencial; IND = Información No Diferencial.

	Caso 3			*OR sesgado:*
El cuestionario clasifica mal como «expuestos» al 10 % de «no expuestos».		*Enfermedad*		$OR = \frac{105 \times 198}{102 \times 45} = 4{,}53$
	Exposición	*Sí*	*No*	
	Sí	**105** ↑	↑ **102**	Se subestima la OR
	No	**45**	**198**	*Tipo de sesgo:** IND
	TOTALES	150	300	

* S = Selección; ID = Información Diferencial; IND = Información No Diferencial.

	Caso 4			*OR sesgado:*
La prevalencia de exposición en controles es un 10 % menor porque 8 expuestos rehusan ser controles al enterarse del objetivo del estudio.		*Enfermedad*		$OR = \frac{100 \times 220}{72 \times 50} = 6{,}11$
	Exposición	*Sí*	*No*	
	Sí	100	**72**	Se sobreestima la OR
	No	50	220	*Tipo de sesgo:** S
	TOTALES	150	**292**	

* S = Selección; ID = Información Diferencial; IND = Información No Diferencial.

2. *Selección de estudios y sesgos*

Sesgos (selección o información diferencial o no diferencial) y efectos sobre las medidas de asociación (sobreestimación, subestimación, etc.).

Sesgo[1]	*Dirección*[2]	*Situaciones*
ID	SOBRE	Los casos en un estudio de casos y controles tienen más conocimiento sobre el factor de riesgo estudiado y lo describen con mayor frecuencia al entrevistador. *Habrá más controles que casos, expuestos, que se consideren o clasifiquen erróneamente como no expuestos.*
IND	SUB	Las historias sobre la exposición, en los casos con leucemia y los controles sin enfermedad, se concentran en un período de exposición que se sitúa en los 10-20 años anteriores al estudio en vez de hacerlo en los 2-10 años anteriores al estudio. *La exposición de los 10-20 años anteriores no refleja la exposición relevante para el desenlace (2-10 años). Por ejemplo, los casos y los controles no expuestos durante esos 10-20 años se clasificarán como no expuestos aunque a lo mejor han estado expuestos durante los años realmente relevantes para la enfermedad estudiada.*
S	SOBRE	Los participantes de un ensayo clínico que tienen efectos secundarios con el tratamiento y peor pronóstico tienden a abandonar el estudio con mayor frecuencia que los controles. *Al irse los de peor pronóstico en los tratados, el tratamiento parecerá mejor de lo que es.*
S	SOBRE	Un estudio transversal que valora el efecto de vivir cerca de un vertedero de desechos nucleares podría obtener una tasa de respuesta mayor entre sujetos que viven cerca del vertedero y que, además, presentan síntomas. *La selección de las personas expuestas no es independiente de la presencia del desenlace estudiado (posible efecto de las radiaciones). El desenlace les hace participar en el estudio.*
IND	SUB	En un estudio sobre la incidencia de enfermedad pulmonar en hijos de padres y/o madres fumadores, el técnico del laboratorio encargado de la prueba de espirometría no hace un esfuerzo suficiente para que los sujetos estudiados realicen bien dicha prueba. *Tanto en los expuestos como en los no expuestos, se medirá mal la capacidad pulmonar.*
S	SOBRE	En un estudio de casos y controles para valorar la relación entre la ingesta de alcohol y el cáncer esofágico, las personas que tienen una historia de ingesta de alcohol tienden menos a aceptar ser controles en este estudio que las que no han ingerido alcohol en el pasado. *Probablemente por conocer el objetivo del estudio, los controles expuestos al alcohol tenderán a participar menos que aquellos no expuestos. Se subestimará la exposición en controles.*
ID	SUB	En un estudio de casos y controles para valorar la relación entre la ingesta de alcohol y el cáncer esofágico, los pacientes con cáncer esofágico tienden a infravalorar su ingesta de alcohol. *Si los casos perciben que el consumo de alcohol no es aceptable y que pudiera ser la causa de su enfermedad, pueden infraestimar su consumo personal.*
S	SOBRE	En un estudio de casos y controles para valorar la relación entre la ingesta de alcohol y el cáncer esofágico, los casos de cáncer esofágico se obtienen de un registro llevado por la asociación de alcohólicos anónimos. *Al pertenecer a Alcohólicos Anónimos, probablemente todos los casos referirán haber estado expuestos al alcohol.*

Sesgo[1]	*Dirección*[2]	*Situaciones*
ID	SOBRE	En un estudio de cohortes los adjuntos valoran el grupo de expuestos y los residentes son los que realizan el seguimiento de los no expuestos. *Asumiendo que los adjuntos diagnostican mejor que los residentes, se perderán más diagnósticos en el grupo de no expuestos.*
IND	SUB	En un estudio de casos y controles sobre factores de riesgo para enfermedades de transmisión sexual, el entrevistador no es capaz de disimular su opinión sobre ciertas prácticas sexuales. *Tanto los casos como los controles infravalorarán sus prácticas sexuales arriesgadas o dirán menos la verdad.*
ID	SUB	En un estudio de casos y controles sobre la mutilación genital femenina (MGF) (los casos son incidentes y mujeres que han padecido el procedimiento), se pretende valorar si hay un menor conocimiento sobre efectos secundarios en el año anterior a la intervención en las mujeres que padecen la MGF. Los casos aparentemente tienen más conocimientos pero el entrevistador no se da cuenta que, de hecho, están relatando complicaciones que han padecido DESPUÉS de la MGF y no su conocimiento previo a la intervención. *Se subestimará el efecto del desconocimiento porque los casos* aparentemente *tienen más conocimiento. La exposición que se valora (conocimientos) es en realidad posterior al desenlace de interés (MGF). Hay una inversión de la secuencia temporal.*

1. Indique si el sesgo es de selección (S), información diferencial (ID), información No Diferencial (IND) o si no hay sesgo (NS).
2. Indique si el efecto del sesgo es probablemente de sobreestimar (SOBRE) o subestimar (SUB) la medida de asociación.

7.6.5. Problemas sobre variables de confusión

1. *Consumo de fibra y enfermedad coronaria en mujeres*

Observe la tabla siguiente, adaptada del Estudio de las Enfermeras realizado en EE. UU. Se presentan datos parciales de la asociación entre consumo de fibra y enfermedad coronaria en mujeres (A. Wolk *et al.*, 1999).

Variables	*Riesgos relativos (IC al 95 %)* *Enfermedad coronaria*
Edad	
< 60 años	0,63 (0,44-0,90)
≥ 60 años	0,76 (0,57-0,99)
Grasas saturadas	
Tercil inferior	0,62 (0,44-0,88)
Tercil medio	0,79 (0,54-1,15)
Tercil superior	0,68 (0,43-1,07)

a) Los valores de Riesgo Relativo que se presentan en la tabla representan la medida de asociación entre una exposición y un desenlace. Indique cuál es la exposición estudiada en la tabla y cuál es el desenlace.

b) Suponiendo que solamente existiera la primera línea de la tabla (línea de EDAD < 60 años), interprete correctamente el RR presentado.

c) Teniendo en cuenta solamente las medidas de asociación presentadas para Grasas saturadas, ¿en qué medida concreta de control de factor de confusión deberíamos pensar al observar los tres Riesgos Relativos de Enfermedad Coronaria en los subgrupos de Grasas saturadas? ¿Cuál es el factor de confusión que se está controlando?

d) Ahora, teniendo en cuenta la tabla entera, ¿en qué medida concreta de control de factor de confusión deberíamos pensar? ¿Qué factores de confusión están siendo controlados con este método?
e) Ahora, interprete GLOBALMENTE la información que se puede derivar de la tabla entera.
f) Suponga que, en vez de quedarnos con los valores del RR presentados para cada grupo de edad en la tabla, estimamos un valor medio de RR y hallamos el valor siguiente: 0,70. Por otra parte usted sabe que el RR bruto vale 0,9, ¿qué puede decir ahora sobre la naturaleza de la variable EDAD en este análisis y del efecto que ejerce sobre el RR de enfermedad coronaria? ¿Sigue pensando que la presentación de la tabla es correcta? ¿Por qué?

2. *Ejemplo hipotético de asociación entre una exposición E y un desenlace D*

En la tabla siguiente se presentan los datos de un estudio hipotético sobre la asociación entre una exposición E y una enfermedad D. A pie de tabla, se especifican algunos datos sobre el sexo de los participantes en el estudio. Vamos a trabajar sin estimar intervalos de confianza para no complicar el ejemplo pero recuerde que en estudios reales habría que hacerlo siempre.

Asociación entre un factor E y una enfermedad D

	Exposición E		
Enfermedad D	*Sí*	*No*	*Total*
Sí	10.000	90.000	100.000
No	1.000	90.000	91.000
Total	11.000	180.000	191.000

De los 81.900 participantes sanos de sexo femenino, 10 estuvieron expuestos.
De los 90.000 participantes enfermos de sexo femenino, 900 estuvieron expuestos.
De los 9.100 participantes sanos de sexo masculino, 990 estuvieron expuestos.
De los 10.000 participantes enfermos de sexo masculino, 9.100 estuvieron expuestos.

a) Calcule la OR de exposición para este estudio, sin ajustar por el sexo.
b) Ahora estime la OR ajustada por sexo y valore la magnitud del cambio entre la OR cruda y la ajustada.
c) ¿Podemos decir que la variable sexo, es un factor de confusión en este estudio? ¿Por qué?
d) ¿Existe una asociación entre el sexo y la enfermedad independientemente de la exposición? ¿Por qué?
e) ¿Existe una asociación entre el sexo y la exposición? ¿Por qué?
f) ¿Se cumplen las condiciones para ser una variable de confusión?

3. *Cáncer de mama y reserpina*

Suponga que *no existe* una asociación global entre el cáncer de mama y la utilización del medicamento «reserpina» en una población específica de 2 millones de mujeres. Asuma también que esta falta de asociación se mantiene en ambos estratos del nivel económico (bajo y alto), en los cuales hay 1 millón de personas respectivamente. La prevalencia de cáncer de mama y de utilización de reserpina se presentan en la siguiente tabla.

Prevalencia de cáncer de mama y de utilización de reserpina en cada estrato de nivel económico

	Nivel económico	
	Alto	*Bajo*
Cáncer de mama	20/100.000	20/100.000
Uso de reserpina	800/10.000	200/10.000

a) A partir de los datos de la tabla anterior, rellene las casillas de las tablas siguientes fijándose en los ejemplos en cursiva.

Asociación entre el cáncer de mama y la utilización de reserpina en una población de 2.000.000 de habitantes

a) *Nivel alto*

	Reserpina		
Cáncer de mama	*Sí*	*No*	*Total*
Sí	*(800/10.000) × 200 = 16*		200
No			
		Total	1.000.000

b) *Nivel bajo*

	Reserpina		
Cáncer de mama	*Sí*	*No*	*Total*
Sí	*(200/10.000) × 200 = 4*		200
No			
		Total	1.000.000

c) *Dos niveles juntos*

	Reserpina		
Cáncer de mama	*Sí*	*No*	*Total*
Sí	*16 + 4 = 20*		400
No			
		Total	2.000.000

b) ¿Se puede afirmar que el nivel económico es un factor de confusión de la asociación entre la reserpina y al cáncer de mama? ¿Por qué?

c) ¿Se cumplen las tres condiciones para que la variable «nivel económico» se comporte como un factor de confusión? Razone su respuesta con estimaciones concretas.

d) A continuación vamos a suponer que se ha realizado un estudio de casos y controles con base hospitalaria, es decir, un estudio de casos y controles a partir de mujeres ingresadas con cáncer de mama y otras ingresadas por otros motivos, en la población donde viven estas 2.000.000 de mujeres. Sin embargo, vamos a asumir que se ha producido un sesgo de selección en este estudio de casos y controles de modo que las mujeres enfermas y sanas no han tenido una probabilidad aleatoria de entrar en el estudio sino que la probabilidad ha variado condicionado a su nivel económico.

Se presentan las probabilidades de ingreso en el estudio, de mujeres enfermas, sanas, y de los dos niveles económicos de la población de 2 millones de mujeres. Una probabilidad de ingreso de 0,001 se interpretaría afirmando que han entrado en el estudio el 0,1 % de mujeres con esa característica. Al no coincidir las probabilidades de ingreso en todas las casillas, usted puede deducir que la muestra valorada en el estudio *no será representativa* de los 2 millones de mujeres en cuestión y existirá un sesgo de selección si esta selección se relaciona con la exposición que vamos a estudiar.

a) *Nivel alto*

	Reserpina	
Cáncer de mama	*Sí*	*No*
Sí	1	1
No	0,001	0,001

b) *Nivel bajo*

	Reserpina	
Cáncer de mama	*Sí*	*No*
Sí	1	1
No	0,01	0,01

A continuación rellene las tablas del estudio de casos y controles utilizando las probabilidades anteriores y las tablas sobre la asociación entre Reserpina y cáncer de mama correspondientes a los 2.000.000 de mujeres.

Datos del estudio de Casos y Controles

a) *Nivel alto*

	Reserpina		
Cáncer de mama	*Sí*	*No*	*TOTAL*
Sí	*16**		200
No			

* La probabilidad de ingreso es 1, es decir que entran el 100 % de mujeres que tenían esta característica (nivel económico alto, con cáncer de mama y expuestas a la reserpina) en las tablas sobre asociación en los 2 millones de mujeres.

b) *Nivel bajo*

	Reserpina		
Cáncer de mama	*Sí*	*No*	*TOTAL*
Sí	*4*		200
No			

c) *Ambos niveles*

	Reserpina		
Cáncer de mama	*Sí*	*No*	*TOTAL*
Sí	*20*		400
No			

e) ¿Podemos decir que el nivel económico es un factor de confusión en este estudio? ¿Por qué? Conteste a esta pregunta, comparando medidas de asociación crudas con las ajustadas.

f) Confirme su respuesta anterior a la luz de las probabilidades de inclusión en el estudio y del efecto que tienen estas probabilidades sobre la comparación del nivel de exposición entre enfermas y sanas (conceptos avanzados).

4 *Tratamiento con antihistamínicos y asma (conceptos avanzados)*

En la figura siguiente se representa un ejemplo parcial de uno de estos diagramas adaptado al estudio de tratamiento con antihistamínicos y el asma (S. Greenland *et al.*, 1999).

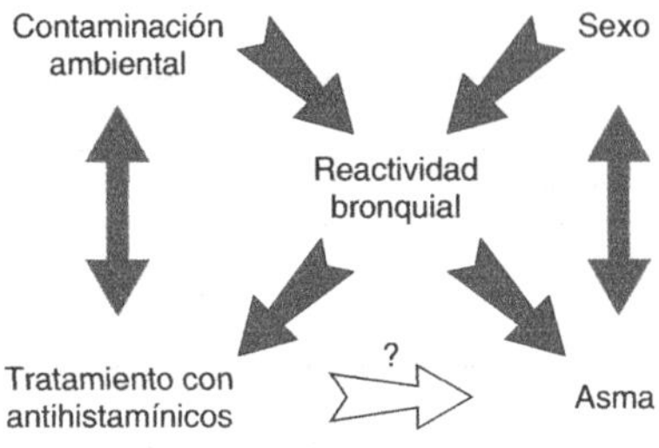

a) En primer lugar, dibuje en esta figura todas las posibles vías alternativas que existen entre la exposición y el desenlace estudiados.

b) ¿Cuál es el mínimo conjunto de variables que se deben controlar al estudiar el efecto de los antihistamínicos sobre la aparición de asma? Se trata de pensar qué variables habría que tener en cuenta en el análisis de estos datos para cerrar toda puerta trasera posible a la hora de valorar si existe o no una asociación entre el tratamiento con antihistamínicos y el asma. Además, es preciso controlar por el menor número de variables posible.

7.6.6. SOLUCIONES DE PROBLEMAS SOBRE VARIABLES DE CONFUSIÓN

1. *Consumo de fibra y enfermedad coronaria en mujeres*

a) El desenlace es Enfermedad Coronaria en mujeres y la exposición es el consumo de fibra. Los datos de la tabla son estimaciones de medidas de asociación entre exposición y desenlace en diferentes subgrupos de dos variables posiblemente confusoras, la edad y el consumo de grasas saturadas.

b) La primera línea de la tabla (EDAD < 60 años), se interpretaría diciendo «En las mujeres menores de 60 años, el consumo de fibra es protector, reduce el riesgo de Enfermedad Coronaria en un 37 %» (1 – 0,63).

c) Se trata de un análisis estratificado: se estiman medidas de asociación (Riesgo Relativo en este caso) entre el consumo de fibra y la Enfermedad Coronaria en mujeres en cada subgrupo de una posible variable de confusión (consumo de grasas saturadas). Se está controlando por el efecto confusor del consumo de grasas saturadas, que está asociado a la enfermedad coronaria y que podría distribuirse de manera heterogénea en los grupos de exposición al consumo de fibra.

d) Teniendo en cuenta la tabla entera, se trata probablemente de la presentación de los resultados de un análisis multivariable donde se ajusta simultáneamente por las dos variables (edad y consumo de grasas saturadas) y posiblemente por otras variables que se pondrían en cualquier caso a pie de tabla.

e) La conclusión es que el consumo de fibra en mujeres es protector frente a la Enfermedad Coronaria, independientemente de la edad y de la cantidad de ingesta de grasas saturadas. Para cada variable de confusión, se podría estimar una medida de asociación ajustada y global para todos los estratos, utilizando el procedimiento de Mantel Haenszel descrito en el texto del capítulo 7. Se confirma que el ajuste era necesario y que la presentación de datos ajustados es correcta.

f) Podemos confirmar que la variable edad sería una variable de confusión comparando estimaciones crudas con estimaciones ajustadas del RR: $|(0{,}9 - 0{,}7 / 0{,}7)| \times 100 = 28{,}6$ %. La magnitud de cambio es mayor que el 10 % y efectivamente tenemos que concluir que es una variable de confusión que precisa ser ajustada. La edad se asocia a la enfermedad coronaria y a la exposición estudiada. Podemos incluso afirmar que probablemente las mujeres que consumen más fibra son mayores que las que consumen menos fibra de tal manera que el beneficio aparente de la exposición se ve contrarrestado por la mayor edad de estas mujeres, dando un RR menos protector (0,9) en el análisis crudo que en el análisis ajustado (0,7). Se confirma que el ajuste es necesario y que la presentación de datos ajustados es correcta.

2. *Ejemplo hipotético de asociación entre una exposición E y un desenlace D*

En la tabla siguiente se presentan los datos de un estudio hipotético sobre la asociación entre una exposición E y una enfermedad D. A pie de tabla, se especifican algunos datos sobre el sexo de los participantes en el estudio. Vamos a trabajar sin estimar intervalos de confianza para no complicar el ejemplo pero recuerde que en estudios reales habría que hacerlo siempre.

Asociación entre un factor E y una enfermedad D

	Exposición E		
Enfermedad D	*Sí*	*No*	*Total*
Sí	10.000	90.000	100.000
No	1.000	90.000	91.000
Total	11.000	180.000	191.000

a) OR de exposición para este estudio sin ajustar por el sexo, es decir sin separar a los participantes según su sexo.

$$\text{OR} = \frac{10.000 \times 90.000}{90.000 \times 1.000} = 10$$

b) Para hallar la OR ajustada por sexo tenemos que utilizar la información a pie de tabla para volver a estimar la OR en los diferentes estratos de sexo, en varones y en mujeres.
Para la tabla de varones:

De los 9.100 participantes sanos de sexo masculino, 990 estuvieron expuestos.
De los 10.000 participantes enfermos de sexo masculino, 9.100 estuvieron expuestos.

Para la tabla de mujeres:

De los 81.900 participantes sanos de sexo femenino, 10 estuvieron expuestos.
De los 90.000 participantes enfermos de sexo femenino, 900 estuvieron expuestos.

Varones

	Exposición E		
Enfermedad D	*Sí*	*No*	*Total*
Sí	9.100	900	10.000
No	990	8.110	9.100
Total	10.090	9.010	19.100

Mujeres

	Exposición E		
Enfermedad D	*Sí*	*No*	*Total*
Sí	900	89.100	90.000
No	10	81.890	81.900
Total	910	170.990	171.900

$$\text{OR} = \frac{9.100 \times 8.110}{900 \times 990} = 82{,}83 \qquad \text{OR} = \frac{900 \times 81.890}{89.100 \times 10} = 82{,}72$$

Ya que la odds ratio es similar en ambos estratos, podemos obtener una medida ajustada.
El valor crudo de la OR es diferente a los valores ajustados. La magnitud del cambio entre la OR cruda y la ajustada es:

$$\text{Cambio (\%)} = \left|\frac{\text{Crudo} - \text{Ajustado}}{\text{Ajustado}}\right| \times 100 = \frac{10 - 83}{83} \times 100 = 88\,\%$$

c) Podemos decir que la variable sexo es un factor de confusión en este estudio porque el valor crudo es diferente del valor ajustado por sexo; por otra parte la diferencia tiene una magnitud importante ya que la falta de ajuste daría una subestimación del 88 % del valor real ajustado.

d) Estudio de la asociación entre el sexo y la enfermedad, independientemente de la exposición de los participantes:

Los datos necesarios se obtienen de las tablas que acabamos de utilizar al estratificar por sexo. Fíjese que ahora nos interesa valorar la asociación entre sexo y enfermedad independientemente de la exposición de los participantes, es decir teniendo en cuenta la exposición de cada cual, por lo tanto tenemos que estimar una OR en cada estrato de exposición:

Expuestos

	Sexo		
Enfermedad D	*Varón*	*Mujer*	*Total*
Sí	9.100	900	10.000
No	990	10	1.000
Total	10.090	910	11.000

$$OR = \frac{9.100 \times 10}{900 \times 990} = 0{,}102$$

No expuestos

	Sexo		
Enfermedad D	*Varón*	*Mujer*	*Total*
Sí	900	89.100	90.000
No	8.110	81.890	90.000
Total	9.010	170.990	180.000

$$OR = \frac{900 \times 81.890}{89.100 \times 8.110} = 0{,}102$$

Se observa (asumiendo la significación estadística) que sí existe una asociación entre el sexo y la enfermedad, independientemente de la exposición. Dicho de otra manera, también en no expuestos hay una asociación entre el sexo y la enfermedad. Las Odds Ratios son diferentes del valor nulo de OR = 1. La distribución de la enfermedad es heterogénea en los dos grupos de sexo: por ejemplo en los varones no expuestos existe aproximadamente un 10 % de enfermos (900/9.010) mientras que en las mujeres no expuestas, la proporción de enfermas es del 52 % (89.100/170.990).

Tenga en cuenta que al poner a los varones en la columna izquierda de la tabla de contingencia (los varones expuestos están en la casilla superior izquierda), estamos estimando la OR de enfermedad en los VARONES en comparación con las MUJERES (grupo de referencia). La OR es menor que el valor nulo de 1 y concluimos que el riesgo es MENOR en VARONES que en MUJERES. De haber situado a las mujeres en la columna izquierda de la tabla de contingencia (las mujeres expuestas se situarían en la casilla superior izquierda), hubiésemos hallado la OR de enfermedad en las MUJERES en comparación con los VARONES (grupo de referencia). La OR sería aproximadamente 9,8; es ahora superior que el valor nulo de 1 y concluimos que el riesgo es MAYOR en MUJERES que en VARONES. Evidentemente, ambas conclusiones tienen el mismo significado en la práctica.

Como comentario adicional, fíjese en la tabla siguiente donde no tenemos en cuenta la exposición a la hora de valorar la asociación entre enfermedad y el sexo. Obtenemos una OR cruda de 1 que indica ausencia de asociación en el análisis crudo. Es precisamente por esta razón que se dice que la segunda condición para que una variable sea confusora (sexo en nuestro ejemplo) es que se asocie al desenlace pero *independientemente* de la exposición es decir, teniendo en cuenta la exposición y hallando dos valores como lo hemos hecho para responder a la pregunta (d), mediante un análisis ajustado y nunca de un análisis crudo que en nuestro ejemplo nos hubiese llevado a concluir que no existía esta asociación.

Expuestos y no expuestos

	Sexo		
Enfermedad D	*Varón*	*Mujer*	*Total*
Sí	10.000	90.000	100.000
No	9.100	81.900	91.000
Total	19.100	171.900	191.000

$$OR = \frac{10.000 \times 81.900}{90.000 \times 9.100} = 1$$

e) Estudio de la asociación entre el sexo y la exposición:

	Sexo		
Exposición	*Varón*	*Mujer*	*Total*
Sí	10.090	910	11.000
No	9.010	170.990	180.000
Total	19.100	171.900	191.000

$$OR = \frac{10.090 \times 170.990}{910 \times 9.010} = 210{,}4$$

Asumiendo que los resultados son estadísticamente significativos, podemos afirmar que dicha asociación existe porque la medida de asociación difiere del valor nulo OR = 1. En cualquier caso la asociación es bien visible: la distribución de la variable sexo es heterogénea en los grupos de exposición. La proporción de varones es mayor en expuestos (10.090/11.000 = 0,92) mientras que en el grupo sin exposición, es mayor la proporción de mujeres (170.990/180.000 = 0,95).

f) Resumen de las respuestas del problema (3):

La variable sexo es una variable de confusión que distorsiona la medida de asociación entre exposición E y enfermedad D porque se cumplen los criterios siguientes:

- Hemos demostrado que existe una diferencia importante de magnitud entre la medida de asociación cruda que no ajusta por sexo (OR = 10) y los valores ajustados por sexo (82,83 y 82,72). El cambio es de un 88 %, muy superior al criterio propuesto del 10 %.
- La respuesta a la pregunta (d) demuestra que la condición (1) de la figura siguiente se cumple.
- La respuesta a la pregunta (e) demuestra que la condición (2) de la figura siguiente se cumple.
- Por último, no es factible que la exposición produzca enfermedad a través de una modificación del sexo (eslabón intermedio) con lo que se cumple también la tercera condición para que la variable sexo sea un factor de confusión.

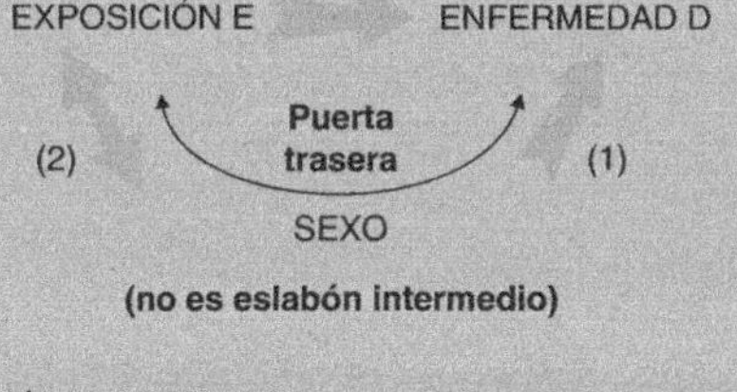

3. *Cáncer de mama y reserpina*

Prevalencia de cáncer de mama y de utilización de reserpina en cada estrato de nivel económico

	Nivel económico	
	Alto	*Bajo*
Cáncer de mama	20/100.000	20/100.000
Uso de reserpina	800/10.000	200/10.000

a) Asociación entre el cáncer de mama y la utilización de reserpina en una población de 2.000.000 de habitantes. Las casillas se rellenan a partir de los datos anteriores.

a) *Nivel alto*

Cáncer de mama	*Reserpina*		
	Sí	*No*	*Total*
Sí	(800/10.000) × 200 = 16	200 − 16 = 184	200
No	(800/10.000) × 999.800 = 79.984	999.800 − 79.984 = 919.816	1.000.000 − 200 = 999.800
	Total		1.000.000

b) *Nivel bajo*

Cáncer de mama	*Reserpina*		
	Sí	*No*	*Total*
Sí	(200/10.000) × 200 = 4	200 − 4 = 196	200
No	(200/10.000) × 999.800 = 19.996	999.800 − 19.996 = 979.804	1.000.000 − 200 = 999.800
	Total		1.000.000

c) *Dos niveles juntos*

Cáncer de mama	*Reserpina*		
	Sí	*No*	*Total*
Sí	16 + 4 = 20	184 + 196 = 380	200 + 200 = 400
No	79.984 + 19.996 = 99.980	919.816 + 979.804 = 1.899.620	999.800 + 999.800 = 1.999.600
	Total		2.000.000

b) Análisis del nivel económico como factor de confusión:

OR cruda

$$OR = \frac{20 \times 1.899.620}{380 \times 99.980} = 1$$

OR nivel económico alto

$$OR = \frac{16 \times 919.816}{184 \times 79.984} = 1$$

OR nivel económico bajo

$$OR = \frac{4 \times 979.804}{196 \times 19.996} = 1$$

El nivel económico no es una variable de confusión porque la OR cruda es la misma que la OR ajustada por nivel económico.

c) Valoración de las tres condiciones para que la variable «nivel económico» se comporte como un factor de confusión.

La primera condición es que exista una asociación entre la variable de confusión y desenlace (camino (1) en la figura siguiente), es decir que el nivel económico esté asociado al cáncer de mama independientemente de la exposición a la reserpina. Tenemos que valorar si tanto en personas expuestas como en las no expuestas a la reserpina, el nivel económico aumenta el riesgo de cáncer de mama:

— *Expuestos a reserpina:* el nivel económico NO se asocia al cáncer de mama (en ambos niveles, el riesgo es el mismo):

Riesgo de cáncer de mama en nivel económico alto: 16/80.000 = 20 por 100.000.
Riesgo de cáncer de mama en nivel económico bajo: 4/20.000 = 20 por 100.000.

— *No expuestos a reserpina:* el nivel económico NO se asocia al cáncer de mama (en ambos niveles, el riesgo es el mismo):

Riesgo de cáncer de mama en nivel económico alto: 184/920.000 = 20 por 100.000.
Riesgo de cáncer de mama en nivel económico bajo: 196/980.000 = 20 por 100000.

Nota: En este caso fíjese que al valorar la asociación entre el nivel económico y la enfermedad en cada grupo de exposición hemos encontrado el mismo valor de riesgo 20 por 100.000 que los valores crudos de la tabla inicial del enunciado y en cada nivel económico sin tener en cuenta la exposición. Sin embargo, debe quedar claro que la valoración de la asociación entre confusor y desenlace no debe hacerse directamente de datos crudos sino con independencia de la exposición.

Con la ausencia de asociación entre el nivel económico y la enfermedad, ya podríamos afirmar que efectivamente el nivel económico NO es un factor de confusión porque la puerta trasera queda cerrada.
Al no haber confusión, encontramos que la reserpina no está asociada con el cáncer de mama (ausencia de flecha entre ambas variables).

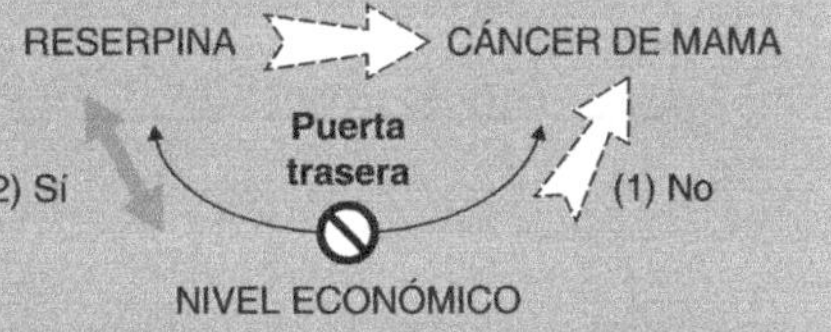

Por razones didácticas vamos a seguir explorando la variable nivel económico y vamos a valorar la existencia de asociación con la exposición (camino (2) en la figura anterior):
La distribución de la variable nivel económico es heterogénea en los grupos de exposición:

Reserpina	*Nivel económico*		*Total*
	Bajo	*Alto*	
Sí	20.000	80.000	100.000
No	980.000	920.000	1.900.000
TOTAL	1.000.000	1.000.000	2.000.000

Tal como se observaba en la tabla del enunciado inicial de este problema, la prevalencia de personas con nivel económico alto es mayor entre usuarias de la reserpina (80 % en usuarias y 48 % en no usuarias).

d) Estudio de casos y controles con base hospitalaria, es decir, un estudio de casos y controles a partir de mujeres ingresadas con cáncer de mama y otras ingresadas por otros motivos, en la población donde viven estas 2.000.000 de mujeres. Se asume que se ha producido un sesgo de selección en este estudio de casos y controles de modo que las mujeres enfermas y sanas no han tenido una probabilidad aleatoria de entrar en el estudio sino que la probabilidad ha variado condicionado a su nivel económico. La muestra valorada en el estudio *no es representativa*.

Probabilidades de muestreo:

a) *Nivel alto*

Cáncer de mama	*Reserpina*	
	Sí	*No*
Sí	1	1
No	0,001	0,001

b) *Nivel bajo*

Cáncer de mama	*Reserpina*	
	Sí	*No*
Sí	1	1
No	0,01	0,01

Datos del estudio de Casos y Controles (se redondean las cifras al valor entero más cercano):

a) *Nivel alto*

Cáncer de mama	*Reserpina*		*Total*
	Sí	*No*	
Sí	1 × 16 = 16	1 × 184 = 184	200
No	0,001 × 79.984 = 80	0,001 × 919.816 = 920	

$$\text{OR} = \frac{16 \times 920}{184 \times 80} = 1$$

b) *Nivel bajo*

Cáncer de mama	*Reserpina*		*Total*
	Sí	*No*	
Sí	1 × 4 = 4	1 × 196 = 196	200
No	0,01 × 19.996 = 200	0,01 × 979.804 = 9.798	

$$\text{OR} = \frac{4 \times 9.798}{196 \times 200} = 1$$

c) *Ambos niveles*

Cáncer de mama	*Reserpina*		*Total*
	Sí	*No*	
Sí	20	380	400
No	280	10.718	

$$\text{OR} = \frac{20 \times 10.718}{380 \times 280} = 2{,}02$$

e) Como se puede observar la OR cruda (OR = 2,02) es diferente que la OR ajustada (OR = 1) con un cambio de magnitud de un 102 % |(2,02-1) |/1) × 100. Por lo tanto, todo indica que efectivamente el nivel económico ahora (en este estudio de casos y controles con el sesgo de selección) sí es una variable de confusión.

f) (Conceptos avanzados) Explicación del fenómeno de confusión que aparece en el estudio de casos y controles:

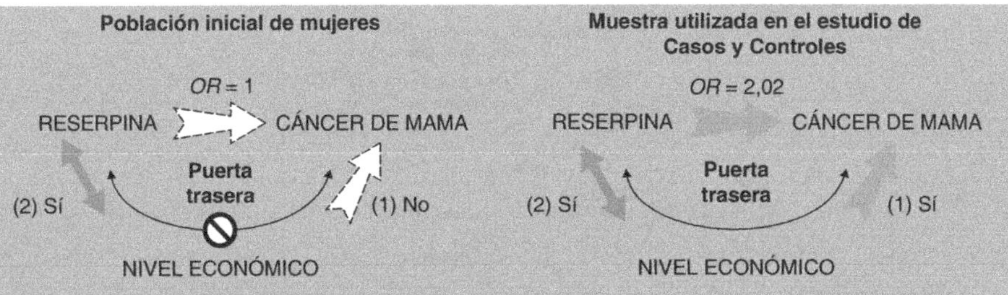

En el estudio de casos y controles hay confusión por nivel económico. Recuerde que las mujeres del estudio proceden de una población de mujeres donde se obervaba que *no existía* una asociación entre la reserpina y el cáncer de mama. En el panel izquierdo de la figura anterior, hay ausencia de una flecha entre exposición y desenlace y ausencia de confusión por nivel económico que nos hubiese dado una falsa asociación entre la exposición a la reserpina y el cáncer de mama. El muestreo especial del estudio de casos y controles (según las tablas de probabilidad de muestreo) ha introducido una confusión por nivel económico (las condiciones (1) y (2) ahora se cumplen y efectivamente, en el panel derecho de la figura anterior, existe una asociación aparente, una flecha, entre exposición y desenlace correspondiente a una OR = 2,02).

En cuanto a la «relación especial entre variables», ahora hemos creado, por un sesgo de selección, una asociación entre nivel económico y enfermedad y se abre una puerta trasera (panel derecho de la figura anterior) que es responsable de una medida de asociación falsa. Efectivamente, observe que en el estudio de casos y controles el cáncer de mama es más frecuente en personas expuestas de nivel económico alto (16/96 = 16,67 %) que en personas expuestas de nivel económico bajo (4/204 = 1,96 %). Igualmente, el cáncer de mama es más frecuente en personas NO expuestas de nivel económico alto (184/1104 = 16,67 %) que en personas NO expuestas de nivel económico bajo (196/9.994 = 1,96 %). Los niveles económicos presentan ahora una distribución heterogénea de enfermedad, existe una asociación entre las dos variables.

Si usted se fija en el esquema de muestreo entran en el estudio de Casos y Controles, más controles de nivel económico bajo (probabilidad de muestreo = 0,01) que controles del nivel económico alto (probabilidad de muestreo = 0,001). Por otra parte, recuerde que las mujeres de nivel económico alto están más expuestas a la Reserpina (8 % de expuestas) que las de nivel económico bajo (2 % de expuestas). Se produce por lo tanto una subestimación de la exposición real de las personas sanas y por lo tanto una sobreestimación de la OR. La exposición de los controles, no representa la exposición media de la exposición de la población de donde proceden los casos porque están sobrerrepresentadas las mujeres de nivel económico bajo, las menos expuestas.

4. *Tratamiento con antihistamínicos y asma (conceptos avanzados)*

a) A continuación se dibujan las puertas traseras posibles del diagrama acíclico dirigido del panel izquierdo de la figura siguiente:
Las 4 posibles vías alternativas entre exposición y desenlace son:

Camino 1: Antihistamínicos-contaminación-reactividad bronquial-sexo-asma.
Camino 2: Antihistamínicos-contaminación-reactividad bronquial-asma.
Camino 3: Antihistamínicos-reactividad bronquial-asma.
Camino 4: Antihistamínicos-reactividad bronquial-sexo-asma.

Obsérvelas en las figuras de la página siguiente.

b) La respuesta más frecuente cuando se hace esta pregunta a estudiantes suele ser que bastaría controlar por reactividad bronquial, porque parece que así se bloquean todos los caminos de puerta trasera entre antihistamínicos y asma.

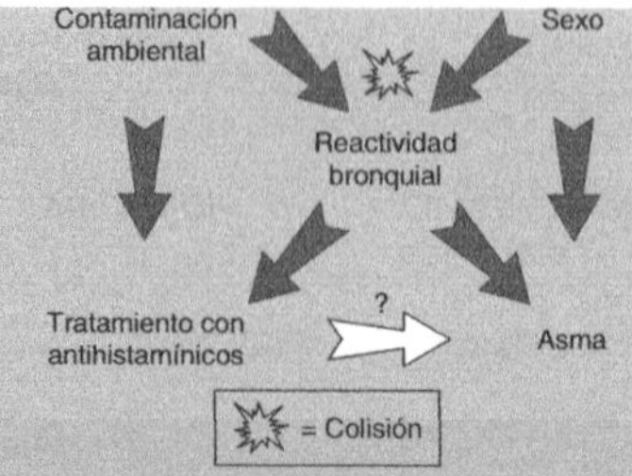

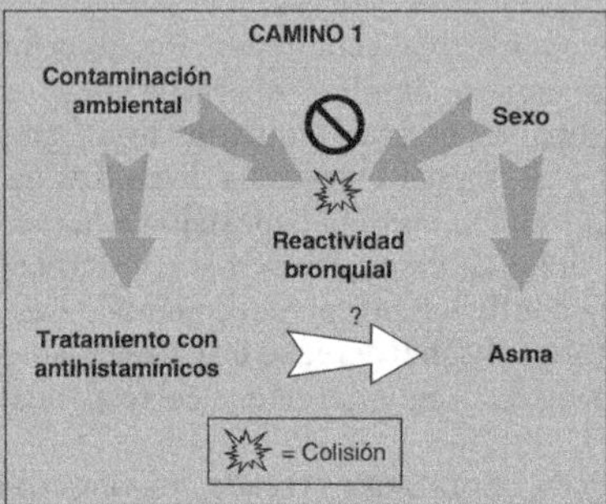

CAMINO 1:
En realidad en este camino, la reactividad bronquial es una variables de colisión y la puerta trasera está cerrada. No hay confusión propiamente dicha por este camino.

CAMINO 2:
En este camino, tanto la contaminación ambiental como la reactividad bronquial son necesarias para que la puerta trasera esté abierta. Si ajustamos por una de las dos variables o por ambas, cerraríamos esta puerta trasera.

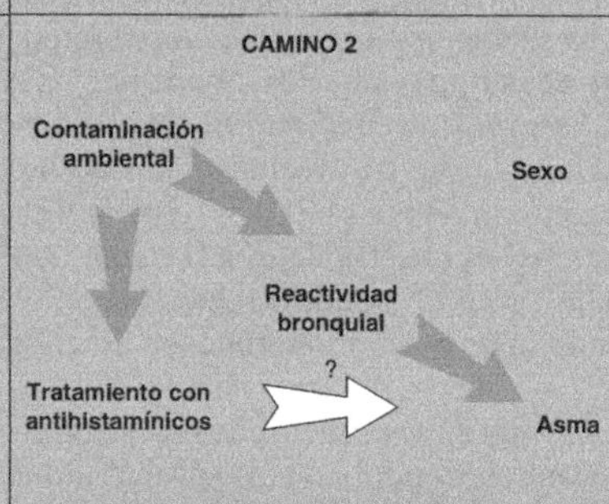

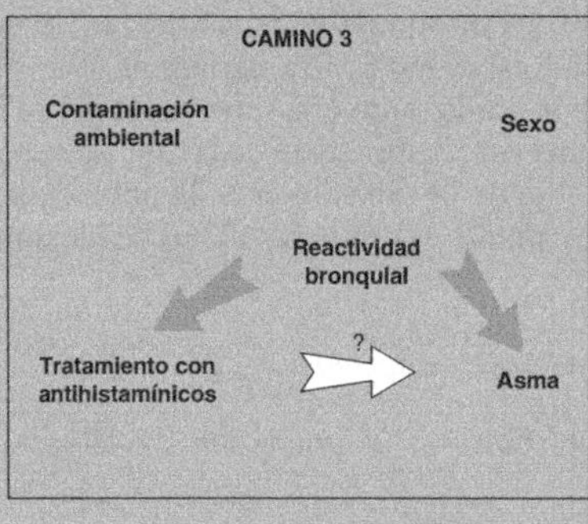

CAMINO 3:
Este camino precisa de reactividad bronquial para estar abierto. En esta vía, la reactividad bronquial es factor de confusión y NO de colisión. Si ajustamos por reactividad bronquial cerraremos está puerta trasera.

CAMINO 4:
Por último, este camino precisa de la reactividad bronquial y del sexo pera estar abierto. Si ajustamos por una de las dos variables o por ambas, cerraríamos esta puerta trasera.

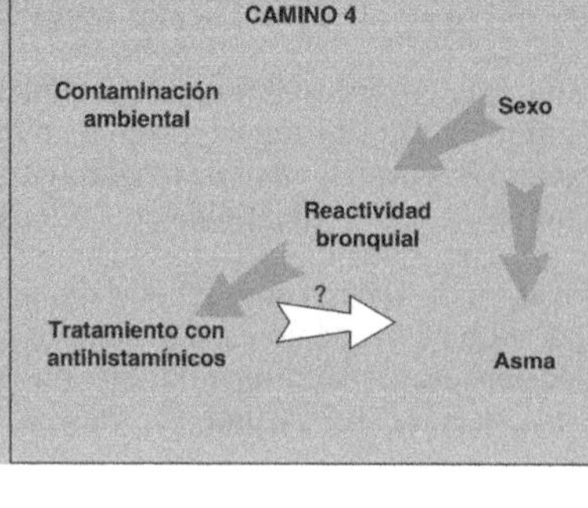

Pero ésta es una solución ingenua y equivocada, ya que al controlar por reactividad bronquial, se abre un camino entre antihistamínicos y asma, en el que reactividad bronquial es un «factor de colisión» (camino 1 que acabamos de describir). Recuerde que el camino 1 está en realidad cerrado porque es un camino donde la reactividad bronquial es un factor de colisión y donde queda por lo tanto cerrada esa puerta trasera concreta. Al ajustar por reactividad bronquial abriríamos automáticamente la puerta trasera, introduciríamos confusión donde no lo había inicialmente.
Es importante tener en cuenta que la reactividad bronquial sólo es factor de colisión en este camino, pero no es factor de colisión en otros. Por ejemplo en los caminos 2, 3 y 4 no es factor de colisión. Al controlar por reactividad bronquial se cierran los caminos 2, 3 y 4, pero se abre el camino 1.
Por lo tanto, lo correcto es controlar simultáneamente por contaminación y reactividad bronquial; o bien controlar simultáneamente por sexo y reactividad bronquial.
Por otra parte, independientemente de la adecuada selección de las variables que trataremos como de confusión, es importante medirlas bien porque su ajuste estadístico nunca elimina los cambios de la estimación atribuibles a errores de medición y nos encontraríamos con medidas de asociación distorsionadas a pesar del ajuste estadístico, fenómeno que lleva el nombre de «confusión residual» (H. Becher, 1991; W. Willett, 1998).

7.6.7. Problemas sobre ajuste de tasas (conceptos avanzados)

1. *Accidentes de motocicletas*

En la tabla siguiente se presentan datos de un estudio sobre heridos en accidentes de motocicletas en dos suburbios (A y B) de Estocolmo. Los datos provienen de la observación de personas que circulan habitualmente en motocicleta.

Heridos en accidentes de motocicletas en dos sububrbios de Estocolmo en un año

	Número heridos		*Personas-tiempo*	
Edades (años)	*A*	*B*	*A*	*B*
15-20	20	7	4.000	1.000
> 20	1	2	76.000	79.000
Totales	21	9	80.000	80.000

a) Calcule las tasas de incidencia de heridos en ambos suburbios, sin tener en cuenta la distribución por edades de cada grupo (son tasas globales y crudas).
b) Calcule las tasas de incidencia específicas por cada grupo de edad y en cada suburbio.
c) Calcule el riesgo de ser herido en un accidente de motocicleta, atribuible al suburbio B, para los sujetos de 15 a 20 años de dicho suburbio (se trata de estimar el Riesgo Atribuible en Expuestos, RAE).
d) Haga lo mismo para las personas mayores de 20 años.
e) ¿En qué suburbio son más frecuentes los accidentes de motocicletas de personas entre 15 y 20 años?
f) ¿En qué suburbio son más frecuentes los accidentes de motocicletas de personas mayores de 20 años?
g) Calcule la razón entre la tasa global cruda de accidentes de motocicletas del suburbio B y la tasa global cruda del suburbio A (nos referimos a las tasas que usted ha hallado en el apartado *a*)).
h) Explique la contradicción entre sus respuestas en *e*) y *f*) y las conclusiones que se derivarían del resultado en *g*).

2. *Enfermedad en dos poblaciones ficticias A y B*

En la tabla siguiente, se presentan los datos de incidencia de una enfermedad en dos ciudades ficticias.

Casos de una enfermedad y número de personas por grupos de edades en dos poblaciones con diferentes grados de exposición a un factor de riesgo

	Ciudad A			*Ciudad B*		
Grupos de edad	*N*	*Casos*	*Incidencias acumuladas*	*N*	*Casos*	*Incidencias acumuladas*
Jóvenes	3.000	30	?	1.000	5	?
Ancianos	1.000	30	?	9.000	225	?
TOTALES	4.000	60	?	10.000	230	?

a) Rellene las celdas marcadas «?» con los valores adecuados.
b) ¿Cuál de las dos poblaciones presenta una mayor incidencia acumulada bruta de enfermedad?
c) Obtenga las incidencias acumuladas, ajustadas por edad, en ambas ciudades. Como «población de referencia» utilice el conjunto de ambas ciudades.
d) ¿Cuál de las dos presenta una mayor incidencia de enfermedad ajustada por edad?
e) ¿Cuál es la diferencia relativa en incidencias ajustadas por edad, entre ambas ciudades? ¿Qué conclusión se deriva de su respuesta?

3. *Enfermedad en una población expuesta y en otra de referencia*

En la tabla siguiente, se presentan los datos de incidencia de una enfermedad en una ciudad expuesta a un factor de riesgo y también de una ciudad de referencia.

Casos de una enfermedad y medidas de personas-tiempo en una población expuesta a un factor de riesgo y en una población de referencia

	Población expuesta			*Población de referencia*		
	Personas-tiempo	*Casos*	*Tasas de incidencia*	*Personas-tiempo*	*Casos*	*Tasas de incidencia*
Jóvenes	3.000	—	—	1.000	5	0,005
Ancianos	1.000	—	—	9.000	225	0,025
TOTALES	4.000	60	0,015	10.000	230	0,023

a) Realice el ajuste de tasas por edad. ¿Existe una mayor tasa de enfermedad en la ciudad expuesta, en comparación con la población de referencia?
b) Realice una comparación ajustada por edad, entre la población expuesta y la de referencia utilizando el método directo y suponiendo que se hallaron 30 casos en jóvenes expuestos y 30 casos en ancianos expuestos.

4. *Infartos de miocardio en trabajadores varones de una empresa*

Existieron 40 casos de infarto de miocardio en un año entre los trabajadores masculinos de una fábrica. La tabla siguiente muestra el número de varones por cada grupo de edad y las tasas específicas para la población masculina del conjunto del país.

Varones en cada grupo de edad de una fábrica y tasas específicas de infarto de miocardio para la población masculina del conjunto del país en un año determinado

Grupos de edad	*Número de empleados durante el año*	*Tasas de incidencia para el país (por 1.000 personas-año)*
35-44	8.000	0,5
45-54	2.000	4
55-64	2.000	9

a) Realice una comparación relativa entre la tasa de infartos en la fábrica y la tasa global del país.

5. *Interpretación incorrecta de tasas ajustadas por el método indirecto*

En la tabla siguiente presentamos incidencias de una enfermedad en dos poblaciones A y B que acostumbran consumir un producto alimentario en menor cantidad que una población de referencia.

Incidencias de una enfermedad en poblaciones expuestas al consumo de un alimento determinado

Edades	*Grupo A*		*Grupo B*		*Referencia*	
	Personas-año	*Casos*	*Personas-año*	*Casos*	*Personas-año*	*Casos*
Jóvenes	2.000	4	1.000	8	4.000	20
Ancianos	4.000	32	5.000	27	1.000	15
TOTALES	6.000	36	6.000	35	5.000	35

a) Calcule las densidades de incidencia brutas en las tres poblaciones.
b) A pesar de conocer el número de casos en cada grupo de edad de las poblaciones A y B, realice una comparación, entre las poblaciones A y B y la referencia, utilizando el método indirecto de estandarización: en primer lugar, compare las tasas de la población A con las de la referencia y, en segundo lugar, compare las tasas de la población B con las de la referencia. Asumiendo que el consumo del alimento es causa de la enfermedad ¿Podría usted deducir cuál de las dos poblaciones (A o B) consume más cantidades del alimento perjudicial? Explique su respuesta.
c) Ahora, realice una estandarización utilizando el método directo: en primer lugar, compare las tasas de la población A con las de la referencia y, en segundo lugar, compare las tasas de la población B con las de la referencia. Asumiendo que el consumo del alimento es causa de la enfermedad ¿Podría usted deducir cuál de las dos poblaciones (A o B) consume más cantidades del alimento perjudicial? Explique su respuesta.

7.6.8. SOLUCIONES DE LOS PROBLEMAS SOBRE AJUSTE DE TASAS (CONCEPTOS AVANZADOS)

1. *Accidentes de motocicletas*

Estudio sobre heridos en accidentes de motocicletas en dos suburbios (A y B) de Estocolmo. Los datos provienen de la observación de personas que circulan habitualmente en motocicleta.

Heridos en accidentes de motocicletas en dos suburbios de Estocolmo en un año

Edades (años)	*Número heridos*		*Personas-tiempo*	
	A	*B*	*A*	*B*
15-20 > 20	20 1	7 2	4.000 76.000	1.000 79.000
TOTALES	21	9	80.000	80.000

a) El cálculo de las tasas de incidencia de heridos en ambos suburbios, «sin tener en cuenta la distribución por edades de cada grupo» se realiza independientemente de la edad de cada grupo; en otras palabras, nos interesan tasas globales sin necesariamente conocer la edad de la gente (ver respuestas en negrita en tabla siguiente).

b) Las tasas de incidencia específicas por cada grupo de edad y en cada suburbio son las cuatro tasas que se presentan en cursiva en la tabla siguiente.

Edades (años)	*Número de heridos*		*Personas-tiempo*		*Densidad de incidencia*	
	A	*B*	*A*	*B*	*A*	*B*
15-20 > 20	20 1	7 2	4.000 76.000	1.000 79.000	500×10^{-5} $1{,}3 \times 10^{-5}$	700×10^{-5} $2{,}5 \times 10^{-5}$
TOTAL	21	9	80.000	80.000	**26×10^{-5}**	**11×10^{-5}**

c) La «exposición» que interesa en el enunciado es «el suburbio B» y se pregunta por el RAE en personas de 15 a 20 años

$$\text{RAE} = DI_1 - DI_0 = DI_B - DI_A = (700 \times 10^{-5}) - (500 \times 10^{-5}) = 200 \times 10^{-5}$$

d) En personas mayores de 20 años:

$$\text{RAE} = DI_1 - DI_0 = DI_B - DI_A = (2{,}5 \times 10^{-5}) - (1{,}3 \times 10^{-5}) = 1{,}2 \times 10^{-5}$$

e) Los accidentes de motocicletas de personas entre 15 y 20 años son más frecuentes en el suburbio B ($700 \times 10^{-5} > 500 \times 10^{-5}$).

f) Los accidentes de motocicletas de personas mayores de 20 años son más frecuentes en el suburbio B ($2{,}5 \times 10^{-5} > 1{,}3 \times 10^{-5}$).

g) Razón entre la tasa global cruda de accidentes de motocicletas del suburbio B y la tasa global cruda del suburbio A:

$$\text{Razón de tasas:} (11 \times 10^{-5}) / (26 \times 10^{-5}) = 0{,}42$$

Aparentemente la tasa de accidentes es menor en el suburbio B pero es una comparación cruda.

h) Las tasas del apartado *a*) son tasas crudas y están distorsionadas por la edad. La edad es la variable de confusión. Lo que pasa es que la proporción de jóvenes observados es mayor en el suburbio A (4.000/80.000) que en el B (1.000/80.000) y los jóvenes siempre tienen una mayor accidentabilidad que la gente más mayor. Cuando hacemos las comparaciones a igualdad de edad, llama la atención que hay algo en el suburbio B que lo hace más peligroso porque las tasas son mayores (por ejemplo, estado de las carreteras, ausencia de vigilancia policial o de limitaciones de velocidad, etc.). Cuando comparamos las tasas a igualdad de edad (dentro de cada estrato de edad) nos damos cuenta de que las tasas específicas son siempre mayores en el suburbio B. Hay que concluir que hay más accidentes en el suburbio B.

2. *Enfermedad en dos poblaciones ficticias A y B*

a) Casos de una enfermedad y número de personas por grupos de edades en dos poblaciones con diferentes grados de exposición a un factor de riesgo:

Grupos de edad	*Ciudad A*			*Ciudad B*		
	N	*Casos*	*Incidencias acumuladas*	*N*	*Casos*	*Incidencias acumuladas*
Jóvenes Ancianos	3.000 1.000	30 30	30/3.000 = 0,01 30/1.000 = 0,03	1.000 9.000	5 225	5/1.000 = 0,005 225/9.000 = 0,025
TOTALES	4.000	60	60/4.000 = 0,015	10.000	230	230/10.000 = 0,023

b) La incidencia acumulada bruta de enfermedad es mayor en la ciudad B (0,023 > 0,015).

c) Ajuste de tasas por el método directo porque conocemos las tasas específicas por grupos de edad. Población de referencia es el conjunto de ambas poblaciones (las tasas son de las poblaciones A y B y los pesos de la referencia):

	Referencia (A + B)			*Ciudad A*	*Ciudad B*
	Personas-tiempo	*Casos*	*Pesos*	*Tasas de incidencia ajustadas por edad*	*Tasas de incidencia ajustadas por edad*
Jóvenes Ancianos	4.000 10.000	35 255	0,286 0,714	$0{,}01 \times 0{,}286 = 0{,}286 \times 10^{-2}$ $0{,}03 \times 0{,}714 = 2{,}14 \times 10^{-2}$	$0{,}005 \times 0{,}286 = 0{,}143 \times 10^{-2}$ $0{,}025 \times 0{,}714 = 1{,}79 \times 10^{-2}$
TOTALES	14.000	290	1*	$2{,}43 \times 10^{-2}$	$1{,}93 \times 10^{-2}$

* Los pesos siempre deben sumar 1.

d) La mayor incidencia de enfermedad ajustada por edad es la de la ciudad A ($2{,}43 \times 10^{-2} > 1{,}93 \times 10^{-2}$).

e) La diferencia relativa en incidencias ajustadas por edad, entre ambas ciudades se mide con la razón de incidencias acumuladas: $(2{,}43 \times 10^{-2})/(1{,}93 \times 10^{-2}) = 1{,}26$. La probabilidad de mortalidad se multiplica por 1,26 en la ciudad A en comparación con la cuidad B a igualdad de edad o ajustando por edad o independientemente de la edad.
En realidad podíamos haber hallado las tasas ajustadas de A y B utilizando cualquier peso con tal de seguir los criterios siguientes:

— La suma de los pesos siempre tiene que ser 1.
— Se deben multiplicar las tasas de cada grupo de edad de las poblaciones comparadas por el mismo peso o estructura de pesos.
— Lo que hacemos es aplicar dos experiencias de mortalidad a una misma estructura poblacional para compararlas «a igualdad de esa estructura poblacional».

3. *Enfermedad en una población expuesta y en otra de referencia*

Casos de una enfermedad y medidas de personas-tiempo en una población expuesta a un factor de riesgo y en una población de referencia:

	Población expuesta			*Población de referencia*		
	Personas-tiempo	*Casos*	*Tasas de incidencia*	*Personas-tiempo*	*Casos*	*Tasas de incidencia*
Jóvenes	3.000	—	—	1.000	5	0,005
Ancianos	1.000	—	—	9.000	225	0,025
TOTALES	4.000	60	0,015	10.000	230	0,023

a) Ajuste de tasas por edad. No tenemos tasas específicas por grupos de edad en la población de estudio; utilizaremos, por lo tanto, el método indirecto con tasas de la población de referencia y pesos de la población de estudio.

— Número observado de muertes = 60.
— Número esperado = (0,005 × 3.000) + (0,025 × 1.000) = 15 + 25 = 40.

La razón de *morbilidad* estándar es (60/40) × 100 = 150; la población expuesta tiene una mayor tasa de incidencia ajustada por edad, que la población de referencia. Tiene una morbilidad que es mayor en un 50 % (150 − 100 = 50; el valor nulo es 100 porque multiplicamos la razón de morbilidad estándar por 100). En este caso lo que hacemos es comparar la morbilidad observada en la población expuesta con la morbilidad que cabría esperar en esa misma población expuesta, de haber sufrido la morbilidad de la referencia. Comparamos dos experiencias de morbilidad, la de la población expuesta y la de la referencia, aplicándolas a la estructura poblacional de A. También hubiese sido posible estimar la razón de morbilidad estándar hallando el cociente entre la tasa de morbilidad bruta en la población expuesta y el promedio ponderado de tasas de la población de referencia ponderado por los pesos de la población expuesta:

$$\text{RME} = \frac{0{,}015}{\left(\dfrac{3.000}{4.000} \times 0{,}005\right) + \left(\dfrac{1.000}{4.000} \times 0{,}025\right)} \times 100 = 1{,}5 \times 100 = 150$$

b) Comparación ajustada por edad, entre la población expuesta y la de referencia utilizando el método directo y suponiendo que se hallaron 30 casos en jóvenes expuestos y 30 casos en ancianos expuestos.

	Población expuesta			*Población de referencia*		
	Personas-tiempo	*Casos*	*Tasas de incidencia*	*Personas-tiempo*	*Casos*	*Tasas de incidencia*
Jóvenes	3.000	**30**	**0,01**	1.000	5	0,005
Ancianos	1.000	**30**	**0,03**	9.000	225	0,025
TOTALES	4.000	60	0,015	10.000	230	0,023

	Población expuesta		*Población de referencia*	
	Tasas de incidencia	*Tasas ajustadas*	*Personas-tiempo*	*Pesos*
Jóvenes	0,01	0,01 × 0,1 = 0,001	1.000	1.000/10.000 = 0,1
Ancianos	0,03	0,03 × 0,9 = 0,027	9.000	9.000/10.000 = 0,9
TOTALES		0,028	10.000	Suma de pesos = 1

La morbilidad en la población expuesta, ajustada por edad y utilizando la referencia R es 0,028 mientras que la morbilidad de la referencia era 0,023. Se concluye que la morbilidad ajustada por edad es mayor en la población expuesta.

4. *Infartos de miocardio en trabajadores varones de un empresa*

Existieron 40 casos de infarto de miocardio en un año entre los trabajadores masculinos de una fábrica.

Varones en cada grupo de edad de una fábrica y tasas específicas de infarto de miocardio para la población masculina del conjunto del país en un año determinado:

Grupos de edad	*Número de empleados durante el año*	*Tasas de incidencia para el país (por 1.000 personas-año)*
35-44	8.000	0,5
45-54	2.000	4
55-64	2.000	9

a) Comparación relativa entre la tasa de infartos en la fábrica y la tasa global del país. Ojo: 0,5, 4 y 9 por 1.000 personas-año en la tabla anterior consisten en los valores siguientes: 0,0005, 0,004 y 0,009, respectivamente, en las fórmulas que se utilicen a continuación.
La información que disponemos es el número de casos observados en la población de estudio y las tasas específicas por grupos de edad de la población general que podemos considerar como referencia. Utilizaremos el método indirecto de estandarización de tasas:

— El número de casos observados es: 40.
— El número de casos esperados es: (8.000 × 0,0005) + (2.000 × 0,004) + (2.000 × 0,009) =30.

$$\text{RME} = \frac{40}{30} \times 100 = 1{,}33 \times 100 = 133$$

Se puede calcular también de otro modo:

$$\text{RME} = \frac{40/12.000}{\left(\frac{8.000}{12.000} \times 0{,}0005\right) + \left(\frac{2.000}{12.000} \times 0{,}004\right) + \left(\frac{2.000}{12.000} \times 0{,}009\right)} \times 100 = 1{,}33 \times 100 = 133$$

5. *Interpretación incorrecta de tasas ajustadas por el método indirecto*

Incidencias de una enfermedad en poblaciones expuestas al consumo de un alimento determinado:

a) Las densidades de incidencia brutas en las tres poblaciones se estiman en la última fila de la tabla:

Edades	*Grupo A*		*Grupo B*		*Referencia*	
	Personas-año	*Casos*	*Personas-año*	*Casos*	*Personas-año*	*Casos*
Jóvenes	2.000	4	1.000	8	4.000	20
Ancianos	4.000	32	5.000	27	1.000	15
TOTALES	6.000	36	6.000	35	5.000	35
TASAS BRUTAS	36/6.000 = 0,006		35/6.000 = 0,00583		35/5.000 = 0,007	

b) A pesar de conocer el número de casos en cada grupo de edad de las poblaciones A y B, realizamos una comparación entre las poblaciones A y B y la referencia utilizando el método indirecto de estandarización. Las tasas vendrán, por lo tanto, de la población de referencia y las calculamos primero:

Referencia		
Personas-año	*Casos*	*Tasas*
4.000	20	20/4.000 = 0,005
1.000	15	15/1.000 = 0,015
5.000	35	

Grupo A:

Casos observados = 36
Casos esperados = 0,005 × 2.000 + 0,015 × 4.000 = 10 + 60 = 70.
RMEA = (36/70) × 100 = 51,14.

Grupo B:

Casos observados = 35.
Casos esperados = 0,005 × 1.000 + 0,015 × 5.000 = 5 + 75 = 80.
RMEB = (35/80) × 100 = 43,75.

Comparación entre A y la referencia: A tiene menos enfermedad que la referencia (la RME es menor que el valor nulo 100).
Comparación entre B y la referencia: B tiene menos enfermedad que la referencia (la RME es menor que el valor nulo 100).
Se interpretaría afirmando que el consumo del alimento está asociado con la enfermedad y que la población de referencia presenta un mayor consumo del alimento, porque tiene una mayor incidencia de enfermedad en ambas comparaciones.
Sin embargo, a pesar de que el RMEB es menor que el RMEA, no podemos deducir que la población B tiene una menor tasa de enfermedad porque las razones de mortalidad estándar obtenidas mediante el método indirecto *nunca* se deben de comparar entre sí.

c) Ahora, realizamos una estandarización utilizando el método directo:

Edades	*Grupo A*		*Grupo B*		*Referencia*	
	Tasas (a)	*Tasas ajustadas (a) × (p)*	*Tasas (b)*	*Tasas ajustadas (b) × (p)*	*Personas-año*	*Pesos (p)*
Jóvenes	0,002	0,0016	0,008	0,0064	4.000	0,8
Ancianos	0,008	0,0016	0,005	0,0010	1.000	0,2
TOTALES		0,0032		0,0074	5.000	1

Con el método directo podemos comparar ambas tasas ajustadas entre sí (la del grupo A con la del grupo B) y vemos que la tasa de enfermedad es mayor en el grupo B (0,0074 > 0,0032), sugiriendo un mayor consumo del alimento nocivo en el grupo B. La tasa del grupo B es aproximadamente dos veces mayor que la del grupo A (0,0074/0,0032 = 2,3). El resultado es opuesto a las conclusiones que hubiésemos realizado de utilizar las razones de morbilidad obtenidas anteriormente en el apartado *b*).

Recuerde que nunca debe comparar entre sí, razones de mortalidad estándar estimadas por el método indirecto porque cada tasa se basa en una estructura de edades que no necesariamente es comparable. Las comparaciones son especialmente erróneas cuando las estructuras de edad son muy dispares como en el ejemplo que acabamos de examinar.

7.7. Preguntas de elección múltiple

7.7.1. Preguntas sobre conceptos básicos

Para cada pregunta, seleccione la respuesta más correcta. Se aconseja intentar responder primero a TODAS las preguntas antes de ir revisando las respuestas comentadas.

1. *De los siguientes hechos, todos afectan a la validez interna de un estudio EXCEPTO:*
(1) Selección de una muestra no representativa de la población general.
(2) Sesgo de información.
(3) Utilización de grupos no contrafácticos.
(4) Factor de confusión.
(5) Sesgo de memoria.

2. *¿Cuál de los siguientes métodos de ajuste de un fenómeno de confusión afecta con mayor probabilidad a la validez externa de un estudio?*
(1) La aleatorización.
(2) La restricción.
(3) El análisis estratificado.
(4) El análisis multivariable.
(5) Conseguir el modelo contrafáctico.

3. *Si tuviera que aceptar que su ensayo clínico tenga uno de los problemas siguientes, cuál sería preferible elegir:*
(1) Un sesgo de selección de tipo «trabajador sano».
(2) Un sesgo de información diferencial sin posibilidad de estimar la magnitud del sesgo.
(3) Un sesgo de confusión con una variable que no hemos medido.
(4) Poca representatividad para ciertos grupos de la población.
(5) Cualquiera de los problemas anteriores invalidaría totalmente mi estudio.

4. *En un estudio de casos y controles sobre el efecto del ejercicio físico como factor de protección frente al desarrollo de osteoporosis, los casos tienden a sobrevalorar sus niveles de ejercicio en comparación con los controles. El efecto probable de esta relación observada es:*
(1) Aumentar la protección aparente.
(2) Disminuir la protección aparente.
(3) Ninguna.
(4) Imposible de predecir con la información que se da.
(5) Cambiar la protección aparente, pero con dirección incierta.

5. *En un estudio de cohortes sobre la asociación entre el tabaco y el cáncer de vejiga, algunos fumadores fallecieron por otras causas relacionadas con el tabaco antes de que sus cánceres pudieran ser diagnosticados. ¿De qué tipo de sesgo se trata?*
(1) Confusión.
(2) Sesgo de selección.
(3) Sesgo de información no diferencial.
(4) Sesgo de información diferencial.
(5) Efecto de Hawthorne.

6. *En un estudio de cohortes sobre la asociación entre el tabaco y el cáncer de vejiga, los fumadores con cáncer de vejiga tendían más a morir por otras causas antes de que el cáncer de vejiga les fuera diagnosticado, que los no fumadores. ¿Qué efecto tendría este fenómeno sobre la medida de asociación?*
(1) Subestimación del efecto.
(2) Sobreestimación del efecto.
(3) Ninguno.
(4) Modificaría la medida del efecto, pero no se sabe hacia qué dirección.
(5) Imposible de predecir con la información que se da.

7. *Se pueden conseguir grupos bastante contrafácticos con las siguientes medidas EXCEPTO:*
(1) La aleatorización.
(2) El ajuste por ciertas variables.
(3) Trabajando con casos incidentes en vez de prevalentes.
(4) Eliminando el efecto de las variables de confusión.
(5) Seleccionando los participantes de cada grupo comparado a partir de una muestra representativa de la población.

8. *Todas las siguientes afirmaciones son ciertas respecto a los sesgos en un estudio de casos y controles EXCEPTO (asuma la existencia de significación estadística para todas las afirmaciones):*
(1) Si el sesgo tuviera como efecto una subestimación del efecto y halláramos una OR de 3, probablemente nuestros resultados serían aceptables.
(2) Si el sesgo tuviera como efecto una sobreestimación del efecto y halláramos una OR de 3, nuestros resultados serían aceptables a condición de que la magnitud del sesgo fuera tan pequeña que la OR corregida se mantuviera por encima del valor nulo.
(3) Independientemente de que fuera posible determinar en qué sentido se dirige el sesgo y halláramos una OR de 3, nuestros resultados serían aceptables a condición de que tuviéramos un sesgo de información no diferencial y una exposición dicotómica.
(4) En el caso de que exista un sesgo de información diferencial en los casos no es posible valorar su efecto sobre la medida de asociación aunque sepamos que el sesgo consiste en una sobreestimación o una subestimación de la exposición.
(5) Si fuera posible determinar en qué sentido se dirige el sesgo y halláramos una OR de 3, nuestros resultados serían aceptables si tuviéramos un sesgo de información diferencial con subestimación de la exposición en los casos.

9. *La asociación entre bajo peso al nacer y tabaquismo materno durante el embarazo se podría estudiar obteniendo la información sobre el tabaquismo materno durante las visitas prenatales y comparando/relacionando posteriormente el peso de los niños al nacer con las historias de tabaquismo. Vamos a suponer que solamente obtenemos la información sobre tabaquismo y lo hacemos directamente de las mujeres con un cuestionario. ¿Cuál sería el sesgo más probable de entrada?*
(1) Sesgo de selección con posible sobreestimación del efecto.
(2) Sesgo de selección con posible subestimación del efecto.
(3) Sesgo de información con posible sobreestimación del efecto.
(4) Sesgo de información con posible subestimación del efecto.
(5) Sesgo de la memoria.

10. *En un estudio para valorar la eficacia de un nuevo agente antiviral para curar el catarro común en niños, se les dio la nueva droga a 100 niños de edades comprendidas entre los 2 y los 8 años, con diagnóstico de catarro por pediatras que participaban en el estudio. Una semana más tarde, los investigadores que dirigen el estudio observan que 95 de los 100 individuos estaban asintomáticos. Concluyen que la droga antiviral ha sido altamente eficaz en la curación de los resfriados infantiles. Todas las respuestas siguientes son explicaciones posibles del resultado observado EXCEPTO:*
(1) La recuperación puede ser atribuida al curso típico del catarro común en niños más que a la nueva droga.

(2) Los niños pueden haber venido de familias especialmente preocupadas por su salud; como resultado recibieron cuidados de salud además de la nueva droga (otros remedios contra el catarro, dietas especiales, mucho reposo).
(3) Alivio sintomático (resultado que se declara) no es necesariamente equivalente a curación (verdadera respuesta).
(4) La nueva droga es efectiva en el alivio de los síntomas del resfriado en los niños.
(5) Sesgo de selección.

11. *Entre los pacientes con cáncer oral, los grandes bebedores tienen peor pronóstico que los bebedores moderados. Si comparamos un estudio de casos y controles basado solamente en casos incidentes (nuevos casos) con otro estudio de casos y controles que trabaja con casos prevalentes de cáncer oral, ¿cuál de las afirmaciones es correcta?*
(1) El estudio con casos incidentes presentará una mayor medida de asociación.
(2) El estudio con casos prevalentes presentará una mayor medida de asociación.
(3) No cambia la medida de asociación porque el error es no diferencial.
(4) Cambia, pero no se sabe hacia qué dirección.
(5) Si se utilizan casos incidentes y prevalentes conjuntamente, eliminamos el sesgo de Neyman.

12. *«Los niveles más altos de plomo en sangre en niños hiperactivos puede deberse a la ingesta aumentada de pintura en niños que ya eran hiperactivos» Esta afirmación indica la presencia de:*
(1) Confusión.
(2) Efecto Hawthorne.
(3) Error de clasificación.
(4) Sesgo de adelanto diagnóstico.
(5) Inversión de secuencia temporal.

13. *¿Cuál de las combinaciones siguientes es incorrecta?*
(1) Falacia ecológica-sesgo de información.
(2) Sesgo del entrevistador-sesgo de información.
(3) Datos faltantes en base de datos-sesgo de información.
(4) Seguimiento incompleto-sesgo de selección.
(5) Sesgo de selección-confusión.

14. *Cuando al terminar un estudio nos preocupamos por describir un sesgo de clasificación no diferencial, estamos pensando en:*
(1) Evidencia positiva.
(2) Consistencia.
(3) Evidencia negativa.
(4) Búsqueda de explicaciones alternativas.
(5) Ninguna de las anteriores.

15. *Todas las medidas siguientes se pueden utilizar para prevenir sesgos de información EXCEPTO:*
(1) Criterios diagnósticos claros.
(2) Desconocer la hipótesis del estudio.
(3) Si por fallecimiento del caso se entrevista a su pareja, hacer lo mismo con el control correspondiente.
(4) Buscar controles que representen la exposición media de la población de donde vienen los casos.
(5) Enmascaramiento y aleatorización.

16. *Los sesgos de información son más frecuentes en:*
(1) Estudios de Cohortes Prospectivos.

(2) Estudios transversales.
(3) Estudios Experimentales.
(4) Estudios de Casos y Controles.
(5) Estudios de seguimiento longitudinal en general.

En un trabajo sobre la posición adecuada para los niños en las cunas, los autores refieren que ajustaron por variables que resultaron ser predictores significativos de la posición de los niños (por ejemplo variables socio-demográficas) para evitar la confusión en los análisis donde valoraban el efecto de características individuales («influencia») sobre la posición de los niños («posición»). Observe el diagrama acíclico dirigido siguiente:

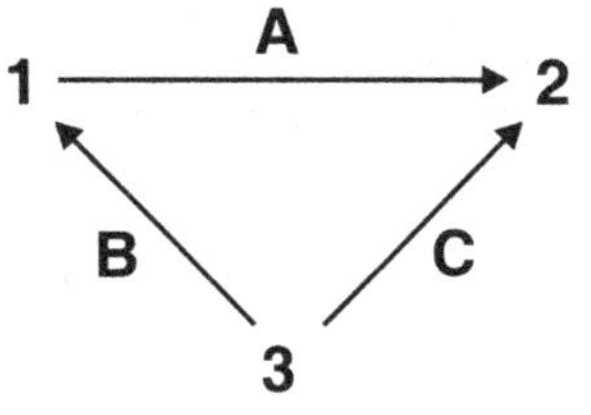

17. *¿Cómo representaría las variables que acabamos de describir?*
(1) 1 = Factores socio-demográficos; 2 = Influencia; 3 = posición del niño.
(2) 1 = Posición del niño; 2 = Factores socio-demográficos; 3 = Influencia.
(3) 1 = Influencia; 2 = Posición del niño; 3 = Factores socio-demográficos.
(4) Faltan datos para responder a la pregunta.
(5) El diagrama acíclico no se puede aplicar en este caso.

18. *Sobre los valores ajustados y crudos de una medida de asociación entre una exposición y un desenlace, en presencia de confusión, todas las afirmaciones son correctas EXCEPTO:*
(1) Cuando estudiamos el efecto de un factor de riesgo y el valor crudo de la medida de asociación es mayor que el valor ajustado, puede significar que el confusor también es perjudicial.
(2) Por otra parte, si el valor crudo de la medida de asociación entre una vacuna y una enfermedad es mayor que el valor ajustado quiere decir necesariamente que el confusor previene más la enfermedad.
(3) Cuando el valor crudo no se modifica al ajustar por la variable de confusión puede querer decir que esta variable no es confusora.
(4) Si ajustamos innecesariamente por variables intermedias entre el FR y el desenlace encontraremos valores crudos mayores que los ajustados.
(5) Si en vez de ser variable de confusión fuera variable de colisión, el valor correcto es el valor crudo de la medida de asociación y no el ajustado.

19. *Si al realizar un estudio de casos y controles con casos incidentes de cáncer de pulmón, nos interesamos por el tabaquismo (presente/ausente) de los participantes en los quince días antes de entrar en el estudio entonces:*
(1) En principio estamos realizando un estudio de casos y controles correctamente.
(2) Estamos cometiendo un sesgo de información no diferencial con probable subestimación de la OR.
(3) Estamos cometiendo un sesgo de información diferencial con probable subestimación de la OR.
(4) Estamos cometiendo un sesgo de selección no diferencial con probable subestimación de la OR.
(5) Estamos cometiendo un error por utilizar la incidencia en un estudio de casos y controles.

7.7.2. Respuestas comentadas de las preguntas sobre conceptos básicos

1.

Respuesta correcta: 1

Los sesgos de información y de selección, la utilización de grupos no contrafácticos y los factores de confusión pueden afectar a la validez interna de un estudio porque hacen que los resultados obtenidos no sean correctos para los pacientes estudiados.

La ausencia de representatividad de una muestra afecta a la validez externa de un estudio porque se pierde la capacidad de generalizar los resultados del estudio a la población de referencia o a aquella sobre la que se pretende aplicar las conclusiones del estudio. Una muestra puede no ser representativa y, sin embargo, producir comparaciones contrafácticas válidas.

2.

Respuesta correcta: 2

La restricción en estudios observacionales o ensayos clínicos y la minimización en ensayos clínicos ayudan a obtener grupos de comparación contrafácticos pero las muestras serán menos representativas. Por ejemplo, restringiendo un estudio a hombres, para evitar la confusión por sexo, los resultados no serán generalizables a mujeres.

3.

Respuesta correcta: 4

Los sesgos de selección, de información y las variables de confusión son problemas que afectan a la validez interna de un estudio, cuando no los podemos solucionar en el análisis, y, por lo tanto, también a la validez externa. No son problemas irremediables necesariamente, pero los que se describen aquí son difícilmente solucionables. La falta de representatividad es un problema menor en estas circunstancias.

4.

Respuesta correcta: 2

Si los casos sobrevaloran sus niveles de ejercicio, estaríamos ante un sesgo de información o de observación diferencial. Encontraremos una mayor prevalencia de ejercicio físico en los casos que lo que les correspondería realmente y esto iría en sentido contrario a la hipótesis del estudio (se supone que los controles deberían practicar más ejercicio físico). El resultado es la subestimación del efecto protector de la exposición.

5.

Respuesta correcta: 4

Al fallecer algunos expuestos antes de que sus cánceres puedan ser diagnosticados, se clasificarán como «personas del grupo expuesto» «sin cáncer» en el momento de fallecer.

6.

Respuesta correcta: 1

Se subestima el efecto del tabaco porque se subestima el tabaquismo del conjunto de posibles casos.

7.

Respuesta correcta: 5

Las cuatro primeras respuestas contienen medidas que pueden mejorar la comparabilidad de grupos. El escoger una muestra representativa de la población no garantiza que los grupos comparados sean finalmente contrafácticos. Recuerde que las variables de confusión surgen de relaciones especiales entre variables y que no tienen necesariamente que ver con sesgos de selección o información.

8.

Respuesta correcta: 4

(1) Argumentamos que existe al menos un efecto de 3 y la verdad puede ser un valor aún mayor.

(2) Al ser mayor que el valor nulo, la medida de asociación corregida indica en cualquier caso presencia de efecto aunque sea menor que la medida hallada inicialmente.
(3) Cuando la exposición NO es dicotómica un sesgo de información *no diferencial* de la exposición puede dar sobreestimaciones. En este caso no hay problemas en aceptar la OR = 3 porque será una subestimación.
(4) Es incorrecta porque si la exposición se sobreestima en casos acabaremos sobreestimando la medida de asociación y si se subestima la exposición en casos tendremos una medida de asociación subestimada.
(5) Un sesgo de información diferencial con subestimación de la exposición en casos conduce invariablemente a la subestimación de la medida de asociación.

9.

Respuesta correcta: 4

Probablemente el primer problema posible es un sesgo diferencial de la información sobre tabaquismo.

Suele ser más frecuente que el fumador subestime su tabaquismo. El no fumador no suele equivocarse diciendo que «sí fuma», por lo tanto el sesgo sería diferencial. Por otra parte al infravalorar el tabaquismo de las fumadoras, subestimaríamos el efecto del tabaco.

No es probable el sesgo de la memoria propiamente dicho porque preguntamos por exposición actual en un estudio de cohortes y, a diferencia de exposiciones como el café donde es posible una mayor dificultad del recuerdo, el tabaco se compra por cajetillas y el fumador suele conocer bien su consumo.

10.

Respuesta correcta: 5

Las explicaciones de las opciones (1) a (4) son plausibles y esto nos conduce a afirmar que la conclusión de los investigadores es incorrecta.

En realidad no se trata de un sesgo de selección. Para existir un sesgo de selección los grupos comparados de un estudio deben ser sistemáticamente diferentes en una variable que se relaciona con la selección de los participantes o con sucesos como la pérdida del seguimiento o la presencia de datos faltantes. Los grupos dejan por ello de ser contrafácticos. Esto no es lo que ocurre en este ejemplo. El problema relatado es que solamente se ha seleccionado a un grupo de niños (los expuestos) y falta el otro grupo de comparación (niños con catarros que no reciben el nuevo tratamiento).

Más que un sesgo de selección, se trata de un diseño incorrecto.

11.

Respuesta correcta: 1

La exposición estudiada tiene un valor pronóstico y esto significa que a mayor exposición, existe una mayor mortalidad.

En esta situación, la falacia de Neyman o sesgo de supervivencia es posible.

El estudio de casos y controles con casos incidentes siempre tendrá una mayor medida de asociación que el de casos prevalentes.

Si mezclamos casos incidentes con casos prevalentes siempre estaremos infravalorando la prevalencia de exposición en casos y por lo tanto subestimando la medida de asociación.

12.

Respuesta correcta: 5

La secuencia correcta de este estudio sería que el niño primero ingiere el plomo (pelando muebles, juguetes, o paredes pintadas con pinturas que contienen plomo) y a consecuencia del contenido de plomo en sangre y de sus efectos sobre el sistema nervioso central, que tenga una hiperactividad. Si ocurre lo contrario, estamos ante una secuencia temporal invertida.

13.

Respuesta correcta: 3

Los datos faltantes en una base de datos tienen como consecuencia la eliminación de las personas sin datos durante el análisis. Es como si hubiésemos realizado el estudio sin ellos y como si no los hubiésemos seleccionado al principio. Se trata de un sesgo de selección.

Los sesgos de selección y de información producen confusión pero la confusión también es posible sin sesgos de selección o de información.

14.

Respuesta correcta: 3

Dentro de la valoración de causalidad examinamos la existencia de evidencia positiva (criterios de Bradford Hill), la existencia de explicaciones alternativas y la existencia de evidencia negativa (errores y sesgos).

15.

Respuesta correcta: 4

(1) Se evitan equivocaciones en el diagnóstico.
(2) Se evita que el investigador recoja la información o que los participantes informen sobre su exposición bajo la influencia del conocimiento de la hipótesis del estudio.
(3) Se pretende que al menos el error de información sea no diferencial.
(4) La selección adecuada de controles pretende evitar un sesgo de selección.
(5) La aleatorización y el enmascaramiento previenen también el sesgo de selección.

16.

Respuesta correcta: 4

Porque generalmente tenemos que medir exposiciones anteriores al diagnóstico que estudiamos y tendremos que depender del participante (memoria, precisión, etc.), de cuestionarios o de registros o historias clínicas del pasado.

17.

Respuesta correcta: 3

Quieren valorar si las características personales del niño determinan en cierto modo su posición habitual en la cuna y ajustan por factores que se asocian tanto con las características personales de los niños como con la posición del niño en la cuna (posibles confusores).

Del texto introductorio («resultaron ser predictores significativos de la posición») podemos deducir que la asociación C existe de hecho.

18.

Respuesta correcta: 2

Si el valor crudo de la medida de asociación entre una vacuna y una enfermedad es mayor que el valor ajustado (por ejemplo, crudo = 0,9 y ajustado = 0,7) quiere decir que la vacuna previene más enfermedad que lo que aparece antes del ajuste (0,7 es una mayor prevención que 0,9). Esto puede significar que la prevención se ve enmascarada por la menor prevención del confusor que además fuera más frecuente en expuestos a la vacuna.

19.

Respuesta correcta: 2

El cáncer de pulmón que diagnosticamos como caso incidente, con toda probabilidad no se ha producido por el tabaquismo reciente (quince días anteriores al diagnóstico).

No estamos recogiendo la información sobre la exposición en el tiempo adecuado y relevante para el cáncer recientemente diagnosticado. La exposición relevante es aquella durante el período de inducción (el tabaquismo durante los años anteriores al comienzo del daño celular).

El sesgo es por lo tanto de información y no diferencial porque se recoge mal en los dos grupos. La OR se dirige hacia el valor nulo porque la exposición es dicotómica (presente/ausente).

7.7.3. Preguntas sobre conceptos avanzados

20. *¿Cuál de las combinaciones siguientes es incorrecta?*
(1) Hawthorne-sesgo de información diferencial o no diferencial.
(2) Berkson-sesgo de selección.
(3) Sesgo de sospecha diagnóstica-sesgo de selección.
(4) Sesgo de la memoria-estudios de Casos y Controles.
(5) Sesgo de Neyman-sesgo de información diferencial.

Observe la tabla siguiente: Se trata de casos de una enfermedad y medidas de personas- tiempo en una población expuesta a un factor de riesgo y en otra población de referencia:

	Población expuesta			*Población de referencia*		
	Personas-tiempo	*Casos*	*Tasas de incidencia*	*Personas-tiempo*	*Casos*	*Tasas de incidencia*
Jóvenes	30.000	40	0,001	60.000	40	0,00067
Ancianos	10.000	20	0,002	20.000	20	0,00100
Totales	40.000	60	0,015	80.000	60	0,00075

21. *Con los datos de la tabla deberíamos realizar un ajuste por edad utilizando:*
(1) El método directo.
(2) El método indirecto.
(3) Ambos, directo e indirecto.
(4) No hay datos suficientes para ajustar por edad.
(5) No hace falta ajustar por edad.

22. *Siguiendo con la tabla anterior y suponiendo que las poblaciones A y de referencia no tuvieran la misma estructura de edad, ¿qué método de ajuste utilizaría?*
(1) El método directo.
(2) El método indirecto.
(3) Ambos, directo e indirecto.
(4) No hay datos suficientes para ajustar por edad.
(5) No hace falta ajustar por edad.

23. *Siguiendo con la tabla anterior, todas las afirmaciones siguientes son correctas EXCEPTO:*
(1) En ambas estructuras de población, los jóvenes tienen más «peso» que los ancianos.
(2) Podemos afirmar que la incidencia en ancianos es mayor que en jóvenes independientemente de que estemos en la población expuesta o en la de referencia.
(3) La tasa de incidencia bruta es mayor en la población expuesta.
(4) Con toda seguridad la tasa de incidencia ajustada por edad es mayor en la población expuesta.
(5) La razón de mortalidad estándar (RME, método indirecto) sería con toda seguridad mayor que su valor nulo RME = 1.

24. *Siguiendo con la tabla anterior, el número de enfermos que cabría esperar en la población expuesta, de haber padecido la tasa de la referencia sería:*
(1) 40 + 20 = 60 (no hay cambios).
(2) [(0,00067 × 40) + (0,001 × 20)] × 100 = 46,8.
(3) [(0,00067 × 30.000) + (0,001 × 10.000)] = 30,1.
(4) 0,00075 × 40.000 = 30.
(5) Faltan datos para estimar los casos esperados.

25. *Se puede realizar una estandarización de tasas ajustando por todas las siguientes variables EXCEPTO:*
(1) Edad
(2) Sexo
(3) Grupo étnico
(4) Nivel económico
(5) Desenlace

26. *Al comparar dos poblaciones y ante la presencia de diferencias importantes entre Riesgos Relativos brutos y Riesgos Relativos ajustados por nivel socioeconómico, podemos afirmar que probablemente:*
(1) No hay una distribución homogénea del nivel socioeconómico entre los grupos de exposición.
(2) Ambas poblaciones no tienen la misma estructura de edad.
(3) Tengamos que hallar tasas ajustadas por edad utilizando el método indirecto.
(4) El modelo contrafáctico se cumple con ambas tasas.
(5) El nivel socioeconómico alto es protector.

27. *En el método directo de ajuste de tasas, las tasas ajustadas por edad que obtenemos en dos poblaciones de estudio son comparables cuando:*
(1) La población de referencia NO es la suma de las dos poblaciones de estudio.
(2) Las tasas comparadas se hacen utilizando la estructura de cada población de estudio.
(3) Comparamos mortalidad sin tener en cuenta la estructura de edad de las poblaciones de estudio.
(4) Comparamos tasas crudas.
(5) Obtenemos los pesos de una misma población de referencia.

28. *Supongamos que un factor de riesgo (FR) aumenta la incidencia de un desenlace pero que existe una tercera variable con efecto contrario y más frecuente entre las personas expuestas al factor de riesgo FR. Entonces todas las siguientes afirmaciones son correctas EXCEPTO:*
(1) Se abre una «puerta trasera» entre el Factor de riesgo y el desenlace, pasando por la tercera variable.
(2) Si realizamos un análisis estratificado (los estratos son las categorías de la tercera variable), y a igualdad de cualquier otro problema, el Riesgo Relativo, en principio, no estará sesgado por la tercera variable.
(3) Si realizamos un análisis crudo hallaríamos probablemente una subestimación del efecto del factor de riesgo.
(4) En realidad la «tercera variable» es un factor de colisión (fíjese en la naturaleza de las asociaciones descritas).
(5) El valor ajustado será mayor que el valor crudo.

7.7.4. Respuestas comentadas de las preguntas sobre conceptos avanzados

20.

Respuesta correcta: 5

El sesgo de Neyman es un sesgo de selección. Seleccionamos a participantes condicionados por una variable (supervivencia) que se asocia a la exposición que queremos estudiar (supervivientes tienen menos exposición cuando la exposición tiene un valor pronóstico).

El efecto Hawthorne puede ser también no diferencial.

21.

Respuesta correcta: 5

En este caso no es necesario ajustar por edad porque la población expuesta tiene la misma estructura de edad que la población de referencia. En ambas la proporción de jóvenes es tres veces mayor que la de ancianos. Se cumple el modelo contrafáctico en cuanto a la edad. Cualquier diferencia entre ambas poblaciones no se puede atribuir a diferencias en edad entre las poblaciones. Se concluye directamente de la tabla que la incidencia es mayor en la población expuesta, independientemente de la edad.

22.

Respuesta correcta: 1

Como tenemos por una parte, las tasas ajustadas por estratos de edad de la población expuesta y la estructura de edad de la población de referencia es posible la estandarización directa de tasas. Por otra parte podemos utilizar el método indirecto porque tenemos información sobre la estructura de edad de la población expuesta y las tasas específicas de la población de referencia. Sin embargo, siempre debemos preferir el método directo y es el que utilizaríamos.

23.

Respuesta correcta: 5

El valor nulo de la RME es 100.

24.

Respuesta correcta: 3

Se aplican las tasas de enfermedad de la referencia a cada estrato correspondiente de la población expuesta. Posteriormente se pueden sumar los resultados. No es necesario que el resultado sea una cifra sin decimales porque estamos hablando de «tasas esperadas» y se deben entender como si fueran medias (una media no tiene que ser una cifra entera sin decimales).

25.

Respuesta correcta: 5

Aunque los métodos directos e indirectos de ajuste de tasas pretenden generalmente hallar grupos de comparación contrafácticos en cuanto a la edad, en principio se puede ajustar por cualquier variable posiblemente confusora.

Sin embargo, nunca ajustamos por el desenlace que es lo que debemos comparar entre los grupos estudiados.

26.

Respuesta correcta: 1

Cuando las medidas de asociación crudas y ajustadas son diferentes hay que pensar que la variable para la cual hemos ajustado se comporta como una variable de confusión.

Una de las condiciones necesarias es que la distribución de la variable de confusión sea heterogénea en los grupos de exposición, es decir, que exista una asociación entre la exposición y la variable de confusión (independientemente del desenlace).

27.

Respuesta correcta: 5

Para que dos tasas ajustadas puedan compararse entre sí tienen que ser iguales en cuanto a cualquier variable de confusión.

Esto se puede conseguir cuando ambas tasas se ajustan utilizando la estructura de una misma población de referencia.

28.

Respuesta correcta: 4

Efectivamente, NO parece que la tercera variable es una variable de colisión (no llegan a la tercera variable, dos cabezas de flecha). Es una variable de confusión:

— Se asocia con el desenlace.
— Se asocia con la exposición (distribución heterogénea en grupos de exposición).

En consecuencia existirá una puerta trasera, y la medida de asociación no estará sesgada si realizamos un análisis estratificado porque eliminaríamos el efecto de la tercera variable.

Al tener un efecto contrario al FR:

— El valor crudo será menor que el valor ajustado porque el efecto del FR será aparentemente atenuado por el efecto del confusor que es precisamente más frecuente en personas expuestas.

Capítulo 8

VARIABLES MODIFICADORAS DEL EFECTO

Jokin de Irala
Miguel Ángel Martínez-González
F. Javier Basterra-Gortari
Estefanía Toledo Atucha

El concepto de modificación del efecto (también llamado interacción) se debe a Miettinen y es importante porque, al igual que ocurre con el de confusión, su adecuada comprensión determina una interpretación correcta de los resultados de los estudios que se publican en la literatura científica (O. Miettinen, 1974). Su descripción ha sido objeto de controversia fundamentalmente porque puede definirse bajo distintos puntos de vista (K. J. Rothman, S. Greenland, T. L. Lash, 2008).

Es un concepto complejo que debe distinguirse claramente del de confusión, ya que su identificación determinará una actitud radicalmente opuesta por parte del investigador: así como en presencia de confusión, el objetivo es eliminar una distorsión de la medida de asociación objeto de la investigación, ante la presencia de interacción, el objetivo es describir mejor un fenómeno, una riqueza existente en los datos. A continuación, y con la ayuda de ejemplos, describimos el fenómeno de modificación del efecto para, finalmente, compararlo con el de confusión (J. de Irala *et al.*, 2001).

8.1. **El concepto de modificación del efecto (interacción)**

Se habla de «interacción biológica» entre dos o más factores causales cuando existe una interdependencia entre sus mecanismos de acción para causar, prevenir o controlar una enfermedad, de manera que la incidencia de enfermedad atribuible a este conjunto de factores causales es diferente a la incidencia esperable de sus efectos individuales (L. Gordis, 2004).

Observemos los datos ficticios de la figura 8.1.

En este ejemplo, la incidencia basal de enfermedad es la incidencia en la población no expuesta ni al factor A ni al Factor B y corresponde a una incidencia acumulada del 3,0 %. La incidencia de enfermedad en personas expuestas al factor A pero no expuestas al factor B es del 9,0 % y la incidencia de enfermedad en personas expuestas al factor B, pero sin exposición al factor A es del 15,0 %. ¿Cuál sería la incidencia esperable en personas expuestas a ambos factores (valor de la casilla inferior derecha)? La respuesta depende del modelo biológico que consideremos para entender y explicar el efecto de la

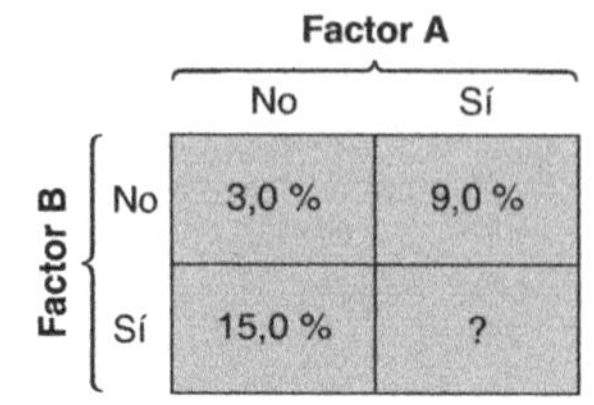

Adaptado de L. Gordis, 2004.

FIG. 8.1. *Incidencia de una enfermedad (%) en función de la exposición a dos factores A y B.*

exposición conjunta a varios factores. Si asumimos que, en presencia de las dos exposiciones, los efectos de cada factor se suman, hablaríamos de un modelo «aditivo» y cabría seguir el razonamiento siguiente para hallar la incidencia atribuible a la exposición conjunta a los dos factores (fig. 8.2).

Si la exposición al factor A añade un 6 % a la incidencia basal en personas sin dicha exposición, cabe esperar que los que presentan una incidencia acumulada del 15,0 % atribuible a la exposición al factor B vean incrementar en un 6 % su incidencia al estar expuestos también al factor A y el valor de la exposición conjunta sería un 21,0 % (panel I de la fig. 8.2).

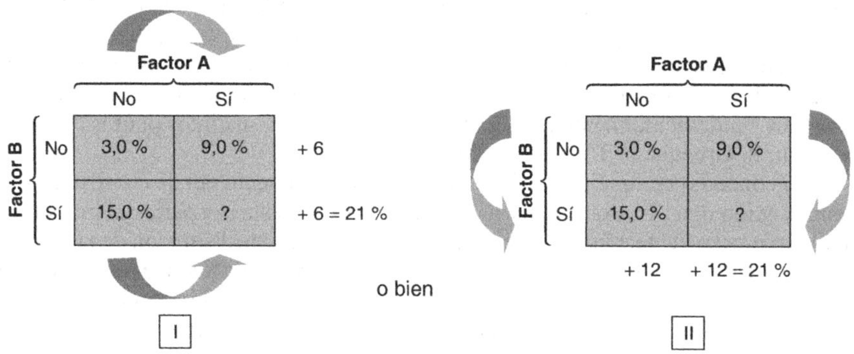

Adaptado de L. Gordis, 2004.

FIG. 8.2. *Modificación del efecto aditivo. Efecto aditivo de A y B.*

Visto de otra manera (panel II de la fig. 8.2), si la exposición al factor B añade un 12 % a la incidencia basal en personas sin esa exposición, cabe esperar que los que presentan una incidencia del 9,0 % atribuible a la exposición al factor A vean incrementar en un 12 % su incidencia al estar expuestos a ambos factores.

Siguiendo con este ejemplo, si halláramos una incidencia diferente al 21 % (por ejemplo del 30 %) hablaríamos de interacción aditiva porque la incidencia de enfermedad atribuible al conjunto de factores causales (30 %) sería superior a la incidencia esperable de sus efectos aditivos individuales (21 %).

Si asumimos que en presencia de dos exposiciones los efectos de cada factor se multiplican, hablaríamos de un modelo «multiplicativo» y cabría seguir otro razonamiento para hallar la incidencia atribuible a la exposición conjunta a ambos factores (fig. 8.3).

Si la exposición al factor A multiplica por 3 la incidencia basal en personas no expuestas, cabe esperar que los que presentan una incidencia del 15,0 % atribuible a la exposición al fac-

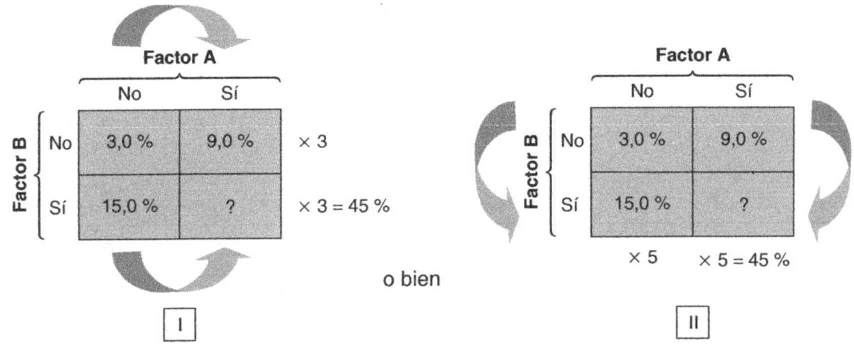

Adaptado de L. Gordis, 2004.

FIG. 8.3. *Modificación del efecto multiplicativo. Efecto multiplicativo de A y B.*

tor B vean multiplicarse por 3 dicha incidencia al estar expuestos también al factor A y el valor de la incidencia ante una exposición a ambos factores sería 45 % (panel I de la fig. 8.3).

Visto de otra manera, si la exposición al factor B multiplica por 5 la incidencia basal en personas sin la exposición, cabe esperar que los que presentan una incidencia del 9,0 % atribuible a la exposición al factor A vean multiplicarse por 5 su incidencia al estar expuestos también al factor B y el valor de la incidencia ante una exposición a ambos factores sería 45 % (panel II de la fig. 8.3).

Si halláramos un valor diferente al 45 % (por ejemplo 60 %), hablaríamos de interacción multiplicativa porque la incidencia de enfermedad atribuible a ambos factores causales (60 %) sería superior (en la escala multiplicativa) a la incidencia esperable de sus efectos individuales (45 %).

De este ejemplo, se derivan dos características importantes del concepto de modificación del efecto:

1. A partir de una misma base de datos se puede llegar a concluir que hay modificación del efecto o que no la hay, según la escala escogida (escala aditiva o multiplicativa) para valorar el fenómeno.
2. Cuando se describe una modificación del efecto, es preciso especificar la escala en la cual se mide: se hablaría de una desviación de la *aditividad* cuando se valoran efectos *absolutos* como «diferencias de riesgos» o de la *multiplicatividad* cuando se valoran efectos *relativos* como «razones de tasas» o «riesgos relativos».

CONCEPTOS AVANZADOS

Por otra parte, recuerde que el modelo causal de Rothman y Greenland nos ayudaba a entender el concepto de modificación del efecto o de interacción (K. J. Rothman, S. Greenland, T. L. Lash, 2008). Se describía la interacción entre dos causas A y B como la presencia simultánea de ambas (aunque no fuera necesariamente de forma simultánea en el tiempo) en una misma causa suficiente. En este caso, ambas causas componentes son copartícipes de una misma causa suficiente.

Supongamos que el 60 % de los casos de una enfermedad son atribuibles a la causa suficiente I y que las causas II y III fueran responsables de otro 30 % y 10 % de casos respectivamente (fig. 8.4). Se deduce entonces que la proporción de enfermedad atribuible a

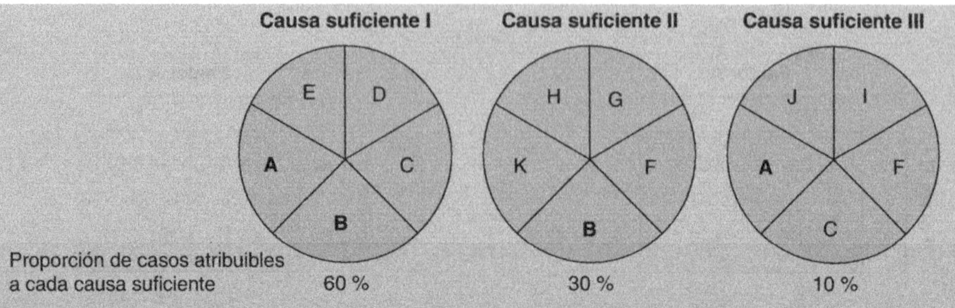

K. J. Rothman, S. Greenland, T. L. Lash, 2008.

FIG. 8.4. *Modelo determinista modificado y el concepto de interacción.*

la exposición al factor A pero no al B sería del 10 % y del mismo modo la proporción de enfermedad atribuible a la exposición al factor B pero no al A sería del 30 %. Sin embargo, la proporción de enfermedad atribuible a la exposición conjunta a ambos factores sería del 100 % (60 % + 30 % + 10 %).

En la figura 8.5 se representa, de modo gráfico, el fenómeno de interacción. Cada gráfica representa la producción hipotética de fruta obtenida con dos semillas y bajo diferentes condiciones de lluvia.

En el caso de no existir interacción (panel izquierdo de la fig. 8.5), observamos que la semilla A produce siempre una mayor cantidad de frutas bajo cualquier condición de lluvia, es decir, independientemente de la cantidad de lluvia. Del mismo modo, podemos afirmar que la magnitud del aumento de kilogramos de fruta que se asocia al aumento de lluvia tiene siempre el mismo valor independientemente del tipo de semilla utilizado (misma pendiente en ambas rectas). Cuando no hay interacción, podemos describir el efecto de cada variable independientemente de las otras. No necesitamos, por tanto, saber la cantidad de lluvia para poder aconsejar, en este ejemplo, que se use la semilla A.

Sin embargo, en presencia de interacción (panel derecho de la fig. 8.5), para saber qué semilla produce la mayor cantidad de fruta, es preciso considerar la cantidad de lluvia: con poca lluvia, la semilla A es mejor y con lluvia abundante, la semilla B es preferible. En este caso, no es posible estimar el efecto de una variable (semilla) sin conocer previamente el valor de la otra (lluvia) porque, al existir modificación del efecto (interacción) entre ambas, los efectos de una variable dependen siempre de los valores que toma la otra.

Cuando la presencia de un factor aumenta el efecto de otro, decimos que ambos tienen un efecto sinérgico. Una interacción será «cuantitativa» cuando sólo cambia la magnitud de los efectos. Por el contrario, cuando la presencia de un factor reduce, elimina o in-

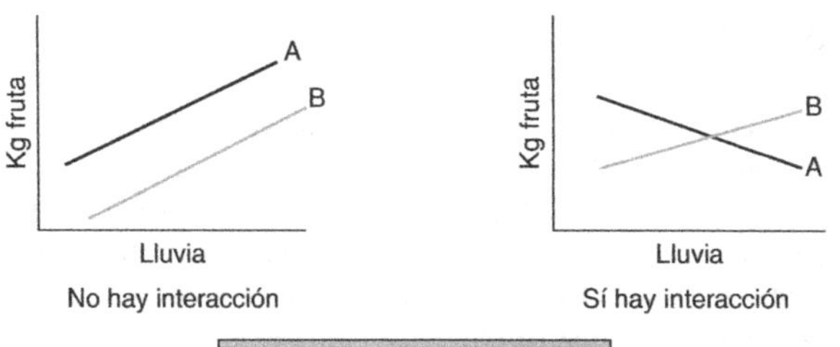

FIG. 8.5. *Ejemplo ficticio de modificación del efecto.*

vierte el efecto de otra variable, hablamos de antagonismo. En este caso se habla de interacción «cualitativa» cuando lo que cambia es el sentido de la asociación de modo que, por ejemplo, el efecto sería protector en unos subgrupos pero perjudicial en otros (S. W. Lagakos, 2006) (fig. 8.6).

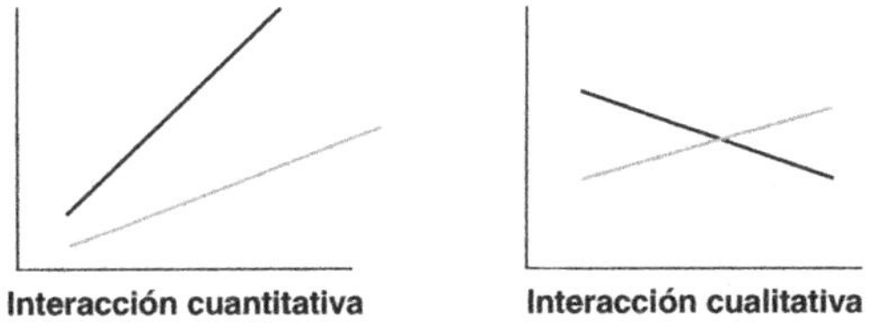

FIG. 8.6. *Interacción cuantitativa y cualitativa.*

Algunos ejemplos, cada vez mejor estudiados, de modificación del efecto en Epidemiología son los concernientes a interacciones entre el medio ambiente y los genes. Por ejemplo, consideremos una posible interacción entre el polimorfismo de los genes responsables de las enzimas (N-acetiltransferasas) que transforman las aminas heterocíclicas, producidas al cocinar las proteínas animales como la carne roja, en sustancias cancerígenas (N. Brockton *et al.*, 2000). Por polimorfismo, se entiende que existen combinaciones diferentes de alelos que dividen a la población, en este caso, en acetiladores lentos o rápidos, según qué combinación de estos alelos posean.

En uno de los estudios revisados por Brockton *et al.*, se observó, de hecho, que la asociación entre el consumo de carne roja y el cáncer de colon en varones de 60 años era mayor en los acetiladores rápidos que en los lentos. El RR de cáncer de colon asociado al consumo de más de una ración de carne roja al día en comparación con el consumo menor que la mitad de una ración al día se modificaba de 1,6 en acetiladores lentos a 5,8 en acetiladores rápidos (fig. 8.7).

La interacción entre polimorfismo genético y tabaquismo en mujeres postmenopáusicas también ha sido descrita por Morabia *et al.*, modificándose así el riesgo de cáncer de mama (A. Morabia *et al.*, 2000). Sin embargo, los estudios sobre polimorfismos genéticos, además de contener diferencias metodológicas entre ellos, presentan con frecuencia el inconveniente de la falta de potencia estadística para detectar el fenómeno de modificación del efecto, de modo que la interacción es a veces difícil de confirmar cuando se realizan revisiones extensas (D. R. Cox, 1984).

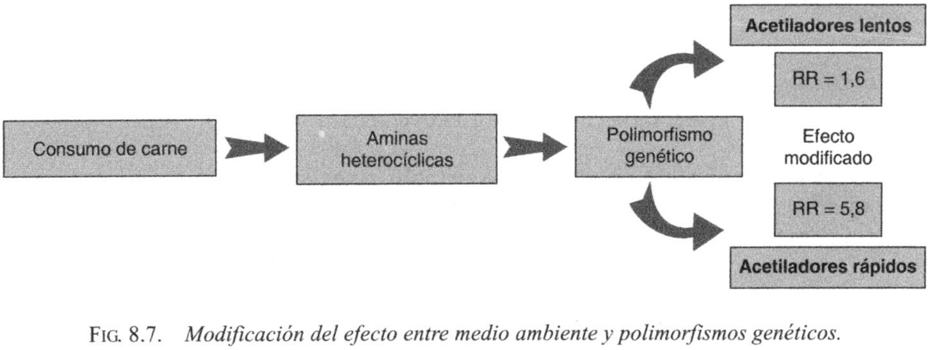

FIG. 8.7. *Modificación del efecto entre medio ambiente y polimorfismos genéticos.*

8.2. La identificación de la modificación del efecto (interacción)

Ante la pregunta de la existencia de modificación del efecto en un análisis de datos, se siguen los siguientes pasos:

a) Valorar la existencia de causalidad entre la exposición y el desenlace.
b) Realizar un análisis separado por estratos, estimando el efecto de la exposición dentro de cada subgrupo (estrato) de la variable que se piense que pueda ser modificadora del efecto. Este tipo de análisis se llama «análisis en subgrupos».

En un ejemplo descrito por Rothman y Greenland (K. J. Rothman, S. Greenland, 1998) sobre las asociaciones entre el tabaco, el asbesto y la densidad de incidencia (tasa) de cáncer de pulmón, se puede valorar la modificación del efecto tanto en la escala aditiva como en la multiplicativa.

En la tabla 8.1, se presentan las tasas de cáncer de pulmón por 100.000 personas-años de observación y según el perfil de exposición a cada uno de los 2 factores de riesgo.

TABLA 8.1. *Modificación del efecto del tabaco por la exposición al asbesto. Densidades de incidencia de cáncer de Pulmón: casos por 100.000 personas-año*

	Exposición al asbesto	
Fumador	*No*	*Sí*
No	1	5
Sí	10	50

El efecto absoluto del tabaco (diferencia de tasas de cáncer entre fumadores y no fumadores) se puede calcular en ambos grupos de exposición al asbesto (análisis del efecto del tabaco por subgrupos de exposición al asbesto):

Expuestos al asbesto: (50/100.000 años^{-1}) – (5/100.000 años^{-1}) = 45/100.000 años^{-1}
No expuestos: (10/100.000 años^{-1}) – (1/100.000 años^{-1}) = 9/100.000 años^{-1}

En este caso diríamos que existe una desviación de la aditividad de las diferencias de tasas porque dichas diferencias son heterogéneas en cada estrato de exposición al asbesto. El efecto absoluto del tabaco es 5 veces mayor en personas expuestas al asbesto.

El efecto relativo del tabaco (razón entre densidades de incidencia de cáncer en fumadores y en no fumadores) también se puede calcular en ambos grupos de exposición al asbesto.

Expuestos al asbesto: (50/100.000 años^{-1})/(5/100.000 años^{-1}) = 10
No expuestos: (10/100.000 años^{-1})/(1/100.000 años^{-1}) = 10

Llama la atención que, en este mismo ejemplo, no existe una desviación de la multiplicatividad de las razones de tasas porque dichas medidas relativas son homogéneas, es decir, tienen el mismo valor en cada estrato de exposición al asbesto. El efecto relativo del tabaco, en la escala multiplicativa, es el mismo en cada grupo de exposición al asbesto.

CONCEPTOS AVANZADOS

Desde el punto de vista del análisis estadístico, las desviaciones del efecto aditivo o multiplicativo se pueden valorar utilizando modelos que se basan en escalas multiplicativas como la regresión logística que estima odds ratios o la regresión de Cox que estima razones de tasas (*Hazard Ratios* en inglés). La desviación o no de la multiplicatividad de los efectos relativos de 2 variables se valoraría introduciendo en el modelo una variable que representa el producto entre ellas. La significación estadística de dicho término pero, sobre todo, la magnitud de la modificación identificada, determinarán que hablemos o no de desviación de la multiplicatividad del efecto correspondiente a estas variables (D. G. Altman y J. N. S. Matthews, 1996; J. N. S. Matthews y D. G. Altman, 1996). En el ejemplo que nos ocupa, el término que representa el producto entre las exposiciones al tabaco y al asbesto no sería, de hecho, significativo en el modelo multivariable pero lo más importante es que las razones de tasas del efecto del tabaco coinciden en los dos estratos de exposición al asbesto. Diríamos que «el asbesto no modifica las razones de tasas de cáncer atribuible al tabaco».

De este ejemplo se deducen otras características de la modificación del efecto (interacción):

a) Cuando hay modificación de un efecto (sea absoluto o relativo) no es correcto hablar del efecto de una exposición sin tener en cuenta (sin conocer) el valor de la otra variable o el estrato de la otra variable en el que se valora dicho efecto.

b) La identificación de una interacción puede tener consecuencias importantes al planificar medidas preventivas en Salud Pública. Por ejemplo, la identificación de una interacción entre el consumo de ácido fólico y el consumo de alcohol, al evaluar el posible papel protector de los suplementos de ácido fólico frente al cáncer de mama, llevó a los investigadores de un estudio a deducir que el papel protector de este micronutriente frente al cáncer de mama era más importante en mujeres que consumían al menos 15 g/dl de alcohol sugiriéndose así la mayor importancia de la prevención con suplementos de ácido fólico en dichas mujeres (S. Zhang *et al.*, 1999).

CONCEPTOS AVANZADOS

En cuanto a la existencia de modificación del efecto entre medio ambiente y genotipo o entre diferentes genotipos, en la actualidad se utilizan, con frecuencia, los estudios «caso y caso» (*case only studies* en inglés) (W. W. Piegorsch *et al.*, 1994; C. R. Weinberg y D. M. Umbach, 2000). Estos estudios se basan solamente en pacientes que padecen una enfermedad (casos) para valorar la interacción entre el medio ambiente y el genotipo, es decir, no utilizan un grupo de comparación con personas sanas. Cuando se estima una OR en una tabla de contingencia realizada solamente con los casos de una enfermedad y dos variables, por ejemplo, el tabaquismo y un genotipo, se hallaría el valor 1 en ausencia de interacción. Significa que las variables de la tabla son independientes, que no hay una mayor proporción de casos en la celda «d» de los enfermos que presentan los dos factores. Esta OR se interpretaría afirmando que el tabaquismo y el genotipo «son independientes» (uno no modifica el efecto del otro) en estos enfermos (tabla 8.2).

Una vez hallada la interacción en el análisis de los datos, se puede confirmar si el hallazgo tiene o no un significado biológico. La reproducibilidad de la interacción, tanto al repetir el mismo estudio al cabo de un tiempo como al encontrarlo en diferentes estudios,

TABLA 8.2. *Disposición de una tabla de contingencia para el estudio de caso y caso (case only)*

Fumador	*Presencia de un polimorfismo*	
	No	*Sí*
No	a	b
Sí	c	d

Todas las personas de las celdas a, b, c y d son personas enfermas, son casos.

es signo de que pudiera tener un significado biológico (W. Willett, 1998). Por ejemplo, Hunter *et al.* hallaron que la edad del primer parto modificaba el riesgo relativo de cáncer de mama atribuible a la ingesta de grasas a pesar de que no existía una asociación significativa entre la exposición a las grasas, en la dieta y el cáncer de mama. Este resultado dudoso no se pudo reproducir en el análisis de otros siete estudios de cohortes similares y los autores no han dado un significado biológico a su hallazgo (D. J. Hunter, 1997).

La búsqueda del fenómeno de interacción puede presentar diversas ventajas (W. D. Thompson, 1991):

a) Mejora de la predicción del modelo: un análisis que incluye la valoración de la interacción permite una mejor descripción de la variación de la incidencia en función de factores predictores, en comparación con una estimación media del riesgo para ese conjunto de factores predictores.
b) De no detectar una interacción que en realidad existe, invariablemente, se obtendrían subestimaciones del riesgo en algunas personas y sobreestimaciones en otras.
c) Mejora la planificación de intervenciones en Salud Pública: las intervenciones en Salud Pública pueden ser más interesantes, por ejemplo, en personas con ambos factores de riesgo que en aquellos con uno de los dos factores de riesgo. En otras ocasiones, la eliminación de un factor de riesgo puede ser suficiente. Estas consideraciones solamente son posibles habiendo estudiado las modificaciones del efecto.

CONCEPTOS AVANZADOS

Asimismo, algunos análisis de subgrupos tienen utilidad y deben realizarse porque la ausencia de interacción se puede utilizar como una ayuda para cuestionar una asociación causal. Por ejemplo, si la vitamina A redujera el riesgo de cáncer de mama, el efecto protector de suplementos de vitamina A debería ser mayor en personas con consumo bajo de esta vitamina en su dieta (D. J. Hunter *et al.*, 1993). Del mismo modo, si la obesidad aumentara el riesgo de cáncer de mama en mujeres postmenopáusicas a través del incremento de los estrógenos, el efecto debería ser mayor en mujeres que no utilizan terapia hormonal sustitutiva (P. A. Van den Brandt *et al.*, 2000).

Al mismo tiempo, hay que tener la precaución de no hacer excesivos análisis de subgrupos ni valorar muchas interacciones, ya que las comparaciones múltiples conducen a que algunas puedan tener un valor $p < 0{,}05$ simplemente por azar. Se han dado normas específicas sobre cómo valorar en los estudios estas comparaciones múltiples de subgrupos (R. Wang *et al.*, 2007).

8.3. Estimación de las medidas de asociación en presencia de modificadores del efecto

A diferencia del fenómeno de confusión, que es un error o distorsión que se debe controlar y corregir, el fenómeno de interacción no debe «controlarse», sino que debe ser descrito, del modo más exhaustivo y comprensible que sea posible, porque constituye una riqueza de los datos con posibles consecuencias para intervenciones terapéuticas o de promoción de la salud.

Es importante describir el fenómeno de interacción con exactitud; para ello se presentan los diferentes efectos (absolutos o relativos) de una variable, generalmente la variable de interés, en cada estrato de la otra variable con la cual existe la interacción. La estimación de las medidas del efecto en cada subgrupo no es sencilla y menos cuando se realiza ajustando por otras variables (D. W. Hosmer y S. Lemeshow, 1989; D. W. Hosmer y S. Lemeshow, 1992; S. F. Assmann *et al.*, 1996; J. de Irala, 1999).

CONCEPTOS AVANZADOS

Es preciso recordar que prácticamente ningún programa informático de análisis de bases de datos ofrece estos resultados automáticamente y no es correcto interpretar directamente los coeficientes de un modelo en presencia de interacción (D. W. Hosmer, S. Lemeshow, 1989). Afortunadamente se han propuesto alternativas más sencillas para realizar dichas estimaciones de una manera bastante automática (J. de Irala, M. A. Martínez-González, 2000).

8.4. Presentación de las medidas de asociación en presencia de modificadores del efecto

La modificación del efecto o interacción no es sencilla de presentar en la literatura científica. A menudo, resulta necesario complementar tablas y gráficas para que la naturaleza del fenómeno quede mejor plasmada. En un estudio realizado por Must *et al.* para valorar el efecto del sobrepeso y la obesidad sobre la prevalencia de una serie de enfermedades, los autores identificaron que la edad modificaba la razón de prevalencia de muchas enfermedades concomitantes asociadas al sobrepeso y la obesidad (A. Must *et al.*, 1999).

Estos resultados se presentaron en forma de análisis por subgrupos de edad y en una tabla como la que se muestra en la página siguiente (tabla 8.3).

Los resultados de la tabla 8.3 conducen a las siguientes afirmaciones:

a) La prevalencia de las 5 enfermedades (diabetes tipo 2, patología biliar, enfermedad coronaria, hipercolesterolemia e hipertensión) es mayor en personas con sobrepeso u obesas que en personas con índices de masa corporal normales.

b) La edad modifica la razón de prevalencia de 4 de esas enfermedades (diabetes tipo 2, patología biliar, hipercolesterolemia e hipertensión). Las razones de prevalencias son mayores en personas menores de 55 años. Por ejemplo, en menores de 55 años, la razón de prevalencia de diabetes tipo 2 se multiplica por 3,8 en personas con sobrepeso mientras que el sobrepeso sólo multiplica por 1,8 esta prevalencia en personas con 55 o más años.

c) Al no existir una modificación de la razón de prevalencias de la enfermedad coronaria en los distintos grupos de edad tanto en personas con sobrepeso como en obesos, los autores presentaron un solo valor de razón de prevalencias (no dos

TABLA 8.3. *Selección de enfermedades asociadas al sobrepeso y a la obesidad*

Asociación con enfermedades	*Sobrepeso*** *Razones de prevalencia (IC 95 %)**	*Obesidad*** *Razones de prevalencia (IC 95 %)**
Diabetes tipo 2		
< 55 años	3,82 (1,75-8,21)	2,49 (1,01-6,12)
≥ 55 años	1,81 (1,41-2,31)	2,19 (1,56-3,01)
Patología biliar		
< 55 años	1,94 (1,21-3,00)	2,56 (1,62-4,02)
≥ 55 años	1,34 (1,04-1,70)	2,02 (1,58-2,53)
Enfermedad coronaria		
< 55 años	***1,30 (0,97-1,71)***	***1,58 (1,19-2,10)***
≥ 55 años	***1,30 (0,97-1,71)***	***1,58 (1,19-2,10)***
Hipercolesterolemia		
< 55 años	1,90 (1,58-2,25)	1,67 (1,34-2,04)
≥ 55 años	1,23 (1,11-1,35)	1,10 (0,95-1,25)
Hipertensión		
< 55 años	1,65 (1,23-2,18)	3,22 (2,56-3,98)
≥ 55 años	1,16 (1,06-1,25)	1,24 (1,15-1,32)

Datos parciales adaptados de A. Must *et al.* Razones de prevalencia de una selección de enfermedades asociadas al sobrepeso y la obesidad en mujeres (A. Must *et al.*, 1999). Datos ajustados por grupo étnico y tabaco.
* Grupo de referencia: personas con Índice de Masa Corporal (IMC) < 25.
** Sobrepeso: IMC entre ≥ 25-< 30; Obesidad: IMC ≥ 30.

como para las demás enfermedades). En la tabla 8.3, se han repetido los valores en los grupos de edad para la enfermedad coronaria a fin de subrayar el hecho de que las razones de prevalencia no están modificados por la edad en este caso.

También es necesario simplificar esta información (en realidad sería una información complementaria) describiéndola con la ayuda de gráficas. Por ejemplo, con las gráficas que representan tres dimensiones diferentes sobre una misma superficie plana o bien con gráficas que resuman las medidas de asociación y sus intervalos de confianza en los análisis de subgrupos.

En un estudio que valoraba los factores de riesgo de fracturas de cadera en mujeres, los autores representaron la interacción entre la densidad ósea del calcáneo y el número de factores de riesgo que presentaban las personas en una gráfica tridimensional. Los factores de riesgo incluían, entre otros, los cambios de peso, la toma de suplementos de calcio o de medicamentos, el tabaco y la cafeína (fig. 8.8) (S. R. Cummings *et al.*, 1995).

Aparte de la facilidad de valorar el efecto en diferentes subgrupos, este tipo de gráfico presenta la ventaja de poder valorar tanto los efectos absolutos como los relativos, teniendo en cuenta tres dimensiones simultáneamente (3 variables) (fig. 8.8).

Por ejemplo, llama la atención que el efecto absoluto (escala aditiva) de presentar 5 factores de riesgo respecto a quienes presentan 2 o menos en mujeres con densidad ósea baja del calcáneo es 24,7 (27,3 – 2,6), mientras que este mismo efecto absoluto en mujeres con alta densidad ósea del calcáneo es de 8,3 (9,4 – 1,1). La densidad ósea modifica el efecto absoluto de presentar 5 factores de riesgo respecto a quienes presentan 2 o menos (el efecto absoluto es 3 veces mayor con densidades óseas bajas). El efecto relativo se contempla en el apartado de ejercicios de este capítulo.

En otro estudio que realizamos para valorar la influencia de la infección nosocomial sobre la mortalidad en Unidades de Cuidados Intensivos (UCI), identificamos una interacción multiplicativa antagónica entre la infección nosocomial y la gravedad de los pacientes. Esta

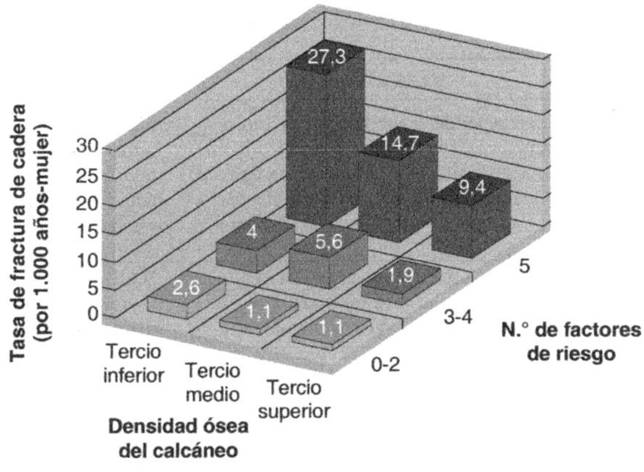

S. R. Cummings *et al.*, 1995.

FIG. 8.8. *Ejemplo de representación gráfica para describir la modificación del efecto.*

modificación de la odds ratio de mortalidad en los estratos de gravedad medida por el índice APACHE II se podría representar como en la figura 8.9 (C. Díaz Molina, 1998).

La interpretación visual es evidente: la infección nosocomial estaba asociada a un mayor riesgo de mortalidad en la UCI, pero la magnitud de esta asociación iba disminuyendo a medida que aumentaba la gravedad del paciente hasta aparecer como si fuera protectora entre pacientes con mayor gravedad. Simplificando, podría decirse que el peor estado general del paciente acababa «compitiendo» con la infección nosocomial para causarle la muerte.

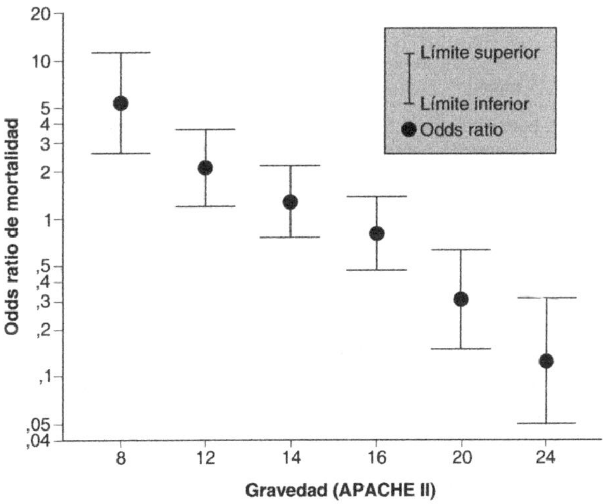

FIG. 8.9. *Mortalidad por infección nosocomial en una Unidad de Cuidados Intensivos.*

8.5. Diferencias entre los conceptos de confusión y de modificación del efecto

Es importante hacer la distinción clara entre el fenómeno de «confusión» y el de «interacción». Presentamos los aspectos más relevantes de cada uno en la tabla 8.4. En la me-

TABLA 8.4. *Características de las variables de confusión y de los modificadores del efecto*

Características	*Confusión*	*Interacción*
Significado biológico	No corresponde a un fenómeno biológico. Es una distorsión de la asociación entre una exposición y un desenlace debido a una tercera variable que es el factor de confusión. Proviene de una relación específica entre variables en la base de datos que no necesariamente existe en la población.	Puede corresponder a un fenómeno biológico, sobre todo cuando existe una modificación de la aditividad de las medidas de efecto. Corresponde al cambio del verdadero valor de la asociación entre una exposición y un desenlace, en los diversos niveles de una tercera variable que es la «modificadora del efecto».
Consecuencia de su presencia	Introduce un error o distorsión en la estimación de la medida de asociación.	Enriquece la información que se puede dar de la medida del efecto.
Reproducibilidad	No se reproduce necesariamente en el tiempo ni en otros estudios.	En el caso de representar un fenómeno biológico, debería reproducirse en el tiempo o en otros estudios.
Identificación	Elaboración de gráficas causales (DAG o GAD). Comparar asociaciones crudas con un promedio de las ajustadas (Mantel-Haenzsel). Análisis estratificado. Análisis multivariable.	Análisis del efecto de una variable en subgrupos de la otra. Utilizar escalas aditivas y multiplicativas. Análisis por subgrupos. Análisis multivariable (términos de producto).
Actuación del investigador	Eliminar el efecto de confusión. Prevenirlo en el diseño, controlarlo en el análisis, ajustando por cada factor de confusión.	Describir en detalle este fenómeno. Medidas del efecto de la exposición separados para cada subgrupo del modificador del efecto. Su existencia no depende del diseño del estudio.
Metodología analítica	Análisis estratificado, análisis multivariable, ajuste de tasas, otros procedimientos.	Estimación manual o automática de medidas de asociación en subgrupos a partir de los datos de un modelo.
Presentación científica	Estimación del efecto de la exposición ajustando por los factores de confusión. (En todo caso, comparación entre medidas del efecto crudas y ajustadas).	No se puede presentar un solo valor de la medida de efecto. Tablas con medidas del efecto de la exposición separados para cada subgrupo del modificador del efecto. Ayuda de gráficos para una mejor comprensión.

dida que un investigador conozca las características de ambos fenómenos, prestará una mayor atención a la hora de diseñar estudios y de analizar los resultados correspondientes y, en consecuencia, podrá interpretar mejor sus hallazgos.

Resumen

Se habla de *interacción* entre dos o más factores causales, cuando existe una *interdependencia entre sus mecanismos de acción* de manera que la incidencia de enfermedad atribuible a este conjunto de factores causales es diferente a la incidencia esperable de sus factores individuales.

Cuando se describe una interacción, es preciso espeficiar la *escala en la cual se mide*:

a) *Escala aditiva*: se habla de *desviación en la escala aditiva o de la aditividad* cuando se valoran efectos absolutos como diferencias de riesgos.
b) *Escala multiplicativa*: se habla de *desviación en la escala multiplicativa o de la multiplicatividad* cuando se valoran efectos relativos como razones de tasas o riesgos relativos.

Asimismo se distingue en la interacción

a) Interacción *cuantitativa*: aquella en la que sólo cambia la magnitud de los efectos en los distintos subgrupos.
b) Interacción *cualitativa*: lo que cambia es el sentido de la asociación de modo que el efecto sería protector en unos subgrupos y perjudicial en otros. Pero se debe ser moderado y valorar el efecto sólo en aquellos *pocos* subgrupos en los que científicamente esté bien justificado.

Para *valorar la existencia de interacción* se realiza un *análisis estratificado o análisis en subgrupos* estimando el efecto de la exposición dentro de cada subgrupo (estrato) de la variable que se considere pudiese ser modificadora del efecto. Pero se debe ser moderado y valorar el efecto solo en aquellos *pocos* subgrupos en los que científicamente esté bien justificado.

Cuando encontramos una interacción, o modificación del efecto, no es correcto hablar del efecto de una exposición sin tener en cuenta el valor de la otra variable o el estrato de la otra variable en la que se valora dicho efecto. De hecho, encontrar una interacción permite describir mejor la variación de la incidencia en función de la variable modificadora del efecto, en comparación con una estimación media del riesgo para ese conjunto de factores de riesgo.

Ante la presencia de interacción el objetivo es la *descripción de la misma*, ya que la interacción es algo que realmente ocurre entre los factores causales. Por consiguiente, no hay que eliminarla a diferencia de la confusión, la cual es una distorsión de los datos que hay que controlar y corregir.

Confusión →		*Interacción* →	
Distorsión de los datos	Eliminarla	Fenómeno real	Describirla

A modo de resumen, remitidos al lector a la tabla 8.4.

8.6. **Problemas**

8.6.1. Problemas sobre interacción y confusión

1. *Medidas de asociación crudas y ajustadas*

a) En la tabla siguiente se presentan medidas de asociación (riesgo relativo (RR)) crudas, para cada estrato de sexo (posible variable de confusión) y valores ajustados por dicha variable de confusión. Decida si hay evidencia de confusión o interacción en cada caso. Asuma que las diferencias entre las estimaciones presentadas que son mayores de 0,1 son significativas (por ejemplo, asumiremos que 2,5 no sería diferente de 2,55 pero sí lo sería de 2,6).

RR crudo	*Estrato 1: varones*	*Estrato 2: mujeres*	*RR ajustado*	*Interpretación*
2,0	2,0	2,0	2,0	No interacción; no confusión
1,5	1,0	1,0	1,0	
0,4	0,8	0,78	0,8	
1,8	2,5	1,0	—	
1,5	1,45	1,51	1,5	
1,0	1,8	1,75	1,7	
1,3	0,6	2,0	—	

b) Vuelva a algunos problemas del capítulo 7 y valore si hay evidencia de interacción entre las siguientes variables:

Problema	*¿Hay interacción?*	*Respuesta*
7.6.5. Problema 2	¿Entre consumo de fibra y edad?	
7.6.5. Problema 3	¿Entre la exposición E y el sexo?	
7.6.5. Problema 4	¿Entre la Reserpina y el nivel económico?	

8.6.2. Soluciones del problema sobre interacción y confusión

1. *Medidas de asociación crudas y ajustadas*

a) Riesgos relativos RR crudos, para cada estrato de sexo (posible variable de confusión) y valores ajustados por dicha variable de confusión.

RR crudo	*Estrato 1: varones*	*Estrato 2: mujeres*	*RR ajustado*	*Interpretación*
2,0	2,0	2,0	2,0	No hay interacción: los valores en cada estrato son iguales. No hay confusión: el valor crudo y el ajustado son iguales.
1,5	1,0	1,0	1,0	No hay interacción: los valores en cada estrato son iguales. Sí hay confusión: el valor crudo es mayor* que el ajustado (50 %).
0,4	0,8	0,78	0,8	No hay interacción: los valores en cada estrato son iguales. Sí hay confusión: el valor crudo es menor* que el ajustado (50 %).
1,8	2,5	1,0	—	Sí hay interacción: los valores en cada estrato son diferentes*. El factor es perjudicial para hombres, no tiene efecto en mujeres. No tiene sentido valorar la confusión; no se presenta el valor ajustado sino los de cada estrato de sexo.
1,5	1,45	1,51	1,5	No hay interacción: los valores en cada estrato son iguales. No hay confusión: el valor crudo y el ajustado son iguales.
1,0	1,8	1,75	1,7	No hay interacción: los valores en cada estrato son iguales. Sí hay confusión: el valor crudo es menor* que el ajustado.
1,3	0,6	2,0	—	Sí hay interacción: los valores en cada estrato son diferentes*. El factor es protector para hombres y perjudicial para mujeres. No tiene sentido valorar la confusión; no se presenta el valor ajustado sino los de cada estrato de sexo.

* La diferencia es mayor que el límite 0,1 que nos hemos fijado para hablar de «diferencia».

b) Búsqueda de evidencia de interacción en problemas del capítulo 7.

Problema	*¿Hay interacción?*	*Respuesta*
7.6.5. Problema 2	¿Entre consumo de fibra y edad?	No hay interacción porque los RR en cada estrato de edad son similares (los intervalos de confianza se solapan). El efecto protector ajustado es probablemente un valor entre 0,6 y 0,7.
7.6.5. Problema 3	¿Entre la exposición E y el sexo?	No hay interacción porque la OR en varones tiene el mismo valor que la OR en mujeres; aproximadamente OR = 83.
7.6.5. Problema 4	¿Entre la Reserpina y el nivel económico?	No hay interacción porque la OR en personas de nivel económico alto tiene el mismo valor que la OR en personas de nivel bajo; el valor es OR = 1.

8.6.3. Problema sobre identificación de la modificación del efecto (conceptos avanzados)

1. *Anticoncepción y tromboembolismo venoso*

En un trabajo publicado por L. D. Botto y M. J. Khoury (L. D. Botto y M. J. Khoury, 2001) se presentan y utilizan los datos de otros investigadores (J. P. Vandenbroucke *et al.*, 1994) para resumir diferentes maneras de identificar la interacción en una base de datos. En este caso se buscaba la interacción entre el uso de anticonceptivos orales (AO) y la presencia del factor V de Leiden (en su forma heterocigótica u homocigótica) como factores de riesgo del tromboembolismo venoso en un estudio de casos y controles con 155 pacientes con tromboembolismo venoso y otras 169 personas sin este problema. Es un ejemplo típico de interacción gen-medio ambiente.

Algunos datos del estudio de Vanderbroucke se resumen en la tabla siguiente:

Presencia del gen	*Expuesta a AO*	*Casos*	*Controles*
Sí	Sí	25	2
Sí	No	10	4
No	Sí	84	63
No	No	36	100
TOTAL		155	169

Gen: Sí = Factor Leiden V presente (homocigoto o heterocigoto).
AO: Anticonceptivos Orales.

a) Estime e interprete las siguientes Odds ratios (para cada OR construya la tabla de contingencia pertinente a partir de los datos presentados en la tabla anterior):

— Odds ratio para valorar el efecto conjunto de la presencia del gen y de la exposición a los AO: OR_ga.
— Odds ratio para valorar el efecto aislado de la presencia del gen respecto a los que no tienen el gen: OR_g.
— Odds ratio para valorar el efecto aislado de la exposición a los AO respecto a los que no eran usuarias de AO: OR_a.

La referencia para estimar estas OR consisten en personas que no presentan el gen ni están expuestas a los AO.

b) ¿Existe una interacción entre el gen y la exposición a los AO como factores de riesgo de tromboembolismo venoso? Explique en detalle su respuesta. Para responder a esta pregunta utilice los resultados del apartado *a*) y el procedimiento de las tablas de contingencia utilizados en el apartado 8.1. de este capítulo (ver figs. 8.2 y 8.3).

c) Valore la interacción entre el gen y la exposición a los AO utilizando solamente los casos en este estudio de casos y controles y confirme su respuesta anterior.

8.6.4. Soluciones del problema sobre identificación de la modificación del efecto (conceptos avanzados)

La tabla siguiente describe las posibles comparaciones que se pueden realizar a partir de las diferentes situaciones A a D.

Presencia del gen	*Expuesta a AO*	*Casos*	*Controles*	*Comparaciones*		*Interpretación*
Sí	Sí	25	2	A	A *vs* D	Valora el efecto de la exposición conjunta al gen y a los AO.
Sí	No	10	4	B	B *vs* D	Valora el efecto aislado de la exposición al gen.
No	Sí	84	63	C	C *vs* D	Valora el efecto aislado de la exposición al AO.
No	No	36	100	D		Es el estrato de referencia.
Total		155	169			

Gen: Sí = Factor Leiden V presente (homocigoto o heterocigoto).
AO: Anticonceptivos Orales.
Adaptado de L. D. Botto y M. J. Khoury, 2001. Se prescinden de intervalos de confianza para este ejercicio.

a) Estimación e interpretación de Odds ratios (la referencia para estimar estas OR consisten en personas que no presentan el gen ni están expuestas a los AO):

Odds ratio para valorar el efecto conjunto de la presencia del gen y de la exposición a los AO: OR_ga (ver contraste A vs D en la tabla anterior):

	Tromboembolismo	
Gen y AO	*Sí*	*No*
Sí	25	2
No	36	100

$$\text{OR\_ga} = \frac{25 \times 100}{2 \times 36} = 34{,}7$$

La presencia simultánea del gen y de la exposición a los AO multiplica por casi 35 el riesgo de tromboembolismo con respecto a mujeres que no están expuestas a ninguno de estos dos factores.

Odds ratio para valorar el efecto aislado de la presencia del gen respecto a las que no tienen el gen: OR_g (ver contraste B vs D en la tabla anterior):

	Tromboembolismo	
Gen	*Sí*	*No*
Sí	10	4
No	36	100

$$\text{OR\_g} = \frac{10 \times 100}{4 \times 36} = 6{,}9$$

La presencia aislada del gen multiplica por 6,9 el riesgo de tromboembolismo con respecto a mujeres que no están expuestas al gen ni a los AO.

Odds ratio para valorar el efecto aislado de la exposición a los AO respecto a las que no eran usuarias de AO: OR_a (ver contraste C vs D en la tabla anterior):

	Tromboembolismo	
Gen y AO	*Sí*	*No*
Sí	84	63
No	36	100

$$\text{OR\_ga} = \frac{84 \times 100}{63 \times 36} = 3{,}7$$

La presencia simultánea del gen y de la exposición a los AO multiplica 3,75 el riesgo de tromboembolismo con respecto a mujeres que no están expuestas al gen ni a los AO.

b) Sí existe una interacción entre el gen y la exposición a los AO como factores de riesgo de tromboembolismo venoso.

Si valoramos la interacción basándonos en el *modelo aditivo*:

La exposición a AO añade 2,7 (3,7 – 1) a la OR de referencia
La exposición al gen añade 5,9 (6,9 – 1) a la OR de referencia
La exposición conjunta debería producir una OR de 9,6 (1 + 2,7 + 5,9), de no haber interacción.

	AO	
Gen	*No*	*Sí*
No	OR = 1	OR = 3,7
Sí	OR = 6,9	OR = 34,7

Si valoramos la interacción basándonos en el *modelo multiplicativo*:

La exposición a AO multiplica por 3,7 (3,7/1) la OR de referencia
La exposición al gen multiplica por 6,9 (6,9/1) la OR de referencia
La exposición conjunta debería producir una OR de 25,5 (3,7 × 6,9), de no haber interacción.

El valor de la OR correspondiente a la exposición conjunta a ambos factores de riesgo es mayor que lo esperado por el modelo multiplicativo (34,7 > 25,5) y podemos afirmar que hay interacción multiplicativa (ojo: en estudios reales habría que confirmar que la interacción es estadísticamente significativa pero obviamos esto en este ejercicio por razones didácticas).

La tabla 2 × 4 como la que se ha utilizado para presentar los datos del estudio de casos y controles de este ejemplo es considerada por Botto *et al.* como un instrumento descriptivo muy valioso porque, además de valorar la interacción, nos permite describir los efectos aislados de cada exposición y la presencia de los datos en las celdas de la tabla 2 × 4 permite al lector verificar las estimaciones de OR y realizar incluso otras estimaciones como las fracciones etiológicas en expuestos y en la población.

c) Valoración de la interacción entre el gen y la exposición a los AO utilizando solamente los casos en el estudio de casos y controles sobre tromboembolismos.

En los estudios de casos *(case only studies)*, solamente se utilizan los datos de exposición de los casos, es decir, en nuestro ejemplo, a personas con la enfermedad estudiada (tromboembolismo).

AO	*Gen*		*Total*
	Sí	*No*	
Sí	25	84	109
No	10	36	46
Total	35	120	155

$$\text{OR} = \frac{25 \times 36}{84 \times 10} = 1{,}07$$

Ojo, en esta tabla tenga en cuenta que no estamos valorando la asociación entre una exposición y una enfermedad como es habitual cuando hallamos una OR. Recuerde que todas las 155 mujeres analizadas aquí HAN PADECIDO un tromboembolismo y son casos. Lo que estamos haciendo es valorar la existencia de una interacción entre dos exposiciones (presencia del gen y uso de anticonceptivos orales).

Si ambas exposiciones fueran INDEPENDIENTES en su mecanismo de acción, obtendríamos los valores siguientes en las celdas de la tabla y una OR = 1:

AO	*Gen*		*Total*
	Sí	*No*	
Sí	(109 × 35)/155 = 24,61	(109 × 120)/155 = 84,39	109
No	(46 × 35)/155 = 10,39	(46 × 120)/155 = 35,61	46
Total	35	120	155

$$\text{OR} = \frac{24{,}61 \times 35{,}61}{84{,}39 \times 10{,}39} = 1$$

Recuerde que, cuando se asume la independencia entre dos variables en una tabla de contingencia, el valor esperado en cada celda es: (total de la fila de esa celda × total de la columna de esa celda)/(gran total de la tabla).

Aunque no nos apartemos demasiado del valor nulo de independencia entre ambas exposiciones (OR = 1,07) hay cierta evidencia de que efectivamente las dos exposiciones no lo son y que, por lo tanto, una modifica el efecto de la otra.

8.7. **Preguntas de elección múltiple**

8.7.1. PREGUNTAS

Para cada pregunta, seleccione la respuesta más correcta. Se aconseja intentar responder primero a TODAS las preguntas antes de ir revisando las respuestas comentadas.

1. *En un estudio, donde hallamos los riesgos relativos (RR) descritos a continuación:*

RR en ambos sexos (global) = 2,5
RR en varones = 1,48
RR en mujeres = 1,49

Asuma que la diferencia entre el valor global y los valores estratificados es significativa. Lo más correcto sería:

(1) Presentar el RR global ya que es aproximadamente la suma del valor en varones y el valor en mujeres y porque, de todos modos, ambos RR tienen la misma dirección (mayor que el valor nulo).
(2) Constatar que la variable sexo ejerce un efecto de confusión, hallar el valor ajustado del RR y presentarlo en vez del valor global.
(3) Constatar que hay interacción entre sexo y la enfermedad estudiada y presentar los valores hallados en cada estrato.
(4) Constatar que hay interacción entre sexo y la enfermedad estudiada y hallar el valor ajustado por sexo porque los valores en cada sexo pueden estar sesgados ya que son valores crudos.
(5) Constatar que hay confusión e interacción, hallar el valor ajustado por sexo y presentar este dato solamente.

2. *Observe la figura siguiente. ¿Cuál de los valores siguientes es más factible en la casilla marcada por «?» en el caso de no existir una interacción? (Las proporciones son «Incidencias acumuladas» de una enfermedad). Asuma el modelo aditivo.*

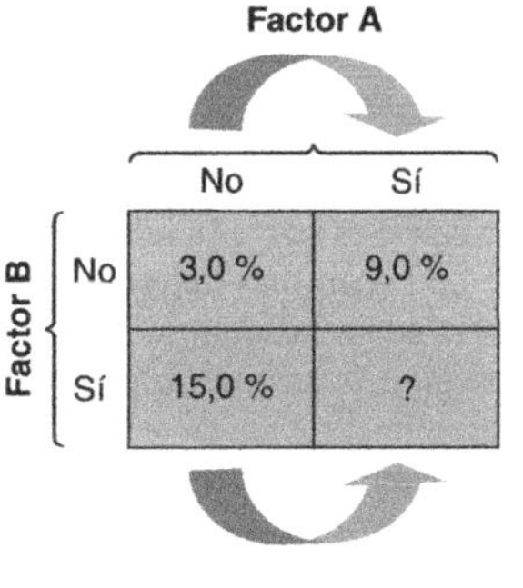

(1) 6.
(2) 21.
(3) 23.
(4) 45.
(5) 47.

3. *Observe las tablas siguientes.*

TABLA I

Factor B \ *Factor A*	*No*	*Sí*
No	5	2
Sí	25	10

TABLA II

Factor B \ *Factor A*	*No*	*Sí*
No	10	20
Sí	20	10

Todas las afirmaciones siguientes son correctas EXCEPTO:

(1) La tabla que indica independencia entre los factores A y B es la TABLA I.
(2) Los efectivos de la celda de la tabla I podrían corresponder a «valores esperados» de no existir una concordancia entre el factor A y el factor B.
(3) En la TABLA II, parece que los factores A y B son protectores (OR < 1).
(4) En la TABLA II, cada exposición por separado aumentaría la frecuencia de enfermedad
(5) En la TABLA II puede haber interacción entre A y B.

4. *Observe la figura siguiente asumiendo que los valores son estadísticamente significativos:*

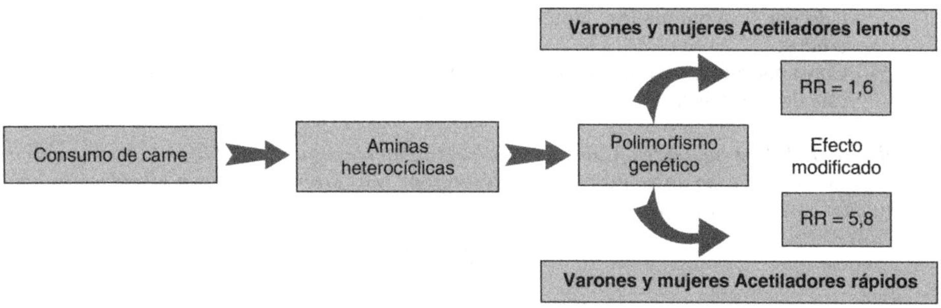

Todas las afirmaciones siguientes son correctas si nos basamos en la figura EXCEPTO:
(1) Parece que el consumo de carne es perjudicial.
(2) El sexo modifica el efecto de las aminas heterocíclicas.
(3) La carne es peor para ciertas personas con un determinado genotipo.
(4) Asumiendo que los RR son significativos, no podemos decir que hay personas a quienes la carne no hace daño.
(5) Asumiendo que los RR son significativamente diferentes entre ellos, no sería necesario hallar un valor global con el método de Mantel y Haenszel.

5. *Observe la figura de la página siguiente. ¿Cuál de las afirmaciones siguientes es FALSA?*
(1) Los factores de riesgo aumentan el riesgo de fractura.
(2) Una alta densidad ósea es protectora.
(3) El efecto absoluto de presentar 5 factores de riesgo en vez de 0-2 en personas con la mínima densidad ósea es de 24,7 fracturas por 1.000 años-mujer.
(4) El efecto relativo de presentar 3-4 factores de riesgo en vez de 0-2 en personas con densidad ósea media es de 5,6 fracturas por 1.000 años-mujer.
(5) Aparentemente hay interacción entre los factores de riesgo y la densidad ósea.

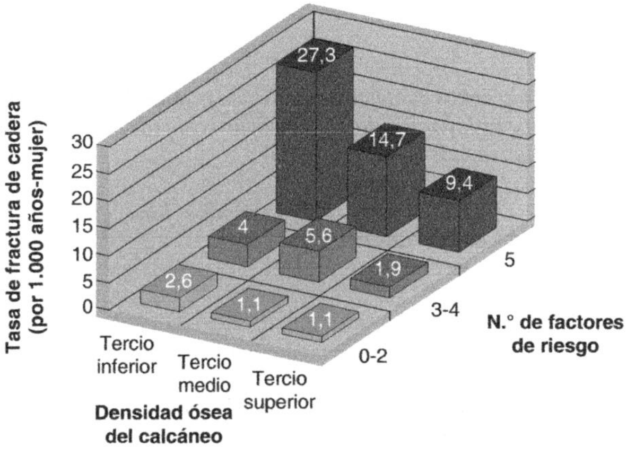

6. *Siguiendo con la figura anterior, ¿cuál es el valor de la razón de tasas (RT) de fracturas en personas con 3-4 factores de riesgo en comparación con presentar 0-2 factores de riesgo?*
- (1) Depende del valor de la densidad ósea. Las RT son: 4; 5,6 y 1,9 para personas con densidades óseas bajas, medias y altas respectivamente.
- (2) Depende del valor de la densidad ósea. Las RT son 1,4; 4,5 y 0,8 para personas con densidades óseas bajas, medias y altas respectivamente.
- (3) Depende del valor de la densidad ósea. Las RT son 27,3; 14,7 y 9,4 para personas con densidades óseas bajas, medias y altas respectivamente.
- (4) Depende del valor de la densidad ósea. Las RT son 1,5; 5,1 y 1,7 para personas con densidades óseas bajas, medias y altas respectivamente.
- (5) No lo podemos hallar porque la figura contiene tasas solamente.

7. *Respecto a las características de las variables de confusión y las de interacción todas son ciertas EXCEPTO:*
- (1) La variable de confusión no suele describirse como un fenómeno biológico mientras que la interacción puede serlo.
- (2) La confusión debe eliminarse, la modificación del efecto debe ajustarse.
- (3) Se identifica la confusión comparando valores ajustados con valores crudos y se identifica la modificación del efecto comparando los efectos de una variable en los subgrupos de la otra variable con la que hay interacción.
- (4) Con la ayuda de programas estadísticos podemos ajustar por la confusión y estimar la interacción.
- (5) La confusión no tiene que ser necesariamente reproducible en dos estudios. La interacción biológica puede ser reproducible.

8. *¿Cuál es la gran diferencia entre el concepto de confusión y el de interacción?:*
- (1) Solamente la confusión se puede identificar analizando los datos.
- (2) Solamente es importante detectar la interacción.
- (3) Solamente la confusión suele obedecer a un fenómeno biológico subyacente.
- (4) Solamente se ajusta por la interacción y se describe la confusión.
- (5) Solamente la confusión es un sesgo.

9. *«Los niveles elevados de bilirrubina en neonatos están asociados con daño cerebral solamente en niños que presentan infecciones o enfermedad hemolítica grave.» Esta afirmación indica la presencia de:*
- (1) Confusión.
- (2) Modificación del efecto (interacción).
- (3) Error de clasificación.

(4) Sesgo de adelanto diagnóstico.
(5) Sesgo de supervivencia.

10. *En un estudio, donde valoramos el efecto de una dieta no saludable y hallamos los riesgos relativos (RR) descritos a continuación, lo más correcto sería (asuma que las diferencias son estadísticamente significativas):*

RR en ambos sexos (global) = 2,5
RR en varones = 1,3
RR en mujeres = 4

(1) Presentar el RR global ya que es aproximadamente la media aritmética entre el valor en varones y el valor en mujeres y porque, de todos modos, ambos RR tienen la misma dirección (> 1).
(2) Constatar que la variable sexo ejerce un efecto de confusión, hallar el valor ajustado del RR y presentarlo en vez del valor global.
(3) Constatar que hay interacción entre el sexo y la dieta estudiada y presentar los valores hallados en cada estrato.
(4) Constatar que hay interacción entre sexo y la enfermedad estudiada y hallar el valor ajustado por sexo porque los valores en cada sexo pueden estar sesgados ya que son valores crudos.
(5) Constatar que hay confusión e interacción, hallar el valor ajustado por sexo y presentar este dato solamente.

8.7.2. Respuestas comentadas de las preguntas

1.

Respuesta correcta: 2

El valor del RR crudo (2,5) es diferente que los valores ajustados por sexo (aproximadamente 1,5). Por lo tanto podemos afirmar que el sexo es una variable de confusión.

Ante la existencia de confusión, es preciso presentar valores ajustados y podemos utilizar el valor 1,5 ya que prácticamente es el mismo valor en ambos estratos de sexo.

Lo correcto sería hallar un valor ajustado global utilizando el análisis multivariante o estimaciones como la de Maentel-Haenzsel.

2.

Respuesta correcta: 2

Si asumimos el modelo aditivo y observamos que la exposición al factor A añade 6 a la incidencia basal de personas no expuestas a A ni a B (9 – 3 = 6), entonces deberíamos esperar el valor 21 en la casilla ? (15 + 6 = 21).

Cualquier valor superior a 21 sugeriría la presencia de una interacción aditiva.

Si asumimos el modelo multiplicativo, cualquier valor mayor de 45 (15 × 3 = 9 × 5 = 45) sugeriría la presencia de interacción multiplicativa.

3.

Respuesta correcta: 3

Respuesta 1:

La OR es (5 × 10)/(2 × 25) = 1 y significa que ambos factores son independientes.

Respuesta 2:

		Factor A: No	Factor A: Sí	
Factor B	No	5	2	7
	Sí	25	10	35
		30	12	42

5 = (7 × 30)/42; 2 = (7 × 12)/42; 25 = (35 × 30)/42 y 10 = (35 × 12)/42

Respuesta 3:
La tabla II NO compara una exposición con un desenlace luego no se interpreta la OR como en el enunciado (3). Al haber dos factores en la tabla se trata de una tabla de tipo estudio de casos *(case only study)* que se interpretaría en la línea de los enunciados (4) y (5).

Respuesta 4
La exposición a A aumenta la incidencia de 10 a 20 y la exposición a B aumenta la incidencia de 10 a 20.

Respuesta 5:
Efectivamente, la OR = (10 × 10)/(20 × 20) = 0,25 es menor que 1. Ambas exposiciones no son independientes a la hora de producir enfermedad. La exposición conjunta parece anular cada uno de los efectos aislados de A y de B dado que la incidencia es la misma que en ausencia de exposición. Probablemente, cuando actúan conjuntamente, una elimina el efecto de la otra; son, por tanto, antagónicas.

4.

Respuesta correcta: 2
Respuesta 1:
Efectivamente, los RR asociados al consumo de carne son mayores que RR = 1.

Respuesta 2:
Lo que produce modificación del efecto es el polimorfismo genético. El efecto del consumo de carne se ve modificado de tal manera que los acetiladores lentos tienen un menor riesgo porque producen más lentamente los metabolitos cancerígenos.

Respuesta 3:
Efectivamente, el efecto del consumo de carne es peor en quienes tienen el polimorfismo de la acetilación rápida de las aminas.

Respuesta 4:
Sí, parece que en cualquier caso el RR es mayor que RR = 1.

Respuesta 5:
Efectivamente, estamos ante un fenómeno de interacción y NO de confusión y, por lo tanto, es preciso describir cada RR por separado y no hallar un valor global para todo el mundo.

5.

Respuesta correcta: 4
Respuesta 1:
En los tres niveles de densidad ósea podemos observar que cuantos más factores de riesgo coexistan, mayor es la tasa de fracturas.

Respuesta 2:

Efectivamente, en los tres niveles de factores de riesgo (0-2, 3-4, ≥5), podemos observar que en general hay menos fracturas en los niveles de mayor densidad ósea.

Respuesta 3:

El efecto absoluto de presentar 5 factores de riesgo en vez de 0-2 en personas con la mínima densidad ósea es de 24,7 (27,2 – 2,6 = 24,7) fracturas por 1000 años-mujer.

Respuesta 4:

Es la respuesta incorrecta porque el efecto relativo de presentar 3-4 factores de riesgo en vez de 0-2 en personas con densidad ósea media es 5,6/1,1 = 5,09.

Respuesta 5:

Efectivamente, parece que hay interacción porque el efecto de una variable, por ejemplo el efecto del número de factores de riesgo, es diferente según los valores de la otra variable. La densidad ósea modifica el efecto del número de factores de riesgo de tal manera que presentar 5 factores de riesgo se asocia a una tasa de fracturas de 27,3 si la densidad ósea es baja, de 14,7 si la densidad es media y de 9,4 si es alta.

6.

Respuesta correcta: 4

Para hallar las razones de tasas entre personas con 3-4 factores de riesgo de fracturas y las que presentan 0-2 factores debemos hallar la razón entre las dos tasas correspondientes.

Como parece que hay una interacción entre el número de factores de riesgo y la densidad ósea, el efecto de cada variable debe valorarse en cada subgrupo de la otra.

Si la densidad ósea es baja: RT = 4/2,6 = 1,5
Si la densidad ósea es media: RT = 5,6/1,1 = 5,1
Si la densidad ósea es alta: RT = 1,9/1,1 = 1,7

Se observa que el efecto es diferente en cada nivel de densidad ósea aunque no vaya aumentando de una manera lineal con el aumento de densidad ósea como lo hubiésemos observado con más claridad de haber valorado las RT con > 5 factores de riesgo en comparación con 0-2. Esto puede ocurrir por variaciones aleatorias y no contradice el efecto general que se observa en la figura: tanto el número de factores de riesgo como la poca densidad ósea aumentan de manera lineal el riesgo de fracturas.

7.

Respuesta correcta: 2

La confusión debe eliminarse con la ayuda de medidas preventivas en el diseño como la aleatorización, el emparejamiento y la restricción, y debe controlarse (ajustarse) con la ayuda de análisis estadísticos como la estratificación o el análisis multivariante. La modificación del efecto debe describirse en detalle con tablas y figuras por ser una riqueza de nuestros datos.

8.

Respuesta correcta: 5

(1) Tanto la confusión como la interacción se pueden identificar analizando los datos.
(2) Es importante detectar tanto la confusión como la interacción.
(3) Solamente la interacción suele obedecer a un fenómeno biológico subyacente.
(4) Solamente se ajusta por la confusión y se describe la interacción.
(5) Efectivamente, solamente la confusión es un sesgo.

9.

Respuesta correcta: 2

Efectivamente, significa que la presencia de infección en neonatos modifica el efecto de la presencia de bilirrubina alta de tal manera que la bilirrubina alta es dañina solamente en niños infectados.

En niños no infectados, la bilirrubina elevada no tiene el mismo efecto.

10.

Respuesta correcta: 3

Los RR en cada estrato de sexo son diferentes. Por lo tanto, la dieta no tiene el mismo efecto en varones que en mujeres. Es peor para mujeres (RR = 4).

Cuando hablamos de interacción, se trata de que una variable modifica el efecto que produce la otra involucrada en la interacción. En este caso las dos variables son la dieta y el sexo.

Ante una interacción no hay que presentar estimaciones ajustadas.

Nunca se habla de interacción entre una variable y el *desenlace*.

CAPÍTULO 9

EPIDEMIOLOGÍA CLÍNICA. DIAGNÓSTICO PRECOZ

JOKIN DE IRALA
MIGUEL ÁNGEL MARTÍNEZ-GONZÁLEZ
ALMUDENA SÁNCHEZ VILLEGAS

9.1. Características de la Epidemiología Clínica

Cuando los métodos de la epidemiología general se aplican a la evaluación de procedimientos diagnósticos o terapéuticos se habla de epidemiología clínica (R. H. Fletcher, 1996; N. S. Weiss, 1996; M. Delgado Rodríguez y J. Llorca Díaz, 2001). Las peculiaridades de la epidemiología clínica respecto a la epidemiología general son:

a) Muchas veces, todos los individuos estudiados están enfermos y lo que se busca es valorar cómo mejorar su pronóstico o evaluar alternativas para su diagnóstico.
b) El desenlace ya no es el inicio de la enfermedad, sino la curación o las consecuencias de la enfermedad como muerte, progresión del proceso clínico, o ciertas complicaciones. Los desenlaces son más frecuentes, es decir, una gran proporción de los pacientes estudiados presentarán en un plazo relativamente corto de tiempo el desenlace que se estudia.
c) Al existir un mayor número de personas que presentan el desenlace, se requiere un menor tamaño de muestra y un seguimiento más corto que en muchos estudios epidemiológicos clásicos como los de cohortes.
d) Ya que una alta proporción de pacientes presentará el desenlace, cobra mucha importancia el tiempo que tarda en producirse ese desenlace. Esto lleva a la necesidad de usar sobre todo métodos de análisis basados en tasas o densidades de incidencia, incluyendo las técnicas de análisis de supervivencia (regresión de Cox o modelos de riesgos proporcionales) y no sólo los métodos basados en proporciones e incidencias acumuladas.
e) Una recogida exhaustiva de datos y un estrecho seguimiento de los pacientes es más factible, ya que no es necesario que el investigador tenga que hacer un especial esfuerzo para buscar y seguir a los pacientes, puesto que ellos mismos seguirán en contacto con el centro sanitario debido a que precisan atención médica.
f) Por estos motivos, los costes tienden a ser menores y los diseños aleatorizados son más factibles, aunque persiste la posibilidad de tener problemas éticos (M.

Ruiz-Canela *et al.*, 2001; K. J. Rothman y K. B. Michels, 1994; M. Ruiz-Canela *et al.*, 1998; M. Ruiz-Canela *et al.*, 1999).

g) La exposición de interés suele ser el tratamiento, que es más modificable y se puede asignar por los investigadores. Esto difiere claramente de las exposiciones clásicas de la epidemiología (por ejemplo, tabaco, alcohol, ejercicio, dieta) que no se asignan y donde la población las eligen libremente.

h) La amenaza de que las asociaciones estén confundidas es mucho mayor, ya que los tratamientos se indican en función de la situación clínica en que se encuentra el paciente. Puede ser esa situación, y no el tratamiento, la que sea responsable del desenlace (sesgo por indicación). Esta amenaza está presente en todos los estudios con diseño no experimental. Por esta razón son muy frecuentes los estudios aleatorizados.

Así como en la epidemiología general lo que se analiza es la etiología de la enfermedad, en la epidemiología clínica hay dos grandes áreas: el diagnóstico y el pronóstico. Este capítulo se centra en el diagnóstico.

9.2. **Validez de pruebas diagnósticas**

9.2.1. Sensibilidad y especificidad

El esquema más simple para analizar cualquier prueba diagnóstica es el de una tabla en la que se cruzan los posibles resultados (positivo o negativo) de la prueba diagnóstica que se está evaluando frente a la «verdad» o realidad de la enfermedad (es decir si está presente o ausente) (tabla 9.1).

Tabla 9.1 *Posibles resultados de una prueba diagnóstica*

	Verdad (estándar de oro) Enfermedad		
Prueba diagnóstica	*Presente*	*Ausente*	
Positiva	Verdadero Positivo (VP)	Falso Positivo (FP)	Total con prueba positiva
Negativa	Falso Negativo (FN)	Verdadero Negativo (VN)	Total con prueba negativa
	Total enfermos	Total sanos	

Se comparan los resultados obtenidos en la prueba diagnóstica con los de otra prueba diagnóstica de referencia (estándar de oro o *gold standard*) unánimemente aceptada como la mejor prueba diagnóstica existente hasta ese momento y que define la «*verdad*». Se considera que la verdad acerca de si un individuo está realmente enfermo la proporcionará ese «estándar de oro».

La tabla 9.2 corresponde a los resultados hipotéticos de una prueba diagnóstica simple (glucemia basal en ayunas) frente a la «verdad» del diagnóstico de diabetes confirmado (*Expert Committee on the Diagnosis and Classification of Diabetes*, 2002).

TABLA 9.2. *Resultados de la glucemia basal para diagnosticar diabetes*

	Prueba de Oro	
	Diagnóstico de diabetes confirmado	
Glucemia basal	*Diabetes Sí*	*Diabetes No*
> 126 mg/dl	86	10
≤ 126 mg/dl	14	90
TOTAL	100 diabéticos	100 no diabéticos

Sensibilidad (S): Cociente entre los verdaderos positivos (VP) y el total de personas enfermas. Es la proporción de verdaderos positivos entre los enfermos.

$$S = \frac{\text{VP}}{\text{Enfermos}} = \frac{\text{VP}}{\text{VP} + \text{FN}}$$

y su complementario:

$$1 - S = \frac{\text{VP} + \text{FN}}{\text{VP} + \text{FN}} - \frac{\text{VP}}{\text{VP} + \text{FN}} = \frac{\text{FN}}{\text{VP} + \text{FN}}$$

es la proporción de Falsos Negativos (FN) en enfermos.

Una prueba muy sensible halla muchos positivos y pocos falsos negativos. Su utilidad principal es la de *descartar la enfermedad*. La sensibilidad es especialmente importante cuando es grave no diagnosticar una enfermedad (por ejemplo ante una enfermedad contagiosa) y/o cuando el pronóstico mejora mucho con el tratamiento precoz (por ejemplo, fenilcetonuria, hipotiroidismo). Se utiliza una prueba muy sensible cuando podemos confirmar el diagnóstico con otra prueba inocua y barata.

Especificidad (E): Es el cociente entre los verdaderos negativos (VN) y el total de no enfermos. Es la proporción de verdaderos negativos entre sanos.

$$E = \frac{\text{VN}}{\text{No enfermos}} = \frac{\text{VN}}{\text{VN} + \text{FP}}$$

y su complementario:

$$1 - E = \frac{\text{FP}}{\text{VN} + \text{FP}}$$

es la proporción de Falsos Positivos (FP) en sanos.

Una prueba muy específica halla muchos negativos y pocos falsos positivos. Su utilidad principal es la de *confirmar un diagnóstico*. La especificidad es especialmente importante cuando la enfermedad cambia la vida del enfermo o tiene cierto estigma (no queremos preocupar inútilmente o estigmatizar erróneamente a alguien que sea realmente un falso positivo) y también cuando las consecuencias del tratamiento son relevantes para el enfermo (amputación, etc.).

Evidentemente se comprende que en la mayoría de los casos se requieren pruebas que cumplan las dos funciones de sensibilidad y especificidad altas y por esta razón se utiliza muchas veces la información de varias pruebas de manera combinada como veremos más adelante.

En nuestro ejemplo la sensibilidad y especificidad de una glucemia > 126 mg/dl serían del 86 % y del 90 % respectivamente:

$$S = \frac{86}{86 + 14} = 0{,}86 \text{ ó } 86\ \% \qquad E = \frac{90}{10 + 90} = 0{,}9 \text{ ó } 90\ \%$$

Se suele decir que hablar de sensibilidad y especificidad es limitarse más bien a evaluar la validez *interna*, que *en principio* depende casi únicamente de la prueba diagnóstica. Desde el punto de vista práctico es bueno saber que la sensibilidad y la especificidad también se modificarán dependiendo del tipo de pacientes que se atiendan, ya que la prevalencia de enfermedad en un lugar puede hacer que se modifique la experiencia de los clínicos y que además adopten criterios más o menos estrictos en la interpretación de las pruebas diagnósticas, cuando las pruebas no se basan en la objetividad de la interpretación directa de una medida cuantitativa como la glucemia, por ejemplo. Por otra parte, e independientemente de la experiencia del clínico y por múltiples razones, la sensibilidad de una prueba podría aumentar al aumentar la prevalencia y la especificidad de una prueba podría aumentar si disminuye la prevalencia. Pero a efectos prácticos, se suele asumir que estos cambios no tienen una gran magnitud (H. Brenner y O. Gefeller, 1997).

9.2.2. Curvas ROC

Cuando la variable que utilizamos para clasificar a una persona como «enferma» o «sana» es cuantitativa y continua como la glucemia basal, es posible utilizar diferentes puntos de corte para caracterizar al paciente como enfermo. En la figura 9.1 es posible apreciar que tanto las personas de la población sin diabetes como las que sí tienen diabetes pueden presentar un rango de valores de glucemia basal. Los valores en las personas sanas y en las enfermas siguen distribuciones diferentes, donde los valores en general y la media de las glucemias basales en enfermos será mayor (curva de la derecha) que los valores en general y la media de glucemias en personas sanas (curva de la izquierda) (fig. 9.1). La distribución de personas con diabetes es menor (curva más plana) que la de personas sanas porque hay menos enfermos que sanos en la población.

Sin embargo, las dos distribuciones se suelen solapar, es decir que hay personas con valores de glucemia por encima del punto de corte que no presentan diabetes mientras que por el contrario, también habrá personas con glucemias por debajo del mismo punto de corte que así serán diabéticas (fig. 9.1). Los primeros serán falsos positivos y los segundos serán falsos negativos. Observe que cuando, en la figura 9.1, desplazamos el punto de corte hacia la derecha, es decir desplazamos la definición de «diabético» hacia valores altos de glucemia, disminuiremos la probabilidad de hallar un falso positivo y aumentaremos así la especificidad de la prueba (a costa de disminuir su sensibilidad). Por el contrario, cuando desplazamos el punto de corte hacia valores bajos de glucemia, hacia la izquierda en la figura 9.1, disminuiremos la probabilidad de hallar falsos negativos y con ello aumentamos la sensibilidad de la prueba (pero disminuirá su especificidad). En cualquier prueba diagnóstica, el aumento de sensibilidad siempre se hace en detrimento de la especificidad y viceversa.

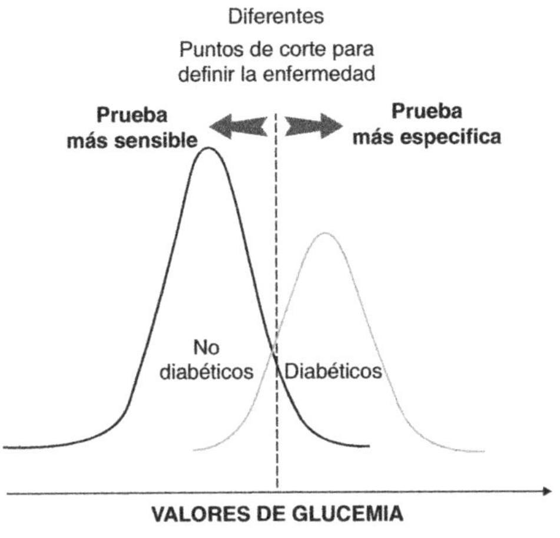

FIG. 9.1. *Cambios de la sensibilidad y de la especificidad con diferentes puntos de corte para definir la enfermedad.*

Las curvas ROC (*Receiver Operating Characteristic* en inglés), ilustran gráficamente los valores de Sensibilidad y Especificidad que resultan de establecer distintos puntos de corte cuando se evalúa una prueba diagnóstica. Es una manera de resumir la información que obtendríamos con todos los posibles puntos de corte con una prueba diagnóstica con resultados cuantitativos y continuos. Cada punto de corte nos da un valor de sensibilidad y de especificidad y se trata de resumir estos valores en una gráfica.

Si se va variando el valor de la glucemia que se usará como criterio para el diagnóstico de diabetes, se pueden calcular la especificidad y la sensibilidad para cada uno de los posibles puntos de corte (120, 121, 122... 160 mg/dl, etc.).

Se puede construir una curva situando en el eje de ordenadas (eje Y) los valores de la sensibilidad y en el eje de abscisas los complementarios de la especificidad (1-especificidad) (fig. 9.2). La curva ROC resulta de unir los diferentes valores de sensibilidad y 1-especificidad para cada punto de corte.

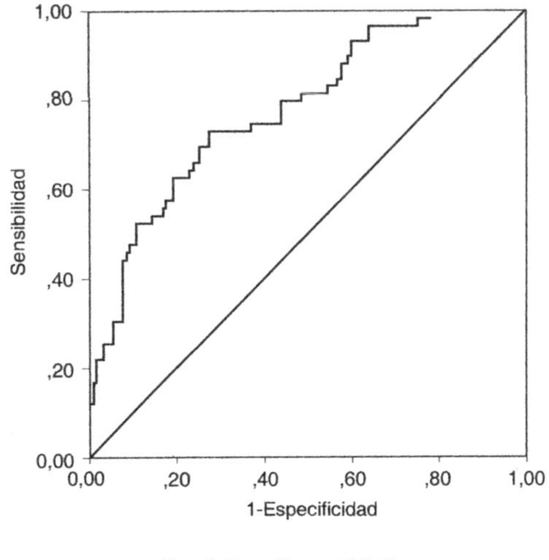

FIG. 9.2. *Curva ROC.*

Estas curvas permiten ver la sensibilidad y la especificidad para los distintos puntos de corte de la prueba diagnóstica y dan una idea global de la capacidad de discriminación del test permitiendo su comparación con otras pruebas diagnósticas. Cada punto de la curva ROC corresponde a una tabla de contingencia que examina un punto de corte concreto (fig. 9.3).

	Estándar de oro	
	Verdaderamente enfermos	*Verdaderamente no enfermos*
Test +	VP	FP
Test –	FN	VN
TOTAL	Total enfermos	Total no enfermos

	Prueba de oro	
	Diagnóstico de diabetes confirmado	
	Diabetes Sí	*Diabetes No*
> 126 mg/dl	86	10
≤ 126 mg/dl	14	90
TOTAL	100 diabéticos	100 no diabéticos

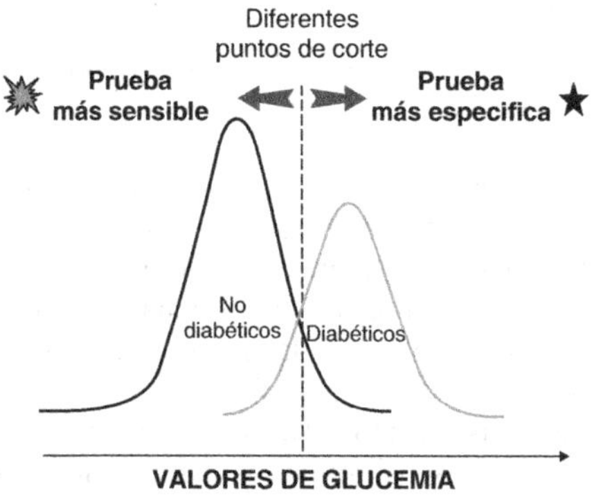

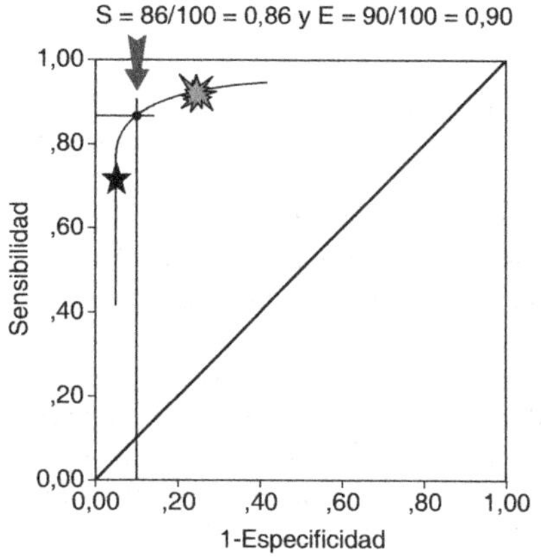

FIG. 9.3. *Elaboración de una curva ROC.*

La prueba diagnóstica tendrá mayor capacidad de discriminación cuanto mayor sea el área bajo la curva. Este parámetro (área bajo la curva) es el que se utiliza para evaluar la capacidad de *discriminación* de una prueba diagnóstica.

El área bajo la curva ROC equivale a la probabilidad de que si se eligiesen al azar a dos individuos, uno con la enfermedad, y otro sin ella, la prueba los clasificase a ambos correctamente. Por lo tanto, el área bajo la curva ROC estima la capacidad de distinguir o «discriminar» entre enfermos y no enfermos que tiene una prueba diagnóstica. Cuanto mayor sea el área bajo la curva más capacidad tendrá la prueba para discriminar entre unos y otros. Si el área bajo la curva valiese 1 (100 %, la curva se dirige hacia la esquina superior izquierda de la figura 9.2) la prueba sería perfecta, ya que clasificaría al 100 % de los enfermos como enfermos y al 100 % de los exentos de enfermedad como sanos.

En cambio, si el área bajo la curva valiese 0,5 (50 %, área debajo de la línea diagonal representada en la figura 9.2) existiría la misma probabilidad de clasificar a un enfermo como sano que como enfermo. Un área de 0,5 bajo la curva equivale a no discriminar, se interpreta como una prueba «no informativa». Una de la posibles áreas de 0,5 (debajo de la línea diagonal mencionada) sería, de hecho, aquella que tuviera valores de sensibilidad iguales a 1-especificidad en todos los posibles puntos de corte. En estas circunstancias, se dice que la prueba es «inútil» ya que no reduce en nada el grado de incertidumbre previo acerca de si el paciente tiene o no la enfermedad. La *diagonal* del gráfico que expresa lo que sería una *prueba inútil*, se suele representar junto al área bajo la curva ROC. Representando la diagonal se ve en cuánto supera la prueba que estamos valorando a lo que sería una prueba no informativa.

Un área menor de 0,5 requiere invertir los criterios de diagnóstico: es decir considerar los negativos como positivos y viceversa.

La utilidad de las curvas ROC para la elección de una prueba diagnóstica se ve reflejada en el siguiente ejemplo (M. J. Gaspar, 2000), en el cual se desea evaluar la utilidad del porcentaje PSA (antígeno específico de próstata) libre/PSA total (% PSA-L/PSA-T) en el diagnóstico diferencial entre cáncer de próstata y la hiperplasia benigna de próstata (HBP) en el intervalo de PSA-T comprendido entre 4 y 20 ng/ml, en el que en nuestro medio existe un solapamiento de valores para pacientes con cáncer de próstata e HBP. La fracción PSA-L/PSA-T es significativamente *menor* en pacientes con cáncer de próstata (A. Christensson *et al.*, 1993).

Se establecen los valores de sensibilidad y especificidad para cada punto de corte en la tabla 9.3.

TABLA 9.3. *Valor diagnóstico del porcentaje PSA-L/PSA-T para valores de PSA-T entre 4 y 20 ng/ml*

% PSA-L/PSA-T	*Sensibilidad*	*Especificidad*
12	71,0	97,3
15	91,3	86,4
18	94,2	63,5
20	94,2	46,8
22	94,2	32,8
25	97,1	21,8

Se realiza el análisis de la curva de rendimiento diagnóstico (curva ROC) de PSA-T y % PSA-L/PSA-T para estos diferentes valores de sensibilidad y especificidad, en el diagnóstico diferencial de cáncer de próstata e HBP y para valores de PSA-T entre 4 y 20 ng/ml. Se observa que el área bajo la curva fue superior para el % PSA-L/PSA-T (0,9190; EE = 0,0238) que para el PSA-T utilizado aisladamente (0,5802; EE = 0,0409), siendo estas diferencias estadísticamente significativas. Como es habitual, sumando y restando el error estándar (EE) multiplicado por 1,96 se pueden calcular límites aproximados para el intervalo de confianza al 95 % del área bajo la curva. Se puede concluir que el % PSA-L/PSA-T es un elemento útil en el diagnóstico diferencial entre cáncer de próstata e hiperplasia benigna de próstata porque mejora la capacidad de discriminación entre pacientes con y sin cáncer de próstata en comparación con la información aportada por el PSA-T.

9.2.3. VALORES PREDICTIVOS POSITIVOS Y NEGATIVOS

La sensibilidad indica sólo qué proporción de los realmente enfermos resultarán positivos en un test, pero en la vida real normalmente no sabemos a priori quién está enfermo. Lo que más le suele interesar al médico desde el punto de vista práctico es otro aspecto de esa probabilidad: *¿cuántos de los que resultan positivos en el test están realmente enfermos?* (valor predictivo positivo). Análogamente, la especificidad estima en cuántos de los no enfermos el test será negativo. Pero interesa más saber *¿cuántos de los que dieron negativo en el test, realmente están exentos de enfermedad?* (valor predictivo negativo). La respuesta a estas dos preguntas es lo más útil para interpretar el significado real de un resultado positivo o negativo obtenido tras aplicar una prueba a un paciente. Las respuestas las proporcionan los llamados valores predictivos de la prueba diagnóstica.

Valor predictivo positivo (VPP)

Es la probabilidad de padecer la enfermedad cuando el resultado de la prueba es positivo. Se calcula mediante la siguiente expresión:

$$VPP = \frac{VP}{\text{Total test} +} = \frac{VP}{VP + FP}$$

Por ejemplo, para el diagnóstico prenatal del Síndrome de Down (J. E. Haddow, 1998) se usaron los niveles séricos de alfa-fetoproteína, estriol, gonadotropina coriónica humana (hCG), la subunidad beta libre de la hCG, y la proteína A asociada al embarazo (PAAE), buscando la combinación de marcadores que produciría la mejor rentabilidad diagnóstica entre las 9-13 semanas de embarazo. La mejor predicción del riesgo de Síndrome de Down, asumiendo un 5 % de falsos positivos se obtuvo con la combinación edad materna + hCG + PAAE. Hubo 48 casos de Síndrome de Down y 3.169 embarazos no afectados. Si se nos dice que esta triple combinación detectó el 62,5 % de los casos de Síndrome de Down, lo que se está expresando es la sensibilidad. El 5 % de falsos positivos indica que la especificidad es del 95 %. Se resumen estos datos en la tabla 9.4.

TABLA 9.4. *Diferencia entre valor predictivo positivo (VPP) y sensibilidad (S)*

	S. Down	*Normales*	*TOTAL*
Triple test +	30	158	188
Triple test –	18	3.011	3.029
TOTAL	48	3.169	

$$VPP = \frac{VP}{\text{Total test} +} = \frac{30}{188} = 16\ \%$$

VP = Verdadero Positivo

$$S = \frac{VP}{\text{Total Enfermos}} = \frac{30}{48} = 62{,}5\ \%$$

VP = Verdadero Positivo

Aunque la combinación de las 3 pruebas detecte al 63 % de los 48 que realmente tienen Síndrome de Down, sólo el 16 % *de los detectados como positivos* son verdaderos casos de Síndrome de Down. Éste es el valor predictivo positivo (VPP = 16 %). Significa que un 84 % de los resultados aparentemente positivos son en realidad fallos de la triple prueba (falsos positivos). El valor predictivo positivo de esta combinación de marcadores más la edad es muy bajo. Por 30 verdaderos positivos, hay 158 falsos positivos. La odds del valor predictivo positivo sería (30/188)/(158/188) = 30/158 = 0,19. También se puede expresar la odds como 1/5,3. Es decir, por cada acierto del test cuando es positivo, hay 5,3 fallos. Esta razón equivale a estar expresando el VPP como odds:

$$\text{Odds}_{\text{VPP}} = \frac{\text{VP}}{\text{FP}} = \frac{30}{158} = \frac{1}{5{,}3}$$

o bien:

$$\text{VPP} = 0{,}16 \Rightarrow \text{Odds}_{\text{VPP}} = \frac{0{,}16}{1 - 0{,}16} = 0{,}19 = \frac{1}{5{,}3}$$

Valor predictivo negativo (VPN)

Es la probabilidad de no padecer la enfermedad cuando el resultado de la prueba es negativo. Se calcula dividiendo los verdaderos negativos entre el total de resultados negativos (VN + FN):

$$\text{VPN} = \frac{\text{VN}}{\text{Total test }(-)} = \frac{\text{VN}}{\text{VN} + \text{FN}}$$

En el ejemplo, con la combinación edad materna + hCG + PAAE, de un total de 3.029 resultados negativos, 3.011 fueron aciertos (verdaderos negativos), pero hubo 18 casos de Síndrome de Down en los que la triple prueba se equivocó y los dio como embarazos no afectados. Por lo tanto, el valor predictivo negativo (VPN) es del 99,4 % (3.011/3.029). Es importante diferenciarlo de la especificidad (E) que es del 95 % (3.011/3.169) (tabla 9.5).

TABLA 9.5. *Diferencia entre valor predictivo negativo (VPN) y especificidad (E)*

	S. Down	*Normales*	*TOTAL*
Triple test +	30	158	188
Triple test –	18	3.011	3.029
TOTAL	48	3.169	

$$\text{VPN} = \frac{\text{VN}}{\text{Total test} -} = \frac{3.011}{3.029} = 99{,}4\ \%$$

VN = Verdadero Negativo

$$\text{E} = \frac{\text{VN}}{\text{Total Sanos}} = \frac{3.011}{3.169} = 95\ \%$$

VN = Verdadero Negativo

La *probabilidad a priori o pre-test* es la que existe antes de realizar ninguna prueba, es decir sin tener en cuenta ninguna prueba o característica predictiva de enfermedad. La probabilidad pre-test coincide con la prevalencia de la enfermedad en la población y es la que usamos como información inicial en un proceso diagnóstico.

Se define en cambio la *probabilidad post-test* como aquélla que tiene una persona de presentar una enfermedad *después* de que la prueba diagnóstica lo ha dado como positivo (o de no padecerla si el test fue negativo). Al hacer los test estamos intentando buscar evidencias de que la probabilidad de tener la enfermedad para ese paciente en cuestión es mayor o menor que la prevalencia de dicha enfermedad en la población de origen del paciente. Las probabilidades post-test son los valores predictivos.

Lo interesante es que la probabilidad postest sea mucho mayor que la probabilidad pretest. El cambio desde la probabilidad *a priori* (pretest) a la probabilidad *a posteriori* (postest) indica cuál es la ganancia neta de la prueba diagnóstica puesto que la información revelada tiene un efecto práctico sobre nuestras decisiones intervencionistas.

Se explicaba anteriormente que los cambios de prevalencia de una enfermedad pueden afectar, aunque sólo mínimamente, la sensibilidad y la especificidad de una misma prueba. Sin embargo, se acepta que estos cambios son más pequeños en comparación con los cambios que la prevalencia o la probabilidad pretest produce en los valores predictivos positivos y negativos. Se suele afirmar por esta razón, que los valores predictivos positivos y negativos afectan más bien a la validez externa de una prueba mientras que la sensibilidad y especificidad valoran más bien la validez interna de una prueba.

Veamos cómo se comportan los valores predictivos si aplicamos las mismas pruebas anteriores a dos grupos de embarazadas distintos. En el ejemplo anterior, la mediana de la edad de las embarazadas era de 37 años (J. E. Haddow, 1998). Pero supongamos que se aplica la misma triple prueba a otra población de embarazadas menores de 30 años, donde la prevalencia de Síndrome de Down es baja, (supongamos que es del 0,1 %), y que se ha aplicado en total a 100.000 embarazadas. Se mantienen aproximadamente constantes la sensibilidad y la especificidad, que son características del test, pero cambian mucho más los valores predictivos, especialmente disminuye el valor predictivo positivo. El 99 % (100-1,25) de casos etiquetados como Down no lo serán en realidad (tabla 9.6).

TABLA 9.6. *Cambio de los valores predictivos al cambiar la prevalencia*

	Edad mediana = 37 años		
	S. Down	*Normales*	*TOTAL*
Triple Test +	30	158	188
Triple Test –	18	3.011	3.029
TOTAL	48	3.169	3.217

S = 62,5 %; VPP = 16,0 %
E = 95,0 %; VPN = 99,4 %

	Edad < 30 años		
	S. Down	*Normales*	*TOTAL*
Triple Test +	63	4.995	5.058
Triple Test –	37	94.905	94.942
TOTAL	100	99.900	100.000

S = 62,5 %; VPP = 1,25 %
E = 95,0 %; VPN = 99,97 %

En el segundo caso (madres jóvenes), al bajar la prevalencia, ha disminuido de manera muy importante el VPP: sólo 1 de cada 100 niños diagnosticados como Síndrome de Down lo padecerán realmente.

Los valores predictivos dependen fundamentalmente de la prevalencia de la enfermedad en la población sobre la que se aplica. Si aumenta la prevalencia, crece el VPP y se reduce el VPN. Cuanto más frecuente es una enfermedad en una población, tanto mejor es el VPP y peor el VPN de la prueba diagnóstica cuando se aplica sobre esa población. Si la enfermedad es muy rara, entonces disminuye mucho el VPP y crece el VPN.

CONCEPTOS AVANZADOS

Conociendo la sensibilidad y la especificidad de una prueba diagnóstica así como la prevalencia de una enfermedad en una población, podemos calcular cuáles serían los valores predictivos positivo y negativo que resultarían de aplicar dicha prueba diagnóstica en ese grupo. Estos datos también son importantes a la hora de valorar la eficiencia en términos económicos, puesto que las pruebas diagnósticas son caras y hay que valorar su capacidad diagnóstica también en términos económicos.

Se entenderá mejor con el diagrama o árbol de probabilidades de la figura 9.4.

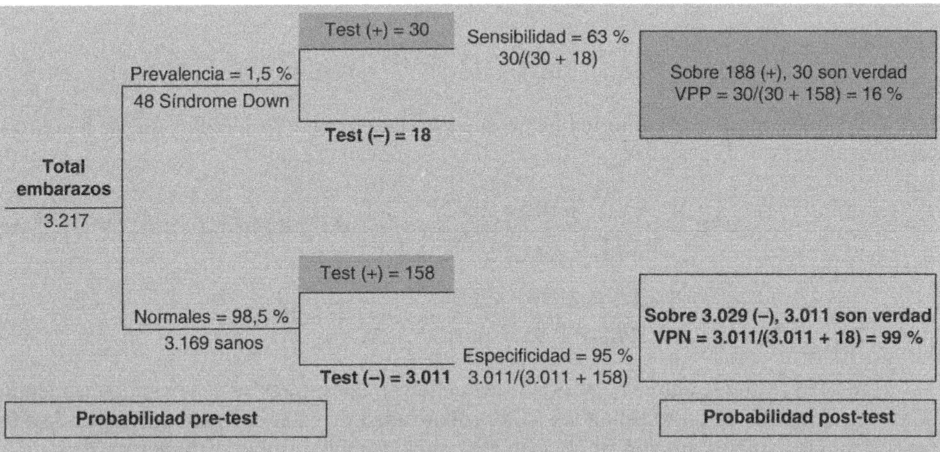

FIG. 9.4. *Árbol de probabilidades, ejemplo con el Síndrome de Down.*

En este caso, la probabilidad pre test de tener un Síndrome de Down era el 1,5 % mientras que la probabilidad post test, si el test es positivo es del 16 % y si el test es negativo, todavía existe un 1 % de que el feto padezca el Síndrome.

Cuando se conoce el resultado del test, se pueden invertir las condiciones, y en vez de dividir el árbol inicialmente en enfermos y sanos, se divide en una rama para el test positivo y otra para el test negativo. Esto proporciona las probabilidades post-test o valores predictivos (fig. 9.5).

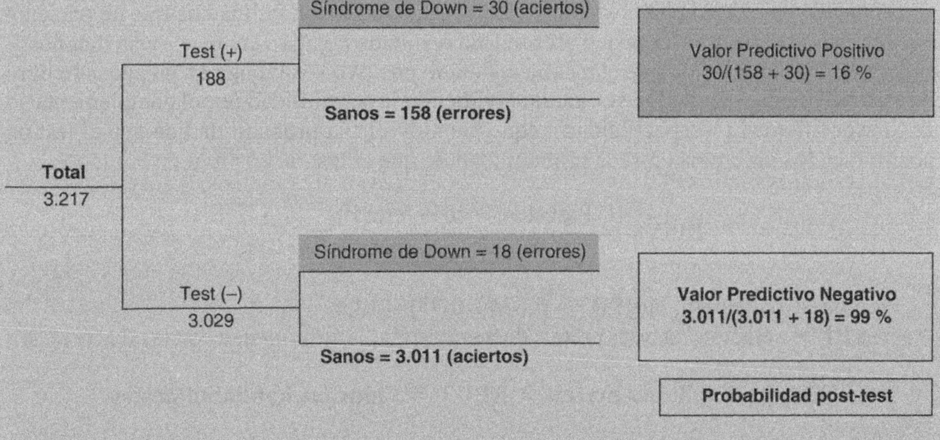

FIG. 9.5. *Árbol de probabilidades con inversión de las condiciones, ejemplo con el Síndrome de Down.*

El teorema de Bayes (el mismo Bayes del que hablamos en capítulos anteriores) demuestra que los valores predictivos en función de la prevalencia (P), sensibilidad (S) y especificidad (E) valen lo siguiente:

$$VPP = \frac{P \times S}{P \times S + [(1-P) \times (1-E)]} \qquad VPN = \frac{(1-P) \times E}{(1-P) \times E + [(P) \times (1-S)]}$$

Se puede comprobar numéricamente que esto es así con los ejemplos que se han propuesto:

$$VPP = \frac{0{,}015 \times 0{,}63}{0{,}015 \times 0{,}63 + 0{,}985 \times 0{,}05} = 0{,}16\ (16\ \%)$$

$$VPN = \frac{0{,}985 \times 0{,}95}{0{,}985 \times 0{,}95 + 0{,}015 \times 0{,}37} = 0{,}99\ (99\ \%)$$

También se puede entender de dónde proceden ambas expresiones teniendo en cuenta que —en términos de probabilidades— la probabilidad de estar enfermo corresponde a P (prevalencia), la de estar sano es (1 – P). Entonces la probabilidad de hallar un verdadero positivo sería el producto de la prevalencia por la sensibilidad (PS); la de un verdadero negativo sería (1 – P)E; la de un falso positivo es (1 – P)(1 – E); y la de un falso negativo (P)(1 – S). Ésta es una breve demostración del teorema de Bayes. Pueden consultarse otras fuentes (M. A. Martínez-González *et al.*, 2006; D. G. Altman, 1991).

9.2.4. Razón de probabilidades diagnósticas o razón de verosimilitud

Otro concepto interesante para valorar una prueba diagnóstica es la Razón de Probabilidades Diagnósticas (RPD), también llamada Razón de Verosimilitudes (RV) o *likelihood ratio* en inglés, que combina en una sola expresión la sensibilidad y la especificidad.

La RPD de una prueba positiva (RPD+) compara la probabilidad de que un paciente que realmente tiene la enfermedad presente un resultado positivo en una prueba diagnóstica, con la probabilidad de que el mismo resultado positivo se obtenga en un paciente libre de esa enfermedad. La RPD+ se calcula dividiendo la sensibilidad por el complementario de la especificidad (1-especificidad); equivale a dividir la probabilidad de que el test dé positivo en los enfermos entre la probabilidad de que el test dé positivo en los sanos.

$$RPD+ = \frac{\text{Prob(test + en enfermos)}}{\text{Prob(test + en sanos)}} = \frac{S}{1-E}$$

En nuestro ejemplo, la RPD+ = 0,63/(1-0,95) = 12,6.

La RPD+ relaciona la odds pretest de diagnosticar la enfermedad con la odds postest:

Odds probabilidad pretest × RPD+ = Odds probabilidad postest

Como la probabilidad pretest es la prevalencia (proporción de enfermos entre la población total) y la probabilidad post-test es el valor predictivo positivo (proporción de enfermos entre positivos), entonces la ecuación anterior se convierte en:

Odds Prevalencia × RPD+ = Odds VPP

$$\frac{\text{Prevalencia}}{1-\text{Prevalencia}} \times RPD+ = \frac{VPP}{1-VPP}$$

En el ejemplo, si se multiplica la Odds de la prevalencia (0,015/0,985) por la RPD+, resultará la odds del VPP:

$$\left(\frac{P}{1-P}\right)\text{RPD+} = \left(\frac{0{,}015}{0{,}985}\right)(12{,}6) = 0{,}19$$

Efectivamente, se puede comprobar que 0,19 es el valor predictivo positivo (16 %), pero expresado en forma de Odds («Odds del VPP»):

$$0{,}19 = \frac{0{,}16}{0{,}84} = \frac{\text{VPP}}{1-\text{VPP}} = \text{Odds de VPP}$$

Según se vio en el capítulo anterior, para pasar una Odds a una proporción *(p)*, hay que hacer lo siguiente:

$$p = \text{Odds}/(1 + \text{Odds})$$
$$\text{VPP} = 0{,}19/(1 + 0{,}19) = 0{,}16\ (16\ \%)$$

Este procedimiento de calcular el VPP a partir de la prevalencia es más sencillo que la expresión clásica del teorema y además incluye el concepto de RPD+. Es difícil olvidarlo, ya que sólo hay que recordar esto:

Odds VPP = Odds Prevalencia × RPD+

Una RPD+ = 1 significa que la odds postest es idéntica a la odds pretest, es decir, la prueba no aporta nada nuevo porque no reduce en nada el grado de incertidumbre previo. Una RPD+ = 1 para un determinado punto de corte sería por ejemplo la que se situaría exactamente sobre la diagonal de la curva ROC. Una curva ROC que estuviese completamente sobre la diagonal, tendría una RPD+ = 1 en todos los posibles puntos de corte y sería absolutamente inútil, su área bajo la curva sería 0,5.

Una RPD+ > 1 incrementa la probabilidad de que la enfermedad esté presente, y tanto más cuanto más se aleje de 1 su valor. Una RPD+ < 1 disminuye la probabilidad de que la enfermedad esté presente, y habría que interpretarla al revés: un resultado negativo, aumentaría la probabilidad de estar enfermo y viceversa (esto es análogo a lo que sucede en las curvas ROC cuando el área bajo la curva es < 0,5).

El concepto de que el resultado de una prueba se debe interpretar de distintos modos según la prevalencia de la enfermedad en la población sobre la que se aplica es fundamental en Medicina, aunque no siempre es tenido en cuenta. Así, cuando se supone que un paciente tiene *a priori* una probabilidad muy baja de padecer la enfermedad (baja probabilidad pre-test), y se le pide una prueba, incluso aunque ésta dé un resultado positivo, muy posiblemente sea un falso positivo, porque el valor predictivo positivo es bajo. En una población de embarazadas donde a priori se sepa que sólo 1 de cada 3.000 presentará Síndrome de Down, por muy alta que sea la RPD+ (ganancia) del test o secuencia de tests que se apliquen, el valor predictivo será muy bajo. Incluso con una RPD+ de 30, que suele ser excepcionalmente buena, se encontraría que sólo habría 1 verdadero positivo por cada 99 falsos positivos.

$$\frac{\text{VPP}}{1-\text{VPP}} = \left(\frac{1}{2.999}\right)(30) = \frac{1}{100}$$

Éste es un problema inherente al diagnóstico prenatal, no sólo del Síndrome de Down, que es relativamente frecuente, sino de enfermedades más raras (baja probabilidad pretest) que hace dudar de la validez de sus resultados, además de los graves motivos de ética y factibilidad que lo hacen indeseable e incluso perjudicial. No hay tratamiento prenatal en útero para el Síndrome de Down, incluso en el irreal caso de que el valor predictivo positivo fuese del 100 %, no sería una solución humana hacer pruebas para eliminar a seres humanos porque están enfermos.

Por tanto, a pesar de que un test tenga muy alta sensibilidad y especificidad, es preciso tener siempre en cuenta que la prevalencia puede influir mucho más en el valor predictivo positivo que es el parámetro de mayor interés desde el punto de vista práctico.

La existencia de muchos falsos positivos siempre conlleva la necesidad de confirmar el diagnóstico con otra prueba que suele ser más específica, por ejemplo mediante amniocentesis o biopsias coriónicas. Sin embargo, estas últimas pruebas no están libres de riesgos y pueden llevar a problemas como abortos clínicos de embriones con o sin la enfermedad cuyo diagnóstico se pretende confirmar.

CONCEPTOS AVANZADOS

Análogamente a la RPD+ , que trata de estimar por cuánto se multiplica la odds de estar enfermo una vez que la prueba dio positiva, también se pueden combinar la sensibilidad y la especificidad para calcular una razón de probabilidades diagnósticas *negativas* que estimen por cuánto se multiplica la odds de estar libre de la enfermedad cuando el resultado de la prueba sea negativa.

$$\text{RPD}- = \frac{\text{Prob(test} - \text{enfermos)}}{\text{Prob(test} - \text{sanos)}} = \frac{1 - \text{Sensibilidad}}{\text{Especificidad}}$$

La RPD– valora la contribución que realiza un resultado negativo en la no confirmación de la enfermedad. Es un concepto que resulta difícil de entender por incluir dos negaciones (negatividad y no confirmación). Por otra parte, se mueve en una escala inversa a la de la RPD+ porque es más importante cuanto más se acerca a cero, queremos que haya *pocos* resultados negativos en enfermos. Por esta razón, no es directamente comparable con la RPD+.

Para solucionar esta difícil interpretación y para que sea comparable con la RPD+ , Delgado-Rodríguez propuso utilizar la inversa de la RPD– (M. Delgado-Rodríguez, 1997).[1]

$$\frac{1}{\text{RPD}-} = \frac{\text{Prob(test} - \text{sanos)}}{\text{Prob(test} - \text{enfermos)}} = \frac{\text{Especificidad}}{1 - \text{Sensibilidad}}$$

La utilización de la inversa de la RPD– tiene tres ventajas fundamentales:

1. Tiene la misma estructura que la RPD+ y es por lo tanto más fácil de recordar.
2. Tiene una interpretación más sencilla y lógica: valora la contribución de un resultado negativo de la prueba en la confirmación de que no se tiene la enfermedad.
3. Se mueve en la misma escala de la RPD+ ya que es mejor tener valores altos de 1/RPD–. Será alta cuando la probabilidad de hallar una prueba negativa en sanos sea mucho más alta que la probabilidad de una prueba negativa en enfermos.

1. En la mayor parte de los textos (incluido el Harrison, edición 15 del 2001) la RPD– se expresa RPD– = (1-S)/E. Pero eso complica la interpretación.

En el ejemplo sería el resultado de dividir 0,95 (la especificidad) por 0,37 (1 menos la sensibilidad). Su interpretación sería que un resultado negativo en esta prueba diagnóstica multiplica por 2,7 veces la odds de estar exento de enfermedad.

Con la fórmula habitualmente utilizada de la RPD–, el teorema de Bayes nos lleva a una expresión análoga que para la RPD+ aunque tenga una interpretación más difícil:

$$\frac{1-\text{VPN}}{\text{VPN}}=\frac{\text{Prevalencia}}{1-\text{prevalencia}}\times\text{RPD}-$$

o bien

$$\frac{1-\text{VPN}}{\text{VPN}}=\frac{\text{Prevalencia}}{1-\text{prevalencia}}\times\frac{1-\text{S}}{\text{E}}$$

Si por el contrario, utilizamos la inversa de la RPD– como sugiere Delgado-Rodríguez, obtendríamos la expresión:

$$\frac{\text{VPN}}{1-\text{VPN}}=\frac{1-\text{Prevalencia}}{\text{Prevalencia}}\times\frac{1}{\text{RPD}-}$$

o bien

$$\frac{\text{VPN}}{1-\text{VPN}}=\frac{1-\text{Prevalencia}}{\text{Prevalencia}}\times\frac{\text{E}}{1-\text{S}}$$

La Odds postest de no estar enfermo es la odds del valor predictivo negativo (Odds VPN). Para calcularla sin perder exactitud al redondear, es mejor expresar la odds como el cociente entre los que tienen la característica y no la tienen.

$$\text{Odds VPN}=\frac{3.169}{48}\times\frac{3.011/3.169}{18/48}=\frac{3.011}{18}=167$$

Si la Odds del VPN es 167 entonces el VPN es 167/168 = 0,99405 (el 99 %).

9.2.5. Publicación de estudios sobre la validez de pruebas diagnósticas

Los resultados de estudios que valoran la validez de pruebas diagnósticas deben publicarse con la información correcta y suficiente para permitir que cualquier científico pueda, a su vez, valorar la pertinencia de la aplicación de los mismos en su trabajo diario. En el 2003, se publicó una guía de criterios mínimos que deben cumplirse a la hora de publicar resultados sobre la validez de pruebas diagnósticas (Iniciativa STARD: *Standards for Reporting of Diagnostic Accuracy*; P. M. Bossuyt *et al.*, 2003). En la tabla 9.7, se resume la lista de ítems que el investigador debería valorar antes de publicar sus resultados. Lógicamente, la lista también es útil para valorar de manera crítica cualquier publicación sobre validez de pruebas diagnósticas.

TABLA 9.7. *Criterios STARD para la publicación completa y correcta de estudios de validez de pruebas diagnósticas*

Sección y tema	*Ítem*	*Descripción*
Título, resumen y palabras clave	1	Identificar el estudio como uno de validez diagnóstica. Utilizar las palabras sensibilidad y especificidad.
Introducción	2	Enumerar los objetivos claramente: «estimar la validez de una prueba» «comparar la validez de dos pruebas» o de «una prueba en poblaciones diferentes».
Métodos		
Participantes	3	Describir criterios de inclusión y de exclusión y lugar de donde proceden.
	4	Describir las circunstancias de reclutamiento: por síntomas, a través de resultados de otras pruebas, o por recibir la prueba en estudio o la prueba estándar.
	5	Describir el muestreo, el método de selección.
	6	Describir la recogida de datos: prospectiva o retrospectiva.
Pruebas	7	Describir la prueba de oro y las razones para utilizarla.
	8	Describir medios técnicos utilizados para las mediciones.
	9	Describir y justificar los puntos de corte o categorías utilizados.
	10	Describir el entrenamiento de las personas que realizan las pruebas.
	11	Describir el enmascaramiento de los investigadores a la hora de valorar las pruebas.
Métodos estadísticos	12	Describir los métodos para valorar y comparar la validez diagnóstica.
	13	Describir los métodos para valorar su repetibilidad si procede.
Resultados		
Participantes	14	Describir fechas de inicio y finalización del reclutamiento.
	15	Describir características clínicas y socio-demográficas de los participantes.
	16	Describir el número y las características de los pacientes elegibles que al final no han participado.
Resultados de las pruebas	17	Describir el intervalo entre la prueba estudiada, la prueba estándar y cualquier tratamiento añadido.
	18	Describir la gravedad de la enfermedad en los que realizan la prueba de estudio y otras enfermedades en los que realizan la prueba estándar.
	19	Describir las tablas de contingencia de la prueba de estudio con la estándar.
	20	Describir cualquier efecto secundario al realizar las pruebas.
Estimaciones	21	Describir las medidas de validez de las pruebas con intervalos de confianza.
	22	Describir los análisis de valores faltantes y valores extremos.
	23	Describir la variabilidad entre investigadores, centros o grupos de participantes.
	24	Describir medidas de reproducibilidad cuando proceda.
Discusión	25	Discutir la aplicabilidad clínica de los resultados del estudio.

Adaptado y resumido de P. M. Bossuyt *et al.*, 2003.

9.3. Detección precoz de enfermedades con pruebas de cribado

9.3.1. CUMPLIMIENTO DE CRITERIOS DE LA ENFERMEDAD, DE LA PRUEBA Y DE LA POBLACIÓN EN ESTUDIO

Después de cierto entusiasmo inicial con los programas masivos de detección precoz, cribado o de despistaje (*screening* en inglés) de enfermedades aplicables a toda la población, se ha pasado a preferir, para la gran mayoría de enfermedades, hacer una búsqueda de casos (*case-finding* en inglés) selectiva restringida a personas con ciertas características que les hacen tener un riesgo elevado. En muchas ocasiones, actualmente, son los especialistas en salud pública los que restringen la aplicación de los procedimientos de detección precoz (prevención secundaria), porque, con los datos en la mano, a veces pueden hacer más daño que beneficio (S. Stewart-Brown y A. Farmer, 1997).

El objetivo del diagnóstico precoz es la identificación presuntiva, con la ayuda de pruebas diagnósticas baratas, poco invasivas, sencillas y de aplicación rápida, de las personas afectadas por una enfermedad o anomalía que hasta entonces había pasado desapercibida (detección en un estadio presintomático). Es una estrategia de prevención secundaria. No se trata de establecer un diagnóstico definitivo, sino de establecer para cada persona si tiene una alta o baja probabilidad de padecer la enfermedad. La prueba de cribado no es perfecta y produce muchos falsos positivos, más cuanto menor es la prevalencia de la enfermedad puesto que esto disminuye su valor predictivo positivo. Por tanto, el cribado suele clasificar a la población a la que se aplica en dos grupos: grupo de alto riesgo y grupo de bajo riesgo. Un resultado positivo en un programa de cribado no equivale a un diagnóstico. El resultado positivo debe confirmarse con una prueba más específica. Se puede definir el cribado como el examen de personas asintomáticas para distinguir los que probablemente estén enfermos y los que probablemente no lo estén (A. S. Morrison, 1998).

Para decidir si se establece o no un programa de cribado, hay que considerar criterios referentes a la enfermedad a estudiar, la prueba de cribado y la población donde se piensa aplicar.

Criterios que debe reunir la enfermedad

a) Debe tener una historia natural bien conocida con una fase preclínica larga, que generalmente pasa inadvertida, porque es asintomática, pero que es detectable a través de pruebas diagnósticas sencillas (masa visible en una radiografía, frotis, sangrado anormal, marcadores séricos...). No tiene ningún sentido hacer cribado de enfermedades que no se pueden detectar con seguridad hasta que los síntomas aparezcan.

b) Debe disponerse de un tratamiento que si se aplica precozmente consiga mejorar sustancialmente el pronóstico, porque el tratamiento sea más efectivo y/o más fácil de aplicar en las fases precoces que en las tardías. Esto es lo más decisivo. Es indefendible la detección precoz de enfermedades cuyo tratamiento no es más efectivo en las fases precoces. Menos aún se debe hacer un cribado para enfermedades de las que no se dispone de tratamiento, como se comentaba antes en un ejemplo refiriéndose al diagnóstico prenatal. Es un modo yatrogénico de generar ansiedad, un inútil gasto de dinero y, peor aún, puede ser una fuente de injusta pérdida de vidas humanas.[2]

2. En el Estado Español está despenalizado el aborto de fetos que presenten malformaciones congénitas. Pero eso no significa que sea «justo» hacerlo. La justicia de una ley se determina por su orientación al bien común, no por el consenso (en realidad hubo empate en el Tribunal Constitucional, decidido por el voto de calidad del presidente). Nunca puede ser justa una ley que permite *destruir al más débil* (el no nacido y enfermo) para beneficiar al que está en la posición más fuerte. Además, las decisiones se toman basándose en una cierta probabilidad (valor predictivo positivo) con lo que se destruyen vidas humanas, no porque estén enfermas, sino porque tienen cierta *probabilidad* (a veces baja) de estarlo. Más aún, los procedimientos invasivos que cuentan con mayor especificidad (amniocentesis, biopsia de vellosidades coriónicas), conllevan siempre un riesgo determinado de pérdida fetal, tanto en embarazos sanos como con el diagnóstico que se pretende confirmar.

Criterios del test

a) Lo decisivo es que el valor predictivo positivo (VPP) sea alto, pero hay que considerar también la sensibilidad, la especificidad y el valor predictivo negativo.
b) Que esté exenta de efectos adversos, sea poco invasiva e indolora, fácil de aplicar, relativamente sencilla y rápida. Esto facilita la participación de la población, que en principio está sana y no tiene necesariamente una gran motivación para participar en el cribado.
c) Que tenga costes bajos. Aunque se descubren marcadores séricos con elevada sensibilidad y especificidad para algunas enfermedades, su elevado costo los hace prohibitivos para uso en cribados de población general. Téngase en cuenta que los recursos siempre son escasos y lo que se gasta en un programa de cribado puede significar menos recursos en otras áreas a lo mejor más importantes.

Criterios de la población

a) Debe ser una población donde la prevalencia de la enfermedad sea alta (para que el VPP lo sea). Si la enfermedad es muy frecuente en esa población, aunque los cambios en el riesgo relativo sean pequeños, en términos absolutos (reducción absoluta del riesgo) se diagnosticarán precozmente muchos casos. Esto hace que las recomendaciones de hacer detección precoz varíen en función de la edad, sexo, antecedentes familiares o concurrencia de otros factores de riesgo que condicionan la incidencia y prevalencia. El conocimiento de la incidencia de la enfermedad en los distintos grupos demográficos y la presencia de grupos con un riesgo elevado son informaciones necesarias para decidir si hacer o no despistaje, o para decidir restringirlo a algunos grupos donde habría alto VPP. Por ejemplo, en Andalucía, donde la incidencia de cáncer de mama es mucho más baja que en Navarra, no sería tan prioritario un programa de mamografías.
b) No es decisivo, pero ayuda, que la población sea consciente del problema de salud y se perciba que va a ser colaboradora y que va a apoyar el programa. Si no lo fuese, pero las evidencias indicasen que el programa es necesario, habría que precederlo de estrategias de educación y marketing sanitario para sensibilizar a la población.

Aunque los programas de cribado en algunas situaciones son ventajosos y han salvado muchas vidas, también tienen muchos inconvenientes. Uno de los principales es que casi siempre parece que son más eficaces de lo que realmente son, y pueden dar una falsa sensación de seguridad y de que se está aportando un elemento positivo a la salud pública, cuando pudiera ser que sólo se esté gastando dinero inútilmente, sin ningún beneficio en términos de años de vida ganados o en calidad de vida de esos años. Es más, la calidad de vida global podría bajar por diversos motivos como la ansiedad que se crea entre los falsos positivos.

La efectividad tiende a exagerarse ya que, por ejemplo, las mujeres que acuden a hacerse mamografías suelen ser más conscientes y responsables de su salud y por tanto tienen una mortalidad menor que las que no se preocupan de hacerse el despistaje. Otro ejemplo: una mujer a la que se diagnostica precozmente un cáncer *in situ* que se le extirpa, tendrá una larga supervivencia y durante toda su vida podría hacer propaganda de que el cribado le salvó la vida, pero las que mueren rápidamente de un «cáncer de intervalo» (entre dos mamografías negativas) que se le ha escapado al programa porque el tumor era muy invasivo y de crecimiento rápido, no podrán convertirse en detractoras del programa. En general, es fácil que se introduzcan sesgos en la evaluación de los programas de cribado, y casi todos estos sesgos tienden a exagerar la efectividad del programa.

Los falsos negativos son especialmente problemáticos: hay personas que perciben un resultado negativo como si las autoridades sanitarias le hubiesen extendido un «certificado» de estar sanos. Pero si luego resultan ser falsos negativos, los afectados pueden demandar a las autoridades sanitarias, pensando que han sido engañados. Entre los verdaderos negativos el efecto «certificado de salud» puede conducir a pensar que se posee una salud a prueba de riesgos y a disminuir la responsabilidad del individuo lo que le puede llevar a una mayor exposición a riesgos.

Otro inconveniente son los problemas yatrogénicos inherentes a todo procedimiento diagnóstico o terapéutico. Un programa de cribado masivo supone un altísimo número de pruebas realizadas y aunque el riesgo por prueba sea mínimo, al aplicarlas masivamente siempre resultarán efectos indeseables. Cuantas más pruebas se aplican, mayor número de resultados falsos positivos se encontrarán y mayor será la posibilidad de yatrogenia al intentar confirmarlos, puesto que las pruebas confirmatorias suelen ser más invasivas y ofensivas.

Los falsos positivos sufren ansiedad innecesaria, puesto que deben someterse a pruebas que les hacen perder tiempo, son costosas, pueden ser dolorosas y producir más efectos adversos. Representan una gran carga de trabajo para el sistema sanitario, y antes de iniciar un programa masivo de cribado poblacional debe planificarse cómo se va a atender esta carga.

En resumen, antes de implementar un sistema de despistaje con cobertura poblacional universal, debe existir una convicción muy firme, apoyada en datos fiables de que el diagnóstico y tratamiento precoces serán más beneficiosos que perjudiciales. En caso de que no sea posible asegurar esto, es mejor no actuar.

A veces, los médicos clínicos pierden oportunidades de proporcionar servicios de cribados que están justificados (por ejemplo mamografías en mujeres de 50-70 años, cribado del cáncer de colon en todos los mayores de 50 años), mientras que tienden a recomendar algunas pruebas que no están justificadas para la población general (antígeno prostático específico para el cáncer de próstata en varones asintomáticos).

9.3.2. Combinación de pruebas diagnósticas

Pruebas en serie

La mejor estrategia suele ser muchas veces que las pruebas diagnósticas sensibles se utilicen como primer paso para *descartar* enfermedades. Un resultado negativo en una prueba muy sensible da gran seguridad de que no se padece la enfermedad, ya que por ser muy sensible produce pocos falsos negativos. Si el resultado es negativo se considera a la persona como sana y ahí se acaba la estrategia. Por el contrario, a los que resultaron positivos en la prueba sensible, se les aplicará una prueba muy específica, que lo que intenta es *confirmar* la sospecha diagnóstica. Un resultado positivo en una prueba muy específica garantiza en gran medida que verdaderamente se padece la enfermedad, puesto que tiene muy pocos falsos positivos. Este proceso puede prolongarse con varias pruebas, una tras otra, cada vez más específicas, agresivas y costosas, para confirmar el diagnóstico de presunción. En las pruebas muy sensibles (primer paso) es más útil un resultado negativo y en las pruebas más específicas (confirmación) lo más informativo es un resultado positivo.

Con la estrategia de pruebas en serie aumenta la especificidad global de la combinación de pruebas, a la vez que disminuye la sensibilidad global de la misma. La estrategia en serie es usada en cribados masivos de enfermedades en la comunidad. En primer lugar, suele aplicarse una prueba diagnóstica sencilla que tenga mucha sensibilidad y sea barata, aunque sea poco específica y dé muchos falsos positivos. Posteriormente, las personas presuntamente enfermas son sometidas a pruebas diagnósticas de alta especificidad, generalmente más caras e invasivas (por ejemplo, la biopsia que seguiría a una mamografía).

Pruebas en paralelo

Aquí, en cambio, todas las pruebas se realizan de una vez, simultáneamente en el tiempo. Si al menos una de ellas resulta positiva, ya se etiqueta al paciente como enfermo. La estrategia en paralelo suele seguirse en situaciones en las que lo importante es que no se «escape» un enfermo (urgencias, falta de experiencia profesional, mecanismo de defensa legal ante posibles denuncias por mala praxis). Por ejemplo, un médico con poca experiencia suele solicitar muchas pruebas diagnósticas simultáneamente (en paralelo) a cualquier enfermo que ve. De lo que no parece ser consciente es que en esta situación es fácil que, simplemente por azar, alguna resulte positiva.

Con las pruebas en paralelo se obtendrán muchos falsos positivos, con lo que globalmente la sensibilidad de esta estrategia de asociación de pruebas diagnósticas aumenta, pero la especificidad global disminuye. Es difícil que los realmente enfermos sean erróneamente clasificados como sanos, pero entre los etiquetados como enfermos, muy pocos lo serán.

9.4. **Sesgos en las pruebas de cribado**

9.4.1. Sesgo del voluntario

En general los sujetos que van voluntarios al programa de cribado son más responsables y conscientes de su salud, más colaboradores y próximos a las instancias sanitarias y tendrían de todos modos mejor supervivencia aunque no se hiciesen el cribado.

9.4.2. Sesgo del adelanto diagnóstico *(lead time bias)*

El sesgo de adelanto diagnóstico o *lead time bias* en inglés, consiste en que la supervivencia puede parecer mayor como consecuencia de un diagnóstico y de un tratamiento precoz. Es posible que éstos no sirvan para nada y que todo se deba simplemente a que los casos son diagnosticados antes y por tanto parece que viven más pero no viven más de lo que hubieran hecho si el diagnóstico se hubiese producido más tarde (fig. 9.6).

En la figura 9.6 parece que la supervivencia con cribado es mayor que la supervivencia sin cribado. En realidad el paciente hubiese fallecido en la misma fecha con o sin cribado y la duración real de la enfermedad es el tiempo que transcurre desde el comienzo de la misma hasta la muerte. Lo único que se ha producido con el cribado es que hemos adelantado el diagnóstico y por lo tanto empezamos a contabilizar la supervivencia desde una fecha anterior en el proceso de la enfermedad, que si se hubiese esperado a la manifestación clínica de la enfermedad. Tenga en cuenta que hay enfermedades en las cuales el tratamiento precoz no modifica sustancialmente la supervivencia (por ejemplo, enfermedades donde los tratamientos son más bien paliativos o insatisfactorios de momento, como en el caso de la esclerosis lateral amiotrófica).

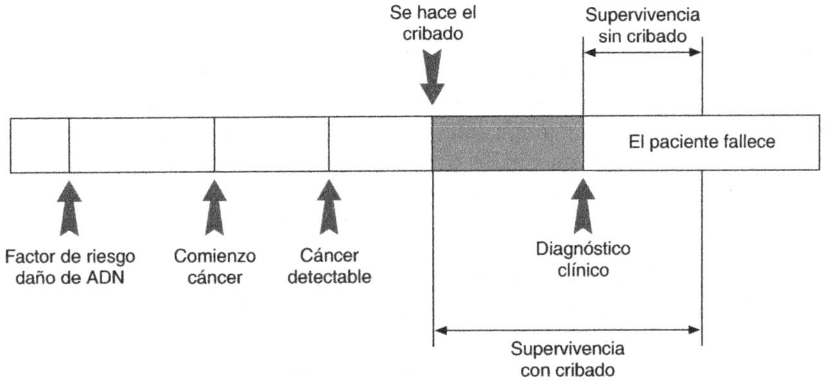

FIG. 9.6. *Sesgo de adelanto diagnóstico.*

9.4.3. SESGO DE DURACIÓN DE LA ENFERMEDAD *(LENGTH BIAS)*

El período de ventana entre la posibilidad de detección por cribado y la aparición de sintomatología es muy corto si la enfermedad es muy agresiva y por lo tanto la posibilidad de detección por cribado es más baja. En cambio, los casos menos agresivos, con períodos de ventana más largos son más fáciles de diagnosticar por cribado. Podría parecer que el diagnóstico precoz mejora el pronóstico cuando en realidad lo que ocurre es que como se detectan aquellos casos menos agresivos se seleccionan pacientes que no son representativos del total del espectro de esa enfermedad, sobreestimándose la efectividad real del programa de cribado (fig. 9.7).

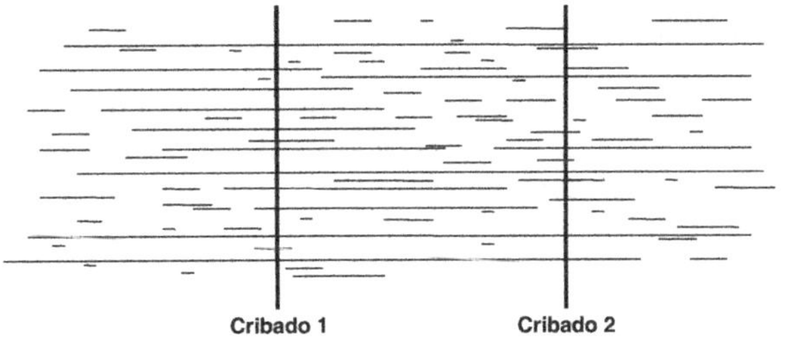

FIG. 9.7. *El sesgo de la duración de la enfermedad.*

Cada línea horizontal de la figura 9.7 representa una persona con cáncer (cuanto más larga es la línea, mayor es la supervivencia, cuanto más corta es la línea, más corta es la supervivencia y más grave es el cáncer). Las líneas horizontales más largas (tumores de larga supervivencia) tienen una mayor probabilidad de ser capturadas por el cribado ya sea en el tiempo 1 o en el 2, en cambio es difícil que un cribado repetido periódicamente, capture las líneas horizontales más cortas (tumores de corta supervivencia, muy agresivos). Los tumores capturados por el cribado serán en general más benignos y tenderán a tener una mayor supervivencia.

La mejor manera de conocer si el diagnóstico precoz aumenta en realidad la supervivencia, funcionalidad y calidad de vida es mediante la realización de ensayos aleatorizados, donde se asignan al azar a unos pacientes a recibir el programa de cribado y a otros a no recibirlo. Lo que se compara en ambos grupos no es la incidencia de enfermedad, sino la mortalidad. Esto requiere un gran tamaño de muestra y mucho tiempo de observación y por tanto suelen ser estudios muy caros. Uno de los más famosos son los ensayos de mamografías en Suecia (L. Nystrom *et al.*, 1993), que demostraron fehacientemente que un programa masivo de mamografías en mujeres suecas entre los 50 y 69 años salva vidas.

Para evaluar un programa de cribado, cuando no es factible un ensayo aleatorizado, se pueden adoptar enfoques no experimentales (cohortes, casos y controles), pero siendo conscientes de los sesgos y tratando de prevenirlos y controlarlos. Nunca se puede hacer una simple comparación «cruda» de la supervivencia de los cánceres entre ambos grupos. Incluso siendo ineficaz el cribado, los casos detectados por el programa tendrán mayor supervivencia. Cuando se hace un diseño de casos y controles, los casos son muertes por la enfermedad para la que se hace el cribado (unos habrán recibido el cribado y otros no), como controles son elegibles todos los miembros de la población que dio origen a los casos, aunque hayan desarrollado la enfermedad.

En el cribado persiste la paradoja de la Medicina Preventiva. Para evitar una muerte por cáncer de mama se deben someter a mamografías varios cientos de mujeres (número necesario para intervenir), que no se benefician directamente del programa. Esto es paradójico, pero es lo que pasa también considerando toda la gente que usa el cinturón de seguridad y nunca tendrán un accidente de tráfico e incluso todos los que han dejado de fumar pero que nunca habrían tenido una enfermedad atribuible al tabaco. Esto es consecuencia de que no se pueden hacer nunca predicciones individuales, pero vale la pena tomar medidas poblacionales ya que las estimaciones rigurosas predicen con exactitud la reducción global de riesgo que se producirá a nivel poblacional. Por otra parte, esta paradoja estimula la solidaridad social.

9.5. **Concordancia en las observaciones clínicas: el índice kappa de Cohen**

Hay muchas situaciones en las que no existe un patrón de oro disponible para valorar una prueba diagnóstica. Entonces se valora la concordancia entre dos pruebas o entre dos observadores distintos que aplican la misma prueba o los mismos criterios. Para este análisis se puede utilizar el llamado Índice Kappa de Cohen.

Imaginemos que dos psiquiatras evalúan de manera independiente a 100 pacientes y diagnostican si padecen o no agorafobia (tabla 9.8).

Ambos psiquiatras han coincidido en 30 + 54 = 84 pacientes de un total de 100 (Panel A, tabla 9.8). Podría afirmarse que la concordancia fue del 84 % (84/100). Pero, hay que tener en cuenta que algunas de las coincidencias entre ambos observadores se deberán al azar y hay que descontarlas del total. Para descontar lo esperado por el azar, hay que suponer que habrá una prevalencia de agorafobia fija en la muestra por lo que el número total de pacientes diagnosticados en cada categoría se mantiene fijo para cada psiquiatra. Lo que puede variar es el grado de concordancia, que corresponde a lo que hay en las cuatro casillas centrales. Por lo tanto se dejan en blanco las casillas centrales de la tabla, manteniendo fijas las casillas de los márgenes (Panel B de la tabla 9.8).

¿Cuál sería la coincidencia esperada sólo por el azar?. Si toda la concordancia se debiera al azar, ya que el psiquiatra 2 da como positivos en total al 40 % de los pacientes que ve, el azar explicaría que diagnosticara como agorafobia al 40 % de los 36 que dio como positivos el psiquiatra 1, pero también al 40 % de los 64 que dio el otro como negativos. Lo

TABLA 9.8. *Evaluación independiente de 100 enfermos por dos psiquiatras*

Panel A

		Psiquiatra 2		
		Sí	*No*	*TOTAL*
Psiquiatra 1	*Sí*	30	6	36
	No	10	54	64
	TOTAL	40	60	100

Panel B

		Psiquiatra 2		
		Sí	*No*	*TOTAL*
Psiquiatra 1	*Sí*			36
	No			64
	TOTAL	40	60	100

Panel C

		Psiquiatra 2		
		Sí	*No*	*TOTAL*
Psiquiatra 1	*Sí*	0,4 × 36 = 14,4	0,6 × 36 = 21,6	36
	No	0,4 × 64 = 25,6	0,6 × 64 = 38,4	64
	TOTAL	40	60	100

esperado simplemente por azar se estima en el panel C de la tabla 9.8. Fíjese en cualquier caso, que la razón de los productos cruzados en esta tabla (OR) vale 1, lo que demuestra efectivamente, que cuando la coincidencia de ambos psiquiatras se debe al azar, no existe ninguna asociación entre ambas valoraciones, no hay nada en común (coincidencia) entre ambos procedimientos diagnósticos. Estos mismos resultados se conseguirían multiplicando para cada casilla central el total de su fila por el total de su columna y dividiendo el resultado por el total de los totales (N = 100).

La concordancia esperada por el azar sería 14,4 + 38,4 = 52,8.

Si descontamos estos 52,8 que podrían ser debidos a casualidad, quedará una concordancia no explicada por el azar de 84 – 52,8 = 31,2.

Pero, en el caso de que hubiese una concordancia perfecta entre ambos psiquiatras, también habría que descontar la esperada por el azar: 100 – 52,8 = 47,2.

La concordancia mejor posible sería de 47,2. Nosotros hemos observado 31,2.

El índice kappa es el cociente entre ambas cantidades (fig. 9.8)

$$\text{Kappa} = \frac{\text{Concordancia observada - esperada por azar}}{\text{Concordancia máxima - esperada por azar}} = \frac{84 - 52{,}8}{100 - 52{,}8} = \frac{31{,}2}{47{,}2} = 0{,}66$$

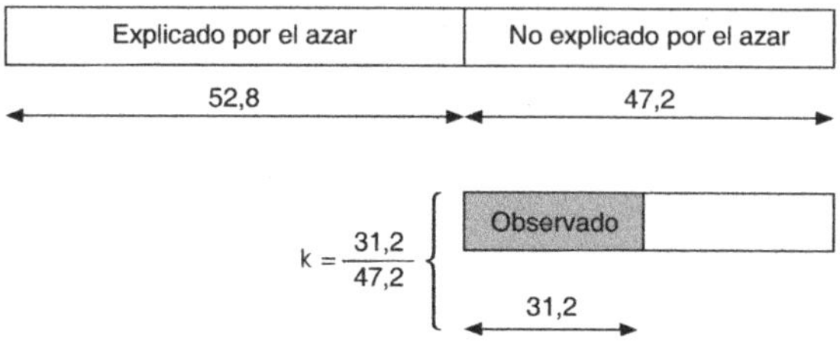

FIG. 9.8. *Coeficiente κ.*

El valor máximo para un índice kappa es 1, que indica coincidencia total. El valor de 0 indicaría que el azar lo puede explicar todo mientras que valores negativos indicarían que la concordancia es peor que el azar. En el caso de estar valorando pruebas diagnósticas se plantearía invertir los criterios diagnósticos para obtener una concordancia mayor de cero. En general puede afirmarse que un índice κ es óptimo si se sitúa por encima de 0,7, bueno si se sitúa por encima de 0,5, y aceptable si supera 0,4.

El Índice Kappa también puede usarse en situaciones donde las clasificaciones tienen más de dos categorías y el proceso cuantitativo es idéntico. En esta situación cabe usar una modificación del índice (*weighted kappa,* en inglés) que permite penalizar de modo diferente, diferencias más acusadas (más distancia entre casillas) entre los diferentes métodos diagnósticos. Cuando hay más de dos observaciones se usará el índice Kappa de Fleiss en vez del de Cohen para valorar su grado de acuerdo.

Resumen

Para determinar la validez de una prueba diagnóstica es necesario comparar los resultados obtenidos en la prueba diagnóstica con los de otra prueba diagnóstica de referencia (estándar de oro o *gold standard*) unánimemente aceptada como la mejor prueba diagnóstica existente hasta ese momento y que define la «verdad».

La validez interna de una prueba diagnóstica es definida a través de sus valores de sensibilidad y especificidad. La sensibilidad de una prueba puede definirse como la proporción de enfermos que es capaz de detectar la prueba. Se calcula a través del cociente entre los verdaderos positivos y el total de personas enfermas. Por otro lado, la especificidad de la prueba podría definirse como la proporción de no enfermos que es capaz de detectar la prueba y su cálculo se realiza a través del cociente entre los verdaderos negativos y el total de no enfermos. Mientras que la función principal de la sensibilidad es la de descartar la enfermedad, la utilidad de la especificidad es la de confirmar un diagnóstico.

Cuando la prueba diagnóstica de la que disponemos es una prueba cuyos datos son recogidos en escala cuantitativa (por ejemplo, la glucemia basal) y se establece un punto de corte en dicha escala para establecer una enfermedad (por ejemplo, glucemia >126 mg/dl para definir diabetes), puede ir variándose el valor de la variable que se usará como criterio para el diagnóstico de enfermedad y calcularse la especificidad y la sensibildad para cada uno de los posibles puntos de corte. Para la construcción de curvas ROC (*Receiver Operating Characteristic*) se sitúan en el eje de ordenadas (eje Y) los valores de la sensibilidad, y en el eje de abscisas los complementarios de la especificidad (1-especificidad). La prueba diagnóstica tendrá mayor capacidad de discriminación cuanto mayor sea el área bajo la curva. El área bajo la curva ROC equivale a la probabilidad de que si se eligiesen al azar a dos individuos, uno con la enfermedad, y otro sin ella, la prueba los clasificase a ambos correctamente.

El valor predictivo positivo (VPP) de una prueba se define como la probabilidad de padecer la enfermedad cuando el resultado de la prueba es positivo, mientras que el valor predictivo negativo (VPN) es la probabilidad de no padecer la enfermedad cuando el resultado de la prueba es negativo. La *probabilidad a priori o pre-test* es la que existe antes de realizar ninguna prueba y coincide con la prevalencia de la enfermedad en la población. La probabilidad *post-test* es, sin embargo, aquélla que tiene una pesona de presentar una enfermedad *después* de que la prueba diagnóstica lo ha dado como positivo (o de no padecerla si el test fue negativo), es decir, las probabilidades post-test son los valores predictivos. Los cambios en la prevalencia (o en la probabilidad pre-test) de una enfermedad se traducen en modificaciones en los valores predictivos positivos y negativos. Por esta razón, los valores predictivos definen la validez externa de la prueba diagnóstica.

El objetivo del diagnóstico precoz es la identificación presuntiva, con la ayuda de pruebas diagnósticas baratas, poco invasivas, sencillas y de aplicación rápida, de las personas afectadas por una enfermedad que hasta entonces había pasado desapercibida (detección en un estadio presintomático). Es una estrategia de prevención secundaria. No se trata de establecer un diagnóstico definitivo, sino de establecer para cada persona si tiene una alta o baja probabilidad de padecer la enfermedad. Pero, ¿cómo decidir establecer o no un programa de cribado? Existen criterios referentes a la enfermedad, referentes a la prueba (debe tener VPP alto, ser poco invasiva, sin efectos adversos, rápida y con bajo coste) y referentes a la población (con prevalencia de enfermedad elevada y, aunque no es decisivo, la población debe ser consciente del problema de salud). Sin embargo, los programas de cribado presentan inconvenientes en relación principalmente a los falsos negativos, a los falsos positivos y a los problemas yatrogénicos derivados de su aplicación. En resumen, antes de implementar un sistema de cribado universal, debe existir una convicción muy firme, apoyada en datos fiables de que el diagnóstico y tratamiento precoces serán más beneficiosos que perjudiciales. En caso de que no sea posible asegurar esto, es mejor no actuar.

Cuando deben combinarse diferentes pruebas diagnósticas, éstas pueden aplicarse en serie o en paralelo. La aplicación de pruebas en serie se traduce en la utilización de una/s primera/s prueba/s muy sensibles como primer paso para descartar la enfermedad y la aplicación posteriormente de pruebas cada vez más específicas para confirmar la sospecha diagnóstica. Con la aplicación de pruebas en paralelo, todas las pruebas se realizan de una vez, simultáneamente en el tiempo. Si al menos una de ellas resulta positiva, ya se etiqueta al paciente como enfermo. Así, globalmente, la sensibilidad de esta estrategia de asociación de pruebas diagnósticas aumenta, pero la especificidad global disminuye.

Hay muchas situaciones en las que no existe un patrón de oro disponible para valorar una prueba diagnóstica. Entonces se valora la concordancia entre dos pruebas o entre dos observadores distintos que aplican la misma prueba. Para este análisis se puede utilizar el llamado Índice Kappa de Cohen. El valor máximo para un índice kappa es 1, que indica coincidencia total. El mínimo es 0, que indicaría que el azar lo puede explicar todo. En general, puede afirmarse que un índice κ es óptimo si se sitúa por encima de 0,7, bueno si se sitúa por encima de 0,5, y aceptable si supera 0,4.

9.6. **Problemas**

9.6.1. Problemas sobre medidas de validez de pruebas de cribado

1. *Trastornos del comportamiento alimentario*

Al aplicar el test de actitudes alimentarias (*Eating Attitudes Test*, EAT) para hacer un cribado de trastornos del comportamiento alimentario entre 3.000 adolescentes navarras (12-21 años), 300 de ellas resultaron positivas (puntuación≥30 en el EAT). A estas 300 chicas se les realizó una entrevista por un especialista en psiquiatría para confirmar un diagnóstico definitivo de anorexia nerviosa, bulimia u otros trastornos del comportamiento alimentario (TCA), de acuerdo con la clasificación DSM-IV (Diagnostic and Statistics Manual, 4.ª versión). De las 300 chicas con EAT≥30, sólo la mitad, 150, fueron diagnosticadas como casos de TCA por la entrevista con el psiquiatra. De entre las 2.700 que dieron resultados inferiores a 30 en el EAT, se seleccionó aleatoriamente una muestra compuesta por 100 chicas. Estas 100 chicas también fueron entrevistadas por un psiquiatra y, tras aplicar los criterios del DSM-IV, sólo 3 de ellas fueron diagnosticadas de TCA. Asumiendo que los resultados de la muestra aleatoria de 100 chicas pueda extrapolarse al resto de las que dieron negativas (<30) en el EAT.

a) ¿Cuáles son los valores de sensibilidad, especificidad, y valores predictivos del EAT, teniendo como patrón de oro al diagnóstico hecho por psiquiatra?

b) ¿Qué pasaría en el ejemplo anterior con los valores predictivos del EAT (punto de corte≥30) para diagnosticar trastornos del comportamiento alimentario en una hipotética población donde la prevalencia de estos trastornos fuese del 20 %?
Responda a la pregunta asumiendo que la sensibilidad y la especificidad se mantienen constantes y a partir de una tabla de contingencia clásica donde usted adapta los datos del enunciado inicial a esta nueva prevalencia.

c) ¿Qué pasaría en el ejemplo anterior con los valores predictivos del EAT (punto de corte≥30) para diagnosticar trastornos del comportamiento alimentario en una hipotética población donde la prevalencia de estos trastornos fuese del 20 %?
Responda a la pregunta asumiendo que la sensibilidad y la especificidad se mantienen constantes pero ahora obtenga los resultados a partir de las fórmulas de la RPD+ y de la RPD–. (Conceptos avanzados.)

2. *Diagnóstico de glaucoma a partir de la presión intraocular*

Se comparan los resultados de la medición de la presión intraocular en 100 pacientes que habían desarrollado alteraciones visuales secundarias al glaucoma 10 años más tarde y en 100 individuos cuya presión intraocular se había registrado y que seguían sin manifestaciones visuales de glaucoma 10 años más tarde. Los resultados fueron:

Presión intraocular (mm hg)	*Desarrollaron glaucoma*	*No desarrollaron glaucoma*
< 5	0	5
5-10	0	10
10,1-15	5	20
15,1-20	10	30
20,1-25	20	20
25,1-30	30	10
30,1-35	15	5
35,1-40	15	0
> 40	5	0
TOTAL	100	100

a) Construir una curva ROC de la presión intraocular medida previamente (10 años antes) para diagnosticar glaucoma. Tenga en cuenta que debe estimar los valores de verdaderos positivos y verdaderos negativos, falsos positivos y falsos negativos y en consecuencia los valores de validez (sensibilidad, y especificidad) en cada punto de corte posible de la presión intraocular (9 puntos de corte con los datos de la tabla).

b) ¿Le parece a simple vista que el conocimiento de la presión intraocular previa mejora la capacidad de diagnosticar un glaucoma o piensa que no es un dato útil?

3. *Comparación del diagnóstico realizado por dos residentes*

Dos residentes en urgencias recibieron la visita anual de 420 pacientes con síntomas clínicos de apendicitis. En 203 pacientes los dos residentes coincidieron en diagnosticar un cuadro agudo de apendicitis. En 89 casos lo descartaron. En 43 casos el primer residente la diagnosticó y el segundo la descartó. En 85 casos ocurrió lo contrario.

Suponiendo que el primero de los residentes fuera R-5 de Medicina interna y se considerara patrón de oro en el diagnóstico de la enfermedad, ¿cómo se analizarían los datos?

4. *Prevalencia de VIH en población general y en población de alto riesgo*

La odds de padecer infección por el virus de la inmunodeficiencia humana (VIH, virus del sida) en los varones de la población española general de 25 a 35 años es de 0,02. En cambio, entre los varones homosexuales españoles de este mismo rango de edad esta odds vale 0,15. ¿Cuántas veces es más probable que un varón sea homosexual entre los infectados por este virus que entre los no infectados? ¿A qué concepto corresponde este resultado? (Conceptos avanzados.)

5. *Diagnóstico prenatal*

Se dispone de una prueba diagnóstica prenatal de Síndrome de Down y se desea hacer un despistaje de la enfermedad en una población de embarazadas. La sensibilidad de la prueba es del 65 % mientras que la especifidad es 95 %. Para un estrato de edad donde la prevalencia de Síndrome de Down fuese de 1/1.200 embarazadas, ¿qué porcentaje de los diagnósticos positivos que se hiciesen serían acertados? (Conceptos avanzados.)

9.6.2. Soluciones de los problemas de validez de pruebas de cribado

1. *Trastornos del comportamiento alimentario*

Los datos del enunciado se pueden introducir en la tabla siguiente:

Prueba	*Estándar de oro*	
	Verdaderamente enfermas	*Verdaderamente exentas de enfermedad*
Test+	VP	FP
Test–	FN	VN

EAT	*Entrevista con psiquiatra*	
	Realmente padecen TCA	*Realmente no padecen TCA*
EAT ≥ 30	150	150
EAT < 30	3	97

a) Valores de sensibilidad, especificidad, y valores predictivos del EAT, teniendo como patrón de oro al diagnóstico realizado por un psiquiatra. Tenga en cuenta que las 100 personas con EAT < 30 examinadas por el psiquiatra representan en realidad un total de 2.700 chicas y si asumimos que fue un muestreo representativo y aleatorio podemos extrapolar los datos de las 100 examinadas con EAT < 30 a todas (2.700) las que tenían EAT < 30:

EAT	*Entrevista con psiquiatra*		Total
	Realmente padecen TCA	*Realmente no padecen TCA*	
EAT ≥ 30	150	150	300
EAT < 30	0,03 × 2.700 = 81[1]	0,97 × 2.700 = 2.619	2.700
Total	150 + 81 = 231	150 + 2.619 = 2.769	3.000

1. En la muestra de 100 chicas con EAT < 30 el 3 % padece realmente un TCA, por lo tanto es asumible aque 0,03 × 2.700 lo padecen realmente en la muestra total de 2.700 chicas.

Sensibilidad = 150/231 = 0,649 (65 %)
Valor predictivo positivo = 150/300 = 0,5 (50 %)
Especificidad = 2.619/2.769 = 0,946 (95 %)
Valor predictivo negativo = 2.619/2.700 = 0,97 (97 %)

b) Valores predictivos del EAT (punto de corte≥30) para diagnosticar trastornos del comportamiento alimentario en una hipotética población donde la prevalencia de estos trastornos fuese del 20 %.
Se asume que la sensibilidad y la especificidad se mantienen constantes y se realiza la estimación a partir de una tabla de contingencia clásica adaptando los datos del enunciado inicial a esta nueva prevalencia.
En la estimación anterior, se trabajaba con una prevalencia de TCA del 7,7 % (231/3.000).
Se genera una tabla hipotética, imaginando:
— Una prevalencia del 20 %: Total enfermas = 3.000 × 0,20 = 600.
— Si hay 600 enfermas, en total habrá 2.400 no enfermas.
— Se aplica la sensibilidad (que es constante) al total de enfermas y esos serán los verdaderos positivos: VP = 600 × 0,649 = 389.
— Se aplica la especificidad (que es constante) al total de no enfermas y esos serán los verdaderos negativos: VN = 2.400 × 0,946 = 2.270.

La tabla hipotética para una prevalencia del 20 % manteniendo fijas la Sensibilidad y la Especificidad sería entonces:

EAT	*Entrevista con psiquiatra* *Realmente padecen TCA*	*Realmente no padecen TCA*	TOTAL
EAT ≥ 30	600 × 0,649 = 389	2.400 – 2.270 = 130	389 + 130
EAT < 30	600 – 389 = 211	0,946 × 2.400 = 2.270	211 + 2.270
TOTAL	3.000 × 0,2 = 600	3.000 – 600 = 2.400	3.000

$$\text{VPP} = \frac{389}{519} = 74{,}95\ \%$$

$$\text{VPN} = \frac{2.270}{2.481} = 91{,}50\ \%$$

c) (Conceptos avanzados). Valores predictivos del EAT (punto de corte≥30) para diagnosticar trastornos del comportamiento alimentario en una hipotética población donde la prevalencia de estos trastornos fuese del 20 %.
Se asume que la sensibilidad y la especificidad se mantienen constantes y ahora se obtienen los resultados a partir de las fórmulas de la RPD+ y de la RPD–.
En la estimación anterior, se trabajaba con una prevalencia de TCA del 7,7 % (231/3.000).
Se aplica la expresión de la Odds del VPP a partir de la razón de probabilidades diagnósticas positivas (RPD+), donde P es la prevalencia, S la sensibilidad y E la especificidad:

— $\text{Odds}_{\text{VPP}} = (\text{RPD+}) \times \text{Odds}_{\text{Prevalencia}}$.
— $\text{Odds}_{\text{VPP}} = (S/1 - E) \times (P/1 - P) = (0{,}649/0{,}054) \times (0{,}2/0{,}8) = 12 \times 0{,}25 = 3$.
— $\text{VPP} = \text{Odds}_{\text{VPP}}/(1 + \text{Odds}_{\text{VPP}}) = 3/4 = 75\ \%$.
— Y la Odds del VPN a partir de la RPD–, según la aproximación sugerida por el Prof. Delgado-Rodríguez (*J. Clin. Epidemiol.*, 1997; 50: 639-642).
— $\text{Odds}_{\text{VPN}} = (1/\text{RPD–}) \times \text{Odds}_{(1 - \text{Prevalencia})}$.
— $\text{Odds}_{\text{VPN}} = (E/1 - S) \times (1 - P/P) = (0{,}946/0{,}351) \times (0{,}8/0{,}2) = 2{,}7 \times 4 = 10{,}8$.
— $\text{VPN} = \text{Odds}_{\text{VPN}}/(1 + \text{Odds}_{\text{VPN}}) = 10{,}8/11{,}8 = 91{,}5\ \%$.

Observe que las respuestas en el apartado *b*) y *c*) son idénticas. Son dos maneras de responder a una misma pregunta.

2. *Diagnóstico de glaucoma a partir de la presión intraocular*

a) Los resultados descritos en el enunciado se describen en la parte izquierda de la tabla siguiente. A continuación se trata de ir cambiando el punto de corte de 5 a 40 y de ir calculando las estimaciones de sensibilidad y especificidad con la información que tenemos de la presencia o no de glaucoma por encima y por debajo de cada punto de corte.
Si por ejemplo el punto de corte fuera 5, tendríamos que definir como «positivos» a todas las personas con valores de presión intraocular mayor o igual a 5 ((100 + 100) – 5 = 195) y como «negativos a aquellas personas con valores menores de 5 (0 + 5). Estos datos se pueden situar en la columna izquierda de totales de la tabla siguiente (en negrita):

Presión intraocular	*Diagnóstico real* *Sí glaucoma*	*No glaucoma*	*Total*
≥5	0+5+10+20+30+15+15+5 = 100 **VP**	**FP** 10+20+30+20+10+5 = 95	**(100+100)–5 = 195**
<5	0 **FN**	**VN** 5	**0+5 = 5**
TOTAL	100	100	**200**

De las 195 personas que catalogaríamos como «positivas» para la prueba, 0 + 5 + 10 + 20 + 30 + 15 + 15 = 100 tienen glaucoma y 10 + 20 + 30 + 20 + 10 + 5 = 95 no tienen glaucoma. Por otra parte, las 5 personas clasificadas como «negativas» no presentan Glaucoma (ver celdas centrales de la tabla anterior). Con los datos de esta tabla podemos conocer los valores de VP, VN, FP, FN y estimar la sensibilidad (VP/(VP + FN) = 1) y 1 – especificidad (1 – VN/(VN + FP) = 0,95) y vamos rellenando la primera línea de la tabla de respuestas siguiente:

Presión intraocular	*Sí glaucoma*	*No glaucoma*	*Punto de corte*	*VP*	*VN*	*FP*	*FN*	*S*	*1-E*
<5	0	5	5	100	5	95	0	1	0,95
5-10	0	10	10	100	15	85	0	1	0,85
10,1-15	5	20	15	95	35	65	5	0,95	0,65
15,1-20	10	30	20	85	65	35	15	0,85	0,35
20,1-25	20	20	25	65	85	15	35	0,65	0,15
25,1-30	30	10	30	35	95	5	65	0,35	0,05
30,1-35	15	5	35	20	100	0	80	0,20	0
35,1-40	15	0	40	5	100	0	95	0,05	0
>40	5	0							
TOTAL	100	100							

Vamos a resolver también la segunda línea de la tabla: Si por ejemplo el punto de corte fuera 10, tendríamos que definir como «positivos» a todas las personas con valores de presión intraocular mayor a 10 (100 + 85 = 185) y como «negativos a aquellas personas con valores menores o iguales a 10 (0 + 15). Estos datos se pueden situar en la columna izquierda de totales de la tabla siguiente (en negrita):

Presión intraocular	*Diagnóstico real*		*Total*
	Sí glaucoma	*No glaucoma*	
>10	5+10+20+30+15+15+5 = 100 **VP**	**FP** 20+30+20+10+5 = 85	**(100+85) = 185**
≤10	0 **FN**	**VN** 15	**0+15 = 15**
TOTAL	100	100	**200**

De las 185 personas que catalogaríamos como «positivas» para la prueba, 5 + 10 + 20 + 30 + 15 + 15 + 5 = 100 tienen glaucoma y 20 + 30 + 20 + 10 + 5 = 85 no tienen glaucoma. Por otra parte, las 15 personas clasificadas como «negativas», no presentan Glaucoma (ver celdas centrales de la tabla anterior). Con los datos de esta tabla podemos conocer los valores de VP, VN, FP, FN de la segunda línea de resultados y estimar la sensibilidad (VP/(VP + FN) = 1) y 1 – especificidad (1 – VN/(VN + FP) = 0,85) y vamos rellenando la segunda línea de la tabla de respuestas. Se repite este procedimiento hasta completar las 8 tablas de contingencia de los 8 puntos de corte contemplados y con los valores de la sensibilidad y de la especificidad podemos diseñar la curva ROC (los programas estadísticos hacen esto automáticamente, dibujan la figura y nos dan el valor del área bajo la curva ROC junto con los intervalos de confianza de este valor). Observe que los valores de S y 1-E de la última línea de la tabla de resultados son tan pequeños que no aparecen en la curva ROC.

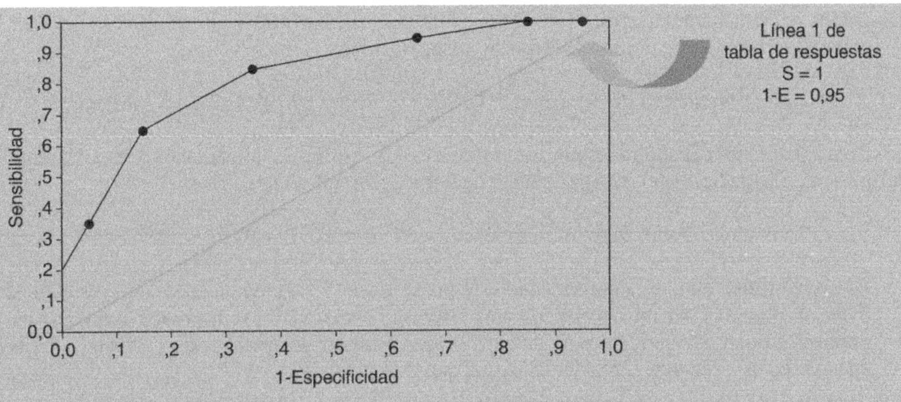

b) A simple vista, el conocimiento de la presión intraocular previa mejora la capacidad de diagnosticar un glaucoma. No conocemos exactamente el valor del área bajo la curva ROC ni sus intervalos de confianza pero se ve que la curva se aleja bastante de la línea diagonal correspondiente a un área del 50 % (valor nulo).

3. *Comparación del diagnóstico realizado por dos residentes*

Lo primero que se realiza es rellenar las tablas de contingencia apropiados:

Evaluación independiente de 420 enfermos con apendicitis por dos residentes

Diagnóstico apendicitis		**Residente 2** Sí	No	*Total*
Residente 1 R5	Sí	203 **VP**	**FN** 43	246
	No	85 **FP**	**VN** 89	174
	Total	288	132	420

El primero de los residentes es R-5 de Medicina interna y se considerara patrón de oro en el diagnóstico de la enfermedad. Cuando hay una medida que se puede considerar estándar de oro, podemos valorar la validez interna y externa del instrumento alternativo (residente con menos experiencia) respecto al R-5:

$$\textit{Sensibilidad} = VP/(VP + FN) = 203/(203 + 43) = 82{,}5\ \%$$

El residente con menos experiencia diagnóstica bien al 82,5 % de los pacientes con apendicitis (no detectaría bien, se le «escaparía» (FN) el 17,5 % de pacientes con apendicitis):

$$\textit{Especificidad} = VN/(VN + FP) = 89/(89 + 85) = 51{,}15\ \%$$

El residente con menos experiencia detecta correctamente al 51,15 % de los pacientes sin apendicitis (se equivoca (FP) en el 48,85 % de las personas sanas).

$$\textit{Valor predictivo de positivos} = VP/(VP + FP) = 203/(203 + 85) = 70{,}5\ \%$$

De los pacientes considerados por el residente como «pacientes con apendicitis», el 70,5 % realmente tienen apendicitis, el resto son falsos positivos.

Valor predictivo de negativos = VN/(VN + FN) = 89/(89 + 43) = 67,4 %

De los pacientes considerados por el residente como «sin apendicitis», el 67,4 % realmente no presentan apendicitis (el 32,6 % tiene apendicitis y son falsos negativos).

Razón de probabilidades diagnósticas positivas = S/1-E = 0,825/0,489 = 1,69

La probabilidad de que la enfermedad esté presente sí se incrementa cuando el residente con menos experiencia afirma que el paciente presenta apendicitis. La odds pretest de apendicitis se multiplica por 1,69 y podemos así hallar la Odds post test de apendicitis. Es decir, la odds de apendicitis una vez que el residente afirma que está presente.

Inversa de razón de probabilidades diagnósticas negativas = E/1-S = 0,512/0,175 = 2,93

La probabilidad de que la enfermedad no esté presente sí se incrementa cuando el residente con menos experiencia afirma que el paciente no presenta apendicitis. La odds pretest de no presentar apendicitis se multiplica por 2,93 y podemos así hallar la Odds post test de no presentar apendicitis. Es decir, la odds de no presentar apendicitis una vez que el residente afirma que no está presente. En definitiva, el residente descarta la apendicitis mejor que diagnosticarla.

4. *Prevalencia de VIH en población general y en población de alto riesgo (conceptos avanzados)*

La odds de padecer infección por el virus de la inmunodeficiencia humana (VIH, virus del sida) en los varones de la población española general de 25 a 35 años es de 0,02. En cambio, entre los varones homosexuales españoles de este mismo rango de edad esta odds vale 0,15.

Para entender este problema, usted debe suponer que la «enfermedad» que nos interesa es «estar infectado por el VIH» y que estamos valorando la utilidad del conocimiento sobre la actividad homosexual (nuestro «test» en este caso) para diagnosticar la infección del VIH en un varón.

Para saber cuántas veces es más probable que un varón sea homosexual entre los infectados por este virus que entre los no infectados, debemos utilizar la razón de probabilidades diagnósticas positivas (RPD+).

RPD+ = S/1-E (probabilidad de ser homosexual en enfermos)/
(probabilidad de ser homosexual en sanos)

pero también,

Odds (prevalencia VIH población general) × RPD+ = Odds (VPP de infección
por VIH en homosexuales)

La Odds de padecer infección por el virus de la inmunodeficiencia humana (VIH, virus del sida) en los varones de la población española general de 25 a 35 años sería la odds prevalencia (Odds de probabilidad de estar infectado antes de saber si alguien es homosexual, «odds pretest»). Odds prevalencia = 0,02.

La odds de padecer la infección por el virus de la inmunodeficiencia humana entre los varones homosexuales españoles de este mismo rango de edad sería la odds VPP (Odds de la probabilidad de estar infectado una vez de saber que el varón es homosexual, «Odds postest». Odds VPP = 0,15.

$$RPD+ = 0,15/0,02 = 7,5$$

En los varones infectados, la probabilidad de que tengan actividad homosexual es 7,5 veces mayor en comparación con los varones de la población general de 15 a 35 años que no están infectados.

El conocimiento sobre la actividad homosexual de un varón nos aporta una información útil respecto a su probabilidad de ser VIH positivo, incrementa la probabilidad de que sea positivo.

5. *Diagnóstico prenatal (conceptos avanzados)*

El porcentaje de los diagnósticos que se hiciesen que serían acertados es el valor predictivo de positivos (VPP: proporción de diagnósticos, pruebas positivas, que realmente se aciertan).

Lo podemos hallar utilizando dos fórmulas:

$$RPD+ = S/(1 - E) = 0,65/(1 - 0,95) = 13$$

Por otra parte:

$$\text{Odds prevalencia} \times RPD+ = \text{Odds VPP}$$
$$\text{Odds VPP} = (1/1.200)/(1 - (1/1.200)) \times 13 = 0,00083403 \times 13 = 0,0108$$

Ahora es preciso transformar una Odds en una probabilidad (la Odds VPP en el VPP) $p =$ odds/1 + Odds:

$$VPP = 0,0108/(1 + 0,0108) = 0,010685$$

VPP es 1,07 % de 100 diagnósticos, aproximadamente 1 sería acertado.

9.6.3. Problemas sobre la valoración de la concordancia diagnóstica

1. *Diagnóstico de retinopatía diabética*

Se sometió a doscientos pacientes diabéticos a dos evaluaciones independientes de fondo de ojo realizadas por dos oftalmólogos diferentes para comprobar si presentaban lesiones de retinopatía diabética. En 60 de los pacientes ambos oftalmólogos coincidieron en diagnosticar retinopatía. En otros 100 pacientes también estuvieron de acuerdo en descartar la retinopatía. En 30 pacientes el primer oftalmólogo diagnosticó retinopatía y el segundo la descartó. En los 10 pacientes restantes pasó lo contrario (el primero la descartó y el segundo la diagnosticó). Estime la concordancia diagnóstica, una vez eliminada la que pueda ser explicada por el azar.

2. *Comparación del diagnóstico realizado por dos residentes*

Dos residentes en urgencias recibieron la visita anual de 420 pacientes con síntomas clínicos de apendicitis. En 203 pacientes los dos residentes coincidieron en diagnosticar un cuadro agudo de apendicitis. En 89 casos lo descartaron. En 43 casos el primer residente la diagnosticó y el segundo la descartó. En 85 casos ocurrió lo contrario. Estime la concordancia diagnóstica entre ambos.

9.6.4. Soluciones de los problemas sobre la valoración de la concordancia diagnóstica

1. *Diagnóstico de retinopatía diabética*

Lo primero que se hace es rellenar las tablas de contingencia apropiados:

Panel A

Diagnóstico retinopatía		Oftalmólogo 2 Sí	Oftalmólogo 2 No	TOTAL
Oftalmólogo 1	Sí	60	30	90
	No	10	100	110
	TOTAL	70	130	200

La concordancia *observada* es (60 + 100)/200 = 0,8 = 80 %.
A continuación se estiman los valores de concordancia esperados (debidos al azar) en las casillas de la tabla de contingencia:

Panel B

Esperado por el azar		Oftalmólogo 2 Sí	Oftalmólogo 2 No	TOTAL
Oftalmólogo 1	Sí	(90 × 70)/200 = 31,5	(90 × 130)/200 = 58,5	90
	No	(110 × 70)/200 = 38,5	(110 × 130)/200 = 71,5	110
	TOTAL	70	130	200

La concordancia debida al azar *esperada* es (31,5 + 71,5)/200 = 0,515 = 51,5 %.
Siendo la concordancia máxima del 100 % podemos aplicar la fórmula de kappa:

$$\text{Kappa} = \frac{\text{Concordancia observada - esperada por azar}}{\text{Concordancia máxima - esperada por azar}} = \frac{80 - 51{,}5}{100 - 51{,}5} = \frac{28{,}5}{48{,}5} = 0{,}5879$$

El índice Kappa nos indica que hay una concordancia media (del 58,8 %) entre los dos oftalmólogos.

2. *Comparación del diagnóstico realizado por dos residentes*

Lo primero que se hace es rellenar las tablas de contingencia apropiados:

Panel A

Diagnóstico apendicitis		Residente 2 Sí	Residente 2 No	TOTAL
Residente 1	Sí	203	43	246
	No	85	89	174
	TOTAL	288	132	420

La concordancia *observada* es (203 + 89)/420 = 0,6952 = 69,52 %.
A continuación se estiman los valores de concordancia esperados (debidos al azar) en las casillas de la tabla de contingencia:

Panel B

Esperado por el azar		Residente 2: Sí	Residente 2: No	*Total*
Residente 1	Sí	(246 × 288)/420 = 168,69	(246 × 132)/420 = 77,31	246
	No	(174 × 288)/420 = 119,31	(174 × 132)/420 = 54,69	174
	Total	288	132	420

La concordancia debida al azar *esperada* es (168,69 + 54,69)/420 = 0,5319 = 53,19 %
Siendo la concordancia máxima del 100 % podemos aplicar la fórmula de kappa:

$$\text{Kappa} = \frac{\text{Concordancia observada - esperada por azar}}{\text{Concordancia máxima - esperada por azar}} = \frac{69{,}52 - 53{,}19}{100 - 53{,}19} = \frac{16{,}33}{46{,}81} = 0{,}3489$$

El índice Kappa nos indica que hay poca concordancia entre los dos residentes. La concordancia es del 34,89 %.

9.7. Preguntas de elección múltiple

9.7.1. PREGUNTAS SOBRE CONCEPTOS AVANZADOS

Para cada pregunta seleccione la respuesta más correcta. Se aconseja intentar responder primero a TODAS las preguntas antes de revisar las respuestas comentadas.

Las dos distribuciones siguientes representan los efectos de alterar el punto de corte para los niveles de colesterol sanguíneo en una prueba que pretende identificar a las personas con alto riesgo de desarrollar una enfermedad coronaria.

Las dos distribuciones siguientes representan los efectos de alterar el punto de corte para los niveles de colesterol sanguíneo en una prueba que pretende identificar a las personas con alto riesgo de desarrollar una enfermedad coronaria.

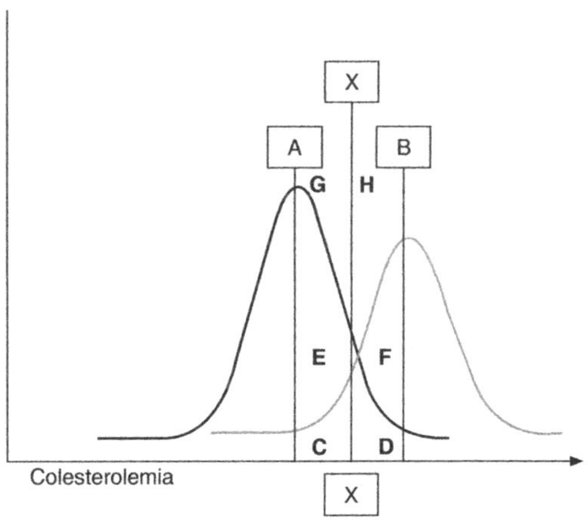

1. *Asumiendo que utilizamos el punto de corte X, identificar la letra que mejor representa a los FALSOS POSITIVOS:*
(1) A.
(2) B.
(3) D.
(4) F.
(5) E.

2. *¿Cuál sería el punto de corte con mayor sensibilidad?:*
(1) A.
(2) Un punto entre A y X.
(3) X.
(4) Un punto entre X y B.
(5) B.

3. *El valor predictivo positivo de una prueba diagnóstica para una enfermedad se estima por:*
(1) La proporción de individuos que al aplicarles la prueba dan positivo.
(2) La proporción de enfermos que al aplicarles la prueba dan positivo.
(3) La proporción de positivos entre los enfermos.
(4) La proporción de enfermos entre los positivos.
(5) El número de enfermos que la prueba detecta.

4. *Todas las afirmaciones siguientes sobre la prueba HAC son correctas EXCEPTO:*
Se desarrolla una nueva prueba diagnóstica para el Cólera. Cuando el agente se añade a las heces, el microorganismo desarrolla un halo a su alrededor. Dicha prueba se llama por dicha razón la prueba del «Halo Alrededor del Cólera» (prueba HAC). Se utiliza la prueba HAC en un grupo de personas elegidos de tal manera que la prevalencia de Cólera en dicho grupo NO representa la prevalencia real de Cólera en los pacientes hospitalizados. Se eligen a 100 pacientes con Cólera y a otros 100 sin dicha enfermedad obteniendo los resultados siguientes:

	Cólera	
	Sí	*No*
Prueba HAC+	91	12
Prueba HAC–	9	88

(1) La sensibilidad de la prueba es alrededor del 91 %.
(2) La especificidad de la prueba es alrededor del 12 %.
(3) La proporción de falsos negativos es alrededor del 9 %.
(4) El valor predictivo de positivos que realmente le corresponde a esta prueba para la población general no puede obtenerse a partir de la información existente.
(5) Probablemente esta prueba sería más eficiente utilizada en África que en España.

5. *«La ausencia de calcificación valvular sugiere que no existe una estenosis aórtica severa». Esta aseveración sugiere que:*
(1) La calcificación valvular es un dato con alta sensibilidad para detectar la estenosis aórtica severa.
(2) La calcificación valvular es un dato con poca sensibilidad para detectar la estenosis aórtica severa.
(3) La calcificación valvular es un dato con alta especificidad para detectar la estenosis aórtica severa.
(4) La calcificación valvular es un dato con poca especificidad para detectar la estenosis aórtica severa.
(5) El valor predictivo de una prueba positiva es alta.

6. *Todas las afirmaciones siguientes son correctas respecto a la curva ROC EXCEPTO:*
(1) La curva ROC se construye cuando valoramos la validez diagnóstica de una medida cuantitativa.
(2) El área bajo la curva mide la capacidad del test de distinguir quiénes tienen la enfermedad y quiénes no la presentan.
(3) El valor máximo es un área del 100 % y el valor nulo es el 0 %.

(4) Cada punto de la curva ROC proviene de datos analizados en una tabla de contingencia diferente.
(5) La curva ROC nos permite hallar el mejor punto de corte según para qué se utilizará la prueba estudiada, por ejemplo para descartar o para confirmar una enfermedad.

9.7.2. Respuestas comentadas de las preguntas sobre conceptos básicos

1.

Respuesta correcta: 3

Los falsos positivos serían personas con valores mayores que X. Hay dos tipos de personas:

Las que están en la distribución de enfermos: personas en F; éstos son verdaderos positivos.

Las que pertenecen a la distribución de sanos: personas D; estos son los falsos positivos.

2.

Respuesta correcta: 1

Los falsos negativos son personas que tendrían un valor de colesterolemia MENOR que el punto de corte pero que pertenecerían claramente a la distribución de enfermos (curva de la derecha). Habrá menos falsos negativos con el punto de corte A.

Por el contrario con el punto de corte B tendremos pocos falsos positivos, es decir, una alta especificidad.

3.

Respuesta correcta: 4

El Valor Predictivo de Positivos es: VP/(VP + FP).

VP + FP = total de los que han sido positivos en la prueba.

El VPP es la proporción de enfermos entre positivos.

4.

Respuesta correcta: 2

La especificidad es la proporción de verdaderos negativos entre sanos: 88/(88 + 12) = 88 %.

Al haber escogido a 100 enfermos y a 100 sanos, éstos no son necesariamente representativos de la población general y por lo tanto el VPP no necesariamente sería el de la población general.

La prevalencia de cólera es mayor en África que en el Estado Español y por lo tanto el VPP sería mayor en África, la prueba sería más eficiente en África (a igualdad de gasto, más diagnósticos reales).

5.

Respuesta correcta: 1

Cuando se utiliza la ausencia de un criterio para descartar una enfermedad estamos asumiendo que es poco probable que sea un FALSO NEGATIVO. Las pruebas con pocos falsos negativos son pruebas MUY SENSIBLES.

6.

Respuesta correcta: 3

El valor nulo del área bajo la curva ROC es 0,5 y corresponde a una curva que sea la diagonal de los ejes de sensibilidad y 1-especificidad. Significa que la sensibilidad (proporción de verdaderos positivos entre enfermos) es igual que 1-especificidad (proporción de falsos positivos entre sanos). Si el valor fuera menor que 0,5 habría que invertir la interpretación de los resultados y llamarle positivo a lo que sale negativo y viceversa.

Efectivamente si bajamos el punto de corte de una variable cuyo aumento indica enfermedad, la prueba sería muy sensible y adecuada para descartar una enfermedad, como primera prueba al utilizarla en serie con otras. Si por el contrario subimos el valor del punto de corte, la prueba sería muy específica y buena para confirmar, como segunda prueba en una serie de pruebas.

9.7.3. PREGUNTAS SOBRE CONCEPTOS AVANZADOS

Se presentan los resultados parciales siguientes, que provienen de un artículo sobre la aplicación de la epidemiología clínica al diagnóstico de la apendicitis:

Signo o síntoma	*Sensibilidad*	*Especificidad*	*LR+*
Migración del dolor	0,64	0,82	3,56
Rigidez	0,27	0,83	1,59
Dolor en cuadrante inferior derecho	0,81	0,53	1,72
Blumberg positivo	0,63	0,69	2,03
Dolor antes de vomitar	0,99	0,64	2,75

7. *¿Qué signo o síntoma diagnóstico nos daría, en caso de ser positivo, una mayor certeza de que el paciente que lo presenta tiene apendicitis?*
(1) Migración del dolor.
(2) Rigidez.
(3) Dolor en el cuadrante inferior derecho.
(4) Blumberg positivo.
(5) Dolor antes de vomitar.

8. *¿Qué signo o síntoma diagnóstico nos daría, en caso de ser negativo, una mayor certeza de que el paciente que no lo presenta está libre de apendicitis?*
(1) Migración del dolor.
(2) Rigidez.
(3) Dolor en el cuadrante inferior derecho.
(4) Blumberg positivo.
(5) Dolor antes de vomitar.

9. *¿Cuál es el signo o síntoma que más frecuentemente está presente en personas que, de hecho, no tienen apendicitis?*
(1) Migración del dolor.
(2) Rigidez.
(3) Dolor en el cuadrante inferior derecho.
(4) Blumberg positivo.
(5) Dolor antes de vomitar.

10. *Suponga que solamente se le permite utilizar, en serie, DOS de los signos expuestos anteriormente para diagnosticar la apendicitis en 100 pacientes que se presentan en urgencias. ¿Qué dos signos o síntomas utilizaría y en qué orden?*
(1) Primero: Dolor antes de vomitar, Segundo: Dolor en el cuadrante inferior derecho.
(2) Primero: Rigidez, Segundo: Dolor en el cuadrante inferior derecho.
(3) Primero: Migración del dolor, Segundo: Dolor antes de vomitar.
(4) Primero: Dolor antes de vomitar, Segundo: Rigidez.
(5) Cualquier par de síntomas sería correcto.

11. *De los siguientes sesgos, cuál puede considerarse como un sesgo de supervivencia:*
(1) El sesgo de la memoria *(recall bias)*.
(2) El efecto Hawthorne.
(3) El sesgo del adelanto diagnóstico *(Lead time bias)*.
(4) El sesgo del voluntario.
(5) El sesgo de duración de la enfermedad *(Length bias)*.

12. *Señale cuál de las siguientes afirmaciones es correcta:*
(1) Para llegar a un diagnóstico de certeza se requiere una prueba de alta sensibilidad aunque tenga una especificidad menor.
(2) Para descartar, en principio, un diagnóstico debe utilizarse una prueba de alta sensibilidad, aunque no sea muy específica.
(3) El poder predictivo de una prueba depende de la sensibilidad y especificidad de la misma, y es independiente de la prevalencia de la enfermedad.
(4) La sensibilidad de una prueba en una población depende sobre todo de la prevalencia de la enfermedad estudiada, más que de las características de la prueba en sí.
(5) Cuando realizamos varias pruebas en paralelo, disminuyen los falsos positivos de manera global y aumenta la especificidad del conjunto de pruebas.

13. *Asumiendo que la mamografía tiene una sensibilidad del 90 % y una especificidad del 98 %, y que las pruebas consecutivas son independientes, ¿cuál es la probabilidad de que una mujer con cáncer de mama tenga una mamografía de cribado negativo durante dos años consecutivos?*
(1) 1/10.
(2) 2/10.
(3) 4/10.
(4) 1/100.
(5) 4/100.

14. *Antes de aplicar una prueba de cribado a fumadores de una población determinada para diagnosticar un cáncer, sería necesario conseguir las siguientes cuestiones EXCEPTO:*
(1) Que la prueba sea muy sensible y que exista otra prueba diagnóstica muy específica para aplicar a los positivos de la primera.
(2) Que la prueba de cribado no sea invasiva.
(3) Que la prevalencia del cáncer en la población general sea alta.
(4) Que el coste de la prueba sea eficiente.
(5) Que la tasa de supervivencia, o al menos la calidad de vida, de los casos detectados con cáncer por la prueba mejore gracias al cribado.

9.7.4. Respuestas comentadas sobre las preguntas sobre conceptos avanzados

7.

Respuesta correcta: 1

La razón de probabilidades diagnósticas positivas (RPD+) o Likelihood Ratio+ (LR+) en inglés, nos indica cuántos positivos más se encuentran en enfermos respecto a sanos utilizando una prueba diagnóstica determinada. Es un indicador de la utilidad de una prueba para diagnosticar una enfermedad.

La migración del dolor es el signo o síntoma con mayor valor de RPD+.

8.

Respuesta correcta: 5

La razón de probabilidades diagnósticas negativas (RPD–) o Likelihood Ratio– (LR–) en inglés, nos indica cuántos negativos más se encuentran en sanos respecto a enfermos utilizando una prueba diagnóstica determinada. Es un indicador de la utilidad de una prueba para descartar una enfermedad.

El dolor antes de vomitar es el signo con mayor valor de 1/RPD– = (E/(1-S) = 64. La ausencia de dolor antes de vomitar aumenta mucho la probabilidad de que el paciente no tenga una apendicitis.

9.

Respuesta correcta: 3

Si un signo está presente en una persona que de hecho está sana, se trataría de un FALSO POSITIVO. Los falsos positivos son más frecuentes en pruebas poco específicas. El signo menos específico es el dolor en cuadrante inferior derecho.

10.

Respuesta correcta: 4

Cuando se utilizan dos pruebas diagnósticas en serie, interesa que la primera sea muy sensible para que el menor número de negativos posibles sean falsos negativos y posteriormente aplicaremos un aprueba muy específica a los que hayan resultado positivos en la primera prueba para confirmar el diagnóstico.

Escogeremos primero la prueba más sensible y a continuación la prueba más específica.

11.

Respuesta correcta: 5

El sesgo de la duración de la enfermedad consiste en que las personas supervivientes de una enfermedad o con formas más larvadas de la misma tienen una mayor probabilidad de ser captados por un programa de cribado. Al ser *supervivientes* o formas menos graves de enfermedad, nos puede dar la falsa impresión de que el programa de cribado les beneficia al compararlos con quienes no han sido diagnosticados por cribado.

12.

Respuesta correcta: 2

Las pruebas muy sensibles se caracterizan por tener pocos falsos negativos. Si el paciente es negativo, muy probablemente no presente la enfermedad, son buenos para «descartar» la enfermedad.

Cuando se realizan varias pruebas en paralelo aumenta la probabilidad de que alguna dé positivo al azar, aumentan los falsos positivos, disminuye la especificidad global. Sin embargo, tienen una sensibilidad global más alta que cada prueba por separado.

13.

Respuesta correcta: 4

La probabilidad que una mujer con cáncer de mama tenga una mamografía de cribado negativo es la proporción de falsos negativos.

La Sensibilidad es la proporción de verdaderos positivos entre enfermos:

$$S = VP/(VP + FN);\ 1 - S = FN/(VP + FN)$$

1 – S es por lo tanto la proporción de falsos negativos entre enfermos.

Si la sensibilidad es 90 % la proporción de falsos negativos es 10 % si esto ocurre dos años consecutivos tenemos que multiplicar las probabilidades:

$$0{,}1 \times 0{,}1 = 0{,}01 = 1/100$$

14.

Respuesta correcta: 3

Para que una prueba de cribado sea eficiente, es necesario que tenga un Valor Predictivo de Positivos altos. Esto aumenta con la prevalencia de la enfermedad. Aunque la prevalencia de la enfermedad sea baja «en la población general», si es suficientemente alta en los fumadores (población de alto riesgo a quien se dirige el cribado), se puede obtener un VPP suficientemente alto para que el cribado sea eficiente. Las demás respuestas DEBEN cumplirse.

Capítulo 10

ANÁLISIS DE DECISIONES

María Seguí-Gómez
Miguel Ángel Martínez-González
Jokin de Irala

La toma de decisiones en la práctica clínica es compleja, no sólo por el número de parámetros que hay que tener en cuenta y que suele ser siempre muy elevado, sino porque en torno a muchos de estos parámetros existe cierta incertidumbre. Por ejemplo, ante la duda de medicar o no un paciente con un determinado antibiótico, el médico se enfrenta a la incertidumbre de si la enfermedad es verdaderamente la que sospecha, además de la referente a la propia efectividad del fármaco o la posibilidad de que aparezcan efectos secundarios no deseados. Pese a esta incertidumbre, el clínico debe tomar una decisión. Ésta puede guiarse por diversos criterios como la lógica deductiva, la práctica habitual, los grupos de presión (como las compañías farmacéuticas o el propio paciente) o la sensibilidad social, pero ninguno de estos principios suele estar fundamentado racionalmente en la mejor evidencia disponible y por lo tanto no es una guía adecuada para tomar decisiones.

La técnica de análisis de decisión es una metodología basada en modelos probabilísticos que clarifican y orientan las actuaciones de las personas que tienen que tomar decisiones bajo condiciones de incertidumbre. Las decisiones que con ellas se toman no tienen la garantía de conducir siempre al mejor resultado, pero sí de maximizar la posibilidad de que ese mejor resultado ocurra. Estas técnicas se originaron en otros campos del saber, pero son muy útiles tanto en medicina (y se habla de análisis de decisiones clínicas) como en salud pública (y se habla de análisis de decisiones). Dentro del campo de la medicina clínica, estas técnicas son aplicables de modo individual para cada paciente y se pueden utilizar en la elaboración de protocolos de práctica asistencial.

Puede definirse el análisis de decisiones clínicas como un método *explícito*, *cuantitativo* y *prescriptivo*. *Explícito* porque sirve para describir los problemas clínicos complejos de una forma completa y clara, identificando las líneas de acción disponibles (tanto diagnósticas como terapéuticas como de acciones preventivas o de salud pública) y priorizando los objetivos a conseguir. *Cuantitativo* por que se han de valorar los resultados (o medir su utilidad), definir la probabilidad de que diferentes desenlaces ocurran, y realizar simples cálculos para escoger la línea de acción óptima. *Prescriptivo* porque sugiere una línea de acción, en vez de describir la línea de acción escogida (que lo haría descriptivo) o imponer una acción (que lo haría normativo), es decir, el investigador siempre tiene la última palabra (Weinstein *et al.*, 1980; D. A. Petitti, 2000).

10.1. Fases del análisis de decisiones

El método se resume en los siguientes pasos:

a) *Definir el problema:* la primera fase consiste en definir el problema claramente, es decir, plantear la situación a partir de la cual el médico deberá tomar una decisión (hacer una prueba diagnóstica o no, aplicar un tratamiento u otro, aplicar una medida preventiva o no, etc.).

b) *Definir los objetivos a alcanzar:* que pueden ser uno o múltiples y abarcar desde el querer disminuir la probabilidad de muerte o incrementar la probabilidad de curación hasta aumentar la cantidad y calidad de vida, disminuir la probabilidad de complicaciones o reducir el coste sanitario. Algunos de estos objetivos pueden tener cierto carácter subjetivo, por ejemplo el incrementar la satisfacción del paciente o mejorar su calidad de vida y esta valoración subjetiva se llama *valor* o *utilidad.* La *utilidad* no es sino la preferencia que un paciente (u otro grupo de personas) tiene para cada posible consecuencia o desenlace después de una intervención. Se trata, después de *adjudicar esa utilidad* a cada desenlace posible, de darle un valor numérico a la utilidad para poder comparar diferentes desenlaces utilizando valores cuantitativos.

c) *Estructurar el problema:* en esta fase se estructura el problema, es decir, se definen las alternativas a las decisiones que hay que tomar (por ejemplo, operar o no, prescribir un determinado fármaco o no, pedir una prueba o no). Estas decisiones incluyen el dilema inicial a resolver pero también sucesos alternativos que pueden ocurrir durante el proceso (por ejemplo, que la enfermedad remita o no, que se produzca una complicación o no, que el paciente siga el consejo médico o no). Esta estructuración se realiza dibujando un árbol de probabilidad (también llamado árbol de decisiones) y que representa en una gráfica y de manera secuencial las diferentes alternativas que pueden ocurrir durante la historia natural de la condición o enfermedad.

d) *Incluir probabilidades:* consiste en buscar las *probabilidades* de que ocurran los diversos sucesos; estas probabilidades se pueden obtener de la bibliografía científica o mediante la observación directa.

e) *Análisis:* por último se realiza el análisis escogiendo la mejor decisión, tras *replegar* el árbol. En este proceso se va *multiplicando* (ponderando) cada utilidad asignada a los desenlaces por la respectiva probabilidad de que ocurran.

f) *Interpretación y otras consideraciones:* En vista de los resultados y de otras consideraciones relevantes, se toma una decisión.

Este capítulo detalla cada uno de estos puntos tomando como ejemplo el dar o no consejo sobre el alcohol y la conducción a los jóvenes.

10.1.1. Definición del problema

El primer paso de un análisis de decisiones consiste, como ya se ha mencionado anteriormente, en definir el problema.

El problema que se plantea en este ejemplo es el de implementar o no una rutina en la práctica del médico clínico de manera que cada vez que visite a un chico o chica entre de 14 y 25 años añada a su repertorio terapéutico y preventivo una recomendación sobre el riesgo de conducir bajo los efectos del alcohol o de viajar en un vehículo conducido por alguien bajo los efectos del alcohol (*US Preventive Task Force*, 1996). ¿Aporta algún beneficio este consejo? ¿Son mayores los costes de ese tiempo y esfuerzo que los beneficios que aporta? Éstas son algunas preguntas que se pueden hacer los investigadores antes de responder al problema principal que se plantean.

10.1.2. Definición de los objetivos a alcanzar

En el ejemplo que nos ocupa, se presentan ante el médico varias posibilidades: el paciente nunca sufrirá una lesión por accidente de tráfico porque nunca estará involucrado en un accidente, el paciente nunca sufrirá una lesión pese a estar involucrado en un accidente, el paciente sufrirá una lesión de la que se recuperará o el paciente sufrirá una lesión discapacitante o mortal.

Como médicos (y parte de la sociedad) podemos decidir optimizar uno o varios de estos objetivos, por ejemplo, disminuyendo la probabilidad de que los jóvenes sufran lesiones por accidente de tráfico. También podemos optimizar nuestros recursos y decidir si un tratamiento o consejo es eficiente porque ganamos mucho con él en relación al esfuerzo que nos cuesta. Con el fin de hacer el ejemplo más completo, vamos a proceder a incluir preferencias subjetivas, es decir, *utilidades* y por tanto, tendremos que definirlas.

10.1.3. Estructuración del problema; el árbol de decisiones

El tercer paso en el análisis de decisiones es definir las alternativas que tiene la persona que ha de tomar la decisión. Se estructura el problema dibujando un árbol de decisiones (R. Herruzo Cabrera *et al.*, 2001).

Un árbol de decisiones está constituido por nodos de decisión y nodos de probabilidad, que en su conjunto representan la secuencia de acontecimientos que conducen a los diversos desenlaces o resultados de salud. Un nodo de decisión es cualquier punto en el árbol de decisiones donde uno debe tomar una decisión entre varias alternativas de actuación. En el caso más sencillo de árbol de decisiones (nuestro ejemplo), se reduce al punto del árbol de decisiones sobre el que se pretende adoptar la decisión al final del análisis. A partir de él nacen ramas que representan las diferentes alternativas sobre las que hay que decidir, que en este caso son dos: llevar a cabo o no el consejo en un adolescente o joven. Cuando se completa el análisis se concluye optando por elegir una de estas alternativas que surgen del nodo de decisión. En nuestro caso hay dos alternativas, dar o no el consejo. El nodo de decisión se suele representar por un cuadrado (fig. 10.1).

El siguiente paso es representar con nodos de probabilidad, la secuencia de acontecimientos que pueden ocurrir según la opción elegida. Un nodo de probabilidad (o probabilístico) es aquel en el que otros factores no controlables por quien debe tomar la decisión determinan los sucesos que ocurren, es decir, en estos nodos los acontecimientos no dependen directamente de la decisión del observador sino de la probabilidad que tiene cada alternativa de suceder. En nuestro ejemplo, el que el médico dé un consejo, no significa necesariamente que el paciente lo acepte (al igual que ocurre con el proponer un tratamiento o prueba diagnóstica). Estos nodos de probabilidad se suelen representar por un círculo del que salen las ramas con los posibles resultados o desenlaces. En todo nodo probabilístico, la suma de las probabilidades de todas las ramas debe ser 1. En nuestro ejemplo, el primer nodo probabilístico contiene las posibilidades de que el chico o chica acepten el consejo del médico (fig. 10.1).

Si nos situamos en la posibilidad de que la paciente acepte el consejo, nace un nuevo

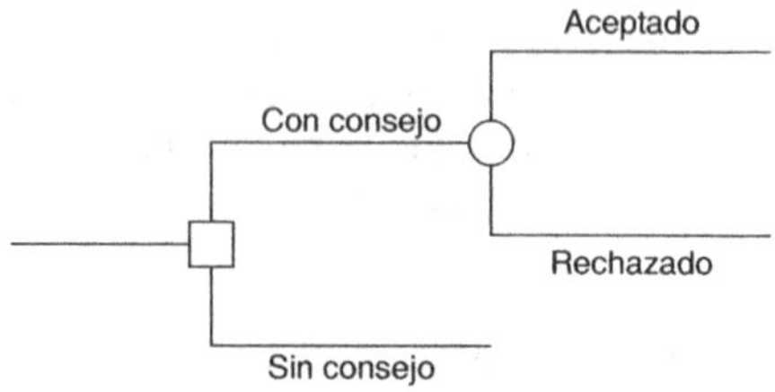

FIG. 10.1. *Nodo de decisión inicial y primer nodo probabilístico con dos alternativas.*

nodo de probabilidad, el de que sufra o no un accidente de tráfico. Y si sufre un accidente de tráfico, un nodo más, el de que sufra o no una lesión en dicho accidente. También surgen nodos de la rama del rechazo del consejo, puesto que el paciente sigue teniendo la posibilidad de sufrir un accidente y de sufrir lesiones en el mismo. Por último, el no dar el consejo también tiene sus propios nodos, tanto respecto al estar involucrado en un accidente como en cuanto a tener lesiones (fig. 10.2).

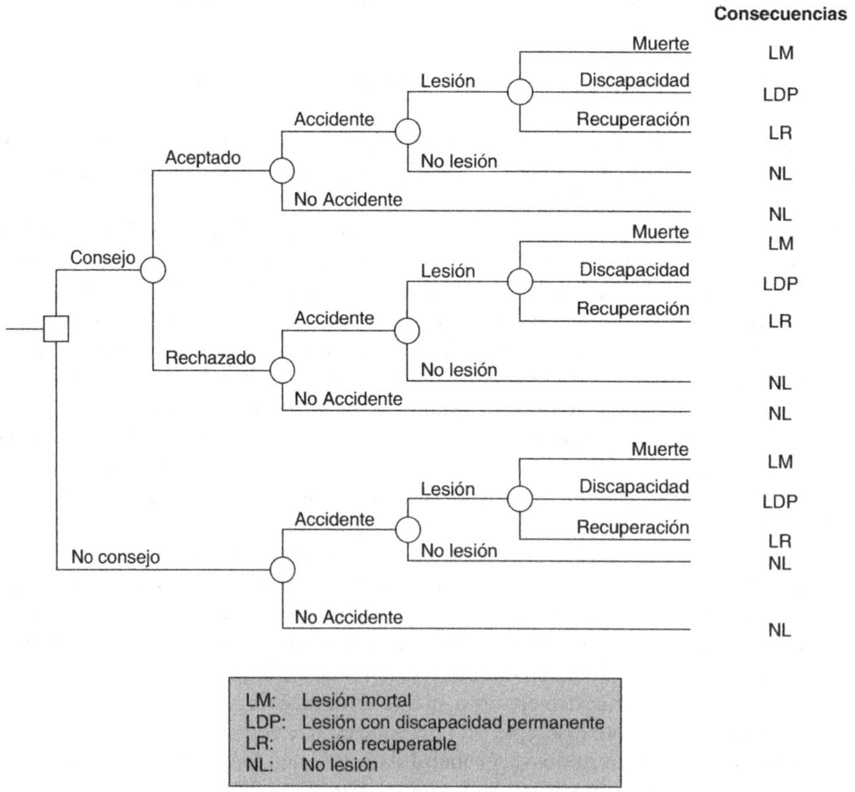

Nota: Tenga en cuenta que las ramas «consejo rechazado» y «no consejo» no solamente tienen la misma estructura sino que también presentarán las mismas probabilidades en sus nodos probabilísticos.

FIG. 10.2. *Árbol de decisiones completo para el consejo médico sobre los efectos del alcohol y las lesiones por accidente de tráfico.*

10.1.4. Inclusión de probabilidades

¿Es posible tomar una decisión estudiando la figura anterior? Obviamente hace falta una información que resulta clave, la probabilidad que existe de que suceda cada una de las opciones. Por tanto, la siguiente fase en el análisis de decisiones es incluir las probabilidades de que ocurran los diversos sucesos. Estas probabilidades se pueden obtener mediante observación directa o bien a partir de la bibliografía (actualizada a partir de estudios epidemiológicos).

Una vez asignadas las probabilidades, recuerde que las ramas que salen de cada nodo de probabilidad (o división del árbol) deben sumar 100 %. Los datos obtenidos en la bibliografía para incluir las probabilidades en el árbol del ejemplo se detallan en la tabla 10.1. A efectos de poder simplificar el ejemplo, hemos asumido que los pacientes que aceptan el consejo médico nunca conducen bajos los efectos del alcohol ni viajan en vehículos conducidos por otros bajo los efectos del alcohol. En cambio, para los jóvenes que o bien rechazan el consejo o bien nunca lo reciben, hemos hecho una asunción muy conservadora que les otorga el mismo riesgo que el de la población general (que incluye gente que bebe y que no bebe).

Tabla 10.1. *Consejo sobre el consumo de alcohol en jóvenes. Valores de probabilidades de los nodos del árbol de decisión*

Aceptación del consejo	
Rechazarán consejo: 20 %. *Fuente:* Propia (hasta ahora no existe literatura científica a este respecto), pero es una recomendación de US Task force.	Se deduce que la probabilidad de aceptar el consejo es por lo tanto del 80 % (ver rama de consejo en la figura 10.3).
Rama de consejo rechazado (pueden consumir alcohol antes de conducir)	
Riesgo de sufrir un accidente En la población general: 2,2 %. *Fuente:* NHTSA, 2001. *Riesgo de sufrir una lesión en accidente* En la población general: 19 %. *Fuente:* NHTSA, 2001 y corroborados en DGT, 2001. *Riesgo de sufrir una lesión mortal si se sufre una lesión en accidente* En la población general: 3,5 %. *Fuente:* NHTSA, 2001.	*Riesgo de sufrir una lesión recuperable si se sufre una lesión en accidente* En la población general: 93 %. *Fuente:* NHTSA, 2001. *Riesgo de sufrir una lesión con discapacidad permanente si se sufre una lesión en accidente* En la población general: 3,5 %. *Fuente:* Propia (estimación).
Rama de consejo aceptado (no consumen alcohol antes de conducir)	
Riesgo de sufrir un accidente En la población que *no* consume alcohol y conduce: 1,98 %. *Fuente:* NHTSA, 2001. *Riesgo de sufrir una lesión en accidente* En la población que *no* consume alcohol y conduce: 17,1 %. *Fuente:* NHTSA, 2001. *Riesgo de sufrir una lesión mortal si se sufre una lesión en accidente* En la población que *no* consume alcohol y conduce: 1,96 %. *Fuente:* NHTSA, 2001.	*Riesgo de sufrir una lesión recuperable si se sufre una lesión en accidente* En la población que *no* consume alcohol y conduce: 94,89 %. *Fuente:* NHTSA, 2001. *Riesgo de sufrir una lesión con discapacidad permanente si se sufre una lesión en accidente* En la población que *no* consume alcohol y conduce: 3,15 %. *Fuente:* NHTSA, 2001.

Una vez recogidos los datos de las fuentes bibliográficas se incluyen las probabilidades en el árbol, como queda reflejado en la figura 10.3 (las probabilidades están en negrita). En los casos en los que no existan probabilidades para algún evento se podrían incluir suposiciones razonables.

10.1.5. Análisis de los datos del árbol de decisiones

Con este árbol ya podríamos hacer unos cálculos interesantes.

En la figura 10.3, bajo la columna de consecuencias, se representa también el número de desenlaces que se obtendrían asumiendo que una muestra de 100.000 jóvenes recibe el consejo y otra muestra de 100.000 no lo reciben.

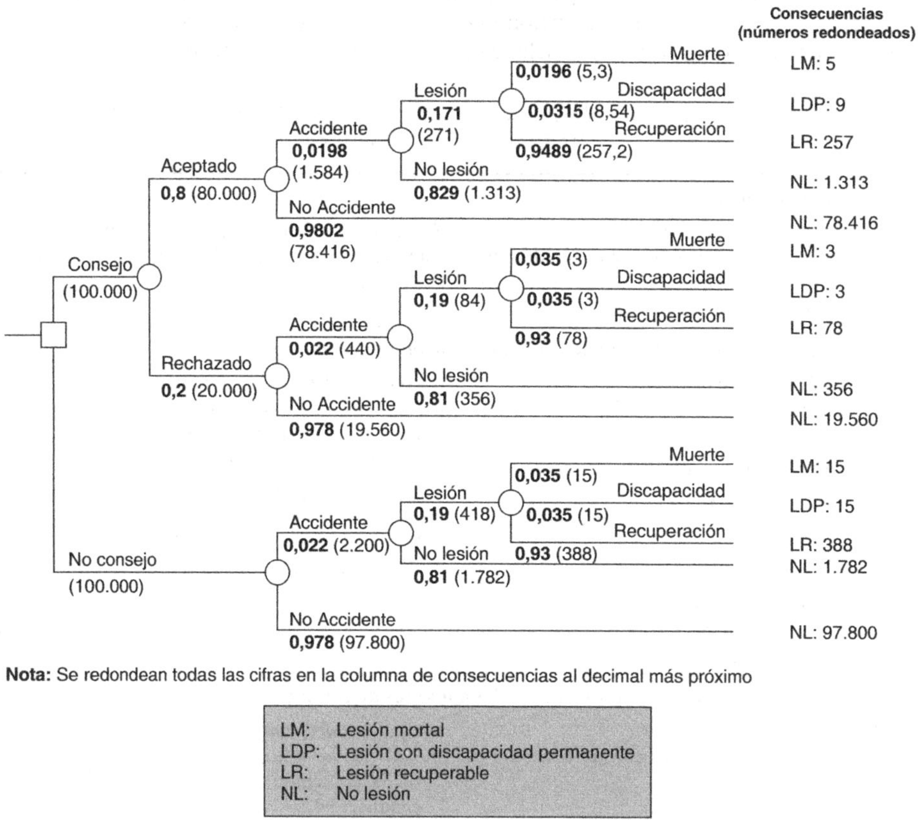

Fig. 10.3. *Árbol de decisiones para el consejo médico sobre los efectos del alcohol y las lesiones por accidente de tráfico. Inclusión de probabilidades y estimación del número de desenlaces.*

Por ejemplo, si hiciéramos que dos cohortes ficticias de 100.000 adolescentes y jóvenes recorrieran cada una de las dos alternativas (la del consejo dado y la de la ausencia de consejo), tendríamos el siguiente resultado.

Si se aconseja a 100.000 adolescente y jóvenes:

— Mueren aproximadamente 8 ((80.000 × 0,0198 × 0,171 × 0,196) + (20.000 × 0,022 × 0,19 × 0,035)).
— Otros 12 sufren lesiones con discapacidades permanentes ((80.000 × 0,0198 × 0,171 × 0,0315) + (20.000 × 0,022 × 0,19 × 0,035)).
— Finalmente, aproximadamente 335 sufren lesiones de las que se recuperan (incluyendo el hecho de que 20.000 de estos jóvenes no siguen el consejo) ((80.000 × 0,0198 × 0,171 × 0,9489) + (20.000 × 0,022 × 0,19 × 0,93)).

Si por el contrario no se aconseja a nadie, mueren 15 adolescentes y jóvenes (100.000 × 0,022 × 0,19 × 0,035), otros 15 sufren lesiones con discapacidades permanentes y aproximadamente 388 sufren lesiones de las que se recuperan.

Estos resultados forman parte de la cara objetiva de la decisión, fundamentada en datos científico-médicos. Pero como habíamos decidido incorporar también las preferencias personales subjetivas (o *utilidades*) del médico y/o del enfermo (la cara subjetiva de la decisión clínica) asignando utilidades de acuerdo con la situación real de salud correspondiente a cada posible resultado, procederemos al siguiente paso. Lo deseable es que las utilidades reflejen la *calidad de vida* de una persona que queda en cada situación.

10.1.6. Asignación de valores o utilidades y análisis de los datos

Los principios teóricos que fundamentan el concepto de *utilidad* tienen su origen en el campo de la economía y son demasiado extensos para discutirlos en este libro, pero el lector debe saber que el adjudicar utilidades es un proceso que requiere rigor y formación y que existe literatura que se puede utilizar como referencia si se desean utilizar utilidades previamente descritas por otros investigadores y clínicos.

Se deben hacer explícitas las valoraciones que se dan a cada posible resultado o desenlace, otorgando a cada situación de salud un valor numérico, siendo el valor de la utilidad tanto mayor cuanto mayor es la calidad de vida de ese estado de salud. Se suele cuantificar la utilidad o valoración en una escala que va de 0 a 1, donde habitualmente representan los siguientes valores:

Utilidad 1:	Estado más deseable de salud.
Utilidad 0:	Muerte.
Utilidad entre 0 y 1:	Situaciones de enfermedad/invalidez en las que existe un deterioro de la calidad de vida. Cuanto peor sea la calidad de vida, más próxima a 0 será la valoración de ese estado de salud.

Es preciso diferenciar claramente la «utilidad» que se refiere al valor numérico que le adjudicamos a un desenlace determinado, de la «utilidad esperada» que consiste en el valor de la utilidad ponderado por la probabilidad que tiene de ocurrir el desenlace en la realidad. Por ejemplo, si un desenlace tiene una utilidad de 0,9 pero solamente puede ocurrir en un 5 % de las ocasiones, la utilidad esperada del desenlace será 0,9 × 0,05 = 0,045.

En el árbol que se ha descrito en puntos anteriores se deben asignar utilidades a los siguientes desenlaces: no lesión (NL), lesión recuperable (LR), Lesión con discapacidad permanente (LDP), Lesión con muerte (LM). En este caso, la utilidad que habría que asignar a no tener lesiones es evidentemente, 1. También es fácil concretar la utilidad de fallecer, 0. La dificultad y posible conflicto aparece a la hora de asignarle un valor a las lesiones con discapacidad permanente o recuperable. En esta valoración hay un amplio terreno para la subjetividad y es recomendable conducir un *análisis de sensibilidad* para valorar cómo variarán las conclusiones a las que se llega al variar los supuestos en que éstas se basan. En nuestro ejemplo utilizaremos las *utilidades* sugeridas por una encuesta poblacional donde se preguntaba acerca de la calidad de vida asociada con diferentes lesiones (MacKenzie *et al.*, 1994). En resumen, las utilidades serían:

NL: Equivale a estado deseado de salud: utilidad = 1.
LM: Equivale a muerte: utilidad = 0.
LR: Utilidad = 0,85.
LDP: Utilidad = 0,20.

El último paso consiste en una reducción lógica y estructurada del árbol en la que se combinan probabilidades y utilidades para tomar una decisión óptima. Esta reducción o *repliegue* del árbol se realiza siempre de derecha a izquierda y consiste en multiplicar la probabilidad o el número de eventos de cada desenlace por su utilidad obteniendo así las *utilidades esperadas* (ponderadas).

Todas las utilidades esperadas de un mismo nodo probabilístico se suman, obteniendo así la utilidad esperada de ese nodo. Posteriormente se comparan las utilidades esperadas de cada una de las ramas del nodo de decisión inicial. Se elegirá la alternativa cuya suma de utilidades por probabilidades sea más alta.

Si se asigna una utilidad o valoración de 0,85 al hecho de sufrir lesiones de las que el paciente se recupera a mas o menos corto plazo y una utilidad de 0,2 a aquellas lesiones discapacitantes permanentes, se obtienen los resultados que se presentan en la figura 10.4 (las utilidades esperadas están en negrita).

Recuerde que dos ramas del árbol eran idénticas. En estas circunstancias podríamos «podar» el árbol para simplificarlo y trabajar únicamente con una de las dos ramas ya que los resultados cuantitativos serían idénticos en ambas. Prescindiremos de las estimaciones correspondientes a la rama «no consejo» aunque sigamos representándola en la figura. Tenga en cuenta que la utilidad esperada de la rama «no consejo» es la misma que la que se obtiene en la rama «consejo» y «rechazado».

El cálculo de las utilidades esperadas se hace «de derecha a izquierda». Nótese, por ejemplo que la utilidad esperada de 0,13899992 correspondiente al supuesto de que ocurre una lesión si hay accidente pese haber aceptado el consejo es el resultado de multiplicar utilidades y probabilidades de cada rama de ese nodo, sumarlas entre sí ((0 × 0,0196) + (0,2 × 0,0315) + (0,85 × 0,0489)) y ponderar (multiplicar) el resultado de esta suma por la probabilidad de ocurrir una lesión (utilidad esperada de la rama Lesión a pesar de aceptar el consejo: ((0 × 0,0196) + (0,2 × 0,0315) + (0,85 × 0,0489)) × 0,171 = 0,13899992).

Del mismo modo, la utilidad esperada de la rama accidente en el caso de haber aceptado el consejo sería la suma de dos utilidades esperadas (0,13899992 y 0,829) ponderadas por 0,0198 (ponderación: (0,13899992 + 0,829) × 0,0198 = 0,0191664). Por último la utilidad esperada de la rama «aceptado el consejo» es (0,0191664 + 0,9802) × 0,8 = 0,79949312.

La utilidad esperada si se da el consejo es de 0,99932383 mientras que la esperada si no se da es de 0,99915355, lo que nos da una ganancia por cada consejo dado de 0,00017028 que por 100.000 pacientes supone el equivalente a aproximadamente 17 vidas con completa utilidad. Es decir, incluso introduciendo una valoración subjetiva de los desenlaces, deberíamos optar por el consejo médico.

La tabla 10.2 resume otra manera de presentar estos hallazgos siguiendo los cálculos derivados de las cohortes ficticias de 100.000 jóvenes y que combina los resultados de las figuras 10.3 y 10.4.

Si se comparan los resultados obtenidos en cada rama del nodo de decisión (tabla 10.2), se observa que la suma de las utilidades esperadas más alta corresponde a la alternativa de

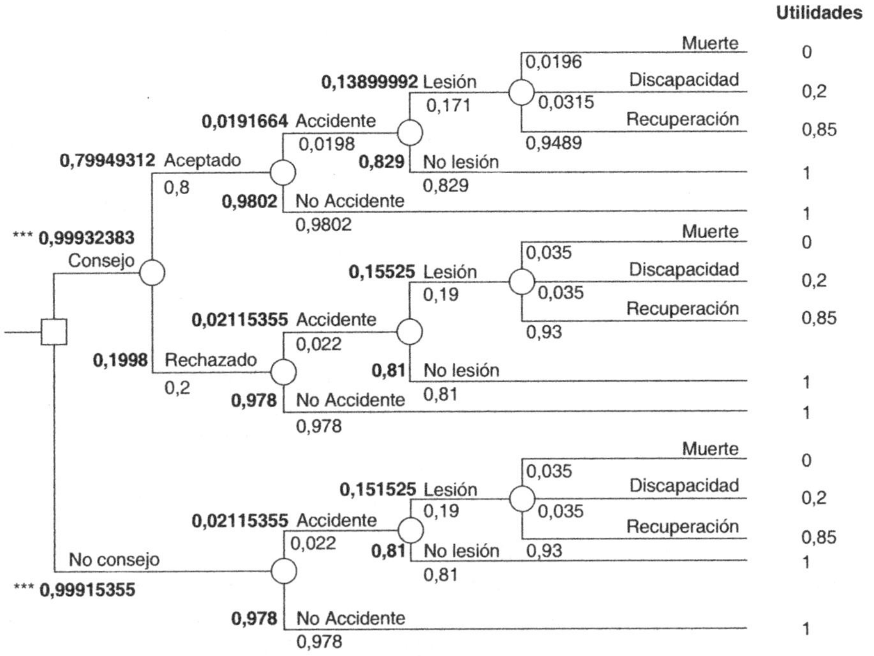

Las utilidades están en la columna de la derecha y las utilidades esperadas se representan en negrita.

LM: Lesión mortal
LDP: Lesión con discapacidad permanente
LR: Lesión recuperable
NL: No lesión
***: Resultados que al final comparamos

FIG. 10.4. *Árbol de decisiones para el consejo médico sobre los efectos del alcohol y las lesiones por accidente de tráfico con probabilidades de diferentes desenlaces.*

TABLA 10.2. *Utilidades esperadas teniendo en cuenta los posibles desenlaces a partir de dos muestras de 100.000 adolescentes*

	Eventos	*Utilidades*	*Utilidades esperadas (eventos × utilidades)*
Con consejo			
No lesión (NL)	99.645	1	99.645
Lesión con recuperación completa (LR)	335	0,85	285
Lesión con discapacidad permanente (LDP)	12	0,2	2
Lesión con muerte (LM)	8	0	0
TOTALES	100.000	—	99.932
Sin consejo			
No lesión (NL)	99.582	1	99.582
Lesión con recuperación completa (LR)	388	0,85	330
Lesión con discapacidad permanente (LDP)	15	0,2	3
Lesión con muerte (LM)	15	0	0
TOTALES	100.000	—	99.915

dar el consejo (99.933). De nuevo, se ve que la mejor ganancia de dar el consejo a la población adolescente y joven puesto es que se gana el *equivalente* de aproximadamente 17 vidas con utilidad completa por cada 100.000 pacientes que han pasado por nuestro despacho (99.932 – 99.915 = 17).

Una vez que se finaliza el análisis se puede practicar un análisis de sensibilidad que consiste en volver a analizar el problema suponiendo que ha cambiado el valor de una probabilidad o de una utilidad. Por ejemplo, si se asignase a un lesionado con discapacidad permanente (LDP) una utilidad próxima a 0, se ganarían aproximadamente las mismas 17 utilidades completas. Por el contrario, si la utilidad de tener lesiones no permanentes descendiese a 0,6, el dar consejo se asociaría a casi 31 vidas de utilidad completa (99.849 – 99.818). Manteniendo las utilidades originales, pero incrementando el éxito del consejo al 100 % (es decir, el 100 % de los que reciben el consejo lo aceptan), concluiríamos que este consejo se asociaría a una ganancia equivalente a 23 vidas de completa utilidad. Si redujéramos mucho la efectividad del consejo a un 10 % seguiríamos obteniendo una mayor ganancia de aproximadamente 2 vidas de completa utilidad con el consejo. Sólo si el consejo es efectivo en un 4 % o menos se reducen los beneficios a menos de una persona con utilidad plena.

Cuando se realiza un análisis de sensibilidad, es posible representar los cambios de utilidad de dos opciones determinadas en una gráfica para identificar el punto crítico a partir del cual tendríamos que cambiar de una opción a la otra. Por ejemplo, en la figura 10.5, se representan los cambios de utilidades de dos decisiones (decisión 1 y 2) al cambiar la probabilidad que podríamos asignar a un nodo del árbol de decisiones. En teoría, cualquier probabilidad puede oscilar entre 0 y 1 pero podríamos tener cierta seguridad por la revisión bibliográfica y por la propia experiencia clínica, que dicha probabilidad nunca sería menor que el valor 0,7 y probablemente se sitúe entre los valores de 0,7 y 0,9. En este caso el análisis de sensibilidad nos confirma que la decisión 2 es la más adecuada en este rango de probabilidades. Para un ejemplo más extenso del impacto del análisis de sensibilidad, el lector puede consultar M. Seguí-Gómez *et al.*, 2002.

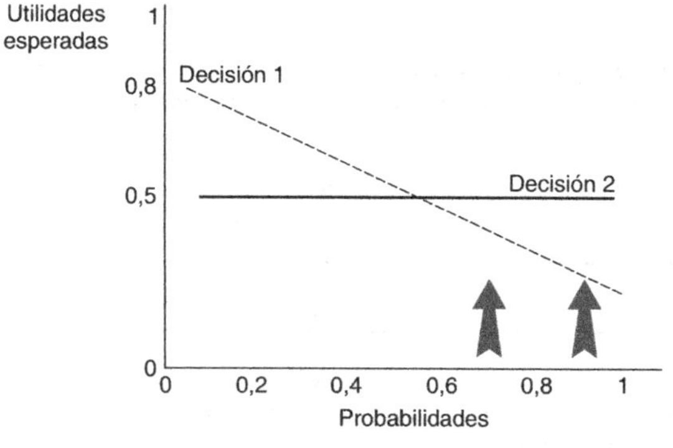

FIG. 10.5. *Análisis de sensibilidad.*

10.1.7. INTERPRETACIÓN Y OTRAS SITUACIONES

Como ya comentamos en la introducción de este capítulo, el análisis de decisión *no es* un método *normativo*, es decir, no nos dice lo que tenemos que hacer, sino que es una herramienta que nos permite ver cuáles son las consecuencias de diferentes cursos de acción y cuáles son las acciones que maximizan la probabilidad de tener mejores resultados.

Pero el médico/investigador debe incorporar entonces los otros criterios que le harán adoptar o no la solución propuesta. Por ejemplo, la del tiempo y esfuerzo asociados a proveer de este consejo *a todos* los jóvenes que pasen por nuestra consulta. Pese a que en nuestros cálculos hemos usado figuras conservadoras respecto al riesgo de accidente y lesión entre aquellos que rechazan el consejo o aquellos que nunca lo reciben, hemos demostrado un beneficio sustancial con el consejo. Si somos capaces de demostrar que existe otro uso alternativo de nuestro tiempo con estos jóvenes que produce tanto o más beneficio para su salud que este consejo preventivo respecto al beber antes de conducir, entonces tendremos un argumento sólido para decidir hacer otra cosa. Mientras tanto estaremos desaprovechando una oportunidad única de reducir su riesgo de muerte y enfermedad discapacitante permanente.

Resumen

— La técnica de análisis de decisiones puede aplicarse tanto a decisiones de salud pública como a decisiones de la práctica clínica.

— El análisis de decisiones es un método explícito, cuantitativo y prescriptivo.

— Las fases del análisis de decisiones son:

1. Definir el problema.
2. Definir los objetivos a alcanzar *(valor o utilidad)*.
3. Estructurar el problema (dibujar un *árbol de decisiones*).
4. Incluir probabilidades (observación directa o de la bibliografía).
5. Asignación de valores o utilidades y análisis de los datos del árbol de decisiones (*ponderación de utilidades* y *repliegue* del árbol).
6. Interpretación.

— La *utilidad* es el valor número *(subjetivo)* que se le asigna a un desenlace determinado.

— La *utilidad esperada* es el valor de la utilidad ponderado por la probabilidad que tiene que ocurrir el desenlace en la realidad. Las utilidades esperadas se calculan «replegando» el árbol de decisiones de derecha a izquierda.

— Un árbol de decisiones está constituido por *nodos de decisión* («cuadrados») y *nodos de probabilidad o probablísticos* («círculos») de los cuales salen diversas ramas.

— La suma de las probabilidades de todas las ramas que salen de un nodo probabilístico debe ser 1 (100 %).

— El análisis de sensibilidad del árbol de decisiones consiste en volver a analizar el problema suponiendo que ha cambiado el valor de una probabilidad o utilidad.

10.2. **Problemas**

10.2.1. PROBLEMAS SOBRE ANÁLISIS DE DECISIONES CLÍNICAS

1. *Diagnóstico de apendicitis*

En una serie de pacientes con sospecha de apendicitis se evalúan las ventajas de operar directamente a los pacientes con síntomas y signos de abdomen agudo frente a la opción de tenerlos dos horas en observación antes de decidir la intervención. Las probabilidades son las siguientes:

1. Si se opera directamente, el 85 % serán verdaderos positivos.
2. Si se espera dos horas, el 10 % de los pacientes serán dados de alta y el restante 90 % sufrirán una intervención diferida
3. De los que son dados de alta tras dos horas de observación, sólo el 5 % serán falsos negativos y los restantes serán verdaderos negativos.
4. De los que se operan tras dos horas de espera, el 90 % serán verdaderos positivos.

Se asignan las siguientes utilidades arbitrarias:

Verdadero positivo y operación inmediata:	+1
Verdadero positivo y operación diferida 2 horas:	+0,8
Verdadero negativo:	+1
Falso positivo y operación inmediata:	–0,25
Falso positivo y operación diferida 2 horas:	–0,5
Falso negativo:	–1

a) ¿Cuál es la mejor decisión ante un paciente con síntomas y signos de abdomen agudo y sospecha de apendicitis según los datos proporcionados en el enunciado?

2. *Diagnóstico prenatal del Síndrome de Down*

El problema que se plantea en este ejemplo es el de implementar o no un cribado poblacional para realizar el diagnóstico prenatal del Síndrome de Down. Actualmente no existe un tratamiento que elimine esta alteración genética aunque ésta sea detectada antes del nacimiento. ¿Aporta algún beneficio la prueba de cribado? ¿Son mayores los riesgos de la prueba que los beneficios que aporta? La triple prueba sérica tiene un VPP < 5 %, y con la amniocentesis *(gold standard)* se pierden el 1 % de los fetos, ya que la amniocentesis provoca pérdida fetal en el 1 % de las embarazadas (T. G. Thornton y R. J. Lilfort, 1995; J. M. Ortega Benito, 1995). ¿Debería hacerse cribado poblacional en esta situación?

Ante la embarazada se presentan cuatro posibilidades: el feto es normal y sin necesidad de ningún procedimiento de cribado, dará a luz un Recién Nacido Normal (RNN); el feto es normal, pero como consecuencia de las pruebas de despistaje y confirmación diagnóstica, puede perder el feto (PF); el feto tiene Síndrome de Down pero pese a las pruebas diagnósticas no es diagnosticado (falso negativo) y por tanto, nace (Down); y el feto es diagnosticado con Síndrome de Down y decide terminar el embarazo, procedimiento al que denominaremos Eutanasia Prenatal (EPN).[1] Por su poca probabilidad, descartaremos aquí la quinta posibilidad, la de que el feto tuviera un Síndrome de Down y se perdiera como consecuencia de las pruebas diagnósticas.

Las utilidades que se asignan a cada desenlace son:

RNN: Equivale a estado deseado de salud: utilidad = 1
EPN/PF: Equivale a muerte: utilidad = 0
DOWN: RN con Síndrome de Down: utilidad = cualquier valor comprendido entre 0 y 1 (empiece asignando una utilidad intermedia de 0,5 y haga un análisis de sensibilidad para el caso de que se le asigne el valor 0).

Tenga en cuenta también que la prueba de cribado (la triple prueba con marcadores séricos) para detectar de forma precoz casos de Síndrome de Down no es perfecta y produce muchos falsos positivos (VPP < 5 %). La población a la que se aplica se puede clasificar en dos grupos: grupo de alto riesgo (Odds pretest > 1/250) y grupo de bajo riesgo (Odds pretest < 1/250). Algunas de las embarazadas pertenecientes al grupo de alto riesgo accederán a ser sometidas a amniocentesis para confirmar el diagnóstico, surgiendo así un nuevo nodo probabilístico.

Trabaje con las probabilidades siguientes:

1. Se utiliza el término «eutanasia prenatal» por referirse a la eliminación de la vida intrauterina de un ser humano con síndrome de Down, porque es el nombre más adecuado para designar el hecho de que el médico, contra toda ética, le provoque la muerte *porque* se dispone de la información de que padece esta enfermedad. Sería un eufemismo llamarlo simplemente «interrupción voluntaria de la gestación».

Aceptación de la triple prueba Rechazarán cribado: 20 %	*Riesgos y aceptación de amniocentesis* Pérdida fetal: 1 % Rechazar la amniocientesis siendo de alto riesgo: 25 %
Características de la triple prueba VPP < 5 % Alto riesgo: Odds pretest > 1/250 (5 % de embarazadas) Bajo riesgo: Odds pretest < 1/250 (95 % de embarazadas)	*Riesgo promedio de un Síndrome de Down* Alto riesgo: 1/75 Bajo riesgo: 1/2.800

a) Resuelva este problema desde la elaboración del árbol hasta la elección de la decisión más pertinente y asumiendo que tenemos una cohorte de 100.000 mujeres a quienes se les ofrece el cribado y otras 100.000 a quienes no se les ofrece el cribado.

10.2.2. Soluciones de los problemas de análisis de decisiones clínicas

1. *Diagnóstico de apendicitis*

a) Para valorar la mejor decisión ante un paciente con síntomas y signos de abdomen agudo y sospecha de apendicitis según los datos proporcionados en el enunciado, debemos plantear paso a paso un análisis de decisiones clínicas empezando por el árbol de decisiones que completaremos con las probabilidades y utilidades pertinentes (negrita):

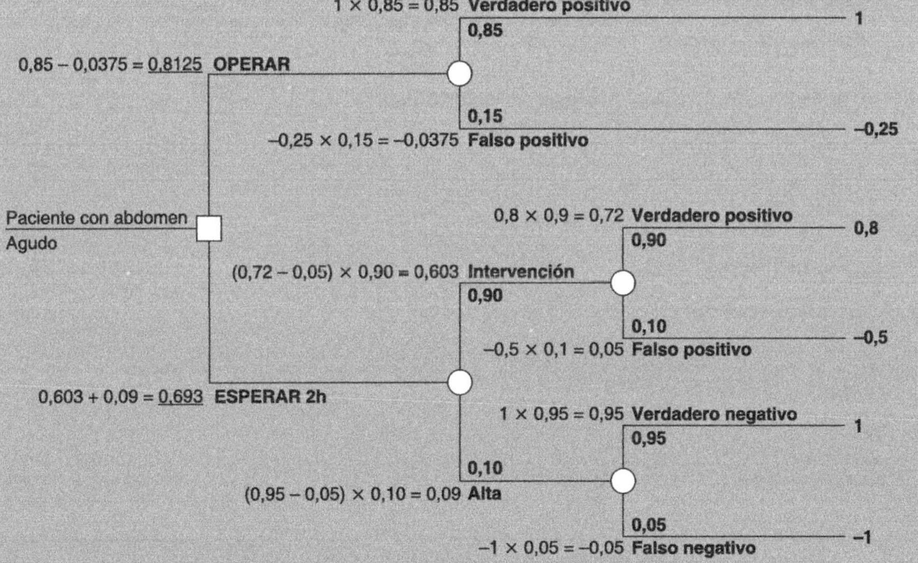

A continuación tenemos que replegar el árbol desde las utilidades hasta el nodo de decisiones inicial ponderando las utilidades esperadas por las probabilidades de ocurrencia de cada rama del árbol (datos sin negrita; vaya examinando los resultados de derecha a izquierda). El resultado final es que la decisión de operar tiene una utilidad esperada (ponderada por las diferentes opciones posibles) de 0,8125 y la decisión de esperar de 0,693. Si el problema consistiera solamente en las opciones descritas arriba y asumiendo las probabilidades que hemos utilizado habría que optar por operar a los pacientes con estos síntomas.

2. *Diagnóstico prenatal del Síndrome de Down*

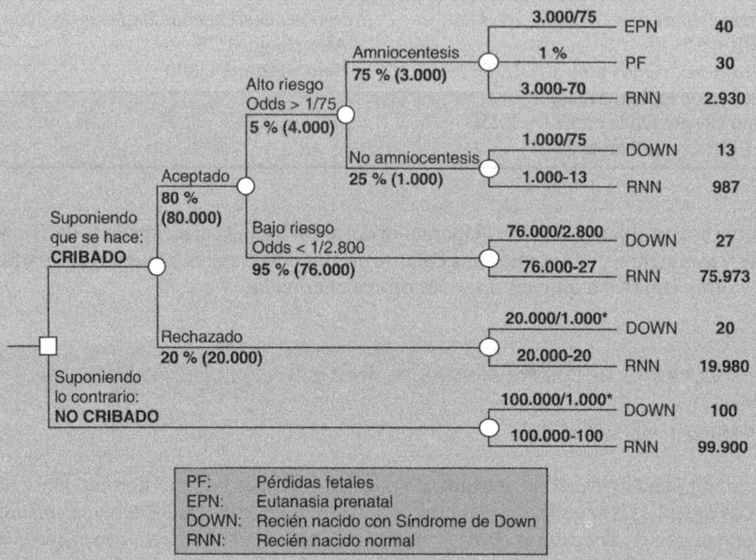

FUENTE: Modificado de J. G. Thorton y R. J. Lilfort, 1995.

* Es evidente que entre mujeres que se hacen la ammiocentesis, cabe que algunas decidan no abortar a pesar de saber que nacerá un niño con Síndrome de Down. En este caso, tendríamos que poner un valor menor de EPN. Pero esta situación no cambiaría la conclusión final del árbol de decisiones.

Utilidades esperadas si al S. Down se asigna utilidad = 0,5:

	Eventos	*Utilidades*	*Utilidades esperadas*
Con cribado			
EPN	40	0	40 × 0 = 0
PF	30	0	30 × 0 = 0
Síndrome de Down	60	0,5	60 × 0,5 = 30
RNM	99.870	1	99.870 × 1 = 99.870
TOTAL			99.900
Sin cribado			
EPN	0	0	0 × 0 = 0
PF	0	0	0 × 0 = 0
Síndrome de Down	100	0,5	100 × 0,5 = 50
RNM	99.900	1	99.900 × 1 = 99.900
TOTAL			99.950

Si se comparan los resultados obtenidos en cada rama del nodo de decisión, se observa que la suma de las utilidades esperadas más alta corresponde a la alternativa de no hacer el cribado (utilidad esperada de la decisión «con cribado»: 99.900, «sin cribado»: 99.950). La mejor decisión después de realizar el análisis es no hacer cribado poblacional debido a que se gana el equivalente de 50 vidas con utilidad completa si no se ofrecen pruebas a la población.

Lo que ocurre es que, en la opción de no cribado, en vez de morir 70 niños (40 por aborto y 30 por efecto secundario de la prueba) nacen 30 niños normales más con una utilidad completa y 40 niños más con Síndrome de Down con una utilidad media (30 × 1 + 40 × 0,5 = 50).

Una vez que se finaliza el análisis se puede practicar un análisis de sensibilidad que consiste en volver a analizar el problema suponiendo que ha cambiado el valor de una probabilidad o de una utilidad. Por ejemplo, si se asignase al niño que nace con Síndrome de Down una utilidad próxima a 1, se ganarían aproximadamente 70 utilidades completas, de no hacer el despistaje.

Por el contrario, sólo asignando una utilidad considerablemente inferior a 0, es decir considerar que un recién nacido con el síndrome está en una situación peor que la de estar muerto sería útil el cribado. Este análisis corrobora que la decisión de no ofrecer el cribado es la óptima (J. M. Ortega Benito, 1995).

Tenga en cuenta que aunque se le asignase el valor de utilidad 0 a «tener un hijo con Síndrome de Down», seguiría teniendo una mayor utilidad global la rama de «Sin cribado» (Sin cribado: 99.950 – 50 = 99.900; Con cribado: 99.900 – 30 = 99.870).

En cualquier caso, el médico/investigador debe incorporar además los otros criterios que le harán adoptar o no la solución propuesta. Por ejemplo, para muchas personas (independientemente de sus creencias) con sentido común no tiene sentido emprender una tarea diagnóstica cuya única oferta terapéutica consiste en eliminar una vida humana. Hacerse las pruebas puede originar una ansiedad innecesaria y perjudicial (el valor predictivo positivo es inferior al 5 %, esto es, más del 95 % de los tests que resultan positivos son falsos positivos) y además origina un gasto innecesario al sistema sanitario. Una buena respuesta cuando una embarazada reciba una oferta a someterse a esta prueba es decir que no por varias razones: *a*) el valor diagnóstico de las pruebas es muy pobre, *b*) la posibilidad real de daño fetal es clara, y *c*) en caso de que se diagnosticara un Síndrome de Down, el aborto no es la solución más humana entre las alternativas.

10.3. **Preguntas de elección múltiple**

10.3.1. PREGUNTAS

Para cada pregunta seleccione la respuesta más correcta. Se aconseja intentar responder primero a TODAS las preguntas antes de revisar las respuestas comentadas.

Usted se encuentra ante la decisión de aceptar una indemnización por un accidente laboral sin tener que ir a juicio o por el contrario puede ir a juicio con la posibilidad de ganar más dinero. Observe el árbol de decisiones siguiente y asuma que los datos presentados son correctos y que todas las posibles opciones están contempladas:

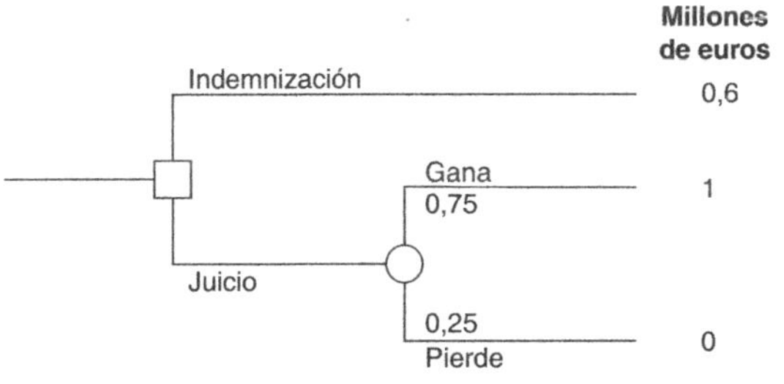

1. *El análisis de este árbol de decisiones nos conduce a concluir que:*
(1) Es mejor aceptar la indemnización.
(2) Es mejor ir a juicio.
(3) Es indiferente aceptar la indemnización o ir a juicio.
(4) Faltan datos (probabilidades o utilidades) para llegar a una conclusión clara.
(5) En realidad las utilidades no son lógicas.

2. *Todas las afirmaciones siguientes respecto al árbol son correctas EXCEPTO:*
(1) El árbol tiene un nodo de decisión, un nodo probabilístico, dos decisiones posibles y tres desenlaces posibles.
(2) El valor de «utilidad esperada» que le corresponde al nodo probabilístico es la suma de dos «utilidades esperadas».
(3) Hay una probabilidad de 0,75 de ganar el juicio, y la utilidad esperada de este desenlace es de 1 millón de euros.
(4) Si «ganar el juicio» supusiera una pérdida de tiempo importante para usted, se podría dar un valor menor de 1 millón de euros a la utilidad de este desenlace.
(5) Si incorporamos el «tiempo perdido» y su efecto sobre la utilidad del desenlace «ganar» y además pudiera cambiar la probabilidad de ganar el juicio habría que hacer un análisis de sensibilidad.

3. *Siguiendo con el árbol anterior, para que no nos compensara ir a juicio:*
(1) La probabilidad de ganar el juicio debería ser mayor de 0,75.
(2) La probabilidad de ganar el juicio debería ser 0,6.
(3) La utilidad del tiempo que perdemos por ir a juicio debería ser –0,21 o un valor más negativo que –0,21 (equiparando una unidad de tiempo con otra de dinero).
(4) Faltan datos (probabilidades o utilidades) para llegar a una conclusión clara.
(5) Siempre nos compensará ir a juicio.

4. *Siguiendo con el árbol anterior, si 50 personas tomaran la decisión de ir a juicio, ¿cuánto valdría la utilidad esperada de esa decisión?*
(1) $50 \times 1 = 50$.
(2) $(50 \times 0{,}75) + (50 \times 0{,}25) = 87{,}5$.
(3) $50 - 1 = 49$.
(4) $(50 \times 0{,}75) \times 1 = 37{,}5$.
(5) Nos faltan datos para responder a la pregunta.

5. *¿Cuál de las afirmaciones siguientes es cierta respecto a la creación de un árbol de decisiones clínicas?*
(1) Los primeros nodos del árbol son probabilísticos.
(2) Las ramas que parten de un nodo probabilístico tienen que ser mutuamente excluyentes y exhaustivas.
(3) Los nodos terminales representan prevalencias de enfermedad.
(4) Las utilidades esperadas se calculan resolviendo o replegando el árbol de izquierda a derecha.
(5) La relevancia del análisis de sensibilidad no depende de dudas sobre ciertas probabilidades sino del número de ramas en este tipo de árboles.

6. *Todas las afirmaciones siguientes son ciertas respecto al análisis de sensibilidad en el análisis de decisiones clínicas EXCEPTO:*
(1) El análisis de sensibilidad depende de las opciones del árbol de decisiones y no de datos externos a la muestra que estamos estudiando.
(2) Algunos datos de probabilidad se pueden ir modificando para valorar su efecto sobre el árbol, sobre todo si hay desacuerdo sobre un determinado valor en la literatura científica.
(3) También se pueden modificar las utilidades asignadas a determinados desenlaces.
(4) El análisis de sensibilidad puede tener como resultado la confirmación de una decisión recomendada o por el contrario puede arrojar más dudas sobre al pertinencia de una decisión determinada.
(5) El análisis de sensibilidad puede realizarse con los datos propios de un investigador que quiere aplicar los resultados sobre la población específica que atiende.

7. *Al observar la figura siguiente que corresponde a un análisis de decisiones clínicas, podemos afirmar que:*

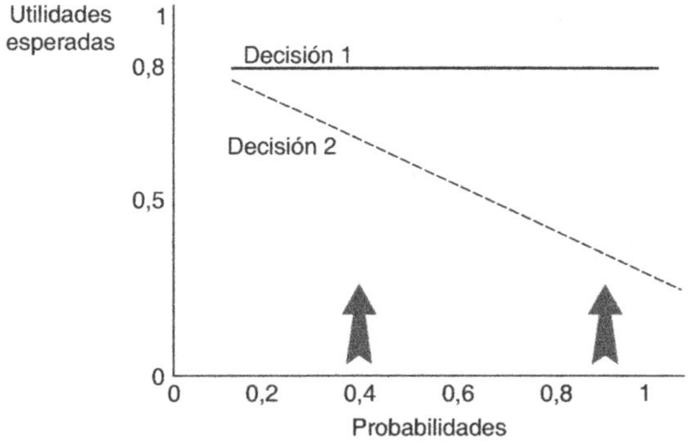

(1) Si las flechas negras representan probabilidades biológicamente plausibles, podemos estar seguros de que la decisión 2 es mejor.
(2) La decisión 1 es mejor a condición de que las probabilidades dudosas se sitúen entre las dos flechas negras.
(3) Si la probabilidad cuestionada nunca puede ser menor a 0,25, no haría falta hacer este análisis de decisiones.
(4) La decisión 1 es siempre mejor.
(5) Nos faltan datos para responder a la pregunta.

8. *Sobre las utilidades que asignamos entre 0 y 1 en el análisis de decisiones clínicas todas las afirmaciones son correctas EXCEPTO:*
(1) Las utilidades pueden ser objetivas.
(2) Las utilidades pueden ser subjetivas y objeto de análisis de sensibilidad.
(3) Las utilidades se suelen ponderar por la probabilidad de que ocurra un desenlace determinado.
(4) Las utilidades pueden valorar la calidad de vida a igualdad de prevención de mortalidad.
(5) Cuando utilizamos el método del repliegue, las utilidades esperadas pueden ser superiores o menores que las utilidades.

10.3.2. Respuestas comentadas

1.

Respuesta correcta: 2
Repliegue de la rama indemnización: 0,6.
Repliegue de la rama Juicio:

Juicio y se gana:	1 × 0,75 = 0,75
Juicio y se pierde:	0 × 0,25 = 0
Rama Juicio:	0,75 + 0 = 0,75

Merece la pena ir a juicio.

2.

Respuesta correcta: 3
El árbol tiene un nodo de decisión (el cuadrado), un nodo probabilístico (el círculo), dos decisiones posibles (ramas que salen del cuadrado) y tres desenlaces posibles (posibles resultados a los que asignamos utilidades).

(2) Es la suma de las utilidades esperadas de las ramas que salen del círculo: 0,75 + 0 = 0,75.

(3) Hay una probabilidad de 0,75 de ganar el juicio, pero la utilidad de este desenlace es de 1 y por el contrario la utilidad esperada del mismo desenlace es 0,75 (1 x 0,75). Es una utilidad ponderada por la probabilidad de que ocurra el desenlace.

3.

Respuesta correcta: 3

(2) Si la probabilidad de ganar el juicio fuera 0,6, entonces ambas alternativas (indemnización o juicio) serían equivalentes si asumimos que no le damos valor a perder el tiempo en el juicio. Podría merecer la pena no ir a juicio si el valor de ganar el juicio fuera MENOR que 0,6.

(3) Si la utilidad del tiempo perdido es –0,21, o una cifra más negativa, tendríamos que restar este valor a la utilidad del desenlace «ganar el juicio» (1 – 0,21 = 0,79) y ya nos situaríamos en una utilidad esperada menor que el valor de 0,6 (0,79 × 0,75 = 0,593) que le correspondía a la aceptación de la indemnización. No iríamos a juicio.

4.

Respuesta correcta: 4

El árbol de decisiones se puede analizar de derecha a izquierda estimando las utilidades esperadas de cada decisión a partir de las utilidades de cada desenlace final y las probabilidades de las vías que conducen a ellas. También podemos empezar con una población ficticia y estimando cuántas personas acabarían teóricamente con cada desenlace del árbol (50 × 0,75 = 37,5; no es una cifra redonda porque es una estimación teórica). Finalmente multiplicaremos el número teórico de personas en cada desenlace con su utilidad correspondiente (37,5 × 1 = 37,5).

5.

Respuesta correcta: 2

Las ramas que parten de un nodo probabilístico (representado por un círculo) son diferentes resultados posibles a partir de una situación inicial o decisión determinada. Todo el mundo acaba padeciendo uno de estos resultados. Cada resultado se presenta con una probabilidad diferente. En consecuencia, las probabilidades tienen que sumar 1, las ramas son excluyentes y exhaustivas.

6.

Respuesta correcta: 1

Precisamente, el análisis de decisiones consiste en aplicar probabilidades diferentes a los nodos de probabilidad o utilidades diferentes en los desenlaces y estos datos pueden venir de nuestra propia investigación o de lo que hay publicado en la literatura científica.

7.

Respuesta correcta: 3

Efectivamente, a partir de 0,20, ya se ve que la decisión 1 es siempre mejor y no haría falta volver a calcular utilidades con las probabilidades superiores a 0,2.

¡Ojo!, la decisión 1 no es siempre la mejor decisión. Las líneas acaban cruzándose para probabilidades menores de 0,2. Probablemente si la probabilidad de 0,1 fuera posible, ambas decisiones acabarían siendo parecidas y a probabilidades menores de 0,1 acabaría siendo mejor la decisión 2.

8.

Respuesta correcta: 1

Las utilidades nunca son objetivas, pero se deben asignar con el mayor rigor posible.

Cuando la utilidad es un valor entre 0 y 1, y la utilidad esperada consiste en:

a) Ponderar la utilidad por una probabilidad cuando realizamos el repliegue del árbol de derecha a izquierda, en este caso al multiplicar una probabilidad por un valor entre 0 y 1 nunca se obtiene una utilidad esperada mayor que el valor máximo de utilidad = 1 *b*) Multiplicar el número de personas con un desenlace determinado, con la utilidad asignada a ese desenlace, como cuando se empieza el análisis con una población ficticia al inicio del árbol. Se puede entonces, obtener un valor de utilidad esperada mayor que la propia utilidad inicial asignada al desenlace.

En cualquier caso, ambos métodos llegarían a la misma conclusión al final del análisis. La mejor decisión es la de mayor utilidad esperada.

Capítulo 11

METAANÁLISIS

Almudena Sánchez Villegas
Miguel Ángel Martínez-González
Javier Llorca

Los artículos de revisión de la bibliografía médica son necesarios para poder acceder de modo sintético, eficiente, organizado y actualizado a la abundantísima información que se va generando continuamente como fruto de la investigación biomédica. Las revisiones convencionales de tipo narrativo han constituido históricamente una sección habitual en las revistas médicas. Sin embargo estas revisiones convencionales de tipo narrativo habitualmente presentan las siguientes limitaciones e inconvenientes:

- Tienen un carácter subjetivo, ya que suelen estar influidas por la visión del autor que las escribe.
- Típicamente el autor refleja lo que ha encontrado en un número limitado de estudios que ha revisado, pero no suele quedar claro por qué son precisamente ésos y no otros los estudios que menciona, es decir, se omiten los criterios de búsqueda y los criterios de inclusión o exclusión en los que se ha basado la selección de estudios, esto impide que la revisión sea reproducible por otros autores, lo que le resta carácter científico.
- Típicamente se concluye con un mero tanteo de estudios a favor o en contra de la hipótesis, por ejemplo diciendo que de 10 estudios revisados 4 estaban a favor de la hipótesis, 3 en contra y 3 no encontraban diferencias significativas. Este tipo de resumen no tiene en cuenta el diferente tamaño de muestra que tienen los estudios ni la magnitud cuantitativa del efecto, ni la calidad de su diseño, sino que lo reduce a una suma de cuántos «síes» y cuántos «noes» se han encontrado.
- Se suelen tener en cuenta sólo las diferencias claramente significativas y se pueden perder de vista diferencias pequeñas pero consistentes.

Todo esto es paradójico, ya que para hacer una revisión de los estudios *científicos* previos, debería seguirse un método también *científico*. Típicamente las revisiones convencionales de tipo narrativo omiten la sección «material y métodos» que debería estar presente en cualquier publicación científica.

Estas debilidades de las revisiones narrativas se superan con las revisiones sistemáticas y los metaanálisis. Chalmers y Altman definen una revisión sistemática como aquella que se ha realizado usando una aproximación sistemática para minimizar los sesgos y errores sistemáticos y que está documentada en una sección de «material y métodos» (I. Chalmers y D. G. Altman, 1995). El metaanálisis es el análisis estadístico de una serie de estimaciones procedentes de estudios individuales con el propósito de integrar sus resultados (G. V. Glass, 1975), es decir, a la revisión sistemática *cuantitativa* se le llama metaanálisis. Una revisión sistemática puede incluir o no un metaanálisis, que generalmente trata de obtener una estimación singular que resume el efecto de un tratamiento (M. Egger *et al.*, 2002). Es importante distinguir entre revisión sistemática y metaanálisis, porque revisar un conjunto de estudios sistemáticamente y con un método que minimice sesgos siempre es deseable, pero no siempre se debe proceder a combinar estos estudios buscando un solo resultado sintético por medio del metaanálisis. Los metaanálisis y revisiones sistemáticas, al proporcionar un resumen de la evidencia existente, no sólo tienen como misión decir la última palabra, a fecha de la revisión, sobre un tema sino *también identificar lo que falta por investigar.* Es posible, por tanto, que una revisión sistemática concluya diciendo que no hay ningún estudio disponible que tenga suficiente calidad como para realizar una estimación cuantitativa.

Debe reflexionarse también sobre una verdad elemental: la calidad de los metaanálisis depende de la calidad de los estudios originales, por lo que su fortaleza no puede venir de otro sitio más que de las unidades de análisis de las que se compone, que son los estudios individuales. Incluso se ha tratado de valorar la validez de los metaanálisis usando como «gold standard» grandes ensayos aleatorizados (J. LeLorier *et al.*, 1997).

11.1. **Introducción**

11.1.1. Diferencias entre el metaanálisis de estudios experimentales y el de estudios no experimentales

Resulta necesario distinguir entre un metaanálisis de estudios experimentales (ensayos clínicos aleatorizados), y el metaanálisis de estudios observacionales o no experimentales (cohortes o casos y controles). Aunque los metaanálisis de ensayos clínicos tienen una larga tradición y su metodología está sistematizada, la aplicación del metaanálisis a los estudios observacionales se ha extendido sólo a partir de 1990. Los estudios aleatorizados, cuando están correctamente diseñados son muy homogéneos entre sí, ya que garantizan un gran control de factores de confusión. De hecho, se asume que, por ser aleatorizados, controlan *todos* los factores de confusión, los hayan medido o no. Las disparidades (heterogeneidad) entre los resultados de un ensayo y otro, en principio se piensa que son sólo fruto del error aleatorio. Para reducir este error, se combinan los estudios individuales y se aumenta el tamaño muestral efectivo. En este escenario, el metaanálisis sirve para combinar los ensayos, aumentando considerablemente la precisión y la potencia estadística de un estimador conjunto que se considerará insesgado.

En cambio, el escenario es totalmente diferente cuando se trata de estudios no experimentales (observacionales) donde la diferencia entre unos y otros (heterogeneidad) no es sólo debida al error aleatorio, sino también a diversos sesgos de confusión, selección y clasificación. La principal diferencia es que los estudios observacionales nunca controlan *todos* los factores de confusión. Combinarlos supone asumir que sus diferencias son sólo debidas a error aleatorio y entraña el peligro de obtener artificialmente una engañosa precisión a costa de incorporar los sesgos en el estimador conjunto. Por eso, se ha llegado a afirmar que se debe abandonar cualquier intento de realizar un metaanálisis de estudios no experimentales (S. Shapiro, 1994). Esta postura ciertamente es extrema y debe matizarse. La correcta cautela con que se debe llevar a cabo un metaanálisis de estudios no experimentales consiste, en cambio, en no concentrarse como objetivo prioritario en obtener una estimación combinada y única del efecto. Pero sí se deben tratar de resumir del modo más racional, detallado y completo los resultados de los estudios previos. Esto supone, entre otras cosas, realizar metaanálisis separadamente para los estudios de casos y controles y para los de cohortes («análisis de subgrupos»), buscar cuáles son las características del diseño que mejor pueden explicar por qué difieren unos resultados de otros (identificar «fuentes de heterogeneidad»), valorar cómo cambian las estimaciones de efecto global al excluir algunos estudios del metaanálisis («análisis de sensibilidad») y valorar el sesgo de publicación (quizás con un «funnel plot», ver más adelante). En este sentido, la publicación de un metaanálisis de estudios no experimentales resulta muy útil para todos los investigadores que trabajan en ese problema porque les permite realizar una aproximación más exhaustiva y eficiente a la literatura publicada.

11.1.2. Pasos a seguir al realizar un metaanálisis

Como en cualquier protocolo para un estudio, el primer paso es formular adecuadamente la pregunta de investigación. Después, debe considerarse que la validez de un metaanálisis está edificada sobre la exhaustividad con que se localizan todos los estudios originales realizados para responder a esta pregunta. No siempre resulta fácil identificar y recuperar artículos no publicados (para eso se debe contactar con expertos en la materia, que nos pueden conducir a otros investigadores que han realizado estudios y no los han publicado). Otras investigaciones han sido publicadas en la denominada «literatura gris» (libros de resúmenes de comunicaciones a congresos, tesis doctorales, monografías publicadas por un Ministerio o por otro organismo público o privado, y en general otros libros y fuentes de difícil acceso). A esto hay que sumar los estudios publicados en revistas no incluidas en las principales bases de datos a las que se suele acceder para realizar una búsqueda. Se conoce que los estudios con resultados estadísticamente significativos tienen una mayor probabilidad de ser publicados que los que no encuentran resultados significativos. También es más probable que un estudio con un resultado estadísticamente significativo se publique en una revista más conocida, con mayor factor de impacto o que esté escrita en inglés. Mientras que los no significativos pueden publicarse sólo en alemán, japonés u otro idioma que no resulte accesible a quien realiza la búsqueda. Todo esto demuestra que la bibliografía habitualmente accesible por los medios convencionales (medline, PubMed) es, en realidad, una muestra sesgada de todos los estudios, dando la impresión de que las intervenciones son más eficaces y los factores de riesgo más importantes de lo que son en verdad. Todo esto conduce al *sesgo de publicación* (ver más adelante) y el protocolo de un metaanálisis debe estar pensado para prevenir que se produzca este sesgo. Un aspecto clave es que el equipo que realiza el metaanálisis conozca a fondo el tema de investigación sobre el que se trabaja y se ponga en contacto con los grupos que trabajan en ese terreno.

Los demás pasos mencionados en la tabla 11.1 aseguran una reproducibilidad del estudio y permitirán definir criterios operativos e inequívocos de inclusión y exclusión, así como de la información que se debe recoger de cada estudio. Así se creará una base de datos donde cada fila en vez de corresponder a un paciente corresponderá a un estudio. Esto permitirá establecer criterios más o menos amplios de inclusión y realizar así un análisis de sensibilidad (I. Chalmers, D. G. Altman, 1995).

TABLA 11.1. *Pasos a seguir al realizar un metaanálisis*

A) *Formular la pregunta de investigación*

B) *Definir los criterios de elegibilidad de los estudios*
- Tipo de participantes.
- Intervenciones o exposiciones a comparar.
- Desenlaces o resultados *(outcomes, end-points)*.
- Diseño del estudio.
- Requisitos de calidad metodológica.

C) *Localización de estudios y estrategia de búsqueda: fuentes*
- Bases de datos electrónicas (PubMed, EMBASE, otras).
- Registro de ensayos de la colaboración Cochrane.
- Bases de datos electrónicas no cubiertas por la Cochrane.
- Revisión de las referencias bibliográficas de cada artículo.
- Búsqueda manual en revistas claves para la materia, en libros de congresos y en la literatura gris.
- Contactar con expertos en la materia y pedirles a su vez nombres de más expertos *(snowball sampling)*.

D) *Selección de estudios*
- Comprobar la elegibilidad por 2 o más observadores.
- Establecer un algoritmo para resolver desacuerdos.
- Mantener un elenco de estudios excluidos y las razones de su exclusión.

E) *Valoración de la calidad de los estudios seleccionados*
- Considerar si pueden valorarla independientemente 2 ó más evaluadores.
- Usar preferentemente una lista-guía de requisitos que se exigen y no una escala que cuantifique la calidad.
- En los ensayos, evaluar siempre el enmascaramiento de la asignación y del desenlace y el manejo de las pérdidas durante el seguimiento.
- En los estudios observacionales valorar siempre el control de la confusión y los sesgos de selección.
- Considerar si se enmascara para los evaluadores el nombre de los autores y sus instituciones y de las revistas.

F) *Extracción de datos para el metaanálisis*
- Considerar si 2 o más observadores realizan independientemente la extracción de los datos .
- Diseñar y pilotar el formulario para la recogida de datos de cada estudio.
- Considerar si se enmascara para los observadores el nombre de los autores y sus instituciones y de las revistas.

En general un recuento mínimo de variables a recoger de cada estudio sería el siguiente (Adaptado de M. Delgado-Rodríguez, 2005 y E. Guallar *et al.*, 1997):

1. Autores y país de desarrollo del estudio.
2. Fecha de publicación.
3. Características de los participantes: edad, sexo, localización geográfica.
4. Diseño: tipo de estudio.

   - Casos y controles.
   - Cohortes.
   - Ensayos aleatorizados.

5. Criterios de selección.
6. Período de reclutamiento y selección de participantes.
7. Duración del seguimiento, pérdidas durante del seguimiento, manejo de las pérdidas.
8. Proceso de aleatorización: método, tipo, ocultación de la secuencia aleatoria.
9. Características de las intervenciones o tratamientos (dosis y frecuencia de administración, duración de la intervención, enmascaramiento, cumplimiento) o de las exposiciones comparadas (definición de la exposición, periodo de inducción, instrumentos de medida).
10. Características del desenlace o resultado (*outcome*, *end-point* en inglés): definición operativa de eventos, valoración enmascarada, instrumentos de medida, revisión por comités de evaluación.
11. Análisis estadístico: procedimientos utilizados, análisis emparejado, factores de confusión incluidos en el análisis, análisis por intención de tratar.
12. Estimaciones resultantes (riesgos relativos, odds ratios, riesgos atribuibles, etc.): resultados univariantes (sin ajustar), resultados ajustados, con sus respectivos intervalos de confianza e interacciones representativas.
13. Puntos fuertes del estudio, así como posibles sesgos y limitaciones.
14. Explicaciones que los autores presentan de los resultados.
15. Fuente de financiación.

11.2. **Opciones en un metaanálisis**

11.2.1. Medida del efecto en la escala aditiva o multiplicativa

En principio puede considerarse que el metaanálisis intenta combinar los efectos hallados en varios estudios (expresados según un determinado parámetro: proporción, media, riesgo relativo, odds ratio, etc.) estimando un nuevo parámetro que sintetiza lo aportado por cada una de las investigaciones individuales. Viene a ser como un promedio ponderado de lo hallado en todos los estudios. Ésta es la misión *sintética* de un metaanálisis, que no siempre es posible.

La estimación del efecto en cada uno de los estudios puede realizarse según diferentes parámetros; el empleo de uno u otro depende de las variables estudiadas.

Existen modelos multiplicativos y modelos aditivos. Así, por ejemplo, un efecto medido en forma de odds ratio (OR), de riesgo relativo (RR) o razón de densidades de incidencia (RDI), empleará un modelo multiplicativo; mientras que un efecto medido en forma de una media, una diferencia de medias o de una diferencia de proporciones (riesgo atribuible en expuestos, RAE), empleará uno aditivo. Para la realización de un metaanálisis, el empleo de un modelo multiplicativo obligará a utilizar los logaritmos del riesgo relativo o de la odds ratio para conseguir que sus distribuciones sean lineales.

Parámetro que se estima	*Modelo*	*Transformación*
OR, RR, RDI	Multiplicativo	Logaritmo
RAE, $\bar{x}$, $d = \bar{x}_1 - \bar{x}_2$	Aditivo	No se necesita

11.2.2. Modelos de efectos fijos y de efectos aleatorios

La realización de un metaanálisis puede basarse en un modelo de efectos fijos o de efectos aleatorios.

En un modelo de efectos fijos, la inferencia se basa en los estudios incluidos en el metaanálisis únicamente. El modelo de efectos fijos asume que toda la variabilidad entre las medidas de efecto estimadas en los diferentes estudios se debe exclusivamente al error aleatorio propio del muestreo. Todos serían muestras de una misma población, donde hay un único parámetro. Esto es lo mismo que decir que si los estudios tuviesen un tamaño infinitamente grande todos encontrarían exactamente el mismo efecto.

En cambio, en el modelo de efectos aleatorios, la inferencia asume que los diferentes estudios incluidos en el metaanálisis son una muestra aleatoria de varias poblaciones hipotéticas de estudios (M. Egger *et al.*, 2002; D. B. Pettiti, 2000).

En la práctica, ambos modelos sólo difieren en su esquema de asignación de pesos a cada estudio (tabla 11.2). El modelo de efectos fijos le otorga a cada estudio un peso (w_i) que es el inverso de su varianza ($w_i = 1/V_i$). En cambio, el modelo de efectos aleatorios otorga un peso a cada estudio que tiene en el denominador no sólo la varianza *dentro* de ese estudio (V_i), sino también la varianza *entre* estudios (τ^2). Esto hace que en el modelo de efectos aleatorios se le otorgue relativamente más peso a los estudios más pequeños y que los intervalos de confianza que se obtienen para el parámetro resumen sean más anchos. Ninguno de los dos puede considerarse que sea el método «correcto» ya que existe controversia sobre cuál se debe preferir.

TABLA 11.2. *Procedimientos para el modelo de efectos fijos y el de efectos aleatorios*

Modelo	*Inferencia*	*Procedimientos*
Efectos fijos	Sólo interesan los estudios seleccionados. Existe un parámetro único común.	Woolf: $w_i = 1/V_i$
Efectos aleatorios	Los estudios seleccionados son sólo una muestra aleatoria de varias poblaciones de estudios.	Der Simonian-Laird: $w_i^* = 1/(V_i + \tau^2)$

11.3. **Heterogeneidad**

La heterogeneidad significa que los resultados de los estudios incluidos en un metaanálisis son muy distintos entre sí. En un metaanálisis, identificar una posible heterogeneidad es un proceso clave, que muchas veces puede ser una alternativa preferible a la de adoptar una aproximación sintética (cuya misión sería simplemente hallar un promedio ponderado). El estudio de la heterogeneidad llevará a la decisión de combinar los resultados conjuntamente (una única estimación) o a tener que presentar los resultados de forma separada en diferentes subgrupos. Analizar la heterogeneidad es discernir si las diferencias entre unos y otros estudios pueden deberse a diferencias en el diseño de cada estudio, en la definición de enfermedad, en la valoración de la exposición, en el diferente control que se haya hecho de los factores de confusión o pueda ser atribuida a otros hechos, como la variabilidad demográfica en las poblaciones de estudio (G. A. Colditz *et al.*, 1995; J. A. Berlin, 1995). Esto enriquece la información aportada por un metánalisis y evita la ingenuidad de presentar sólo una medida única de resumen.

Existen criterios estadísticos para valorar la posible existencia de heterogeneidad. El test de hipótesis es el método más utilizado, pero también se han propuesto aproximaciones gráficas (A. M. Walker *et al.*, 1988). La hipótesis nula en un test de heterogeneidad asume que no existe heterogeneidad entre los estudios individuales. El test de heterogeneidad usa la estimación conjunta ponderada del modelo de efectos fijos y compara con ella el resultado de cada estudio.

La limitación más importante de la utilización de un test de hipótesis es la falta de potencia estadística. El número de estudios incluidos en un metaanálisis suele ser pequeño (generalmente menor de 30), lo que puede conducir a un error tipo 2 (concluir que no existe heterogeneidad en el metaanálisis cuando en realidad la hay) (B. Takkouche *et al.*, 1999). Por esta razón a veces se considera que hay heterogeneidad cuando $p < 0{,}10$, en lugar del 0,05 habitual.

11.4. Métodos para realizar un metaanálisis

11.4.1. Método del inverso de varianza (Método de Woolf)

Se basa en el modelo de efectos fijos. El método tiene en cuenta el efecto (OR, RR, diferencia de medias, etc.) y la varianza (V_i) de cada uno de los estudios.

En todo metaanálisis se calcula un efecto global ponderado (efecto$_p$) como una media ponderada (aproximación sintética). Se pondera por el peso (*weight*, w_i) aportado por cada uno de los estudios individuales.

El peso (w_i) de cada estudio es el inverso de su varianza:

$$\text{Peso}_i = w_i = \frac{1}{V_i}$$

Ejemplo de modelo aditivo

Se desea integrar los resultados de varias encuestas que evalúan en los varones, las diferencias (d_i) en el consumo medio de queso (g/día) entre los niveles educativos alto y bajo (A. Sánchez-Villegas *et al.*, 2003). Los datos se describen en la tabla 11.3.

TABLA 11.3. *Consumo de queso según niveles educativos en diferentes países europeos*

	Consumo de queso (g/día)			
Estudio	*Alto nivel educativo*	*Bajo nivel educativo*	*Diferencia de consumo (d_i)*	*IC (95 %) de la diferencia*
Noruega	34,7	35,6	− 0,9	− 5,02 a 3,22
Finlandia	36,9	28,2	8,7	2,92 a 14,56
Estonia	15,0	6,0	9,0	2,98 a 15,02
Irlanda	17,4	10,8	6,6	4,20 a 9,00
Dinamarca	31,0	38,0	− 7,0	− 22,49 a 8,49

Los datos están simplificados en aras a la brevedad.

La expresión general es la siguiente:

$$\text{Efecto}_p = \frac{\sum \text{peso}_i \times \text{efecto}_i}{\sum \text{peso}_i} = \frac{\sum w_i\, d_i}{\sum w_i}$$

donde el peso (w_i) de los estudios es el inverso de sus varianzas (V_i):

$$\text{Peso}_i = w_i = \frac{1}{V(\text{efecto}_i)} = \frac{1}{V_i}$$

La varianza (V_i) de cada estudio equivale al cuadrado del error estándar. $V_i = EE_i^2$.

Un intervalo de confianza se construye simplemente sumando y restando un múltiplo del error estándar a la estimación puntual.

Para estimar un intervalo de confianza al 95 % se multiplica por 2 el error estándar antes de sumarlo y restarlo, ya que el valor de t para un error α del 5 % es aproximadamente 2. Por lo tanto, el error estándar (EE_i) puede calcularse aproximadamente a partir de los límites superior (LSC) e inferior (LIC) del intervalo de confianza al 95 % para las diferencias de medias (d_i), simplemente dividiendo por 4 la distancia entre ambos límites superior (LSC) e inferior (LIC) del intervalo de confianza al 95 %:

$$\text{IC} = d_i \pm t_{\alpha/2,\, n-1}\, \text{EE}_i \qquad \text{IC } 95\ \% \approx d_i \pm 2 \times \text{EE}$$

$$\text{EE}_i = \frac{\text{LSC} - \text{LIC}}{4}$$

Es importante dejar claro que LSC y LIC se refieren a los límites de un intervalo de confianza *al 95 %* (tabla 11.4).

TABLA 11.4. *Estimación de los pesos a asignar a los estudios*

Estudio	*Diferencia de consumo (d_i)*	*IC (95 %) de la diferencia LIC a LSC*	*Error estándar de la diferencia EEi = (LSC – LIC)/4*	*Varianza ($V_i = EE_i^2$)*	$w_i = 1/V_i$	$w_i\, d_i$
Noruega	– 0,9	– 5,02 a 3,22	2,06	4,24	0,236	– 0,212
Finlandia	8,7	2,92 a 14,56	2,91	8,47	0,118	1,027
Estonia	9	2,98 a 15,02	3,01	9,06	0,110	0,990
Irlanda	6,6	4,20 a 9,00	1,20	1,44	0,694	4,580
Dinamarca	– 7	– 22,49 a 8,49	7,75	59,99	0,017	– 0,119
				Sumas =	**1,175**	**6,266**

Si en vez de ser del 95 %, la confianza del intervalo fuese otra, en vez de dividir por 4, habría que dividir por otra cantidad (ver unas tablas de la t de Student o de la distribución normal) (tabla 11.5).

La diferencia ponderada en el consumo de queso entre el nivel educativo superior e inferior será:

$$\text{Dif}_p = \frac{\sum w_i\, d_i}{\sum w_i} \qquad \text{Dif}_p = \frac{6{,}266}{1{,}175} = 5{,}33$$

Para hallar el intervalo de confianza del efecto ponderado, es necesario calcular primero el error estándar de la estimación global ponderada (EE_p).

$$\mathrm{EE}_p = \sqrt{\frac{1}{\sum w_i}}$$

En el ejemplo:

$$\mathrm{EE}_p = \sqrt{\frac{1}{1{,}175}} = 0{,}92$$

La fórmula del intervalo de confianza es la habitual:

$$\mathrm{IC} = \mathrm{efecto}_i \pm Z_{\alpha/2}\,\mathrm{EE}_p$$

$$\mathrm{IC} = 5{,}33 \pm (1{,}96 \times 0{,}92) = 3{,}5 \text{ a } 7{,}1$$

Normalmente se usan niveles de confianza del 95 %. El valor de la distribución normal tipificada (valor Z) para un error α del 5 % a dos colas es de 1,96 ($Z_{\alpha/2} = Z_{0,025} = 1{,}96$). Si se deseasen calcular los intervalos con otra confianza, se usarán los valores que indica la tabla 11.5.

TABLA 11.5. *Valores de «z» para cada nivel de confianza*

Intervalo de confianza al	*α (2 colas)*	$Z_{\alpha/2}$
80 %	0,2	1,28
90 %	0,1	1,65
95 %	**0,05**	**1,96**
99 %	0,01	2,58

Con un nivel de confianza del 95 % se puede concluir que los hombres con nivel educativo alto consumen diariamente por término medio entre 3,5 y 7,1 gramos de queso más que los hombres con nivel educativo inferior.

La significación global de esta diferencia (parámetro ponderado) puede medirse a través del cociente entre el efecto global y su error estándar.

$$z = \frac{\mathrm{Dif}_p}{\mathrm{EE}_p}$$

Este estadístico sigue aproximadamente una distribución normal y es comparable con los valores (z) de la distribución normal tipificada.

En el ejemplo:

$$z = \frac{5{,}33}{0{,}92} = 5{,}8$$

En las tablas de la distribución normal puede comprobarse que para un valor de $z = 5{,}8$, la significación estadística a dos colas (valor p) es inferior a 0,001. Por lo tanto, existen diferencias estadísticamente significativas. Se rechaza la hipótesis nula y se concluye que el consumo de queso medido en g/persona/día es diferente entre los hombres de alto nivel y de bajo nivel educativo, siendo significativamente superior en los de nivel educativo alto.

El test de hipótesis aplicado para medir la heterogeneidad del metaanálisis aparece en la siguiente fórmula; bajo la hipótesis nula (no heterogeneidad) se distribuye como una Ji-cuadrado con k-1 grados de libertad, siendo k el número de estudios incluidos en el metaanálisis.

$$Q = \sum \left[\frac{(\mathrm{Dif}_i - \mathrm{Dif}_p)^2}{V_i} \right] \rightarrow \chi^2_{k-1}$$

La potencia de Q para detectar heterogeneidad depende del número de estudios incluidos en el metaanálisis: con pocos estudios puede no detectar heterogeneidad aunque la haya, pero con muchos estudios puede detectar heterogeneidad con facilidad. Para evitar este inconveniente, puede calcularse el estadístico I^2, que es una medida del porcentaje de variabilidad entre los estudios que se debe a la heterogeneidad:

$$I^2 = 100 \times \frac{Q - (k-1)}{Q}$$

Numéricamente:

$$\chi^2_h = Q = \frac{(-0{,}9 - 5{,}33)^2}{4{,}24} + \frac{(8{,}7 - 5{,}33)^2}{8{,}47} + \frac{(9{,}0 - 5{,}33)^2}{9{,}06} + \frac{(6{,}6 - 5{,}33)^2}{1{,}44} +$$

$$+ \frac{(-7{,}0 - 5{,}33)^2}{59{,}99} = 15{,}64$$

$$I^2 = 100 \times \frac{15{,}64 - (5-1)}{15{,}64} = 74{,}4,$$

de lo que se deduce que el 74,4 % de la variación entre los estudios se debe a la heterogeneidad.

El valor de probabilidad que le corresponde a una Ji-cuadrado de 15,64 con 4 grados de libertad es menor de 0,005. Por ello se puede rechazar la hipótesis nula de homogeneidad en los estudios y se concluye que las estimaciones de los diversos estudios son diferentes. Siempre es conveniente añadir una representación gráfica al realizar un metaanálisis y la del ejemplo se representa en la figura 11.1.

Interpretación: Cada barra horizontal corresponde a un estudio, con sus respectivos intervalos de confianza. La amplitud del intervalo es inversamente proporcional al peso asignado a cada estudio. La figura final en forma de rombo es la estimación global ponderada. Los rombos negros dentro de cada rectángulo tienen un tamaño proporcional al peso del estudio, cuanto mayor es un estudio mayor es su rombo central.

El estudio irlandés es el que más peso aporta, seguido por el noruego. Sin embargo, aunque el estudio irlandés encuentra una diferencia en el consumo de queso a favor de los hombres con nivel educativo alto, el noruego no halla diferencias estadísticamente significativas. El peso aportado por el estudio danés es muy pequeño (su intervalo de confianza es muy ancho). El efecto global queda reflejado en la última figura en forma de rombo. El

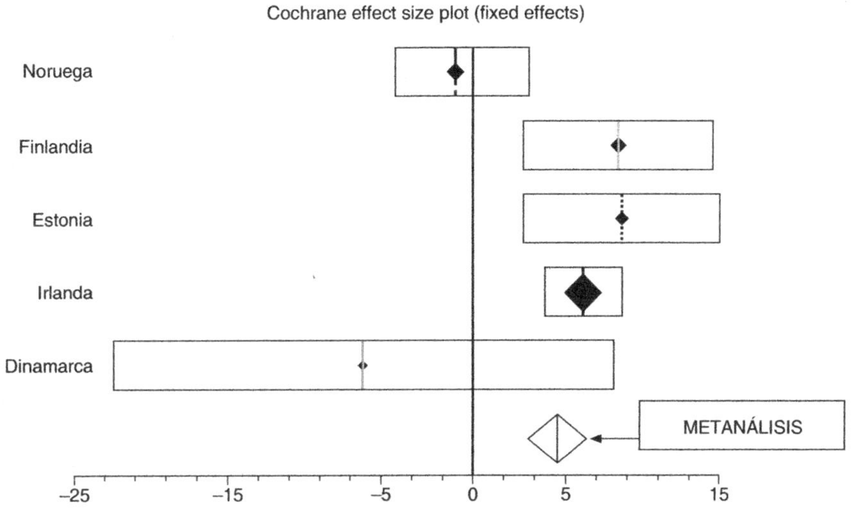

Pooled weighted mean difference = 4,9995 (95 %, CI = 3,1911 a 6,8079).

FIG. 11.1. *Representación gráfica del metaanálisis del ejemplo sobre consumo de queso según el nivel educativo en Europa.*

ordenador calcula un valor de diferencia ponderada (4,9995) ligeramente diferente al hallado a mano (S. Shapiro, 1994; M. Egger *et al.*, 2002) porque no redondea los cálculos como hemos hecho nosotros.

La estimación global ponderada no sería válida ya que no existe homogeneidad entre los estudios. Resultaría equivocada una aproximación sólo sintética al metaanálisis, ya que un estimador combinado siempre es algo ficticio y artificial cuando el grado de heterogeneidad entre estudios es alto. La aproximación más sensata en esta situación es tratar de identificar cuáles son las razones por las que unos estudios difieren de otros.

Ejemplo de modelo multiplicativo. Transformación logarítmica

Lo más frecuente en un metaanálisis es encontrarnos con este caso. Se trata de combinar en una sola estimación las distintas odds ratios (OR) o riesgos relativos (RR) hallados en diversos estudios. Sobre todo, se suele tratar del análisis combinado de los ensayos aleatorizados sobre un tema. En cada ensayo se ha estimado una OR o un RR y ahora se trata de hallar la OR o el RR que resume todos los estudios existentes.

El siguiente ejemplo está tomado de la actualización de la guía para los servicios preventivos norteamericanos *(US Preventive Services Task Force)* sobre los ensayos que han analizado el efecto de la quimioprofilaxis con aspirina en la prevención primaria de la enfermedad coronaria (M. Hayden *et al.*, 2002). Se combinan las estimaciones de odds ratio (OR) junto con sus intervalos de confianza al 95 % (IC 95 %) para la incidencia total de eventos coronarios, considerando como exposición la asignación a aspirina y como no exposición los asignados a placebo (tabla 11.6).

Se trata de un modelo multiplicativo, pues el efecto está medido como una OR (lo mismo sucede cuando el efecto se estima a través de un RR, una razón de tasas o una *hazard ratio*). En todos estos casos es necesario hacer una transformación logarítmica de cada una de las OR (o del parámetro que se trate). Se trabaja con estos logaritmos y, al final, para hallar el efecto global, se revierte la transformación logarítmica, tomando antilo-

TABLA 11.6. *Ensayos sobre el efecto de la quimioprofilaxis con aspirina para prevenir la enfermedad coronaria*

*Ensayos**	*OR*	*IC (95 %)*
BMD	0,96	0,73 a 1,24
PHS	0,61	0,50 a 0,74
TPT	0,76	0,57 a 1,03
HOT	0,64	0,49 a 0,85
PPP	0,75	0,45 a 1,26

M. Hayden *et al.*, 2002.
* BMD: *British Male Doctors' Trial*; PHS: *Physicians' Health Study*; TPT: *Thrombosis Prevention Trial*; HOT: *Hypertension Optimal Treatment Trial*; PPP: *Primary Prevention Project* (puede localizarse cada ensayo a partir de M. Hayden *et al.*, 2002).

garitmos. Una vez tomados logaritmos de cada OR, el proceso es muy similar al del modelo aditivo visto en el apartado anterior. Se pondera el logaritmo de cada OR (ln(OR)) por su peso (w_i), y así se realiza la estimación combinada o ponderada:

$$\ln \mathrm{OR}_p = \frac{\sum w_i \times \ln \mathrm{OR}_i}{\sum w_i}$$

donde

$$w_i = \frac{1}{V_i}$$

Los pesos (w_i) son los inversos de las varianzas (V_i) de cada estudio. Habitualmente, las publicaciones científicas no muestran las varianzas, pero sí suelen mostrar los intervalos de confianza de las OR o de los RR.

¿Cómo obtener la varianza de cada estudio (V_i) si solamente se dispone de los intervalos de confianza de las OR? Se obtiene la varianza a partir del error estándar. La varianza es el error estándar elevado al cuadrado.

Vamos a ver cómo se hace esto primero numéricamente con el ensayo de los médicos británicos (BMD). Su OR es 0,96 (IC 95 %: 0,73 a 1,24). Si tomamos logaritmos de estas 3 cifras, obtenemos lo siguiente:

	OR	*ln (OR)*
Estimación puntual	0,96	− 0,041
Límite inferior confianza al 95 %	0,73	− 0,315
Límite superior confianza al 95 %	1,24	+ 0,215

Recordemos que un intervalo de confianza al 95 % para el *ln*(OR) se obtiene así:

$$\text{IC 95 \% [ln(OR)]} = \ln(\mathrm{OR}) \pm 1{,}96 \text{ EE}$$

Donde EE es el error estándar. Es decir, el límite *inferior* de un intervalo de confianza al 95 % para el *ln*(OR) se estima *restando* 1,96 errores estándar a la estimación puntual. El límite *superior* de un intervalo de confianza al 95 % para el *ln*OR se estima *sumando* 1,96 errores estándar a la estimación puntual. Por lo tanto, si nos proporcionan los límites del intervalo de confianza, obtener el error estándar resulta tan fácil como dividir entre 3,92 (es decir 1,96 + 1,96) la distancia entre el límite superior e inferior del *ln*(OR).

$-0{,}315 = -0{,}041 - \mathbf{1{,}96}\ \text{EE}$ ln OR = $-0{,}041$ $+0{,}215 = -0{,}041 + \mathbf{1{,}96}\ \text{EE}$

$$\text{EE} = \frac{0{,}215 - (-0{,}315)}{1{,}96 + 1{,}96}$$

Como la distancia entre el límite superior (+0,215) y el inferior (–0,315) es 0,53, el error estándar será 0,53/3,92 = 0,135. La Varianza (V_i) es el error estándar elevado al cuadrado $V_i = 0{,}135^2 = 0{,}018$.

$$\text{EE} = \frac{+0{,}215 - (-0{,}315)}{1{,}96 + 1{,}96} = \frac{0{,}53}{3{,}92} = 0{,}135 \qquad V_i = 0{,}135^2 = 0{,}018$$

Si la varianza es 0,018, el peso (w_i) que se le dará a este estudio será el inverso de su varianza, es decir:

$$w_i = \frac{1}{0{,}018} = 55$$

Generalizando, podemos decir que el error estándar (EE_i) de cada uno de los estudios será:

$$\text{EE}_i = \frac{\ln \text{OR}_s - \ln \text{OR}_i}{3{,}92}$$

La varianza de cada estudio (V_i) será:

$$V_i = \text{EE}_i^2$$

Y el peso (w_i) de cada estudio será:

$$w_i = \frac{1}{V_i};$$

es decir,

$$w_i = \frac{1}{\left(\dfrac{\ln \text{OR}_s - \ln \text{OR}_i}{3{,}92}\right)^2}$$

Aplicando estos pasos a nuestro ejemplo se obtienen los resultados de la tabla 11.7.

TABLA 11.7. *Varianzas y pesos para el ejemplo de metaanálisis de ensayos sobre el efecto de la quimioprofilaxis con aspirina para prevenir la enfermedad coronaria*

Ensayo	*OR (IC 95 %)*	*ln OR_s*	*ln OR_i*	*EE_i = (ln OR_s – ln OR_i)/3,92*	*V_i*	*w_i*
BMD	0,96 (0,73-1,24)	ln(0,73)= –0,315	ln(1,24)= +0,215	(0,215–(–0,315))/3,92=0,1352	0,13522=0,0183	1/0,0183=54,741
PHS	0,61 (0,50-0,74)	–0,693	–0,301	0,1000	0,0100	99,979
TPT	0,76 (0,57-1,03)	–0,562	+0,030	0,1509	0,0228	43,894
HOT	0,64 (0,49-0,85)	–0,713	–0,163	0,1405	0,0197	50,645
PPP	0,75 (0,45-1,26)	–0,799	+0,231	0,2627	0,0690	14,495
					Suma =	**263,75**

Una atenta observación de la tabla 11.7 llevará a advertir que el estudio más importante es el PHS, pues su peso es el más alto (casi 100). También se aprecia que el menos influyente es el PPP que tiene un peso que no llega a ser el 15 % del PHS, los otros estudios tienen pesos intermedios.

Una vez obtenidos los pesos (w_i), se debe multiplicar el logaritmo de la estimación puntual de cada OR por su peso y se presentan estos datos en la tabla 11.8.

TABLA 11.8. *Multiplicación del logaritmo de la estimación puntual de cada OR por su peso en el ejemplo de metaanálisis de ensayos sobre el efecto de la quimioprofilaxis con aspirina para prevenir la enfermedad coronaria*

Ensayo	*OR*	*ln OR*	*w_i*	*w_i × ln OR*
BMD	0,96	– 0,0408	54,741	(– 0,0408) × (54,74) = – 2,235
PHS	0,61	– 0,4943	99,979	– 49,419
TPT	0,76	– 0,2744	43,894	– 12,046
HOT	0,64	– 0,4463	50,645	– 22,602
PPP	0,75	– 0,2877	14,495	– 4,170
		Suma =	**263,75**	**– 90,47**

Para calcular la estimación conjunta o efecto ponderado de todos los estudios bastará con dividir la suma de las multiplicaciones anteriores (– 90,47) por la suma de los pesos (263,75). Al resultado le llamaremos el logaritmo de la OR ponderada (ln OR_p):

$$\ln OR_p = \frac{-90{,}47}{263{,}75} = -\,0{,}343$$

Generalizando, puede decirse que el efecto ponderado (ln OR_p) se calcula con la siguiente expresión:

$$\ln ORp = \frac{\sum (w_i \times \ln OR_i)}{\sum w_i}$$

Como se ha obtenido el logaritmo de la OR_p, bastará con tomar antilogaritmos para obtener la OR_p o estimación conjunta

$$\text{OR}_p = e^{-0,343} = 0,71$$

Generalizando, puede decirse que

$$\text{OR}_p = e^{\ln \text{OR}p}$$

Hemos encontrado una odds ratio combinada de 0,71, esto se interpreta como que la aspirina reduce en un 29 % el riesgo de un evento coronario. Como vemos, lo que proporciona el metaanálisis está en un cierto término medio de lo que han proporcionado los estudios individuales. La estimación global ponderada o combinada para la OR del metaanálisis (0,71) deja a las de 2 estudios por debajo (PHS con 0,61 y HOT con 0,64) y a otros 3 estudios por encima de ella (PPP con 0,75, TPT con 0,76 y, ya más alejado, BMD con 0,96). Ya a primera vista y de modo intuitivo podemos sospechar que el estudio BMD es diferente de los demás, es decir nuestra tendencia será pensar que hay algo en su diseño o en su ejecución que podría ser responsable de crear cierta heterogeneidad en los resultados. Esta reflexión es siempre interesante cuando se llega a este punto.

De todos modos, sólo tenemos una estimación puntual para OR_p y debemos estimar siempre sus límites de confianza. Para hallar el intervalo de confianza al 95 % del efecto ponderado, le sumaremos y restaremos 1,96 veces su error estándar (siempre trabajando en escala logarítmica). El error estándar de la estimación ponderada (EE_p) es simplemente la raíz cuadrada del inverso de la suma de los pesos.

$$\text{EE}_p = \sqrt{\frac{1}{263,75}} = 0,06$$

Esta cantidad (0,06) es el error estándar para la estimación global ponderada (EE_p) del metaanálisis. Como el logaritmo neperiano del resultado del metaanálisis era $\ln \text{OR}_p = -0,343$, bastará con sumarle y restarle 0,12 para obtener sus límites de confianza superior (LSC) e inferior (LIC) al 95 %.

$$\text{LIC} (\ln \text{OR}_p) = -0,343 - (1,96 \times 0,06) = -0,343 - 0,12 = -0,463$$
$$\text{LSC} (\ln \text{OR}_p) = -0,343 + (1,96 \times 0,06) = -0,343 + 0,12 = -0,223$$

A continuación se realizará la transformación antilogarítmica:

$$\text{LIC}(\text{OR}_p) = e^{\,0,463} = 0,63$$
$$\text{LSC}(\text{OR}_p) = e^{-0,223} = 0,80$$

Con un nivel de confianza del 95 % se puede concluir que el riesgo de padecer un episodio coronario se reduce entre un 37 y un 20 % en los asignados a aspirina respecto a los asignados a placebo.

Generalizando, podemos decir que:

$$\text{IC}_{(1-\alpha)} \ln \text{OR}_p = \ln \text{OR}_p \pm (z_{\alpha/2}\, \text{EE}_p)$$

y que

$$\text{IC}_{(1-\alpha)}\, \text{OR} = e^{\ln \text{OR}_p \pm (z_{\alpha/2}\, \text{EE}_p)} = \text{OR}_p \times \exp(\pm\, z_{\alpha/2} \times \text{EE}_p)$$

El metaanálisis arrojaría el resultado de que la odds ratio combinada es 0,71 (IC 95 %: 0,63 a 0,80).

La significación global del parámetro puede medirse a través del cociente entre el logaritmo natural del efecto global y su error estándar. Este cociente seguirá una distribución normal, por eso le llamamos z:

$$z = \frac{-0{,}343}{0{,}06} = -5{,}7$$

y, en general:

$$z = \frac{\ln \mathrm{OR}_p}{\mathrm{EE}_p}$$

El valor p de significación estadística que corresponde al valor de z hallado en el ejemplo (– 5,7) es muy pequeño (< 0,001), por lo que se rechaza la hipótesis nula de ausencia de efecto de la aspirina en la prevención coronaria.

El test de hipótesis que suele aplicarse para medir la heterogeneidad del metaanálisis es una Ji-cuadrado con k-1 grados de libertad, siendo k el número de estudios incluidos en el metaanálisis (B. Takkouche *et al.*, 1999).

$$\chi_h^2 = Q = \sum \left[\frac{(\ln \mathrm{OR}_i - \ln \mathrm{OR}_p)^2}{V_i} \right]$$

$$\chi_h^2 = Q = \frac{(-0{,}0408 + 0{,}343)^2}{0{,}018} + \ldots \frac{(-0{,}2877 + 0{,}343)^2}{0{,}069} = 8{,}1$$

El valor p que corresponde a este valor de Ji-cuadrado con 3 grados de libertad es de 0,09, que se encuentra próximo al límite recomendado ($p = 0{,}10$); por tanto, diremos que el resultado sugiere que hay heterogeneidad. En cualquier caso, al estar tan cerca del límite, el resultado debe interpretarse con cautela. Si además calculamos I^2:

$$I^2 = 100 \times \frac{Q - (k-1)}{Q} = 100 \times \frac{8{,}1 - (4-1)}{8{,}1} = 62{,}96;$$

es decir, el 63 % de la variabilidad entre estudios se debe a la heterogeneidad.

Cuando se encuentra heterogeneidad hay que buscar a qué puede ser debida (¿diseño?, ¿metodología?, como veremos más adelante) y realizar subgrupos de estudios que sean homogéneos tanto en sus características de diseño como en sus resultados. En el caso que estamos viendo de la aspirina nos puede interesar por ejemplo preguntarnos si el riesgo absoluto basal de los participantes o la dosis de aspirina que se ensayó era igual en todos los estudios.

El valor de la odds ratio y sus límites inferior y superior de confianza para cada estudio quedan reflejados en la gráfica siguiente (fig. 11.2). Al final se representa el metaanálisis.

Es crucial realizar una observación atenta de esta gráfica, ya que permite explorar el principio de consistencia, que es un importante criterio epidemiológico de causalidad.

En este ejemplo, ninguno de los ensayos ha arrojado un resultado adverso para la aspirina en su estimación puntual, esto proporciona ya una seguridad de que básicamente existe consistencia. Además, los resultados significativos (aquellos cuyo intervalo de confianza no cruza la barra vertical de OR = 1) son los que provienen de los estudios (HOT y PHS) con mayor potencia estadística (intervalos de confianza más estrechos). Esto también apoya que exista en realidad una relación causal.

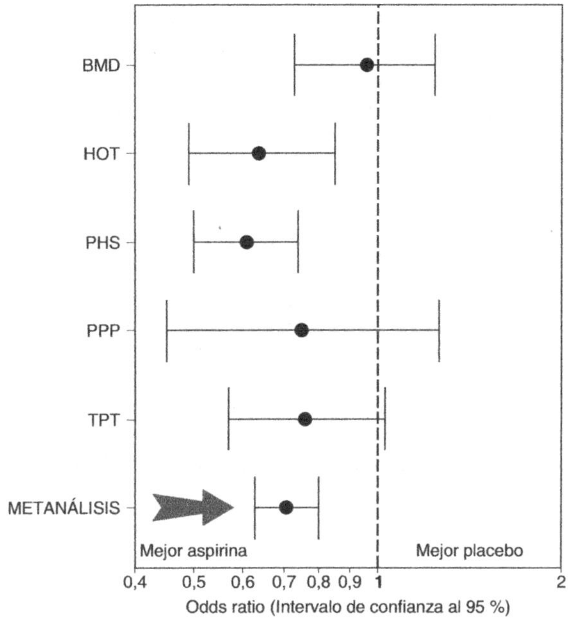

FIG. 11.2. *Representación gráfica del metaanálisis del ejemplo sobre consumo de aspirina para la prevención de la enfermedad coronaria.*

La OR ponderada, resulta significativamente inferior a 1. Es decir, encuentra un menor riesgo de eventos coronarios entre los asignados a aspirina. El punto más fuerte es que todos ellos han seguido un diseño aleatorizado y por tanto no existen mejores garantías de causalidad, tanto porque el diseño controla los factores de confusión sean medidos o no medidos, como porque el modo de realizar este control ha sido homogéneo en todos los estudios y por tanto son directamente combinables en el metaanálisis. Este metaanálisis movió a que se incluyese una fuerte recomendación a favor de la prevención con aspirina en la guía para los servicios preventivos norteamericanos *(US Preventive Services Task Force)*.

CONCEPTOS AVANZADOS

11.4.2. MÉTODO DE EFECTOS ALEATORIOS (MÉTODO DE DERSIMONIAN-LAIRD)

El modelo de efectos fijos tiene en cuenta la varianza dentro de cada uno de los estudios (V_i). Esta varianza dependerá del número de sujetos incluidos y del efecto hallado en cada estudio. Por el contrario, el modelo de efectos aleatorios (R. DerSimonian y N. Laird, 1986) incluye un nuevo componente, la varianza entre-estudios (τ^2). Podríamos decir que el modelo de efectos fijos es un caso particular del modelo de efectos aleatorios (D. B. Pettiti, 2000), donde la varianza entre-estudios toma un valor 0.

El modelo de efectos aleatorios es considerado por algunos autores como un modelo más conservador que el de efectos fijos debido a la incorporación de la varianza entre-estudios, pero puede ser más válido.

Los intervalos de confianza calculados mediante un modelo de efectos aleatorios serán más anchos, esto es, será más difícil encontrar una diferencia estadísticamente significativa que con un modelo de efectos fijos (D. B. Pettiti, 2000).

El método de DerSimonian-Laird usa un modelo de efectos aleatorios. En este modelo, para determinar el peso aportado por cada estudio, es necesario conocer, además de la varianza intra-estudio (V_i), la varianza entre-estudios (τ^2).

La varianza entre estudios responde a la siguiente fórmula matemática:

$$\tau^2 = \text{máx}\left(0, \frac{Q-(k-1)}{\sum w_i - \frac{\sum w_i^2}{\sum w_i}}\right)$$

Esta fórmula muestra que cuando la heterogeneidad (Q) es pequeña en relación al número de estudios (k), la varianza entre estudios vale 0 (porque el numerador $Q - k + 1$ es negativo). En cambio, si la heterogeneidad es mayor que $k - 1$, la varianza entre estudios es positiva y debe tenerse en cuenta.

Donde $Q = \chi^2_h$ de heterogeneidad y k = número de estudios incluidos en el metaanálisis. En el ejemplo de la aspirina:

$$\tau^2 = \frac{8{,}1 - 5 + 1}{263{,}75 - \frac{17.693{,}93}{263{,}75}} = 0{,}021$$

Todas las cantidades que intervienen en el cálculo de la varianza entre estudios (τ^2) ya las habíamos calculado anteriormente, excepto la suma de los cuadrados de los pesos (17.693,93). Para obtenerla basta con ir sumando el cuadrado del peso de cada uno de los 5 estudios:

$$\sum\left(w_i^2\right) = 54{,}741^2 + ... + 14{,}495^2 = 17.693{,}93$$

En un modelo de efectos aleatorios, el peso de cada estudio vendrá dado por:

$$\text{Peso}_i^* = w_i^* = \frac{1}{V_i + \tau^2}$$

Entonces:

$$\ln \text{OR}_p = \frac{\sum w_i^* \times \ln \text{OR}_i}{\sum w_i^*}$$

Una vez conocido que τ^2 vale 0,021, se calculan los nuevos pesos w_i^* que usaremos para aplicar el modelo de efectos aleatorios. Análogamente a lo que antes hacíamos, multiplicaremos cada $ln\text{OR}_i$ por su nuevo peso (w_i^*) y lo que resulte se dividirá por la suma de los pesos ($\Sigma\, w_i^*$) para obtener la estimación ponderada (tabla 11.9).

Conviene destacar que ahora el peso relativo de los ensayos se ha equilibrado más. Antes el ensayo PHS tenía mucho más peso (~100) que el PPP (~ 14), es decir el PHS pesaba 7 veces más que el PPP. Ahora la diferencia no es tanta, ya que, al usar los pesos del modelo de efectos aleatorios (w^*), el PHS sólo pesa tres veces más (32,5) que el PPP (11,1). Ésta es una consecuencia que siempre se produce cuando se usa el modelo de efectos alea-

TABLA 11.9. *Pesos y estimaciones ponderadas para el metaanálisis sobre consumo de aspirina para la prevención de la enfermedad coronaria*

Ensayo	*ln OR*	V_i	w_i	w_i^2	w_i^*	$w_i^* \times ln\ OR_i$
BMD	– 0,0408	0,0183	1/0,0183 = 54,741	2.996,566	1/(0,0183+0,021)=25,639	– 1,047
PHS	– 0,4943	0,0100	99,979	9.995,706	32,533	– 16,081
TPT	– 0,2744	0,0228	43,894	1.926,653	22,979	– 6,306
HOT	– 0,4463	0,0197	50,645	2.564,903	24,703	– 11,025
PPP	– 0,2877	0,0690	14,495	210.040	11,145	– 3,206

torios: se dismininuyen las diferencias en la importancia relativa de unos y otros estudios, tienden a parecerse en sus pesos. Esto hace que los estudios pequeños influyan relativamente más en la estimación combinada cuando se usa el modelo de efectos aleatorios.

El efecto ponderado (ln OR_p) según el modelo de efectos aleatorios responde por tanto a la misma expresión que usábamos antes, pero ponderando por w^* en vez de por w:

$$\ln OR_p = \frac{\sum w_i^* \times \ln OR_i}{\sum w_i^*} = \frac{-37{,}665}{116{,}999} = -0{,}322$$

Tras la transformación antilogarítmica:

$$OR_p = e^{-0{,}322} = 0{,}72$$

La Odds Ratio ponderada, usando el modelo de efectos aleatorios tiene un valor de 0,72. En este ejemplo, la estimación es muy parecida a la obtenida cuando se usa el modelo de efectos fijos (0,71). Esto suele suceder cuando hay homogeneidad en los estudios que se combinan. Si los estudios fuesen heterogéneos podría cambiar más la estimación al usar un modelo u otro.

El error estándar y el intervalo de confianza del efecto ponderado se hallan como en los casos anteriores.

El error estándar será igual a la raíz del inverso de la suma de los pesos individuales:

$$EE_p = \sqrt{\frac{1}{\sum w_i^*}} = \sqrt{\frac{1}{116{,}999}} = 0{,}09$$

El intervalo de confianza al 95 % para la odds ratio ponderada, según el modelo de efectos aleatorios sería:

$$IC_{(1-\alpha)}\ OR = e^{\ln OR_p \pm (z_{\alpha/2}\ EE_p)} = e^{-0{,}322 \pm (1{,}96 \times 0{,}09)} = 0{,}61 \text{ a } 0{,}87$$

Según el modelo de efectos aleatorios, el riesgo de enfermedad coronaria con la aspirina disminuye en un 28 % (OR = 0,72). Con un nivel de confianza del 95 % puede afirmarse que la estimación de esta reducción relativa del riesgo se mueve entre un 13 y un 39 %.

Apreciamos que el intervalo de confianza es más ancho (IC 95 %: 0,61 a 0,87) cuando se usa el modelo de efectos aleatorios que cuando se usaba el modelo de efectos fijos

(IC 95 %: 0,63 a 0,80). Este ensachamiento del intervalo de confianza es el precio que se paga por asumir que los resultados varían de un ensayo a otro. Cuanto más heterogénos sean los estudios entre sí, mayor será la ampliación que se produce en el intervalo de confianza al pasar del modelo fijo al aleatorio.

La significación de la OR_p es calculada dividiendo el efecto global (en escala logarítmica) por su error estándar:

$$z = \frac{\ln OR_p}{EE_p} = \frac{-0{,}322}{0{,}09} = -3{,}5$$

El valor p de significación estadística para una $z = -3{,}5$ es $p = 0{,}0005$. Es un valor p muy pequeño, por lo que indica que los resultados de los ensayos son poco consistentes con la hipótesis nula y se puede rechazar la hipótesis nula. La hipótesis nula afirma que la OR en la población de la que procede la muestra es 1. Es decir, que no existe efecto de la exposición a aspirina sobre la cardiopatía isquémica. El valor p nos está diciendo que si la aspirina en realidad no tuviese ningún efecto sobre la incidencia de cardiopatía isquémica, la probabilidad de hallar estos resultados o unos más extremos sería de 5 por 10.000.

Así, en este ejemplo, los resultados son prácticamente igual de concluyentes al usar el modelo de efectos aleatorios que al usar el de efectos fijos.

11.4.3. Esquema general de actuación en un metaanálisis (efectos fijos)

El esquema general de actuación en un metaanálisis con un modelo multiplicativo y siguiendo el método de Woolf (inverso de la varianza; modelo de efectos fijos) se presenta en la figura 11.3.

CONCEPTOS AVANZADOS

11.4.4. Esquema general de actuación en un metaanálisis (efectos aleatorios)

El esquema general de actuación en un metaanálisis con un modelo multiplicativo y siguiendo el método de DerSimonian-Laird (modelo de efectos aleatorios) se presenta en la figura 11.4.

11.4.5. Método de Mantel-Haenszel

Se trata de usar un esquema alternativo de ponderación que evita tener que tomar logaritmos para parámetros en escala multiplicativa (OR o RR). Este método se emplea sobre todo para realizar metaanálisis basados en estudios experimentales. Puede ser preferible cuando los tamaños muestrales son menores o la incidencia del desenlace es más baja (datos de fenómenos «raros») (M. Egger *et al.*, 2002). Su inconveniente es que se necesita tener la información detallada del número de personas de cada una de las casillas de una tabla de contingencia. Esto no suele ser lo habitual cuando se extraen los datos de una publicación. Por otra parte, este método utiliza datos «crudos», es decir, sin ajustar por posibles factores de confusión.

Si se combinan odds ratios, la odds ratio ponderada de Mantel-Haenszel (OR_{MH}) y las notaciones para cada uno de los ensayos incluidos serán las presentadas en el panel 1 de la tabla 11.10. En cambio, si se trata de combinar Riesgos Relativos, el RR ponderado de Mantel-Haenszel (RR_{MH}) se presenta en el panel 2 de la tabla 11.10.

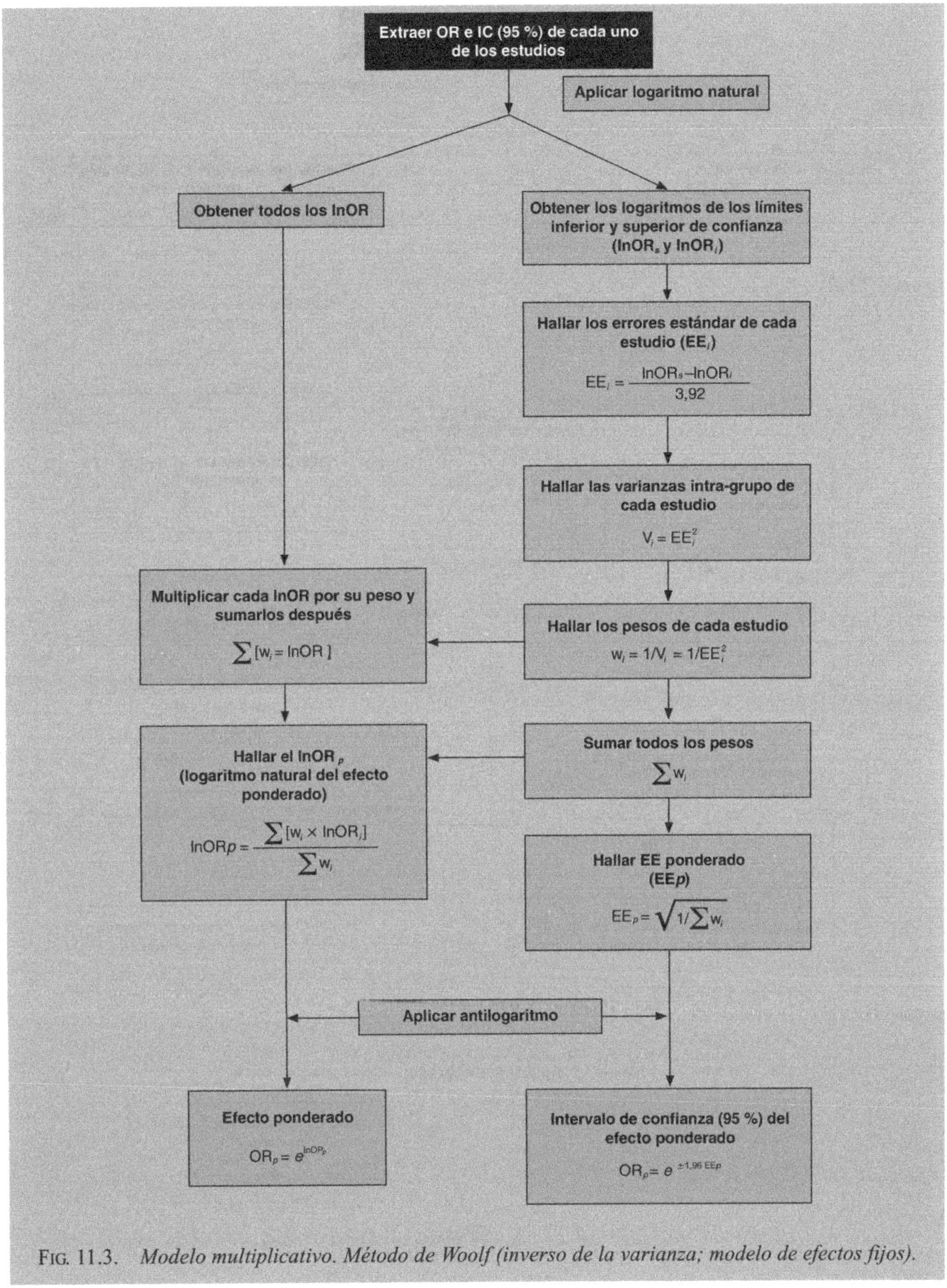

FIG. 11.3. *Modelo multiplicativo. Método de Woolf (inverso de la varianza; modelo de efectos fijos).*

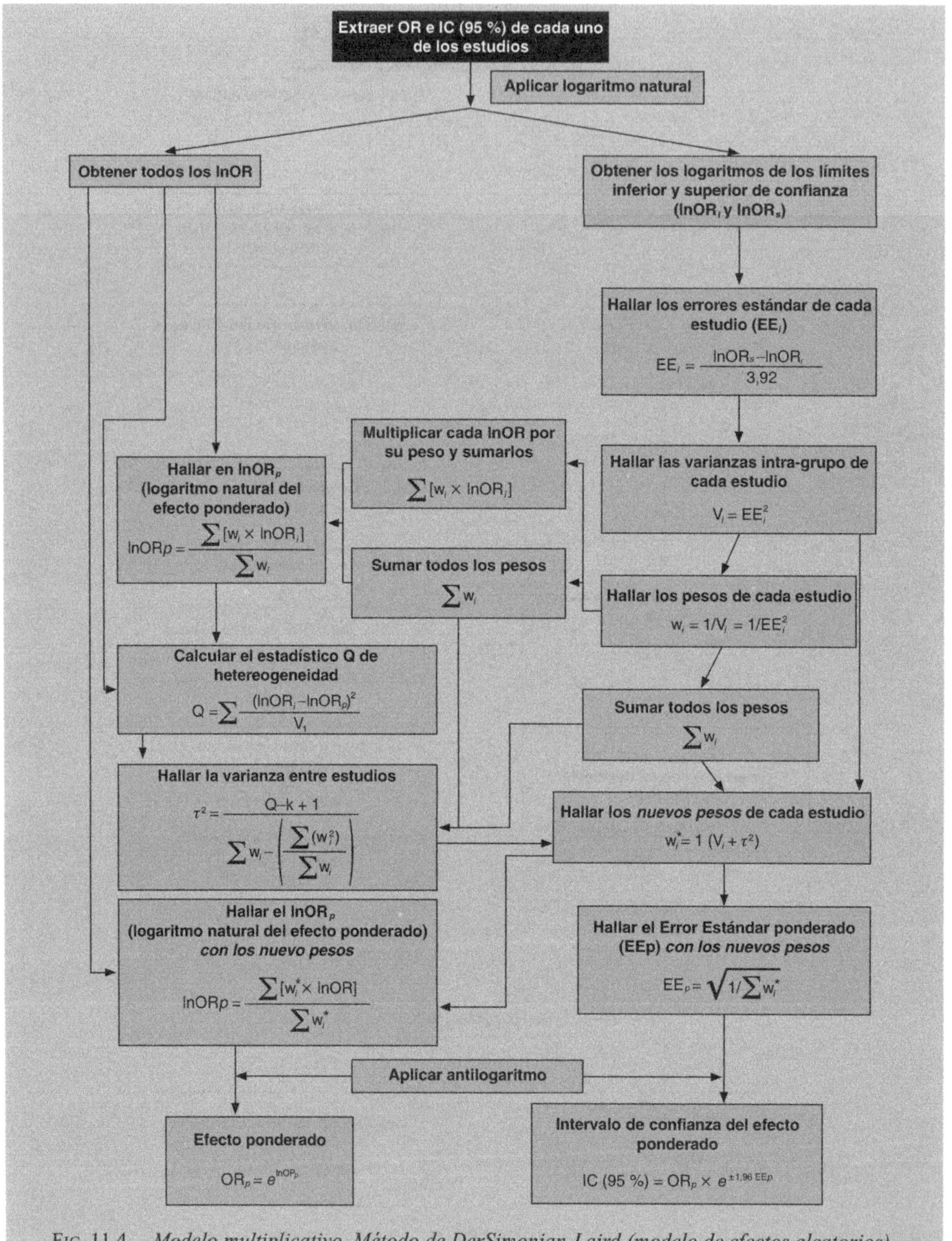

FIG. 11.4. *Modelo multiplicativo. Método de DerSimonian-Laird (modelo de efectos aleatorios).*

TABLA 11.10. *Odds Ratio ponderada de Mantel-Haenszel y notaciones para los ensayos incluidos (panel 1) y Riesgo Relativo ponderado de Mantel-Haenszel (panel 2)*

Panel 1

$$\mathrm{OR}_{MH} = \frac{\sum \frac{a_i\, d_i}{T_i}}{\sum \frac{b_i\, c_i}{T_i}}$$

	Casos	*No casos*	*TOTAL*
Espuestos	a_i	c_i	
No expuestos	b_i	d_i	
TOTAL			T_i

Panel 2

$$\mathrm{RR}_{MH} = \frac{\sum \frac{a_i\, N_{Oi}}{T_i}}{\sum \frac{b_i\, N_{Ei}}{T_i}}$$

	Casos	*No casos*	*TOTAL*
Espuestos	a_i	c_i	N_{Ei}
No expuestos	b_i	d_i	N_{Oi}
TOTAL	M_{1i}	M_{0i}	T_i

Una vez calculada la OR_{MH} o el RR_{MH}, se le calculan sus intervalos de confianza usando los errores estándar.

Un inconveniente es que las expresiones para los errores estándar son más complejas:

$$\mathrm{EE}\ (\ln \mathrm{OR}_{MH}) = \sqrt{\frac{\sum G_i\, P_i}{2\left(\sum G_i\right)^2} + \frac{\sum G_i\, Q_i + H_i\, P_i)}{2\left(\sum G_i \sum H_i\right)} + \frac{\sum H_i\, Q_i}{2\left(\sum H_i\right)^2}}$$

Donde $G_i = (a_i\, d_i/T_i)$ $\quad H_i = (b_i\, c_i/T_i)$
Donde $P_i = (a_i + d_i/T_i)$ $\quad Q_i = (b_i + c_i/T_i)$

Y para el error estándar del riesgo relativo:

$$\mathrm{EE}\ (\ln \mathrm{RR}_{MH}) = \sqrt{\frac{\sum \left(\frac{M_{1i}\, N_{Ei}\, N_{Oi}}{T_i^2} - \frac{a_i\, b_i}{T_i}\right)}{\left(\sum \frac{a_i\, N_{Oi}}{T_i}\right)\left(\sum \frac{b_i\, N_{Ei}}{T_i}\right)}}$$

Veamos un ejemplo muy simple que combina los resultados de 3 estudios usando el método de Mantel y Haenszel basado en odds ratios y cuyos datos presentamos en la tabla 11.11.

TABLA 11.11. *Ejemplo de aplicación del método de Mantel-Haenszel con Odds Ratios y tres estudios*

Estudio	*Casos*		*No casos*		
	Expuestos (a_i)	*No expuestos* (b_i)	*Expuestos* (c_i)	*No expuestos* (d_i)	TOTAL (T_i)
1	10	90	5	95	**200**
2	45	98	16	85	**244**
3	45	88	13	48	**194**

$$OR_{MH} = \frac{\sum \frac{a_i\, d_i}{T_i}}{\sum \frac{b_i\, c_i}{T_i}} = \frac{\left(\frac{10 \times 95}{200}\right) + \left(\frac{45 \times 85}{244}\right) + \left(\frac{45 \times 48}{194}\right)}{\left(\frac{90 \times 5}{200}\right) + \left(\frac{98 \times 16}{244}\right) + \left(\frac{88 \times 13}{194}\right)} = \frac{4{,}75 + 15{,}68 + 11{,}13}{2{,}25 + 6{,}43 + 5{,}90} = 2{,}17$$

Para calcular el error estándar, se debe empezar calculando las cantidades G_i, H_i, P_i y Q_i para cada uno de los 3 estudios (tabla 11.12).

TABLA 11.12. *Pasos intermedios para calcular el error estándar de la OR de Mantel y Haenszel en el ejemplo de los tres estudios de la tabla 11.11*

Estudio	*Casos*		*No casos*									
	Exp. (a_i)	*No exp.* (b_i)	*Exp.* (c_i)	*No exp.* (d_i)	TOTAL (T_i)	$a_i\, d_i/T_i$ G_i	$a_i\, d_i/T_i$ H_i	$a_i + d_i/T_i$ P_i	$b_i + c_i/T_i$ Q_i	$G_i\, P_i$	$G_i\, Q_i + H_i\, P_i$	$H_i\, Q_i$
1	10	90	5	95	**200**	4,750	2,250	0,525	0,475	2,494	3,438	1,069
2	45	98	16	85	**244**	15,676	6,426	0,533	0,467	8,352	10,748	3,002
3	45	88	13	48	**194**	11,134	5,897	0,479	0,521	5,337	8,623	3,070
					Sumas =	**31,560**	**14,573**	**1,537**	**1,463**	**16,183**	**22,809**	**7,141**

El error estándar será:

$$EE\ (\ln OR_{MH}) = \sqrt{\frac{\sum G_i\, P_i}{2\left(\sum G_i\right)^2} + \frac{\sum G_i\, Q_i + H_i\, P_i)}{2\left(\sum G_i \sum H_i\right)} + \frac{\sum H_i\, Q_i}{2\left(\sum H_i\right)^2}}$$

Sustituyendo:

$$EE\ (\ln OR_{MH}) = \sqrt{\frac{16{,}183}{2(31{,}560)^2} + \frac{22{,}809}{2(31{,}560 \times 14{,}573)} + \frac{7{,}141}{2(14{,}573)^2}} =$$

$$= \sqrt{0{,}008 + 0{,}025 + 0{,}0168} = 0{,}223$$

El procedimiento para calcular el intervalo de confianza es el mismo que en los modelos de efectos fijos y de efectos aleatorios antes explicados:

$$IC_{(1-\alpha)}\ OR = OR \times e^{\pm(z_{\alpha/2}\ EE_p)} = 2,17 \times e^{\pm(1,96\times 0,223)} = 1,40 \text{ a } 3,35$$

Si se quisiesen combinar estos mismos estudios usando los riesgos relativos como medida de efecto, la disposición de la tabla cambiaría a la de la tabla 11.13.

TABLA 11.13. *Combinación de los estudios de la tabla 11.11 usando riesgos relativos como medida de efecto*

Estudio	*Expuestos*		*No expuestos*		Casos totales (M_{1i})	TOTAL (T_i)
	Casos (a_i)	TOTAL (N_{Ei})	Casos (b_i)	TOTAL (N_{Oi})		
1	10	15	90	**185**	100	**200**
2	45	61	98	**183**	143	**244**
3	45	58	88	**136**	133	**194**

$$RR_{MH} = \frac{\sum \frac{a_i N_{Oi}}{T_i}}{\sum \frac{b_i N_{Ei}}{T_i}} = \frac{\frac{10\times 185}{200}+\frac{45\times 183}{244}+\frac{45\times 136}{194}}{\frac{90\times 15}{200}+\frac{98\times 61}{244}+\frac{88\times 58}{194}} = 1,30$$

El error estándar para el riesgo relativo se calcularía así:

$$EE\ (\ln RR_{MH}) = \sqrt{\frac{\sum\left(\frac{M_{1i} N_{Ei} N_{Oi}}{T_i^2} - \frac{a_i b_i}{T_i}\right)}{\left(\sum \frac{a_i N_{Oi}}{T_i}\right)\left(\sum \frac{b_i N_{Ei}}{T_i}\right)}} =$$

$$= \sqrt{\frac{\left(\frac{100\times 15\times 185}{200^2} - \frac{10\times 90}{200}\right)+\left(\frac{143\times 61\times 183}{244^2} - \frac{45\times 98}{244}\right)+\left(\frac{133\times 58\times 136}{194^2} - \frac{45\times 88}{194}\right)}{\left(\frac{10\times 185}{200}+\frac{45\times 183}{244}+\frac{45\times 136}{194}\right)\left(\frac{90\times 15}{200}+\frac{98\times 61}{244}+\frac{88\times 58}{194}\right)}} =$$

$$= \sqrt{\frac{2,44+8,74+7,46}{(9,3+33,8+31,5)(6,8+24,5+26,3)}} = \sqrt{0,0043} = 0,066$$

Una vez que sabemos que el error estándar vale 0,066, se aplica la expresión habitual para estimar el intervalo de confianza:

$$IC_{(1-\alpha)}\ RR = RR \times e^{\pm(z_{\alpha/2}\ EE_p)} = 1,30 \times e^{\pm(1,96\times 0,066)} = 1,14 \text{ a } 1,48$$

11.4.6. Metaanálisis acumulado

Se llama metaanálisis acumulado a la realización repetida de un metaanálisis cada vez que un nuevo ensayo o estudio relevante se publica o resulta disponible para su inclusión. En un metaanálisis acumulado no se representan los estudios individuales sino un resumen de todos los disponibles hasta cada fecha. Esto hace que el intervalo de confianza se vaya acortando a medida que pasa el tiempo y hay más estudios disponibles. Así se va acumulando una evidencia cada vez mayor a medida que va pasando el tiempo y queda claro el punto del tiempo en el que las evidencias son suficientes como para cambiar la práctica clínica (M. Egger, *et al.*, 2002).

También se puede correlacionar así la evidencia que se va acumulando con las recomendaciones que las revisiones narrativas convencionales y los libros de texto de cada momento van haciendo. Esto permite ver el retraso con el que van los textos y las revisiones convencionales con respecto a la investigación biomédica y epidemiológica.

CONCEPTOS AVANZADOS

11.4.7. Método de Peto

Es un método derivado del de Mantel-Haenszel, comparando los efectivos observados frente a los esperados. No debe usarse en la actualidad, ya que sólo es válido cuando los tamaños de los grupos son homogéneos y el efecto es muy próximo al valor nulo (M. Delgado-Rodríguez, 2002).

11.4.8. Estudio de la heterogeneidad

Existen diferencias en el resultado del metaanálisis según se emplee un modelo de efectos fijos o un modelo de efectos aleatorios (M. Delgado-Rodríguez y J. Llorca Díaz, 2001; M. Egger *et al.*, 2002*a*; S. Greenland, 1998). Cuanto mayor sea la heterogeneidad de los estudios, mayor será esta diferencia. Como decíamos al principio, no existe una base empírica para preferir uno u otro modelo. Algunos autores aconsejan el uso del modelo de efectos aleatorios cuando la heterogeneidad de los estudios es elevada, pero esto puede ser equivocado, ya que lo que interesa es averiguar cuál es la razón de esa heterogeneidad y esto no se resuelve con estadísticas sino con la lectura y análisis crítico del diseño de cada estudio.

La solución a un problema de heterogeneidad no es el empleo de uno u otro modelo. Lo primero que debe hacerse es buscar la causa de la heterogeneidad y realizar análisis de subgrupos. Sería un error agrupar estudios con características desiguales. Los estudios incluidos pueden diferir por ejemplo en: tipo de diseño, medida de la exposición, periodo de seguimiento y desenlace elegido. En estos casos, no debe intentarse hallar un efecto global. Lo realmente interesante es identificar la causa de la heterogeneidad, que puede ser un problema de dosis, de diseño, de tiempo de seguimiento o de diferencias en los riesgos basales absolutos. Por ejemplo, el efecto puede ser diferente en los estudios de casos y controles que en los de cohortes. En este caso, realizar análisis de subgrupos supondría realizar dos metaanálisis separados, uno para los de cohortes y otro para los de casos y controles.

La *metarregresión* es una colección de métodos estadísticos (regresión lineal ponderada o regresión logística) para valorar la heterogeneidad (M. Delgado-Rodríguez, 2002).

La variable dependiente es la estimación de cada estudio y las variables independientes pueden ser características del diseño (año en que se hizo el estudio, edad media de los participantes, etc.). Así se ve si hay una relación dosis-respuesta entre estas características y la heterogeneidad de los resultados.

11.4.9. Sesgo de publicación

El sesgo de publicación es el sesgo de selección más importante de un metaanálisis. Generalmente, los estudios que tienden a publicarse son aquellos que cuentan con un mayor tamaño de muestra, o que han hallado efectos elevados y estadísticamente significativos. Los estudios con poco tamaño muestral y resultados negativos (no encuentran diferencias significativas) es más difícil que acaben publicándose, o tardan más en publicarse, o se publican en revistas menos conocidas, ya que apoyan una hipótesis poco popular. Cuando se hace la búsqueda bibliográfica de los artículos que se van a integrar en un metaanálisis, los artículos que se recogen pudieran constituir una muestra sesgada (y por tanto no representativa) del total de estudios que se han realizado. Para solucionar este riesgo potencial, se ha propuesto indagar siempre sobre estudios realizados pero no publicados, pero esto es difícil de llevar a la práctica.

La manera gráfica más habitual de valorar un posible sesgo de publicación es mediante la representación llamada *funnel plot* o gráfico en embudo. Esta gráfica es una nube de puntos que representa cada uno de los estudios incluidos en el metánalisis definidos por su efecto (eje x) y su peso (eje y). Observe que el efecto se representa en escala logarítmica si es un efecto multiplicativo (RR, OR) y en escala lineal si es un efecto aditivo (DR). Con el efecto en el eje de la x se obtiene un gráfico que se ensancha hacia abajo (gráfico con forma de árbol de navidad). Cuando el efecto se sitúa en el eje y el peso en el eje x, en el gráfico resultante suele obtenerse una figura que se estrecha hacia la derecha (gráfico en embudo); si en el eje x se representa el error estándar, el embudo se estrecha hacia la izquierda. A la izquierda de la figura 11.5 se representa un gráfico en embudo simétrico, donde no parece que exista sesgo de publicación. A la derecha de la figura 11.5, en cambio, se aprecia que la rama de la izquierda (estudios de pequeño tamaño con *ln*OR en torno a 0, es decir, con OR = 1 y probablemente no significativos) se encuentra amputada, es decir, el gráfico sugiere que existió un sesgo de publicación.

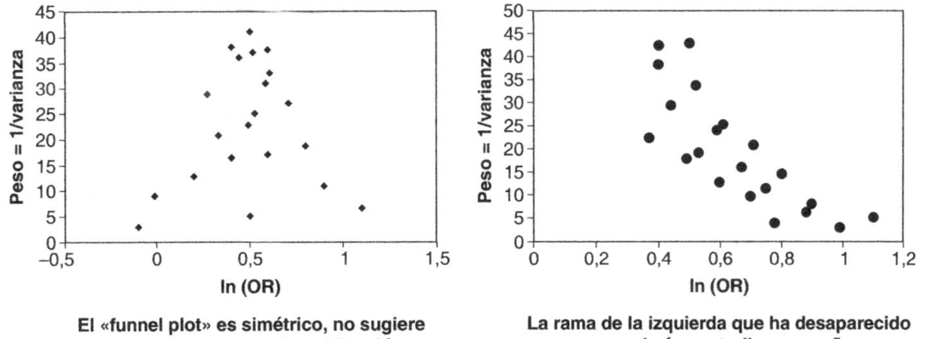

El «funnel plot» es simétrico, no sugiere que exista un sesgo de publicación

La rama de la izquierda que ha desaparecido correspondería a estudios pequeños no significativos y sugiere un sesgo de publicación

FIG. 11.5. *Gráfico en embudo para valorar el sesgo de publicación.*

La acumulación de puntos en el área de menor peso y mayor efecto absoluto, hace entrever un posible sesgo de publicación. De todos modos la asimetría de un *funnel plot* no indica necesariamente un sesgo de publicación (M. Egger, 2002*b*). Otros sesgos pueden conducir a la asimetría. Los estudios de menor tamaño tienden a realizarse y analizarse con menor rigor metodológico, es decir presentan, por lo general, peor calidad. También es conocido que los estudios de baja calidad tienden a presentar mayores magnitudes de efecto. También existe la posibilidad de que en los ensayos pequeños la verdadera magnitud de efecto sea superior porque los pacientes estén mejor controlados y seguidos por los investigadores. Por eso, un *funnel plot* asimétrico en principio sólo indica que hay diferente efecto en los estudios más pequeños. Existen otros métodos para valorar el sesgo de publicación, como son los métodos de Begg o de Egger y la regresión sobre el *funnel plot* (ver M. Delgado-Rodríguez, 2002).

Todos los métodos para valorar el sesgo de publicación requieren un número de estudios superior a 10; por ejemplo, si el número de estudios es pequeño, no es posible tomar una decisión sobre si el gráfico en embudo es realmente simétrico o no. Los métodos indicados hasta ahora (gráfico en embudo, Egger, Begg) se limitan al estudio de si hay o no sesgo de publicación. El método *trim and fill* permite, además, valorar el número de estudios necesarios para evitar el sesgo y ofrece una estimación de cuál sería el resultado del metaanálisis si dichos estudios se hubieran publicado (es decir, aporta un resultado en ausencia de sesgo de publicación) (Palma-Pérez y Delgado-Rodríguez, 2006).

11.4.10. Análisis de sensibilidad

El análisis de sensibilidad consiste en repetir el metaanálisis bajo diversos supuestos, para explorar hasta qué punto las conclusiones son robustas o bien se alteran si se cambian estos supuestos (M. Delgado-Rodríguez, 2005). Por ejemplo, repetirlo tanto con un modelo de efectos fijos como con uno de efectos aleatorios; excluyendo los ensayos pequeños; excluyendo aquellos ensayos de los que surjan dudas sobre su aleatorización o enmascaramiento; excluyendo los que tienen más corto seguimiento o más pacientes perdidos durante el seguimiento, etc. Si en todos los supuestos los resultados son similares, esto otorgará más credibilidad al metaanálisis.

Resumen

Conceptos fundamentales

- Las revisiones narrativas son subjetivas y tienden a expresar las opiniones del autor.
- Las revisiones sistemáticas aplican la metodología científica a la revisión de estudios científicos.
- El metaanálisis combina los resultados cuantitativos de las diferentes investigaciones realizadas sobre el mismo tema. Para ello, obtiene una media ponderada del resultado de interés (riesgo relativo, odds ratio, diferencia de riesgos...).
- De los diferentes métodos de ponderación (inverso de la varianza, Mantel-Haenszel, Peto), el más empleado es el del inverso de la varianza (método de Wolf, modelo de efectos fijos).
- Al ponderar por el inverso de la varianza, se asigna mayor importancia a los estudios con intervalo de confianza más estrecho.
- El modelo de efectos aleatorios (Der Simonian-Laird) asume que hay una fuente de variabilidad adicional entre los estudios. Este modelo asigna una importancia relativamente mayor a los estudios pequeños y da lugar a intervalos de confianza más amplios.

— En todo metaanálisis debe estudiarse si hay heterogeneidad. El test utilizado tiene poca potencia estadística, por lo que debe considerarse que hay heterogeneidad si $p < 0{,}10$.
— La existencia de heterogeneidad obliga a analizar sus causas (sesgos en los estudios, diferencias en el diseño, verdadera diferencia en el efecto en varias poblaciones...).
— El principal sesgo en los metaanálisis es el sesgo de publicación. Ocurre cuando los estudios incluidos en el metaanálisis no son representativos del total de investigaciones realizadas. Una de las fuentes principales de sesgo de publicación es la tendencia a publicar más fácilmente los estudios con resultados positivos.
— Los métodos para valorar el sesgo de publicación requieren que el metaanálisis tenga al menos diez estudios.
— El metaanálisis no es el estudio que aporta mejor evidencia científica: la validez del resultado de un metaanálisis depende de la calidad de los estudios incluidos en él. Si los estudios realizados hasta el momento están sesgados, no puede esperarse del metaanálisis un resultado válido.

11.5. **Problemas**

11.5.1. PROBLEMAS SOBRE METAANÁLISIS (CONCEPTOS BÁSICOS Y AVANZADOS)

1. *Asociación entre consumo de café y la enfermedad de Parkinson*

Se han llevado a cabo varios estudios de cohortes para valorar la asociación entre el consumo de café (consumidores frente a no consumidores) y la enfermedad de Parkinson.[1] Los resultados fueron:

Estudios de cohortes	*RR*	*IC 95 %*
Ross, 2000	0,45	0,30 a 0,71
Ascherio, 2001 (hombres)	0,8	0,6 a 1,0
Ascherio, 2001 (mujeres)	0,7	0,5 a 0,9
Fink, 2001	0,89	0,49 a 1,63

a) Estime el RR ponderado, su intervalo de confianza al 95 % y su grado de significación. Utilice el modelo de efectos fijos.
b) Realice un test de heterogeneidad.

2. *Ensayos clínicos sobre el uso de interferón en el tratamiento de la hepatitis crónica*

Se ha realizado un metaanálisis de diferentes ensayos clínicos que compararon el empleo de interferón solo vs interferón junto a ribavirina en el tratamiento de la hepatitis C crónica.[2]

Los datos (se han suprimido algunos estudios) son los siguientes:

1. Datos tomados de M. A. Hernán, B. Takkouche, F. Caamaño-Isorna y J. J. Gestal-Otero, «A Meta-analysis of coffee drinking, cigarette smoking, and the risk of Parkinson's Disease», *Ann. Neurol.*, 2002; 52: 276–284 y de A. Ascherio, S. M. Zhang, M. A. Hernan, I. Kawachi, G. A. Colditz, F. E. Speizer y W. C. Willett, «Prospective study of caffeine consumption and risk of Parkinson's disease in men and women», *Ann. Neurol,*. 2001; 50: 56-63.

2. Ver: K. J. Cummings, S. M. Lee, E. S. West, J. Cid-Ruzafa, S. G. Fein, Y. Aoki, M. S. Sulkowski, S. N. Goodman, «Interferon and ribavirin vs interferon alone in the re-treatment of chronic hepatitis C previously nonresponsive to interferon: A meta-analysis of randomized trials», *JAMA*, 2001; 285: 193-199.

Estudio	*Diferencia de riesgos (respuestas)*	*Intervalo de confianza (95 %)*
Brillanti *et al.*	0,14	– 0,18 a 0,46
Bellobuono *et al.*	0,08	– 0,12 a 0,29
Barbaro *et al.*	0,20	0,13 a 0,26
Sostegni *et al.*	0,15	0,02 a 0,28
Andreone *et al.*	0,00	– 0,07 a 0,07
Barbaro *et al.*	0,13	0,06 a 0,20
Miella *et al.*	0,04	– 0,07 a 0,14
Pol *et al.*	0,02	– 0,08 a 0,12

a) Empleando el modelo de efectos fijos, estime el efecto ponderado, su grado de significación estadística, el intervalo de confianza al 95 % de esta estimación conjunta y el grado de homogeneidad del metaanálisis.

3. *Evaluación de programas de detección precoz de cáncer de mama*

Para evaluar la efectividad de los programas de detección precoz de cáncer de mama usando sólo mamografías (sin autoexamen mamario) se ha realizado los siguientes ensayos aletorizados:[3]

Ensayos	*Número de muertes por cáncer de mama/ número total de mujeres*		*Riesgo relativo* de mortalidad por cáncer de mama (IC 95 %)*
	Sometidas a screening	*Grupo control*	
Estocolmo	82/39.139	50/20.978	0,91 (0,65-1,27)
Gotenburgo	62/20.724	113/29.200	0,76 (0,56-1,04)
Malmoe	161/21.088	198/21.195	0,82 (0,67-1,00)
Suecia	319/77.080	333/55.985	0,68 (0,59-0,80)

* Éstos son los riesgos relativos que presentan los autores de los ensayos. Al estar ajustados y tener en cuenta el tiempo que transcurre hasta la muerte, no coinciden estrictamente con las estimaciones que se obtendrían al calcularlos directamente usando los datos de las dos columnas centrales de la tabla.

a) Aplique el método de Mantel y Haenszel para hallar un riesgo relativo combinado e interprete la validez de los resultados.

4. Utilizando los datos del problema 1 de metaanálisis (Asociación entre consumo de café y la enfermedad de Parkinson), estime el RR ponderado, su intervalo de confianza al 95 % y su grado de significación (utilice el modelo de efectos aleatorios). (Conceptos avanzados.)

3. *Fuente:* US Preventive Services Task Force. Ver http://www.ahrq.gov/clinic/uspstf/uspsbrca.htm consultado el 9/9/2003.

11.5.2. Solución de los problemas sobre Metaanálisis (conceptos básicos y avanzados)

1. *Asociación entre consumo de café y la enfermedad de Parkinson*

a) Estimación del RR ponderado, su intervalo de confianza al 95 % y su grado de significación.

Modelo de efectos fijos

	RR_i	LIC_i	LSC_i	*ln RRi*	EE_i	w_i	$w_i \times$ (*ln [RR]*)
Ross, 2000	0,45	0,3	0,71	− 0,799	0,220	20,705	− 16,533
Ascherio, 2001 (hombres)	0,8	0,6	1	− 0,223	0,130	58,888	− 13,140
Ascherio, 2001 (mujeres)	0,7	0,5	0,9	− 0,357	0,150	44,477	− 15,864
Fink, 2001	0,89	0,49	1,63	− 0,117	0,307	10,637	− 1,240
					Sumas =	**134,71**	**− 46,78**

$$\ln \mathrm{RR}_p = \frac{\sum [w_i \times \ln \mathrm{RR}_i]}{\sum w_i} = \frac{-46,78}{134,71} = -0,347$$

$$\mathrm{RR}_p = \exp(-0,347) = 0,71$$

$$\mathrm{EE}_p = \sqrt{1/\sum w_i} = \sqrt{1/134,71} = 0,086$$

$$\mathrm{IC}\ 95\ \%\ (\mathrm{RR}_p) = 0,71 \times \exp(\pm 1,96 \times 0,086) = 0,60 \text{ a } 0,84$$

Interpretación: el consumo de café se asocia a una reducción relativa del riesgo de enfermedad de Parkinson del 29 %. Con una confianza del 95 % podemos decir que el intervalo 16 %-40 % es uno de los intervalos que contiene el valor real de la reducción relativa del riesgo.

b) Test de heterogeneidad.

$$Q = \sum \frac{(\ln \mathrm{OR}_i - \ln \mathrm{OR}_p)^2}{V_i} = \frac{(-0,799 + 0,347)}{0,22^2} + \frac{(-0,223 + 0,347)}{0,13^2} +$$

$$+ \frac{(-0,357 + 0,347)}{0,15^2} + \frac{(-0,117 + 0,347)}{0,307^2} = 5,69$$

Una ji-cuadrado = 5,69 con 3 grados de libertad no es significativa ($p = 0,13$), por lo que no se puede rechazar la hipótesis nula de heterogeneidad.

2. *Ensayos clínicos sobre el uso de interferón en el tratamiento de la hepatitis crónica*

Dif. riesgos (DR_i)	*LIC*	*LSC*	*EE_i*	*w_i*	*$w_i \times (DR_i)$*
0,14	– 0,18	0,46	(0,46 + 0,18)/3,92 = 0,16	37,516	5,252
0,08	– 0,12	0,29	0,10	91,412	7,313
0,20	0,13	0,26	0,03	909,254	181,851
0,15	0,02	0,28	0,07	227,314	34,097
0,00	– 0,07	0,07	0,04	784,000	0,000
0,13	0,06	0,2	0,04	784,000	101,920
0,04	– 0,07	0,14	0,05	348,444	13,938
0,02	– 0,08	0,12	0,05	384,160	7,683
			Sumas =	**3.566,1**	**352,1**

$$DR_p = 352,1/3.566,1 = 0,10$$

$$IC\ 95\ \%\ DR_p = 0,10 \pm (1,96^*(1/3.566,1)^{0,5}) = 0,07 \text{ a } 0,13$$

$$Q = \frac{(0,14-0,1)^2}{0,16^2} + \frac{(0,08-0,1)^2}{0,1^2} + \frac{(0,2-0,1)^2}{0,04^2} + \frac{(0-0,1)^2}{0,04^2} +$$

$$+ \frac{(0,13-0,1)^2}{0,04^2} + \frac{(0,04-0,1)^2}{0,05^2} + \frac{(0,02-0,1)^2}{0,05^2} = 54,1$$

Los estudios son heterogéneos entre sí, ya que el valor p para una ji-cuadrado = 54,1 con 7 g.l. es < 0,001. Se deben buscar la fuentes de heterogeneidad y no considerar como definitvo el efecto global estimado.

3. *Evaluación de programas de detección precoz de cáncer de mama*

$$RR_{MH} = \frac{\sum \frac{a_i N_{Oi}}{T_i}}{\sum \frac{b_i N_{Ei}}{T_i}} = \frac{\frac{82 \times 20.978}{60.117} + ... + \frac{319 \times 55.985}{133.065}}{\frac{50 \times 39.139}{60.117} + ... + \frac{333 \times 77.080}{133.065}} =$$

$$= \frac{28,61 + 36,26 + 80,70 + 134,21}{32,55 + 46,91 + 98,75 + 192,90} = 0,75$$

$$EE\ (\ln RR_{MH}) = \sqrt{\frac{\sum\left(\frac{M_{1i} N_{Ei} N_{Oi}}{T_i^2} - \frac{a_i b_i}{T_i}\right)}{\left(\sum \frac{a_i N_{Oi}}{T_i}\right)\left(\sum \frac{b_i N_{Ei}}{T_i}\right)}} =$$

$$= \sqrt{\frac{29,92 + 42,35 + 90,00 + 158,11}{(28,61 + 36,26 + 80,70 + 134,21)(32,55 + 46,91 + 98,75 + 192,90)}} = 0,055$$

$$IC\ 95\ \%\ (RR_p) = 0,75 \times \exp(\pm 1,96 \times 0,055) = 0,67 \text{ a } 0,84$$

Interpretación: El riesgo relativo ponderado que se ha estimado debe interpretarse con cautela, ya que los autores ofrecen unas estimaciones de riesgo relativo ligeramente distintas de las univariantes. Lo lógico hubiese sido trabajar con los riesgos relativos ajustados, aplicando el método de Woolf o el de DerSimonian-Laird. Es decir a pesar de tratarse de un metaanálisis de ensayos aleatorizados, no se descarta que las estimaciones univariantes estén afectadas por un pequeño grado de confusión y el método de Mantel-Haenszel no tiene en cuenta el ajuste por factores de confusión.

Si se aplica un modelo de efectos aleatorios combinando los riesgos relativos que aparecen en la columna de la derecha, la estimación sería sólo ligeramente diferente, sin evidencias de heterogeneidad:

$$\text{IC } 95\ \% \ (\text{RR}_p) = 0{,}76 \times \exp(\pm\ 1{,}96 \times 0{,}063) = 0{,}67 \text{ a } 0{,}86$$

$$\text{Test de heterogeneidad: } Q = 3{,}64\ (3 \text{ gl})\ p = 0{,}30$$

Puede afirmarse entonces que las mujeres asignadas a cribado han experiementado una reducción relativa del 24 % en su mortalidad por cáncer de mama. Con una confianza del 95 % el intervalo hallado es uno de los que contiene el valor real de la reducción relativa del riesgo de muerte.

4. *Modelo de efectos aleatorios (conceptos avanzados)*

$$\tau^2 = \frac{Q - k + 1}{\sum w_i - \left(\frac{\sum (w_i^2)}{\sum w_i}\right)} = \frac{5{,}69 - 4 + 1}{134{,}71 - \left(\frac{5.987{,}82}{134{,}71}\right)} = 0{,}03$$

	$ln\ RR_i$	EE_i	w_i	w_i^2	w_i^*	$w_i^* \times ln\ RR_i$
Ross, 2000	−0,799	0,220	20,705	428,705	12,798	−10,219
Ascherio, 2001 (hombres)	−0,223	0,130	58,888	3.467,796	21,357	−4,766
Ascherio, 2001 (mujeres)	−0,357	0,150	44,477	1.978,178	19,111	−6,816
Fink, 2001	−0,117	0,307	10,637	113,143	8,074	−0,941
		Sumas =	**134,71**	**5.987,82**	**61,339**	**−22,742**

$$\ln \text{RR}_p = \frac{\sum [w_i^* \times \ln \text{RR}_i]}{\sum w_i^*} = \frac{-22{,}74}{61{,}34} = -0{,}371$$

$$\text{RR}_\text{P} = exp(-0{,}371) = 0{,}69$$

$$\text{EE}_p = \sqrt{1/\sum w_i^*} = \sqrt{1/61{,}34} = 0{,}128$$

$$\text{IC } 95\ \% \ (\text{RR}_p) = 0{,}69 \times \exp(\pm\ 1{,}96 \times 0{,}128) = 0{,}54 \text{ a } 0{,}89$$

Interpretación: el consumo de café se asocia a una reducción relativa del riesgo de enfermedad de Parkinson del 31 %. Con una confianza del 95 % podemos decir que el intervalo 11 %-46 % es uno de los intervalos que contiene el valor real de reducción relativa del riesgo.

11.5.3. Problema sobre la valoración del sesgo de publicación

1. *Evaluación de la efectividad de la vacuna de BCG*

En la siguiente tabla se presentan los riesgos relativos de los ensayos que han valorado la efectividad de la vacuna BCG:

	RR	*LIC 95 %*	*LSC 95 %*
Madanapalle	0,80	0,52	1,25
Madrás	1,01	0,89	1,14
Puerto Rico	0,71	0,57	0,89
Haití	0,20	0,08	0,50
Sudáfrica	0,63	0,39	1,00
Georgia-1	0,98	0,58	1,66
Georgia-2	1,56	0,37	6,53
Chicago-1	0,26	0,07	0,92
Chicago-2	0,25	0,15	0,43
EE. UU-Norte-1	0,41	0,13	1,26
EE. UU-Norte-2	0,46	0,39	0,54
Reino Unido	0,24	0,18	0,31
Canadá	0,20	0,09	0,49

a) Valore la posible existencia de un sesgo de publicación.

11.5.4. Solución del problema sobre la valoración del sesgo de publicación

1. *Evaluación de la efectividad de la vacuna de BCG*

Con los datos del problema puede hacerse un funnel plot, calculando los pesos y el *ln*(RR)

	$ln\ RR_i$	EE_i	V_i	w_i
Madanapalle	– 0,223	0,224	0,050	19,976
Madrás	0,010	0,063	0,004	250,729
Puerto Rico	– 0,342	0,114	0,013	77,395
Haití	– 1,609	0,467	0,219	4,576
Sudáfrica	– 0,462	0,240	0,058	17,331
Georgia-1	– 0,020	0,268	0,072	13,897
Georgia-2	0,445	0,732	0,536	1,865
Chicago-1	– 1,347	0,657	0,432	2,316
Chicago-2	– 1,386	0,269	0,072	13,855
EE. UU-Norte-1	– 0,892	0,579	0,336	2,979
EE. UU-Norte-2	– 0,777	0,083	0,007	145,103
Reino Unido	– 1,427	0,139	0,019	51,998
Canadá	– 1,609	0,432	0,187	5,351

Se representa el ln(RR) en el eje de abscisas y el inverso de la varianza, es decir w_i, en el de ordenadas:

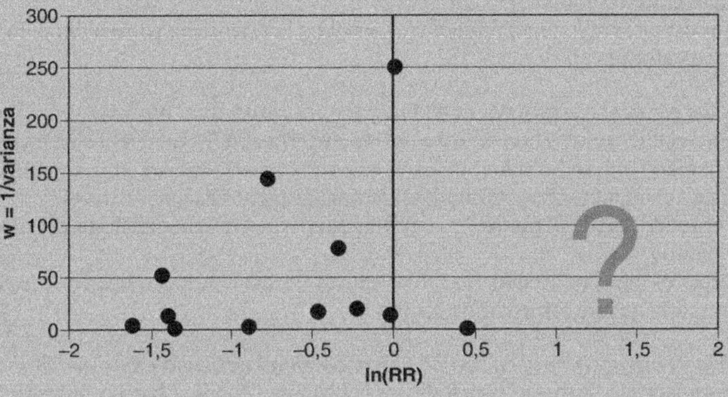

Se aprecia que la parte de la derecha (estudios más pequeños con riesgos relativos superiores a 1 parece amputada, es decir, el gráfico sugiere que existe un sesgo de publicación.

11.6. Preguntas de elección múltiple

11.6.1. Preguntas sobre conceptos básicos

Para cada pregunta seleccione la respuesta más correcta. Se aconseja intentar responder primero a TODAS las preguntas antes de revisar las respuestas comentadas.

1. *Mirando atentamente el problema número 4 (vacuna BCG) y sus soluciones, seleccionar la opción más adecuada.*
(1) El ensayo con mayor peso que además arroja un resultado significativamente protector es Madrás.
(2) El ensayo de EE. UU.-Norte-2 resulta muy influente para obtener una estimación combinada protectora.
(3) Los resultados son muy homogéneos.
(4) Para realizar el gráfico, se ha tenido en cuenta el modelo de efectos aleatorios de **DerSimonian-Laird**.
(5) Nada de lo anterior es correcto.

2. *¿Cuál de las siguientes opciones resultaría más válida como elemento de ponderación de cada estudio individual en un metaanálisis?*
(1) Inverso de la varianza.
(2) Inverso del riesgo relativo.
(3) Logaritmo neperiano del riesgo relativo.
(4) Diferencia entre riesgo relativo crudo (o univariante) y riesgo relativo ajustado (o multivariante).
(5) Diferencia entre riesgo relativo del estudio individual y estimación múltiple del riesgo relativo al integrar cuantitativamente todos los estudios disponibles.

3. *Respecto a la diferencia entre usar un modelo de efectos fijos y uno de efectos aleatorios es cierto que:*
(1) Hay acuerdo prácticamente universal en que se debe usar el de efectos aleatorios.
(2) Hay acuerdo prácticamente universal en que se debe usar el de efectos aleatorios.

(3) Hay acuerdo prácticamente universal en que se debe usar el de efectos aleatorios, a no ser que exista fuerte heterogeneidad.
(4) El modelo de efectos aleatorios sirve para corregir y solventar los problemas de heterogeneidad entre estudios
(5) Si los estudios son muy homogéneos, es poca la diferencia entre el modelo de efectos fijos y aleatorios.

4. *¿Cuál de las siguientes expresiones NO es correcta respecto al metanalisis?*
(1) Suele resultar más válido en estudios no experimentales que en los ensayos.
(2) El método de Peto ha sido muy criticado y no debería usarse en la actualidad.
(3) Existe abundante software que facilita mucho las tareas cuantitativas.
(4) En el fondo, desde el punto de vista cuantitativo viene a ser análogo a estimar una media ponderada.
(5) A veces es más importante buscar las causas de una heterogeneidad que tratar de integrar cuantitativamente los estudios disponibles.

5. *¿Cuál sería la hipótesis nula en test de heterogeneidad aplicado en un metánalisis?*
(1) La estimación es la misma para todas las poblaciones donde se han hecho todos los estudios.
(2) Las diferencias entre riesgos relativos se van ampliando a medida que el estudio es más reciente.
(3) La odds ratio procede de una población heterogénea.
(4) La media ponderada de la estimación del parámetro para todos los estudios es constante.
(5) La población de la que proceden las muestras que han utilizado los diversos estudios es heterogénea.

6. *¿Cuál de las siguientes expresiones corresponde mejor al concepto de revisión sistemática que al de metaanálisis?*
(1) Combinar *(pooling)* riesgos relativos.
(2) Combinar odds ratios.
(3) Valorar las principales publicaciones existentes sobre un tema.
(4) Revisar un conjunto de estudios sistemáticamente y con un método que minimice sesgos.
(5) Valorar la validez de unas publicaciones aplicándoles una *check-list* o lista-guía de criterios de calidad.

7. *En una revisión sistemática, representar en ordenadas el error estándar de cada estudio y en abscisas el logaritmo neperiano de la medida de efecto sirve para valorar gráficamente...*
(1) La heterogeneidad.
(2) La consistencia.
(3) El sesgo de publicación.
(4) El sesgo de confusión.
(5) La existencia de interacción (modificación del efecto).

8. *En la estimación de un metaanálisis es cierto que*:
(1) El intervalo de confianza suele ser más ancho cuando se usa el modelo de efectos aleatorios que cuando se usa el modelo de efectos fijos.
(2) Cuanto más heterogénos sean los estudios entre sí, mayor será la ampliación que se produce en el intervalo de confianza al pasar del modelo fijo al aleatorio.
(3) El modelo de efectos aleatorios asigna relativamente mayor peso a los estudios con mayor tamaño muestral.
(4) Todas son ciertas.
(5) 1 y 2 son ciertas.

9. *Si, después de que se ha realizado un metaanálisis de 4 estudios de pequeño tamaño, se publica un nuevo ensayo aleatorizado bien diseñado y conducido con un tamaño mayor que los 4 in-*

cluidos en el metaanálisis y sus resultados son significativos y dispares de los del metaanálisis, ¿cuál sería la interpretación correcta?

(1) La evidencia más fuerte es la que ha obtenido el metaanálisis
(2) La evidencia más fuerte es la que ha obtenido el ensayo reciente
(3) La evidencia más fuerte es la que se obtiene al combinar el metaanálisis con el ensayo reciente
(4) Habría que realizar otros 3 ensayos para poder realizar un nuevo metaanálisis
(5) Habría que considerar la calidad de los métodos con los que se combinaron los resultados al hacer el metaanálisis previo.

11.6.2. Respuestas comentadas de las preguntas sobre conceptos básicos

1.

Respuesta correcta: 2

El ensayo de EE. UU.-Norte-2 tiene mucho peso (145,1; es decir, el segundo que más pesa, después del de Madrás) y además encuentra un resultado muy protector (reducción relativa del riesgo superior al 50 %), por lo que «tira» de la estimación global hacia el lado protector.

La 1 no es correcta porque el de Madrás no es significativo, ya que su IC 95 % incluye al nulo. La 3 tampoco, ya que hay resultados perjudiciales. La 4 tampoco porque no se ha tenido en cuenta τ^2 al calcular los pesos.

2.

Respuesta correcta: 1

Cuanto mayor es la varianza de un estudio, menos informativo es ese estudio, porque una mayor varianza denota menor precisión en su estimación.

Este es el motivo por el que se le da mayor peso a los de menor varianza, usando el inverso de la varianza como elemento de ponderación.

3.

Respuesta correcta: 5

Como el peso que se calcula para un modelo de efectos aleatorios sólo se diferencia en que incluye la varianza entre estudios (τ^2). Si los estudios son muy homogéneos, esta varianza será prácticamente igual a cero y ambos modelos coincidirán en sus resultados.

No se puede decir que uno de los 2 modelos sea «el correcto», por eso no son ciertas la 1 ni la 2.

La 3 es completamente incorrecta, ya que la heterogeneidad se incorpora en el modelo de efectos aleatorios (varianza entre-estudios), pero esto no quiere decir que «se corrija» la heterogeneidad, ya que no hay que corregirla, sino buscar sus causas, haciendo análisis de subgrupos, por eso la 4 es incorrecta.

4.

Respuesta correcta: 1

Así como se admite de manera universal que el metaanálisis puede emplearse sin mucho problema para combinar los resultados de ensayos aleatorizados, se ha debatido mucho su uso en estudios no experimentales, llegando a afirmarse con una postura extrema que ni debería intentarse realizarlo. La postura correcta es que en estudios no experimentales (observacionales, cohortes o casos y controles) se debe ser más cauto y no fijarse como objetivo primordial una estimación única sintética, sino que se debe aplicar el metaanálisis con otras finalidades.

5.

Respuesta correcta: 1

La hipótesis nula es la homogeneidad de estudios, pero, como sucede con toda hipótesis nula, se refiere a la población y no a la muestra. En este caso se refiere a todas las poblaciones de las que se han extraído los estudios que se incluyen en el metaanálisis.

6.

Respuesta correcta: 4

Lo importante del concepto de revisión sistemática es que tenga un método que pueda ser reproducible y le otorgue un carácter científico porque prevenga los sesgos derivados de las preferencias del autor. La 1 y la 2 no son correctas porque tienen un contenido cuantitativo y eso es lo propio del metaanálisis. La 3 correspondería al concepto de revisión, peor no necesariamente sistemática, podría ser una revisión convencional narrativa. A la 5 le falta la exhaustividad, una revisión sistemática debe intentar ser completa.

7.

Respuesta correcta: 3

El esquema corresponde básicamente a un *funnel plot.*

8.

Respuesta correcta: 5

Las dos primeras afirmaciones son ciertas. El modelo de efectos aleatorios tiene una varianza mayor, ya que incorpora la varianza entre estudios, esto supone un mayor error estándar y unos intervalos de confianza más anchos. Ya hemos visto que una mayor heterogeneidad implica que las estimaciones de uno y otro modelo serán diferentes, por eso la 2 es cierta. La 3 es falsa porque precisamente lo que hace el modelo de efectos aleatorios es lo contrario de lo que dice esa opción, pues otorga relativamente más peso a los estudios de menor tamaño.

9.

Respuesta correcta: 2

El gold standard con el que comparar un metaanálisis es un ensayo grande y bien realizado. Un metaanálisis tiene todas las limitaciones inherentes a los estudios que resume. Los estudios de pequeño tamaño pueden estar afectados no sólo de mayor error aleatorio, sino también de mayor error sistemático. Probablemente haya algún sesgo que explique el resultado del metaanálisis, por eso no sería oportuno incorporar ese sesgo al realizar un nuevo metaanálisis añadiendo el ensayo recién publicado, por eso la 3 es incorrecta. La 4 no tiene ningún fundamento, ya que los resultados de un ensayo correcto suelen ser suficientes e incluso harían plantearse dudas sobre si es ético someter a más pacientes a placebo cuando un ensayo ha alcanzado ya un resultado significativo. La 5 no es la más adecuada, ya que probablemente no sea una cuestión de los métodos estadísticos del metaanálisis sino de los sesgos presentes en los estudios que se han combinado.

11.6.3. Preguntas sobre conceptos avanzados

10. *Uno de los siguientes métodos usados en metaanálisis procede del clásico análisis estratificado de la epidemiología de factores de riesgo y requiere el uso de los datos crudos (numero de sujetos en cada casilla) de cada tabla 2 × 2.*

1. Mantel-Haenszel.
2. Cochrane.
3. Der Simonian Laird.
4. Efectos fijos (Woolf).
5. Inverso de la varianza.

11. *¿Qué método de ponderación da proporcionalmente más importancia a los estudios de tamaño pequeño?*

1. Inverso de la varianza (efectos fijos).
2. Inverso de la varianza (efectos aleatorios).
3. Mantel-Haenszel.
4. Peto.
5. 1 y 2 son correctas.

12. *En un metaanálisis se incluyeron 27 estudios de casos y controles. Al estudiar la heterogeneidad se obtuvo $Q = 22{,}5$. ¿Qué modelo debe utilizarse?*
1. Efectos fijos.
2. Efectos aleatorios.
3. Da igual utilizar el de efectos fijos que el de efectos aleatorios.
4. Faltan datos: para saberlo es necesario disponer de los pesos de cada estudio.
5. Faltan datos: es necesario disponer del valor de p de cada modelo.

13. *Con los datos de la pregunta anterior, ¿cuánto vale la p de heterogeneidad?*
1. $< 0{,}05$.
2. $0{,}05 < p < 0{,}1$.
3. $0{,}1 < p < 0{,}5$.
4. $p > 0{,}5$
5. No puede calcularse con estos datos

11.6.4. Respuestas comentadas de las preguntas de conceptos avanzados

10.

Respuesta correcta: 1

Los demás métodos (DerSimonian-Laird, Woolf, inverso de la varianza) no requieren el uso de los datos directos de cada tabla 2 × 2, sino que pueden realizarse con los riesgos relativos, odds ratios o diferencias de riesgos, junto con sus intervalos de confianza. La opción 2 no representa un método. La colaboración Cochrane es una iniciativa internacional de trabajo para realizar metaanálisis sobre los temas más relevantes en medicina y salud pública.

11.

Respuesta correcta: 2

El modelo de efectos aleatorios añade una varianza entre estudios (τ^2) al denominador de los pesos. Como τ^2 es igual para todos los estudios, el resultado final favorece a los estudios pequeños.

12.

Respuesta correcta: 3

$Q - (k - 1) = 22{,}5 - (27 - 1) = -3{,}5$. Por lo tanto, $\tau^2 = 0$ y el modelo de efectos aleatorios tendrá los mismos pesos (y los mismos resultados) que el de efectos fijos.

13.

Respuesta correcta: 4

Basta con buscar el valor de Q (22,5) en una tabla de la ji-cuadrado con 26 grados de libertad (27 estudios − 1); se obtiene $p = 0{,}66$. *Nota:* si su respuesta ha sido 3 porque ha obtenido $p = 0{,}34$, observe que el valor de p es la cola derecha de la distribución ji-cuadrado; 0,34 es la parte de la izquierda de la distribución.

BIBLIOGRAFÍA

Abramson, J. H. (2002): «Cross-sectional studies», en R. Detels, J. McEwen, R. Beaglehole, H. Tanaka (eds.), *Oxford Textbook of Public Health*, 4.ª ed., Oxford Medical Publications, Nueva York, 509-528.

Adams, F. (1939): *Hipócrates*, traducido del griego, Williams and Wilkins, Baltimore, 1939.

Ahmed-Allam, M. F.; de Irala-Estévez, J.; Fernández-Crehuet Navajas, R.; Serrano del Castillo, A.; Hoashi, J. S.; Pankovich, M. B. y Rebollo Liceaga, J. (2001): «Factors associated with the condoning of female genital mutilation among university students», *Public Health*, 115: 350-355.

Altman, D. G. (1998): «Confidence Intervals for the number needed to treat», *BMJ*, 317: 1.309-1.312.

— (1991): *Practical statistics for medical research*, Chapman and Hall, Londres.

Altman, D. G. y Bland, J. M. (1999): «How to randomise», *BMJ*, 319: 703-704.

— (1999): «Treatment allocation in controlled trials: why randomise?», *BMJ*, 318: 1.209-1.209.

Altman, D. G. y Dore, C. J. (1990): «Randomisation and baseline comparisons in clinical trials», *Lancet*, 335: 149-153.

Altman, D. G. y Matthews, J. N. S. (1996): «Interaction 1: heterogeneity of effects», *BMJ*, 313: 486.

Altman, D. G. y Schulz, K. F. (2001): «Concealing treatment allocation in randomised trials», *BMJ*, 323: 446-447.

Altman, D. G.; Schulz, K. F.; Moher, D.; Egger, M.; Davidoff, F.; Elbourne, D.; Gotzsche, P. C. y Lang, T. (2001): «The revised CONSORT statement for reporting randomized trials explanation and elaboration», *Ann. Intern. Med.*, 134: 663-694.

Álvarez, C.; Bolumar, F. y Porta, M. (1987): «La medición de la frecuencia de enfermedad», *Med. Clin.* (Barc.) 88: 287-291.

Argimon, J. (2002): «La ausencia de significación estadística en un ensayo clínico no significa equivalencia terapéutica», *Med. Clin.* (Barc.) 118: 701-703.

Assmann, S. F.; Hosmer, D. W.; Lemeshow, S. y Mundt, K. A. (1996): «Confidence intervals for measures of interaction», *Epidemiology*, 7: 286-290.

Austin, D. F. (2002): «Specificity of an association», *Epidemiology*, mayo, 13(3): 370-371; author reply 371-372.

Barker, D. J. P.; Cooper, C. y Rose, G. A. (1998): *Epidemiology in Medical Practice*, Churchill Livingstone, Nueva York.

Becher, H. (1991): «The concept of residual confounding in regression models and some applications», *Stat. Med.*, 11: 1.747-1.758.

Beldoch *et al.* (diversas cartas al editor y respuesta de Hrobjartsson, A. y Gotzsche, P. C.) (2001): «Is the placebo powerless?», *N. Engl. J. Med.*, 345: 1.276-1.279.

Berlin, J. A. (1995): «Invited commentary: benefits of heterogeneity in meta-analysis of data from epidemiologic studies», *Am. J. Epidemiol.*, 142: 383-387.

Berry, R. J.; Li, Z.; Erickson, J. D.; Li, S.; Moore, C. A.; Wang, H., *et al.* (1999): «Prevention of Neural-Tube deffects with folic acid in China», *N. Eng. J. Med.*, 341: 1.485-1.490.

Bland, J. M. y Altman, D. G. (2000): «Statistics notes. The odds ratio», *BMJ*, 320: 1.468.

Blum, H. L. (1981): *Planning for health. Generics for the eighties*, Human Sciences Press, Nueva York.

Bophal, R. (1997): «Which book? A comparative review of 25 introductory epidemiology textbooks», *J. Epidemiol. Comm. Health*, 51: 612-622.

Bossuyt, P. M.; Reitsma, J. B.; Bruns, D. E.; Gatsonis, C. A.; Glasziou, P. P.; Irwig, L. M.; Lijmer, J. G.; Moher, D.; Rennie, D. y de Vet, H. C. W. (2003): «Towards complete and acurate reporting of studies of diagnostic accuracy: the STARD initiative», *BMJ*, 326: 41-44.

Botto, L. D. y Khoury, M. J. (2001): «Comentary: facing the challenge of gene-environment interaction: the two-by-four table and beyond», *Am. J. Epidemiol.*, 153: 1.016-1.020.

Botto, L. D.; Moore, C. A.; Khoury, M. J. y Erickson, J. D. (1999): «Neural-Tube defects», *N. Eng. J. Med.*, 341: 1.509-1.519.

Brenner, H. y Gefeller, O. (1997): «Variation of sensitivity, specificity, lilelihood ratios and predictive values with disease prevalence», *Stat. Med.*, 16: 981-991.

Brockton, N.; Little, J.; Sharp, L. y Cotton, S. C. (2000): «N-Acetyltransferase polymorphisms and colorectal cancer: a HuGE review», *Am. J. Epidemiol.*, 151: 846-861.

Canga, N.; de Irala, J.; Vara, E.; Duaso, M. J.; Ferrer, A. y Martínez-González, M. A. (2000): «Intervention study for smoking. A randomized controlled trial in both clinical and primary care settings», *Diabetes Care*, 23: 1.455-1.460 (Editorial pp. 1.453-1.544).

Canner, P. L.; Forman, S. A. y Prud'homme, G. J. (1980): «Influence of adherence response of cholesterol on mortality in the coronary drug project», *N. Engl. J. Med.*, 303: 1.038-1.041.

Chalmers, I. y Altman, D. G. (1995): *Systematic reviews*, BMJ Publishing, Londres.

Chatelier, G. *et al.* (1996): «The number needed to treat:a clinically useful nomogram in its proper contex», *BMJ*, 312: 426-429.

Chen, J.; Stampfer, M. J.; Hough, H. L.; García-Closas, M.; Willett, W.; Hennekens, C. H. *et al.* (1998): «A prospective study of N-acetyltransferase genotype, red meat intake and risk of colorectal cancer», *J. Cancer Research*, 58: 3.307-3.311.

Christensson, A.; Bjork, T.; Nilsson, O. *et al.* (1993): «Serum prostate specific antigen complexed to alpha 1-antichymotrypsin as an indicator of prostate cancer», *J. Urology*, 150: 100-105.

Colditz, G. A.; Burdick, E. y Mosteller, F. (1995): «Heterogeneity in meta-analysis of data from epidemiologic studies: a commentary», *Am. J. Epidemiol.*, 142: 371-382.

Cox, D. R. (1984): «Interaction», *International Statistical Review*, 52: 1-31.

Cummings, S. R.; Nevitt, M. C.; Browner, W. S.; Stone, K.; Fox, K. M.; Ensrud, K. E.; Cauley, J.; Black, D. y Vogt, T. M. (1995): «Risk factors for hip fracture in white women», *N. Eng. J. Med.*, 332: 767-773.

Day, S. J. y Altman, D. G. (2000): «Blinding in clinical trials and other studies», *BMJ*, 321: 504.

De Irala-Estévez, J. (como Investigador Principal de 2 centros Españoles) por The European Natural Familiy Planning Study Groups (1999): «European multicenter study of natural familiy planning (1989-1995): efficacy and drop-out», *Advances in Contraception*, 15: 69-83.

De Irala-Estevez, J. y Martínez, M. A. (2000): «Sg125: Automatic estimation of interaction effects and their confidence intervals», *Stata Technical Bulletin*, STB53: 29-31.

De Irala Estévez, J.; Díaz Molina y C.; Fernández-Crehuet Navajas, R. (1999): *Regresión Logística aplicada a las Ciencias de la Salud*, Newbook Ediciones, Pamplona.

De Irala-Estévez, J.; Fernández-Crehuet Navajas, R.; Díaz Molina, C.; Martínez de la Concha, D.; Salcedo Leal, I. y Masa Calles, J. (1997): «Factores de riesgo de neumonía, bacteriemia e infección urinaria en una unidad de cuidados intensivos», *Med. Clin.* (Barc.), 109: 733-737.

De Irala-Estévez, J.; Fernández-Crehuet Navajas, R.; Serrano del Castillo, A.; Hoashi, J. S.; Pankovich, M. B. y Rebollo Liceaga, J. (2001): «Factors associated with the condoning of female genital mutilation among university students», *Public Health*, 115: 350-355.

De Irala-Estévez, J.; Martínez-Concha, D.; Díaz-Molina, C.; Masa-Calles, J.; Serrano Del Castillo, A. y Fernández-Crehuet Navajas, R. (2001): «Comparison of different methodological approaches to identify risk factors of nosocomial infection in intensive care units», *Intensive Care Med.*, 27: 1.254-1.262.

De Irala, J. y Fernández-Créhuet, R. (1996): *Apuntes de Epidemiología General*, Newbook, Pamplona.

De Irala, J.; Bigelow, C.; McCusker, J.; Hindin, R. y Zheng Li (1996): «Reliability of self-reported human immunodeficiency virus risk behaviors in a residential drug treatment population», *Am. J. Epidemiol.*, 143: 725-732.

De Irala, J.; Fernández Crehuet, R. y Serrano del Castillo, A. (1997): «Abnormally wide confidence intervals in logistic regression: interpretation of statistical program results», *Rev. Panam Salud Pública-Pan American Journal of Public Health* 2 (4): 268-271.

De Irala, J.; Martínez-González, M. A. y Guillén-Grima, F. (2001): «¿Qué es una variable de confusión?», *Med. Clin.* (Barc.), 117: 377-385, (fe de erratas, en *Med. Clin.* (Barc.) 117: 775).

— (2001): «¿Qué es una variable modificadora del efecto?», *Med. Clin.* (Barc.) 117: 297-302.

De Irala, J.; Ruiz-Canela, M. y Martínez-González, M. A. (2005): «Causal relationship between cannabis use and psychotic symptoms or depression. Should we wait and see? A public health perspective», *Med. Sci. Monit.*, 11 (12): RA 355-358.

De Irala, J.; Cano-Prous, A.; Lahortiga-Ramos, P.; Gual-García, P.; Martínez-González, M. A. y Cervera-Enguix, S. (2008): «Validación del cuestionario Eating Attitudes Test (EAT) como prueba de cribado de trastornos de la conducta alimentaria en la población general», *Med. Clin.* (Barc.) 130: 487-491.

Delgado, M.; Llorca Díaz, J. (2001): «Sesgos», en R. Gálvez Vargas, A. Sierra López, M. C. Sáenz González *et al. Piédrola Gil Medicina Preventiva y Salud Pública*, 10.ª edición, Masson, Barcelona.

Delgado-Rodríguez, M. (2002): «Revisión sistemática de estudios. Metanálisis», en J. M. Doménech (ed.), *Diseño de estudios sanitarios, UD7*, Signo, Barcelona.

— (2005): *Revisión sistemática de estudios. Metaanálisis*, Barcelona: Signo.

Delgado-Rodríguez, M.; Almaraz, A. y Fariñas-Álvarez, C. (1997): «Should the definition for the negative likelihood ratio be changed?», *J. Clin. Epidemiol.*, 50: 639-642.

Delgado-Rodríguez, M.; Ruiz-Canela, M.; de Irala-Estévez, J.; Llorca Díaz, J. y Martínez-González, M. A. (2001): «Differences in the quality of Spanish clinical trials published in international periodicals and of the ones presented in general medicine periodicals with wide readership», *Rev. Clin. Esp.*, 201: 437-443

— (2001): «Participation of epidemiologists and/or biostatisticians and methodological quality of published controlled clinical trials», *J. Epidemiol Community Health*, 55: 569-572.

Delgado-Rodríguez, M. y Llorca Díaz, J. (2001): «Metánalisis», en R. Gálvez Vargas, A. Sierra López, M. C. Sáenz González *et al.* (eds.), *Piédrola Gil Medicina Preventiva y Salud Pública*, Masson, Barcelona, 157-166.

— (2001): «Concepto y usos de la epidemiología», en R. Gálvez Vargas, A. Sierra López, M. C. Sáenz González *et al.* (eds.), *Piédrola Gil Medicina Preventiva y Salud Pública*, Masson, Barcelona, 61-69 (y capítulos siguientes).

— (2001): «Estudio de las pruebas diagnósticas», en R. Gálvez Vargas, A. Sierra López, M. C. Sáenz González *et al.* (eds.), *Piédrola Gil Medicina Preventiva y Salud Pública*, Masson, Barcelona, 145-156.

DerSimonian, R. y Laird, N. (1986): «Meta-analysis in clinical trials», *Contr. Clin. Trials.*, 7: 177-188.

Dewar, R. A. D. y Armstrong, B. (1992): «A simple Confidence Interval for the Odds Ratio in a two-by-two table with one zero cell», *Epidemiology*, 3: 385-387.

Díaz Molina, C.; Martínez de la Concha, D.; Salcedo Leal, I.; Masa Calles, J.; de Irala-Estévez, J. y Fernández-Crehuet Navajas, R. (1998): «Influencia de la infección nosocomial sobre la mortalidad en una Unidad de Cuidados Intensivos», *Gac. Sanit.*, 12: 23-28.

Diez Roux, A. V.; Schwartz, S. y Suser, E. (2002): «Ecological variables, ecological studies, and multilevel studies in public health research», en R. Detels, J. McEwen, R. Beaglehole y H. Tanaka (eds.), *Oxford Textbook of Public Health*, 4.ª ed., Oxford Medical Publications, Nueva York, 493-507.

Dirección General de Tráfico (2001): *Anuario Estadístico de Accidentes*, Madrid.

Egger, M.; Davey-Smith, G. y Sterne, J. A. C. (2002*b*): «Systematic reviews and meta-analysis», en R. Detels, J. McEwen, R. Beaglehole, H. Tanaka (eds.), *Oxford Textbook of Public Health* 4.ª ed., Oxford Medical Publications, Nueva York, 655-675.

Egger, M.; Ebrahim, S. y Davey Smith, G. (2002*a*): «Where now for meta-analysis?», *Int. J. Epidemiol.*, 31: 1-5.

Emanuel, E. J. y Miller, F. G. (2001): «The ethics of placebo-controlled trials-a middle ground», *N. Engl. J. Med.*, 345: 915-919.

Expert Committee on the Diagnosis and Classification of Diabetes Mellitus (2002): «Report of the Expert Committee on the Diagnosis and Classification of Diabetes Mellitus», *Diab. Care.*, 25 (Supl. 1): S5-S20.

Farr, N. L. (2000): «Questioning placebo controls», *Science*, 288: 1.747.

Feinleib, M. y Breslow, N. E. (2002): «Cohort studies», en R. Detels, J. McEwen, R. Beaglehole, H. Tanaka (eds.), *Oxford Textbook of Public Health*, 4.ª ed., Oxford Medical Publications, Nueva York, 553-567).

Fernández-Jarne, E.; Alegre Garrido, F.; Alonso, A.; de la Fuente Arrillaga, C. y Martínez-González, M. A. (2002): «Ingesta de ácidos grasos omega 3 y riesgo de infarto de miocardio: un estudio de casos y controles», *Med. Clin.* (Barc.), 118: 121-125.

Fernández-Jarne, E.; Martínez-Losa, E.; Prado-Santamaría, M.; Brugarolas-Brufau, C.; Serrano-Martínez, M. y Martínez-González, M. A. (2002): «Risk of first non-fatal myocardial infarction negatively associated with olive oil consumption: a case-control study in Spain», *Int. J. Epidemiol.*, 31: 474-480.

Fisher, R. A. (1935): *The dessign of experiments*, Oliver & Boyd, Edimburgo.

Fletcher, R. H.; Fletcher, S. W. y Wagner, E. H. (1996): *Clinical Epidemiology: The Essentials*, Williams & Wilkins, Baltimore.

Franke, R. H. y Kaul, J. D. (1978): «The Hawthorne experiments: first statistical interpretation», *American Sociological Review*, 43: 623-643.

Friedman, G. D. (1994): *Primer of Epidemiology*, 4.ª edición, Mc Graw-Hill, Nueva York.

Friedman, L. M. y Schron, E. B. (2002): «Methodology of intervention trials in individuals», en R. Detels, J. McEwen, R. Beaglehole, H. Tanaka (eds.), *Oxford Textbook of Public Health*, 4.ª ed., Oxford Medical Publications, Nueva York, 569-581.

Fuchs, F. D.; Klag, M. J. y Whelton, P. K. (2000): «The classics: a tribute to the fiftieth anniversary of the randomized clinical trial», *J. Clin. Epidemiol.*, 53: 335-342.

Gallardo López, M. T.; Masa Calles, J.; Fernández-Crehuet Navajas, R.; Salcedo Leal, I.; de Irala Estévez, J.; Martínez de la Concha, D. y Díaz Molina, C. (1997): «Factores asociados a los accidentes por exposición percutánea en personal de enfermería de un hospital de tercer nivel», *Rev. Esp. Salud Pública*, 71: 369-381.

Gálvez Vargas, R.; Sierra López, A.; Sáenz González, M. C. *et al.*, (2001): *Piédrola Gil Medicina Preventiva y Salud Pública*, 10.ª edición, Masson, Barcelona.

Gaspar, M. J.; Arribas, I.; Hontoria, J. M.; Bokobo, P.; Coca, C. y Angulo, J. C. (2000): «Utilidad de la fracción libre del antígeno prostático específico en el diagnóstico diferencial entre hiperplasia prostática benigna y cáncer de próstata», *Med. Clín.* (Barc.) 115: 332-336.

Gillum, L. A.; Mamidipudi, S. K. y Johnston, S. C. (2000): «Ischemic stroke risk with oral contraceptives. A meta-analysis», *JAMA*, 284: 72-78.

Glass, G. V. (1976): «Primary, secondary, and meta-analysis of research», *Educ. Res.*, 5: 3-8.

Gordis, L. (2004): *Epidemiology*, W. B. Saunders (3.ª ed.), Filadelfia.

Greenland, S.; Pearl, J. y Robins, J. M. (1999): «Causal diagrams for epidemiologic research», *Epidemiology*, 10: 37-48.

Greenland, S. (1998): «Meta-analysis», en K. J. Rothman y S. Greenland, *Modern Epidemiology* (2.ª ed.), Lippincott Raven, Filadelfia, 643-673.

Guallar, E.; Damián, J. y Martín-Moreno, J. M. (1997): «Metanálisis y revisiones sistemáticas en cardiología», *Rev. Esp. Cardiol.*, 50: 345-354.

Guide to Clinical Preventive Services (1996): «Report of the US Preventive Task Force», 2.ª edición, Williams & Wilkins, Baltimore. Se encuentran actualizaciones nuevas en: http://www.ahrq.gov/clinic/prevnew.htm

«U.S. Preventive Services Task Force Ratings: Strength of Recommendations and Quality of Evidence», (2000-2003): *Guide to Clinical Preventive Services, Third Edition: Periodic Updates*. Agency for Healthcare Research and Quality, Rockville, MD. http://www.ahrq.gov/clinic/3rduspstf/ratings.htm

Guillén Grima, F.; Aguinaga Ontoso, I.; Martínez-González, M. A. y Aguinaga Ontoso, E. (1997): «Consumo de alcohol y brotes epidémicos», *Med. Clin.* (Barc.), 109: 606.

Guyatt, G. H.; DiCenso, A.; Farewell, V.; Willan, A. y Grifith, L. (2000): «Randomiezd trials versus observational studies in adolescent pregnancy prevention», *Journal of Clinical Epidemiology*, 53: 167-174.

Hackshaw, A. K.; Law, M. R. y Wald, N. J. (1997): «The accumulated evidence on lung cancer and environmental tobacco smoke», *BMJ*, 315: 980-988.

Haddow, J. E.; Palomaki, G. E.; Knight, J. G.; Williams, J.; Miller, W. A. y Johnson, A. (1998): «Screening of Maternal Serum for Fetal Down's Syndrome in the First Trimester», *N. Engl. J. Med.*, 338: 955-961.

Hayden, M.; Pignone, M.; Phillips, C. y Mulrow, C. (2002): «Aspirin for the primary prevention of cardiovascular events: a summary of the evidence for the U.S. Preventive Services Task Force», *Ann. Intern. Med.*, 136: 161-172.

He, J.; Vupputuri, S.; Allen, K.; Prerost, M. R.; Hughes, J. y Whelton, P. K. (1999): «Passive Smoking and the Risk of Coronary Heart Disease – A Meta-Analysis of Epidemiologic Studies», *N. Engl. J. Med.*, 340: 920-926.

Hennekens, C. H.; Buring, J. E. y Manson, J. E. *et al.* (1996): «Lack of effect of long-term supplementation with beta carotene on the incidence of malignant neoplasms and cardiovascular disease», *N. Engl. J. Med.*, 334: 1.145-1.149.

Hennekens, C. H.; Buring, J. E. y Mayrent, S. L. (1987): *Epidemiology in Medicine*, Little Brown, Boston.

Hernan, M. A. *et al.* (2002): «Causal knowledge as a prerequisite for confounding evaluation: An application to birth deffects epidemiology», *Am. J. Epidemiol.*, 155: 176-184.

Hernández-Díaz, S.; Hernán, M. A.; Meyer, K.; Werler, M. M. y Mitchell, A. A. (2003): «Case-Crossover and case-time-control designs in birth defects epidemiology», *Am. J. Epidemiol.*, 158: 385-391.

Herruzo Cabrera, R.; Rodríguez-Artalejo, F.; Gorgojo Jiménez, L. y Rey Calero, J. (2001): «Estudio del pronóstico y de las decisiones en clínica», en R. Gálvez Vargas, A. Sierra López, M. C. Sáenz González *et al.* (eds.), *Piédrola Gil Medicina Preventiva y Salud Pública*, Masson, Barcelona, 199-208.

Hoidrup, S.; Prescott, E.; Sorensen, T. I. A.; Gottschau, A.; Lauritzen, J. B.; Schroll, M. *et al.* (2000): «Tobacco smoking and risk of hip fracture in men and women», *Int. J. Epidemiol.*, 29: 253-259.

Hosmer, D. W. y Lemeshow, S. (2001): *Applied Logistic Regression*, 2.ª edición, Wiley and Sons, Nueva York.

— (1992): «Confidence interval estimation of interaction», *Epidemiology*, 3: 452-456.

Hrobjartsson, A. y Gotzsche, P. C. (2001): «Is the placebo powerless? An analysis of clinical trials comparing placebo with no treatment», *N. Engl. J. Med.*, 344: 1.594-1.602.

Hunter, D. J.; Manson, J. A.; Colditz, G.; Stampfer, M. J.; Rosner, B.; Hennekens, C. H. *et al.* (1993): «A prospective study of the intake of vitamins C, E and A and the risk of breast cáncer», *N. Eng. J. Med.*, 329: 234-440.

Hunter, D. J.; Spiegelman, D.; Adami, H. O. *et al.* (1996): «Cohort studies of fat intake and the risk of breast cancer-a pooled analysis», *N. Engl. J. Med.*, 334: 356-361.

Hunter, D. J.; Spiegelman, D.; Van den Brandt, A. P. A.; Folsom, A. R.; Golbohm, R. A.; Graham, S. *et al.* (1997): «Non-dietary factors as risk factors for breast cancer, and as effect modifiers of the association of fat intake and risk of breastcancer», *Cancer Causes Control*, 8: 49-56.

Katz, M. H. (2006): *Multivariable Analysis*, 2.ª ed., Cambridge University Press, Cambridge.

Keeney, F. L. y Raiffa, W. (1993): *Decisions with Multiple Objectives. Preferences and Value Trade offs*, Cambridge University Press, Cambridge, UK.

Kerry, S. M. y Bland, J. M. (1998*a*): «Sample size in cluster randomisation», *BMJ*, 316: 549.

— (1998*b*): «The intracluster correlation coefficient in cluster randomisation», *BMJ*, 316: 1.455-1.460.

Kleinbaum, D. G.; Kupper, L. L. y Morgenstern, H. (1982): *Epidemiologic Research*, Van Nostrand Reinhold, Nueva York.

— (1982): *Epidemiologic Research: Principles and Quantitative Methods*, John Wiley & Sons, Nueva York.

Lagakos, S. W. (2006): «The challenge of subgroup analyses-reporting without distorting», *N. Engl. J. Med.*, 354: 1667-1669.

Lahortiga-Ramos, F.; De Irala-Estévez, J.; Cano-Prous, A.; Gual-García, P.; Martínez-González, M. A. y Cervera-Enguix, S. (2005): «Incidence of eating disorders in Navarra (Spain)», *European Psychiatry*, 20, 179-185.

Last, J. M. (1995): *A Dictionary of epidemiology*, Oxford University Press, Nueva York.

LeLorier, J.; Gregoire, G.; Benhaddad, A.; Lapierre, J. y Derderian, F. (1997): «Discrepancies between meta-analyses and subsequent large randomized, controlled trials», *N. Engl. J. Med.*, 337: 536-542.
Lilienfeld, A. M. y Lilienfeld, D. E. (1980): *Foundations of epidemiology*, 2.ª ed., Oxford University Press, Nueva York.
Lind, J. (1953): *A treatise of the scurvy*, Sands Murray and Cochran, Edimburgo.
Macaskill, P.; Walter, S. D. y Irwig, L. (2001): «A comparison of methods todetect publication bias in meta-analysis», *Stat. Med.*, 20: 641-654.
MacKenzie, E. J. *et al.* (1994): *The development of the Functional Capacity Index». Final report to the National Traffic Highway Safety Administration*, Washington, DC.
Maclure, M. (1991): «Taxonomic axes of epidemiologic study designs: a refutationist perspective», *J. Clin. Epidemiol.*, 44: 1.045-1.053.
MacMahon, B. y Trichopoulos, D. (1996): *Epidemiology: Principles and Practice*, Lippincott-Raven.
Maldonado, G. y Greenland, S. (2002): «Estimating causal effects», *Int. J. Epidemiol.*, 31: 422-429.
— (1993): «Simulation study of confounder-selection strategies», *Am. J. Epidemiol.*, 138: 923-936.
Martínez-González, M. A. (1996): «Diseños de investigación y tipos de estudios epidemiológicos. Sesgos y error aleatorio», *Mapfre Medicina*, Madrid, 7: (Supl. IV) :63-78.
Martínez-González, M. A. (1999): *Proyecto Docente de Medicina Preventiva y Salud Pública*, Universidad del País Vasco, Bilbao.
Martínez-González, M. A.; Sánchez-Villegas, A. y Faulin Fajardo, F. J. (2006): *Bioestadística Amigable* (2.ª ed.), Díaz de Santos, Madrid.
Martíncz-González, M. A. y de Irala, J. (1996): «La epidemiologia como herramienta metodologica de la salud pública», en B. Lasheras, J. A. Martínez, A. H. Ariño (eds.), *El Farmacéutico y la Salud Pública*, Eurograf, Pamplona, 19-36.
Martínez-González, M. A.; de Irala-Estévez, J. y Guillén-Grima, F. (1999): «¿Qué es una Odds Ratio? (OR)», *Med. Clin.* (Barc.) 112: 416-422.
Martínez-González, M. A. y de Irala-Estévez, J. (2002): «Factores de confusión y selección automática de variables», *Med. Clin.*, (Barc.), 119: 396.
Martínez-González, M. A.; de Irala-Estévez, J.; Pérez Gaspar, M. y Gual, P. (1996): «Si son abstemios, mejor», *Med. Clin.* (Barc.) 114: 51-52.
Martínez-González, M. A.; Fernández-Jarne, E.; Serrano-Martínez, M.; Martí, A.; Martínez, J. A. y Martín-Moreno, J. M. (2002): «Mediterranean diet and reduction in the risk of a first acute myocardial infarction: an operational healthy dietary score», *Eur. J. Nutr.*, 41: 153-160.
Martínez-González, M. A.; Gual, P.; Lahortiga-Ramos, F.; Alonso, Y.; de Irala-Estévez, J. y Cervera-Enguix, S. (2003): «Parental Factors, mass media influences, and the onset of eating disorders in a prospective population-based cohort», *Pediatrics*, 111: 3.315-3.320.
Martínez-González, M. A.; Hernández Pérez, I.; Villar Jiménez, J.; Riverol Fernández, M.; Miranda Lloret; P. y de Irala, J. (1999*b*): «Determinación reciente de la colesterolemia en población adulta sana de Pamplona», *Rev. Med. Univ. Nav.*, 44: 47-52.
Martínez-González M. A.; Sánchez-Villegas, A.; de Irala, J.; Martí, A. y Martínez, J. A. (2002*b*): «Mediterranean diet and stroke: Objectives and design of the SUN project», *Nutritional Neuroscience*, 5: 65-73.
Martínez-González, M. A.; Varo, J. J.; Santos, J. L.; de Irala, J.; Gibney, M.; Kearney, J. y Martínez, J. A. (2001): «Prevalence of physical activity during leisure time in the European Union», *Med. Sci. Sports Exerc.*, 33: 1.142-1.146.
Matthews, J. N. S. y Altman, D. G. (1996): «Interaction 2: heterogeneity of effects», *BMJ*, 313: 808.
Miettinen, O. (1974): «Confounding and effect modification», *Am. J. Epidemiol.*, 100: 350-353.
Mill, J. S. (1974): «Of the Plurality of causes and the intermixture of effects», en J. M. Robson y R. F. McRae, *A system of Logic Ratiocinative and Inductive*, Collected Works of John Stuart Mill, Toronto University Press, Toronto, 434-453.
Moher, D.; Dulberg, C. S. y Wells, G. A. (1994): «Statistical power, sample size, and their reporting in randomized controlled trials», *JAMA*, 272: 122-124.
Morabia, A.; Bernstein, M. S.; Bouchardi, I.; Kurtz, J. y Morris, M. A. (2000): «Breast cancer and active and passive smoking: the role of the N-Acetyltransferase 2 genotype», *Am. J. Epidemiol.*, 152: 226-232.

Morrison, A. S. (1998): «Screening», en K. J. Rothman y S. Greenland, *Modern Epidemiology*, 2.ª ed., Lippincot-Raven, Filadelfia, 499-518.
Must, A.; Spadano, J.; Coakley, E. H.; Field, A. E.; Colditz y Dietz, W. H. (1999): «The disease burden associated with overweight and obesity», *JAMA*, 282: 1.523-1.529.
Nacional Highway Traffic Safety Administration (2002): *Traffic Safety Facts, 2001*, Washington, DC.
Norell, S. E. (1995): *Workbook of Epidemiology*, Oxford University Press, Nueva York.
Nystrom, L.; Rutqvist, L. E.; Wall, S. *et al.* (1993): «Breast cancer screening with mamography: overview of Swedish randomised trials», *Lancet*, 341: 973-978.
Olsen, J.; Saracci, R. y Trichopoulos, D. (2001): *Teaching Epidemiology*, Oxford University Press (2.ª ed.), Oxford.
Ortega Benito, J. M. (1995): «Los marcadores séricos en el diagnóstico prenatal del Síndrome de Down: la prueba triple», *Med. Clin.* (Barc.), 105: 264-268.
Palma-Pérez, S. y Delgado-Rodríguez, M. (2006): «Consideraciones prácticas acerca de la detección del sesgo de publicación», *Gacet. Sanit. 20* (Supl. 3): 10-6.
Pearl, J. (1995): «Causation, action, and confounterfactuals», en *Computational learning and probabilistic reasoning*, ed. A. Gamermann, Wiley & Sons, Nueva York, 235-255.
Petitti, D. B. (2000): «Meta-Analysis, Decision Analysis and Cost-Effectiveness Analysis. Methods for Quantitative Synthesis in Medicine», *Monographs in Epidemiology and Biostatistics* (2.ª ed.), vol. 31, Oxford University Press, Nueva York.
Piédrola Gil, G. (2001): *Medicina Preventiva y Salud Pública*, 10.ª ed., Masson, S.A., Barcelona.
Piegorsch, W. W.; Weinberg, C. R. y Taylor, J. A. (1994): «Non-hierarchical logistic models and case-only designs for assessing susceptibility in population-based case-control studies», *Stat. Med.*, 13: 153-162.
Redelmeier, D. A. y Tibshirani, R. J. (1997): «Association between cellular-telephone calls and motor vehicle collisions», *N. Eng. J. Med.*, 336: 453-458.
Reynolds, T. (2000): «The ethics of placebo-controlled trials», *Ann. Intern. Med.*, 133: 491-492.
Rich, H. (1979): «Definitions of epidemiology», *Am. J. Epidemiol.*, 109: 102.
Robins, J. M.; Hernán, M. A. y Brumback, B. (2000): «Marginal structural models and causal inference in Epidemiology», *Epidemiology*, 11: 550-560.
Rodríguez Artalejo, F.; del Rey Calero, J.; Alegre del Rey, E. y Villar Alvárez, F. (2001): «Estudios experimentales», en R. Gálvez Vargas, A. Sierra López, M. C. Sáenz González *et al.* (eds.), *Piédrola Gil Medicina Preventiva y Salud Pública*, Masson, Barcelona, 123-131.
Rothman, K. J. (1996): «Placebo manía», *BMJ*, 313: 3-4.
Rothman, K. J. y Greenland, S. (1998): *Modern Epidemiology* (2.ª ed.), Lippincott-Raven, Filadelfia.
— (2002): «Causation and causal inference», en R. Detels, J. McEwen, R. Beaglehole y H. Tanaka (eds.), *Oxford Textbook of Public Health*, 4.ª ed., Oxford Medical Publications, Nueva York, 641-653.
Rothman, K. J.; Greenland, S. y Lash, T. L. (2008): *Modern Epidemiology* (3.ª ed.), Lippincot Williams & Wilkins, Filadelfia.
Rothman, K. J. y Michels, K. B. (1994): «The continuing unethical use of placebo controls», *N. Engl. J. Med.*, 331: 394-398.
Rothman, K. J. (2002): *Epidemiology: An Introduction*, Oxford University Press, Nueva York.
— (1986): *Modern Epidemiology*, Little Brown, Boston.
Rubin, D. B. (1974): «Estimating causal effects of treatments in randomized and nonrandomized studies», *J. Educ. Psychol.*, 66: 288-701.
Ruiz-Canela, M.; Aguinaga Ontoso, I.; Guillén Grima, F. y Martínez-González, M. A. (1998): «Publicación de ensayos clínicos: método y ética», *Med. Clín.*, 110: 238.
Ruiz-Canela, M.; de Irala-Estévez, J.; Martínez-González, M. A.; Gómez-Gracia, E. y Fernández-Crehuet, J. (2001): «Methodological quality and reporting of ethical requirements in clinical trials», *J. Med. Ethics.*, 27: 172-176.
Ruiz-Canela, M.; Martínez-González, M. A. y de Irala-Estévez, J. (2000): «Intention to treat analysis is related to methodological quality», *BMJ*, 320: 1.007-1.008.
Ruiz-Canela, M.; Martínez-González, M. A.; Gómez-Gracia, E.; Fernández-Crehuet, J. (1999):

«Informed consent and institutional review board (IRB) approval in published clinical trials (letter)», *N. Engl. J. Med.*, 340: 1.114-1.115. [Erratum *N. Engl. J. Med.*, 341: 460].
Sackett, D. L. (1979): «Bias in analitic research», *J. Chron. Dis.*, 32: 51-63.
Sánchez-Villegas, A.; Martínez, J. A.; Prättälä, R.; Toledo, E.; Roos, G. y Martínez-González, M. A. (2003): «A systematic review of socio-economic differences in food habits in Europe: consumption of cheese and milk», *Eur. J. Clin. Nutr.*, 57: 917-929.
Schulz, K. F. y Grimes, D. A. (2002): «Blinding in randomised trials: hiding who got what», *Lancet*, 359: 696-700.
Shapiro, S. (1994): «Meta-analysis/Shmeta-analysis», *Am. J. Epidemiol.*, 140: 771-778.
Seguí-Gómez, M.; Kenffel, F. y Patrick, K. (2002): «Cost and effectiveness of hip pad use among the elderly», *Int. J. Technol. Asses.*, 18: 55-56.
Simon, R. (2000): «Are Placebo-Controlled Clinical Trials Ethical or Needed When Alternative Treatment Exists?», *Ann. Intern. Med.*, 133: 474-475.
Sonis, J. (1998): «A closer look at confounding», *Fam. Med.*, 30: 584-588.
Spilker, B. (1991): *Guide to clinical trials*, Raven Press, Nueva York.
Steering Committee of the Physicians' Health Study Research Group (1989): «Final report on the aspirin component of the ongoing Physicians' Health Study», *N. Engl. J. Med.*, 321: 129-135.
Stewart-Brown, S. y Farmer, A. (1997): «Screening could seriously damage your health», *BMJ*, 314: 533-534.
Stolley, P. D. (1991): «When genius errs: RA Fisher and the lung cancer controversy», *Am. J. Epidemiol.*, 133: 144-125.
Susser, M. y Susser, E. (1996): «Choosing a future for epidemiology: I Eras and paradigms, II from black box to chinese boxes and ecoepidemiology», *Am. J. Public Health*, 86: 668-673; 674-677.
Szklo, M. y Nieto, F. J. (2000): *Epidemiology: Beyond the Basics*, Aspen Publishers, Inc., Maryland.
Takkouche, B.; Cadarso-Suárez, C. y Spiegelman, D. (1999): «Evaluation of Old and New Tests of Heterogeneity in Epidemiologic Meta-analysis», *Am. J. Epidemiol.*, 150: 206-215.
Tarlov, A. R. (1992): «The coming influence of a Social Science perspective on medical education», *Acad. Med.*, 67: 724-731.
Temple, R. y Ellenberg, S. S. (2000): «Placebo-controlled trials and active-control trials in the evaluation of new treatments. Part 1: Ethical and scientific issues», *Ann. Intern. Med.*, 133: 455-463.
— (2000): «Placebo-controlled trials and active-control trials in the evaluation of new treatments. Part 2: Practical issues and specific cases», *Ann. Intern. Med.*, 133: 464-470.
Terris, M. (1987): *La revolución epidemiológica*, 3ª edición, Siglo XXI, Madrid.
Thompson, W. D. (1991): «Effect modification and limits of biological inference from epidemiologic data», *J. Clin. Epidemiol.*, 44: 22-232.
Thorton, J. G. y Lilfort, R. J. (1995): «Decision analysis for medical managers», *BMJ*, 310: 791-794.
Van den Brandt, P. A.; Spiegelman, D.; Yaun, S. S.; Adami, H. O.; Beeson, L.; Folsom, A. R. *et al.* (2000): «Pooled analysis of prospective cohort studies on height, weight, and breast cancer risk», *Am. J. Epidemiol.*, 152: 514-527.
Vandenbroucke, J. P.; Koster, T.; Briet, E. *et al.* (1994): «Increased risk of venous thrombosis in oral-contraceptive users who are carriers of factor V Leiden mutation», *Lancet*, 344: 1.453-1.457.
Wacholder, S. y Boivin, J. F. (1987): «External comparisons with the case-cohort design», *Am. J. Epidemiol.*, 126: 1.198-1.209.
Wacholder, S. (1991): «Practical considerations in choosing between the case-cohort and nested case-control designs», *Epidemiology*, 2: 155-158.
Wang, R.; Lagakos, S. W.; Ware, J. H.; Hunter, D. J., y Drazen, J. M. (2007): «Statistics in Medicine. Reporting of subgroup in clinical trials», *N. Eng. J. Med.*, 2.189-2.194.
Weijer, C. y Glass, K. C. (2002): «The ethics of placebo-controlled trials», *N. Engl. J. Med.*, 346: 382-383.
Weinberg, C. R. y Umbach, D. M. (2000): «Choosing a retrospective design to assess joint genetic and environmental contributions to risk», *Am. J. Epidemiol.*, 152: 197-203.

Weinstein, M. C. y Fineberg, H. V. (1980): *Clinical Decisión Análisis*, WB Saunders Company, Philadelphia, PA.

Weiss, N. S. (2002): «Can the "specificity" of an association be rehabilitated as a basis for supporting a causal hypothesis?», *Epidemiology*, enero, 13 (1): 6-8.

— (1996): *Clinical epidemiology: the study of the outcome of illness*, 2.ª ed., Oxford University Press, Nueva York.

Willett, W.; Dietz, W. M. y Colditz, G. A. (1999): «Guidelines for healthy weight», *N. Engl. J. Med.*, 341: 427-434.

Willett W. (1998): *Nutritional Epidemiology*, Oxford University Press, Nueva York.

Winer, R. L.; Lee, S. K.; Hughes, J. P.; Adam, D. E.; Kiviat, N. B. y Koutsky, L. A. (2003): «Genital Human Papilomavirus infection: incidence and risk in a cohort of female university students», *Am. J. Epidemiol.*, 157: 218-226.

Witteman, J. C.; D'Agostino, R. B.; Stijnen, T.; Kannel, W. B.; Cobb, J. C.; de Ridder, M. A. *et al.* (1998): «G-estimation of causal effects: isolated hypertension and cardiovascular death in the Framingham Heart Study», *Am. J. Epidemiol.*, 148: 390-401.

Wolk, A.; Manson, J. E.; Stampfer, M. J.; Colditz, G. A.; Hu, F. B.; Speizer, F. E. *et al.* (1999): «Long-term intake of dietary fiber and decreased risk of coronary heart disease among women», *JAMA*, 281 (21): 1.998-2.004.

Wyle, C. M. (1970): «The definition and measurement of health and disease», *Public Health Report*, 101-104.

Zhang, J. y Yu, K. F. (2002): «What's the Relative Risk. A method of correcting the Odds Ratio in cohort studies of common outcomes», *Int. J. Epidemiol.*, 31: 422-429.

Zhang, S.; Hunter, D. J.; Hankinson, S. E.; Giovannucci, E. L.; Rosner, B. A.; Colditz, G. A. *et al.* (1999): «A prospective study of folate intake and the risk of breast cancer», *JAMA*, 281: 1.632-1.637.

ÍNDICE ANALÍTICO

D

E

F

G

H

I

J

K

L

M

N

O

P

T

V

W